病 理 活 检 解 读 丛 书

U0669189

第 3 版

冰冻切片病理 活检解读

Biopsy Interpretation： the Frozen Section

Third Edition

〔美〕妮可·齐普里亚尼（Nicole Cipriani）

〔美〕艾丽娅·侯赛因（Aliya Husain）　　主　编

〔美〕杰尔姆·塔克斯（Jerome Taxy）

薛德彬　李旻 ｜ 主 译

北京科学技术出版社

著作权合同登记号　图字：01-2024-5343

图书在版编目（CIP）数据

冰冻切片病理活检解读：第3版 /（美）妮可·齐普里亚尼等主编；薛德彬，李旻主译. -- 北京：北京科学技术出版社，2025.--（病理活检解读丛书）.
ISBN 978-7-5714-4241-5

Ⅰ．R446.8

中国国家版本馆CIP数据核字第2024G31H29号

注　意

　　本书提供了准确的药物适应证、不良反应和疗程剂量，但有可能发生改变。读者须阅读药商提供的外包装上的用药信息。作者、编辑、出版者或发行者对因使用本书信息所造成的错误、疏忽或任何后果不承担责任，对出版物的内容不做明示或隐含的保证。作者、编辑、出版者或发行者对由本书引起的任何人身伤害或财产损害不承担任何责任。

责任编辑： 杨　帆
责任校对： 贾　荣
封面设计： 北京永诚天地艺术设计有限公司
图文制作： 北京永诚天地艺术设计有限公司
责任印制： 吕　越
出 版 人： 曾庆宇
出版发行： 北京科学技术出版社
社　　址： 北京西直门南大街16号
邮政编码： 100035
电　　话： 0086-10-66135495（总编室）　　0086-10-66113227（发行部）
网　　址： www.bkydw.cn
印　　刷： 雅迪云印（天津）科技有限公司
开　　本： 950 mm × 1194 mm　1/32
字　　数： 350千字
印　　张： 16
版　　次： 2025年1月第1版
印　　次： 2025年1月第1次印刷
ISBN 978-7-5714-4241-5

定　　价： 198.00元

译者名单

主译　薛德彬　李　旻

译者　（按章节顺序排序）

薛德彬　上海市嘉定区中医医院

杨文圣　中国人民解放军陆军第七十三集团军医院（暨厦门大学附属成功医院）

李素红　山西省儿童医院（山西省妇幼保健院）

李国生　宁波市临床病理诊断中心

魏建国　郑州大学第一附属医院

李　旻　深圳市龙华区人民医院

高　珂　广东省佛山复星禅诚医院

张冬梅　首都医科大学附属复兴医院

王小西　浙江大学医学院附属第一医院

译者前言

临床医师向病理医师申请的术中会诊有多种方式，包括邀请病理医师观摩手术过程，做大体检查，做术中印片细胞学检查和（或）术中冰冻切片检查。其中，术中冰冻切片检查应用最广泛，准确性最高。

术中冰冻切片检查本质上是一项特殊的临床病理紧急会诊工作。病理科收到标本后，值班的病理医师和技术人员需要暂停其他工作，进行登记、取材、制片、诊断和发出术中冰冻切片检查报告，整个过程要求在 30 分钟之内完成。术中冰冻切片检查的难度高、风险大、时间紧，对病理医师而言是一种严峻考验。临床医师与病理医师应当加强交流，病理医师应当向临床医师宣传术中冰冻切片检查的适用指征和不合理情形。

由于医疗理念和诊断技术的进步，美国的术中冰冻切片检查数量持续减少，而国内仍呈上升趋势。据我们了解，国内病理同行迫切需要一本指导术中冰冻切片检查的实用工具书。它必须简明实用，可解决实际工作中的问题或提供解决方法。它不需要罗列所有病种，而应以实际工作中的常见病为主，兼顾罕见病。为此，我们向读者推荐本书。

本书是在美国和加拿大病理学会（USCAP）举办的冰冻切片培训班的基础上成书。冰冻切片虽然是本书重点，但本书的中心思想是术中会诊。书中不但介绍了病理形态改变，还强调了临床及影像资料在保证正确诊断中的重要作用。全书共 16 章，先介绍冰冻切片的历史背景和质量问题，再分章节讨论各个器官系统的冰冻切片问题。每一部分先总述（引言），介绍临床背景和术中问题，然后逐一讨论各个病种的术中冰冻切片解读。书中总结了许多表格，并用大量高清图片演示真实病例。与以前版本相比，第 3 版体系更完整，除重新编写部分章节外，还新增一章"传染性疾病"。

本书由北京科学技术出版社选题，华夏病理学网组织翻译。感谢所有译者的辛勤劳动，他们均为病理医师，都是在完成繁重的日常工作之后利用业余时间完成翻译工作。尽管如此，翻译进度仍然很快，从收到第 3 版原书到完成全书翻译只用了 8 个月时间。感谢杨帆主任的高效工作。我们希望本书对病理医师的实际工作有益，如有不当之处欢迎批评指正。

薛德彬

2024 年 2 月 8 日

原书第 3 版前言

本书第 2 版已经出版 7 年多，在此期间，全球卫生和医疗领域既遇到了挑战，也取得了成功。第 3 版增加了一章关于传染性疾病的内容，讨论了与新冠肺炎大流行有关的冰冻和取材问题。概述章节还增加了术中评估的最新主题，包括最新的美国病理医师学会（CAP）质量指标、快速免疫组织化学和远程病理学。其他亚专科章节也已经更新，以反映当前的术中实践和建议，并提供新的大体照片和显微图像。

新冠肺炎大流行影响了我们所有人，并引发了许多人的思考。虽然人类经历了全球性的压力，但所有国家的医师齐心协力保障全人类的健康和安全。其中病理医师发挥了重要作用。自新冠肺炎大流行以来，本书的作者、编辑和读者在生活中也遇到了许多挑战。我们的家人、朋友和导师对我们的生活产生了不可磨灭的影响，他们激励我们坚持不懈、克服困难。我们希望这些斗争能让我们更强大，并使我们成为更谦逊、更好奇的病理医师。

妮可·齐普里亚尼（Nicole Cipriani）
艾丽娅·侯赛因（Aliya Husain）
杰尔姆·塔克斯（Jerome Taxy）
（薛德彬　译）

原书第 2 版前言

本书第 1 版面世后，冰冻切片的实践继续发生着变化。临床医师向病理医师申请的术中会诊包括多种方式，例如，邀请病理医师到手术室，做大体检查，做术中印片细胞学检查和（或）术中冰冻切片检查。以上各种方式可单独进行，也可任意组合。

申请术中会诊的数量和器官系统分布，以及临床医师面对的某个具体病例的术中特殊问题，在各家医院都有自己的特点。本书第 2 版主要体现了最近数年内我们自己的经验，在这方面与本书第 1 版一脉相承。最近几年，本院术中会诊数量略有下降（总体数量减少了 10%）。正如预期的那样，申请术中检查的乳腺标本几乎已经消失，而前哨淋巴结的标本数量也大幅下降。甲状腺冰冻切片的数量也在合理地减少，因为绝大多数甲状腺恶性肿瘤为乳头状癌，行术前细针穿刺更容易诊断。关于良性疾病采取甲状腺完全切除术还是次全切除术尚存争议，使得冰冻切片检查失去意义。对于泌尿道恶性肿瘤，肾部分切除术的切缘、根治性膀胱切除术的输尿管切缘和根治性前列腺切除术的淋巴结冰冻切片的术中评估数量都在减少。上述所有变化都是美国医学界的整体临床思维目前正在发生变革的直接体现，他们正在考虑是否有必要术中立即制订治疗决策，他们也认识到各个具体疾病常常存在不确定性。

本书第 2 版更新了一些最新进展，增加了一些新信息。对各个器官系统均予以修订，并增加了新图片。重新修订了旧版儿科病理学章节，并将其分成两章。新增一章血液病理学。冰冻切片仍然是各地执业病理医师重点关注的主题，已出版的文献中有大量关于冰冻切片的交流信息。因此，新增一章专门回顾与术中会诊 / 冰冻切片有关的已出版的专题文献。我们认为，冰冻切片的主要任务绝对不是用最新研发的或早已采用的免疫组化染色来处理"新疾病"，也不是用新的分子学检测技术来分析"新病种"。从根本上讲，冰冻切片是采用 HE 染色的外科病理学。这种技术已经实践了 100 多年，在可预见的将来是不太可能消失的。远程病理学的应用日益增多，可能会进一步激发和引导冰冻切片的实际应用。

本书第 1 版受到读者的广泛好评。在随意交流时，其他地方的同行说他们的冰冻切片室备有这本书，这对我们是极大的鼓励。立即做出术中诊断的需求，正是 100 多年前病理医师做第 1 例冰冻切片的动力。这种需求至今没有改变，然而临床工作流程已经改变了，我们应当为之提供相应的服务。我们希望本书第 2 版与第 1 版同样受欢迎，希望本书对同行有所帮助，最终使患者受益。

杰尔姆·塔克斯（Jerome Taxy）

艾丽娅·侯赛因（Aliya Husain）

安东尼·蒙塔格（Anthony Montag）

（薛德彬　译）

原书第 1 版前言

　　包括冰冻切片实践在内的外科病理学是由外科医师构思并发展起来的。第一例冰冻切片术中会诊发生于 1891 年，在新建的约翰斯·霍普金斯（Johns Hopkins）医院，外科医师威廉·斯图尔特·霍尔斯特德（William S. Halsted）申请了一例乳腺肿瘤的冰冻切片，由病理医师威廉·亨利·韦尔奇（William H. Welch）实施。整个过程很顺利，但此后 25 年霍尔斯特德再也没有申请过冰冻切片术中会诊。尽管如此，120 年以来，冰冻切片已经从新奇事物演变为公认的，甚至是常规的、被广泛采用的外科病理学项目之一。随着腹腔镜技术、机器人技术和显微外科技术的先后出现，冰冻切片的用途改变了，需要解决的问题也改变了，然而冰冻切片的基本要素仍然是相同的：一种冷冻装置使组织变硬，一台切片机制作薄切片，一套染色装置，一架显微镜，一名病理医师。

　　虽然普通民众可能不知道病理医师对指导手术发挥着积极作用，但是，包括冰冻切片在内的术中会诊是 21 世纪临床工作的重要组成部分，也是病理学培训项目的重要内容之一。术中会诊包括以下几种方式：为特殊研究分配新鲜组织，检查大体标本，印片，或病理医师亲自到手术室观察术中情况并直接与手术医师交流。虽然冰冻切片总有假象和潜在的取样误差，但它仍然被认为是最权威的会诊方式，因为它在显微镜下检查了手术医师指定的重要组织。术中会诊，特别是冰冻切片的临床意义非常重大，因此，病理医师获知临床情形、大体特征和某一具体疾病的治疗策略是很重要的。

　　目前，病理医师的专业培训侧重于器官系统专科化。许多教学医院的病理医师虽然已经成为某些专科的专家，但仍然需要定期参加冰冻切片轮转，这会让他们遇到专科之外的病例。这种情形的缺点是虽然科室内专家会诊都没有问题，但病理医师可能面临外科医师和内科医师对该专家的专科领域之外的信任问题。尽管专家们可能会感到尴尬，教育信息也各不相同，但这正是大外科病理在实际工作中仍然占有一席之地的重要原因。因而，病理医师既要掌握广泛的临床医学知识，在实际工作中具有决策能力，又要具有快速交流的技巧及高超的形态学诊断技能。病理医师的信心来自正规培训，而经验只能来自实际工作中的反复实践和不断积累。优秀的病理医师能够做出合理的医学判断，恰如其分地掌握术中诊断需要报告哪些内容、报告到何种程度，这些信息有时比做出特异性诊断更重要。

病理医师将冰冻切片视为一种紧急情况，可能需要停下正在进行的工作。不仅对值班的病理医师如此，对需要提供科室内会诊的所有同行也是如此。虽然大多数外科医师和病理医师都认识到这是一种重要的合作，但当病理医师发觉某个冰冻切片会诊是不合理要求时就会产生摩擦。例如，报告冰冻切片时却发现手术已经完成，手术医师已经不在手术室，或患者已经从麻醉中恢复，这些情形表明诊断信息对手术过程无关紧要，病理医师徒劳无功。

本书将冰冻切片视为一种可选择项目，需要临床相关科室的共同努力。将冰冻切片应用于所有标本不是实际工作中的主流观点，本书不予讨论。读者可能会疑惑为什么本书包括或不包括某个主题。参加术中会诊的每个病理医师的实际工作都有其特殊性，各种会诊（特别是冰冻切片）的基本原理确实不同，因而实际工作涉及哪些主题可能取决于各个医疗机构的具体情形。我们所选择的主题体现了各个编者的经验；然而，我们希望至少有一些信息适用于个别读者的实际工作。

本书是在最近完成的 USCAP 短期培训班的基础上编撰而成。本书不像传统教科书那样全面列举各种疾病实体，也不提倡通过冰冻切片来诊断罕见疾病。冰冻切片虽然是重点，但中心思想是术中会诊。本书可能涉及少见病种，但主要关注冰冻切片在临床问题（最主要是肿瘤）管理中的实际应用。本书强调外科病理医师在评估标准的 HE 染色切片时的形态学专业技能。本书尽可能提供组织学图像，因为冰冻切片实际上都是有人工假象的。术中会诊时免疫染色不是常规选项，并且没有诊断相关性。

我们希望本书能够为冰冻切片提供信息丰富的实用指导，也希望大外科病理医师的重要地位能够得到患者的认可。

杰尔姆·塔克斯（Jerome Taxy）

艾丽娅·侯赛因（Aliya Husain）

安东尼·蒙塔格（Anthony Montag）

（薛德彬　译）

目　录

第 1 章

冰冻切片：历史背景

冰冻切片的历史

历史上，随着病理学发展成为独立的临床专科，冰冻切片术中会诊应运而生。在 19 世纪末之前，病理学或病理解剖学在患者的生前症候、体格检查和尸检发现之间建立了大体联系。在 19 世纪末，病理学成为独立的临床专科后，开始侧重科学研究；临床医师（主要是外科医师）继续积极地搜寻病理学特征与临床疾病之间的相关性。进入 20 世纪，冰冻切片的出现将显微镜检查技术带入临床医学实践并推动病理医师参与患者的临床治疗。

古埃及和古希腊的医师虽然做过尸检研究，但公认的病理解剖学之父是乔瓦尼·莫干尼（Giovanni Morgagni，1682—1771）（图 1.1），莫干尼于 1712—1771 年在意大利帕多瓦（Padua）大学担任解剖学教授。他曾经是伟大的外科专家和解剖学家安东尼奥·瓦尔萨尔瓦（Antonio Valsalva）的学生、解剖员、编辑和传记作者，从而有机会研究临床和病理的相关性。在 1761 年发表的论文《疾病的发生部位和原因》中，莫干尼详述了 700 例尸检[1]的临床和大体病理学关系。他认识到临床症状与某一特定器官有关，例如黄疸与肝异常有关。莫干尼认为应当根据病理解剖学原理进行诊断和治疗，并否定了盖伦（Galen）提出并统治西方医学 1500 年的体液致病学说。

法国解剖学家马里·弗朗索瓦·沙威尔·比沙（Marie Francois Xavier Bichat）（图 1.2）于 1800 年发表了论文《膜结构的总论和各论》，随后于 1801 年发表了论文《生命和死亡的生理学研究》[1]。比沙认识到器官本身是由组织或膜结构组成的复杂结构，并论述了 21 种不同的组织结构，包括

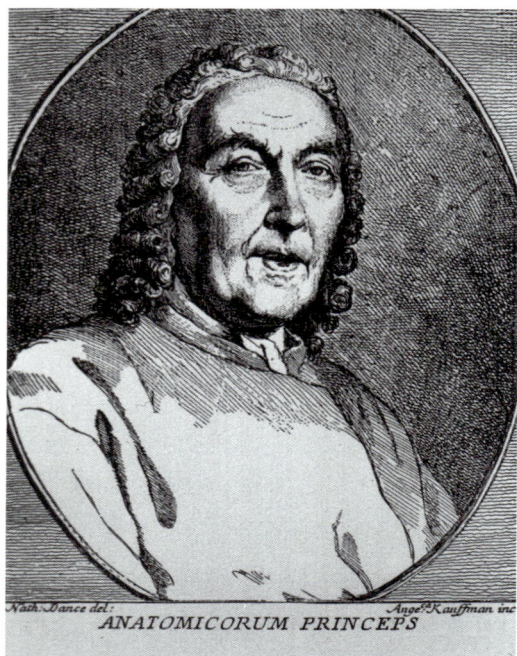

ANATOMICORUM PRINCEPS

图 1.1　乔瓦尼·莫干尼（Giovanni Morgagni, 1682—1771）。他在临床病史与尸检发现之间建立了密切的临床病理联系，被推崇为病理解剖学之父（由美国国家医学图书馆提供图片）

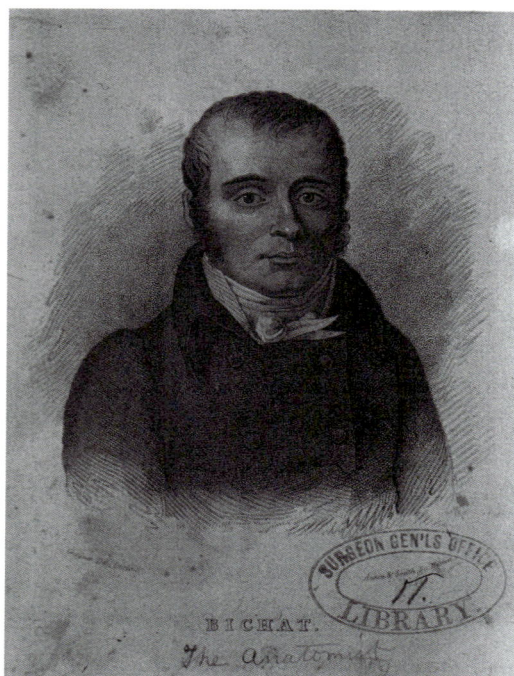

BICHAT.

图 1.2　马里·弗朗索瓦·沙威尔·比沙（Marie Francois Xavier Bichat, 1771—1802）。他被推崇为组织学之父（由美国国家医学图书馆提供图片）

软骨、纤维组织、浆膜、腺体和毛发。他采用解剖学还原的方法，把器官分成不同的组织成分，因而比沙被推崇为组织学之父。然而，他只是使用一只手柄放大镜进行观察；18 世纪末，显微镜分辨率很差，很多解剖学家认为显微镜是不可靠的新玩意。

维也纳医师卡尔·罗基坦斯基（Carl Rokitansky）（图 1.3）创建了第一个病理学研究所，据说他亲自做过 3 万例尸检，从而将病理学建设成独立的医学专科[2]。罗基坦斯基的论文《病理解剖学总论》提出了疾病的一般分类，包括血液异常、新生物和先天性异常[3]。尽管被推崇为大体病理学之父，罗基坦斯基也很少使用显微镜，但他确实借助显微镜发表过一篇论文《神经系统的结缔组织肿瘤》。

鲁道夫·魏尔肖（Rudolf Virchow）（图 1.4）是罗基坦斯基的学生，他在柏林慈善医院度过了他的大部分职业生涯。他广泛使用显微镜进行病理

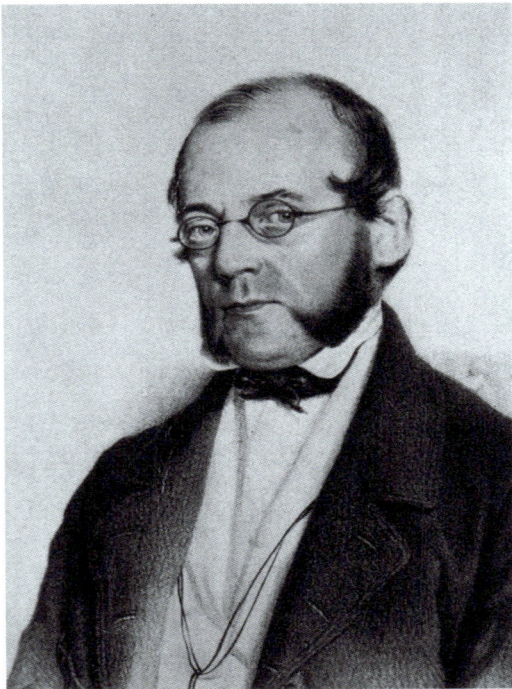

图 1.3　卡尔·罗基坦斯基（Carl Rokitansky，1804—1878）。他被推崇为大体病理学之父（由美国国家医学图书馆提供图片）

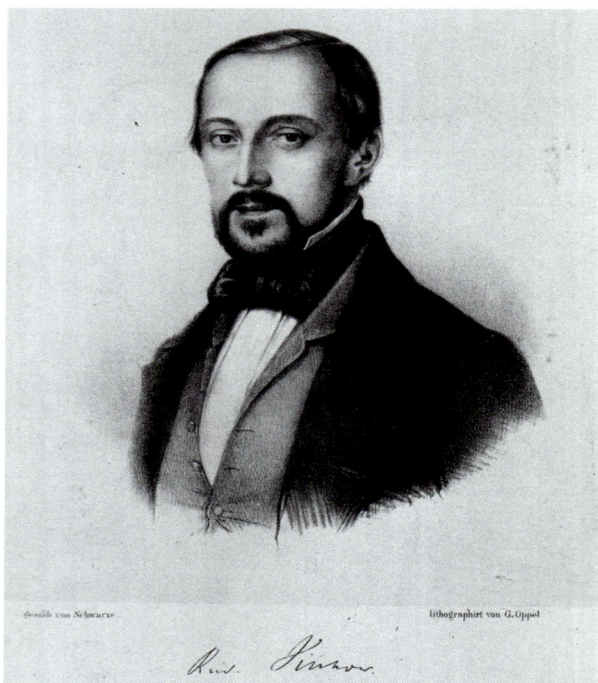

图 1.4　鲁道夫·魏尔肖（Rudolf Virchow，1821—1902）。
他把显微镜检查技术引入病理学研究，提出在细胞水平理解
疾病，被推崇为现代病理学之父（由美国国家医学图书馆提
供图片）

学研究，被推崇为现代病理学之父[4]。魏尔肖进一步认识到疾病的根源在
于细胞水平，而不是比沙提出的组织水平。1858 年魏尔肖发表了《细胞病
理学的阐述学和病理组织学基础》，广泛使用并建立了显微解剖学方法，
完整地阐述病理学和医学的关系。他的另一重大贡献是反驳了细胞由无
生命物质自发产生的观点，这一观点在 1839 年由西奥多·施旺（Theodor
Schwann）和马蒂亚斯·施莱登（Matthias Schleiden）出版的细胞学论著中
仍未被淘汰。魏尔肖宣称"细胞来自细胞"。然而，魏尔肖虽然提出了细胞
病理学的概念，但他主要从事实验和尸检病理学；当时仍然根据大体特征
和临床印象对活体患者进行诊断，就像外科医师那样判断[5]。仅在极少数
情况下使用肿瘤碎片或活检组织尝试进行诊断，并且魏尔肖不信任活检诊
断技术有其自身原因。魏尔肖在 1887 年第一次尝试活检诊断，其中一名患

者是德国皇帝弗雷德里克（Frederick）三世，他喉部有肿块。魏尔肖诊断为良性，然而弗雷德里克次年死于喉癌[6]。尽管这种病在活检时就可能已经无法手术，但弗雷德里克死后，更加好战的威廉（Wilhelm）二世登位，后者可能与第一次世界大战的发生有关。较直接的因素是，魏尔肖对活检标本的显微镜评估普遍不信任，导致其不愿意也无兴趣直接对活体组织做显微镜病理学检查。

19 世纪下半叶，显微镜技术取得了几项进步，人们终于认可显微镜检查是可靠技术[2]。显微镜采用无色和消色差镜头后，校正了图像失真。显微镜台下安装聚光器，德国科学家恩斯特·阿贝（Ernest Abbe）发明了油镜，这些都促进了显微镜技术本身的进步。从此，德国成为显微镜制造业的主导，生产高质量显微镜。19 世纪中期多采用天然染料进行组织化学染色，但 1870—1900 年德国苯胺染料工业的进步促进了许多新的染色技术的产生，包括亚甲基蓝染色、革兰染色、刚果红染色和 Mallory 三色染色[7]。19 世纪 70 年代引入超薄切片机（包括冰冻切片机）以及福尔马林固定和石蜡包埋技术，使得组织学技术更加统一。

19 世纪末，外科实践也经历了一场革命。1846 年，美国马萨诸塞州总医院第一次公开演示了乙醚麻醉手术。1847 年，奥利弗·温德尔·霍姆斯（Oliver Wendell Holmes）发表了有关分娩后发热的论文，指出该病通常由患者通过产科医师向其他患者传播，呼吁医院和手术室改善卫生条件。1867 年，约瑟夫·李斯特（Joseph Lister）发表论文，提出洗手、戴手套和使用石碳酸消毒等无菌操作技术，患者术后生存率增高。外科医师也有条件在术前更准确地界定疾病的性质，为手术制订具体方案，避免患者因极度痛苦而扭曲身体并影响手术操作。

到 19 世纪末，外科病理学已经具备成为独立临床专科的条件，然而手术前仍然很少使用活检做出准确诊断。此时的病理学是一种学术追求，通过使用显微镜将大体和镜下所见及临床病史相联系，并对疾病进行分类，然而大多数情况下只是对尸检或几种有限手术取得的材料做检查。对于许多手术病例，由外科医师做出临床病理评估，通常只做大体检查。学院派外科医师进一步强化了上述情形，在欧洲，他们在病理科培训一两年时间，几乎不处理活检材料，而是以尸检病理学和实验病理学为主。在学术中心，临床与病理继续保持这种分裂状态，直到20世纪中叶，仍然由不同的工作人员从事尸检病理学。因此，在活体患者的病理学应用方面的许多进展来自外科或妇科，或从事临床工作的私人医院和诊所。

1891年，新建的约翰斯·霍普金斯（Johns Hopkins）医院的外科主任威廉·霍尔斯特德（William Halsted）第一次申请了术中冰冻切片，由病理医师威廉·韦尔奇（William Welch）完成[8]。韦尔奇在欧洲广泛地学习了病理学，在到约翰斯·霍普金斯医院工作之前，他在纽约的贝尔维尤（Bellevue）中心医院建立了第一所医院病理科实验室。霍尔斯特德为一例可疑乳腺癌患者申请了冰冻切片，韦尔奇用二氧化碳冰冻切片机制作了一张切片，但在霍尔斯特德结束手术之前未能完成冰冻切片诊断。托马斯·柯伦（Thomas Cullen）在德国学到一种利用福尔马林固定组织的冰冻切片技术，并在1895年的约翰斯·霍普金斯公报上发表了一种冰冻切片方法。在组织块冰冻之前需要固定程序，这意味着这种方法仍然需要大约一小时才能完成。

尽管欧洲后来发表了几种快速冰冻切片方法，但一般认为当今使用的低温制片方法是由梅奥诊所（Mayo Clinic）的路易斯·威尔逊（Louis Wilson）于1905年在美国医学会杂志（*JAMA*）上第一次发表的[9]。威尔逊使用一种糊精来包埋组织，用二氧化碳冰冻切片机制片。然后使用亚甲基蓝染色并阅片，不需要永久制片技术，因此能在数分钟内进行，而柯伦的方法需要一小时。这种方法很快在梅奥诊所成为常规技术，并被其他临床中心采纳。当今大多数医院在苏木精-伊红（HE）染色之前增加了快速固定步骤，然后制作石蜡切片，但基本技术几乎没有改变[10]。

不幸的是，20世纪初期的标准教科书仍然认为快速冰冻切片技术是不可靠的，在20世纪20年代之前这项技术仍然没有被广泛普及。在许多学术中心，病理医师仍然认为诊断病理学不属于病理科的兴趣范围。美国临床病理医师协会（ASCP）成立于1922年，旨在评估病理医师作为临床医师为活体患者提供临床服务的状况，冰冻切片会诊就是该机构促进的几项服务之一[11,12]。

冰冻切片的强力支持者是约翰斯·霍普金斯医院的外科医师约瑟夫·布拉德古德（Joseph Bloodgood）博士。在20世纪20年代之前，他对冰冻切片技术持怀疑态度，认为有经验的外科医师凭肉眼就能识别肿瘤的性质[13]。1927 年开始，布拉德古德开始发起一项运动，旨在促进冰冻切片成为一项医疗标准[14]。他向许多地方的主要医学刊物投稿，并于 1927 年在 *JAMA* 上发表了社论，邀请外科医师和病理医师参观约翰斯·霍普金斯医院的病理科实验室。每年有数次，每次大约有 40 人用一天时间接受这项技术培训。1929 年，他给主编写信，认为需要加强教育，以帮助越来越多的医院使用冰冻切片诊断癌症。他也认识到病理医师需要接受显微镜诊断的专门训练，认为"当今病理医师的需求比手术人员更大。"

在追求一步到位的手术程序的背景下，临床接受了冰冻切片作为诊断工具，并且最终推动活检技术用于术前诊断。冰冻切片的使用因机构不同而异。在梅奥诊所，所有的手术标本都是通过冰冻切片进行初始分析，这不仅节省了时间，而且可立即改变手术程序[10,15]。这种方法不是美国的主流实践。目前，社区医院和大学转诊中心仅对所有手术病例中的少数病例进行冰冻切片，这仅占典型病理实验室活动的一小部分。冰冻切片在显微镜技术被接受用于患者的临床管理以及在现代外科病理学的发展中，都发挥着重要作用。

（ANTHONY G. MONTAG[①] 著；薛德彬 译）

参考文献

1. Morgagni GB. *The Seats and Causes of Diseases Investigated by Anatomy*. A. Millar &T. Cadell; 1769.
2. Gal AA. In search of the origins of modern surgical pathology. *Adv Anat Pathol*. 2001;8(1):1–13.
3. Rokitansky C. *General Pathological Anatomy*. Vol. 1. Blanchard & Lea; 1855.
4. Byers JM. Rudolph Virchow—Father of cellular pathology. *Am J Clin Pathol*. 1989;92(4 suppl 1):S2–S8.
5. Rather LJ. Rudolph Virchow's views on pathology, pathologic anatomy, and cellular pathology.

① 已故的 Anthony G.Montag 博士（1954—2018）是本书第一版和第二版的编者，他是一位令人爱戴的同事和朋友。本书第三版稍有改动，编辑们决定保留 Montag 博士的作者身份，包括冰冻切片在内的术中会诊的变化与临床实践的变化是一致的，历史演变的脉络也是清晰的。当代病理学家仍然是组织处理、分检和制备的责任人，必须时刻关注我们是否能给患者带来临床获益。

—— Jerome B. Taxy，MD

Arch Pathol. 1966;82:197–204.

6. Lin JI. Virchow's pathologic reports on Frederick III's cancer. *New Engl J Med.* 1984; 311(19):1261–1264.

7. Titford M. George Grubler and Karl Hollborn: Two founders of the biological stainindustry. *J Histotechnol.* 1993;16(2):155–158.

8. Carter D. Surgical pathology at Johns Hopkins. In: Rosai J, ed. *Guiding the Surgeon'sHand: The History of American Surgical Pathology.* American Registry of Pathology, Armed Forces Institute of Pathology; 1997.

9. Wilson LB. A method for the rapid preparation of fresh tissue for the microscope. *JAMA.* 1905;45:1737.

10. Gal AA, Cagle PT. The 100 year anniversary of the description of the frozen section procedure. *JAMA.* 2005;294(24):3135–3137.

11. Wright JR. The development of the frozen section technique, the evolution of surgicalbiopsy, and the origins of surgical pathology. *Bull Hist Med.* 1985;59:295–326.

12. Fechner RE. The birth and evolution of American Surgical Pathology. In: Rosai J, ed.*Guiding the Surgeon's Hand: The History of American Surgical Pathology.* American Registry of Pathology, Armed Forces Institute of Pathology; 1997.

13. Bloodgood JC. The relation of surgical pathology to surgical diagnosis. *Detroit Med J.*1904;3:337–352.

14. Bloodgood JC. When cancer becomes a microscopic disease, there must be tissue diagnosis in the O.R. *JAMA.* 1927;88:1022–1023.

15. Frozen Section Pathology Lab. https://mayoclinic.org/departments-centers/surgery/ overview/ frozen-section-pathology-lab. Accessed October 29, 2020.

第 2 章
术中诊断的概述和一般概念

在 19 世纪诊断组织病理学的发展过程中，以及在 20 世纪外科病理学作为一门专业的发展过程中，冰冻切片技术都发挥了关键作用。尽管存在固有的技术和取材局限性，冰冻切片技术诊断的准确性仍然非常高。

2.1 冰冻切片的指征

术中会诊，无论是否使用冰冻切片，都应当限于以下指征[1,2]。

（1）所提供的诊断会导致手术医师在手术过程中做出是否进一步手术的决策。例如，良性卵巢肿瘤不需要进一步手术分期，而恶性卵巢肿瘤恰恰相反。

（2）切除组织以保证阴性切缘，此时切缘的评估可选用冰冻切片。

（3）评估活检或复杂程序手术所获取的活检标本是否足以用于诊断。例如，手术室进行的骨活检，可能只取出反应性骨组织，如果使用冰冻切片评估，就可避免再次活检。

（4）标本需要进一步全面深入检测。需要进行细胞遗传学、流式细胞术和其他特殊检查时，在固定之前做冰冻切片评估是合理的。进入科研协议或收集组织标本可能都需要冰冻切片取样。

（5）治疗程序特别需要。在活检操作时，需要短时间内制订最终永久性治疗方案，可能需要快速诊断。

申请冰冻切片的非必要情形如下。

（1）好奇心。

（2）在恢复室向家属做初步报告。应当强调，由于取样和技术问题，冰冻诊断只能作为初步诊断。

（3）手术医师的习惯。不管冰冻切片的结果如何，有些手术医师会做完全相同的手术。

出于其他重要考虑，有可能拒绝冰冻切片的情形如下。

（1）当送检标本是首次用于诊断，并且是病变的全部标本，做完冰冻切片后不可能留下任何非冰冻组织做石蜡切片时。

（2）当整个标本的表现一致并且大体检查为良性（如浆液性囊肿），冰冻切片对细微的显微镜下病变的检查只能是完全随机取样时。

（3）标本很可能有传染性（如结核），并且在工作日消毒时没有足够的备用冰冻切片机。

美国病理医师学会（CAP）的一项 Q- 探针研究评估了 472 所医院的 9146 例术中冰冻切片[3]。参加研究的医院的外科医师，接受关于他们申请冰冻切片会诊理由的问卷调查。研究发现，最常见的指征是建立诊断以确定手术类型（51%），证实切缘是否足够（16%），进一步研究或深入检查（10%），确认手术医师是否可以把诊断告知患者（8%），证实组织是否足够（8%），迎合手术医师的好奇心（3%），计划资源（3%），建立学术协议（1%）。这项研究表明，大约 10% 的冰冻切片申请是不必要的。另一项 Q- 探针研究发现，冰冻切片在所有手术程序中的申请率是 5.7%[4]。冰冻切片率与医院规模成正比，超过 600 张床位的医院，其冰冻切片率是 15%。这可能反映了大型三级医院的病例更加复杂。

在梅奥诊所，几乎所有的手术病例全部通过冰冻切片进行诊断[5]。相比之下，CAP 的一项 Q- 探针研究发现，大多数病理实验室的冰冻切片检查率大约是 5.6%[4]。梅奥诊所的术中会诊病例，在其他许多病理实验室都被视为不符合冰冻切片的检查指征。因此，不能将梅奥诊所关于冰冻切片的使用情形和质量保证的数据，与其他医院或 CAP 的 Q- 探针数据相比较[6]。

2.2　冰冻切片的技术问题和质量保证指标

CAP 制定了术中冰冻切片的执行标准，并且经常更新。以下根据其最新标准（2020 年）进行讨论[7]。相关的 CAP 检查清单中的项目按照解剖病理学（ANP）部位进行编号。

2.2.1　大体检查和组织取材

全面考虑临床、影像和大体检查的综合信息，对于理解冰冻切片分析所要回答的相关问题至关重要。在评估大型标本时，必须保留切缘、解剖学关系，并以正确的方向对正确的区域进行取材。任何大体标本都要尽可能保留定向标记和切缘，并在适当的情况下用墨汁标记。尽可能将标本连续、平行切开，以便于重建三维关系[8]。对恰当区域进行大体检查和取材，对成功的术中会诊是至关重要的；1/3 不符合标准的冰冻切片都是由大体取材不当造成[3,4]。冰冻切片取材的标本应当尽可能包括正常与异常组织之间的交界区，厚度不超过 3 mm。最近出版的实用指南对冰冻切片进行了深入的技术回顾，包括各种标本的取样和冷冻方法，为临床实验室提供了有用的参考[9]。

2.2.2　组织冷冻和切片

水是造成冰冻切片假象的最主要因素；水在 4 ℃时密度最高，水冷却时体积膨胀，变成冰晶时体积膨胀 9%。冰晶导致组织、细胞质和细胞核的结构产生假象，破坏组织学细微特征。将含水量多的组织标本，例如水肿性病变、黏液性或浆液性卵巢肿瘤，放入埋封胶之前，可用纸巾吸去一部分水分。

速冻会减轻冰晶假象，而取材组织较薄、冷冻温度较低和使用散热片都有助于速冻。现代冰冻切片机通常有一个冷冻区（−40 ~ −35 ℃），该区域的温度比冰冻切片机内其他区域的温度低。冷冻区有一个金属散热片，其顶端可放置标本。埋封胶通常使用高分子量醇类水溶液，其能抑制标本表面的冰晶形成，且不容易渗入标本内部。其他速冻方法包括使用异戊烷和干冰的混合胶（−60 ℃）或液氮保温瓶（−196 ℃，10 秒）。虽然异戊烷/干冰产生的假象少，但是异戊烷沸点为 28 ℃并且易燃，因此很少使用。

−20 ~ −16 ℃的温度适用于大多数组织冰冻切片。质地较软的组织（如脑）使用稍高温度可能更容易切片，而脂肪需要较低温度才容易切片。如果切片困难，可将戴着手套的手指置于组织表面帮助升温，或用压缩冷冻剂帮助冷却。切片厚度通常为 3 ~ 5 μm，但是如果组织块富含脂肪，切片厚度 ≥ 20 μm 才能成功制片。

2.2.3　组织固定和染色

通常将切片贴附在处理过的玻片上，玻片可以有蛋白质涂层或带正电荷，以增加组织黏附力。风干会破坏细胞质和细胞核的细微结构，应避免风干。简单固定之后进行染色，通常使用乙醇福尔马林作为固定剂。为了观察细胞学细节，95% 乙醇或乙醇福尔马林优于缓冲福尔马林。根据 CAP 标准，所有溶液和染液必须有适当的标签，并按照规定的时间表进行更换（ANP.11756）。

2.2.4　术中细胞学检查

接触印片或涂片对组织学切片的解读具有辅助价值，特别是淋巴结、脑和甲状腺的病变。如果在没有冰冻切片的情况下单独使用，CAP 认为接触印片或刮片足以用于术中诊断（ANP.11810）。细胞学检查，核沟和核仁等核特征更明显，并且更容易观察细胞膜和细胞质的细节。不太可能在致密的胶原化或纤维化组织取到足够数量的细胞。然而，在许多标本的新鲜切面（先吸干多余的水分）做一次接触印片就可获得足够的细胞量。其他方法，例如刮片或压片，会产生更大的细胞团和三维细胞簇，单用接触印片的细胞量不足时，可使用这些方法（详见第 11 章和第 12 章）。许多组织病理医师喜欢 HE 染色的涂片，因此，细胞学制备的标本应当立即用 95% 乙醇或乙醇福尔马林固定后染色，以免产生风干假象。如果病理医师喜欢罗曼诺夫斯基染色（Romanowsky stain[①]），可对淋巴结标本或怀疑真菌感染的标本进行快速瑞氏染色[②]。在这种情况下，染色之前应将玻片风干。

2.2.5　质量总要求

冰冻切片标本应符合外科病理大体检查室的所有 CAP 标准。特别是同时处理多例标本时，张冠李戴或交叉污染的风险增加。一般而言，每个

---

① 又称"罗氏染色"。由罗曼诺夫斯基创立的用含有高浓度亚甲基蓝和伊红的染液进行染色的方法。
② 瑞氏染色是罗氏染色的简化和改良。

冰冻切片病例只能占用一个大体检查区，并建立识别组织块和玻片信息的系统。一个好办法是同一冷冻头上绝不做两个病例，并在冰冻切片机内准备好有标签的包埋盒，将从冷冻头上取下的组织块直接放入其中。开始切片之前，玻片应贴上标签，多余的有标签玻片应丢弃。绝不使用无标签玻片。在我们实验室，每一例冰冻切片标本所用的标签、组织盒和组织架都有一种特殊颜色，以减少弄错标本的可能性。

冰冻切片的玻片必须永久存放，与石蜡切片共同存档（ANP.12050）。冰冻切片组织块必须制备成石蜡包埋的组织块和石蜡切片（译注：国内一般称为冰冻对照切片或简称冰对切片），与对应冰冻切片形成关联。这是重要的质量保证程序，可评估冰冻切片和石蜡切片之间的一致性。这也是有价值的教学材料，可识别冰冻切片的假象和取材问题。必须建立一项制度，说明标本的类型或有无冰冻切片的情况。除了将冰冻切片组织块保存在冷冻状态以用于分子或其他研究、冰冻切片时标本耗尽，以及莫斯手术。

冰冻切片机必须定期清理，机器内部用 70% 乙醇擦拭。大多数情况下每天清理一次，但如果使用很频繁，建议勤加清理，以避免标本之间交叉污染。频繁使用的冰冻切片机应当每周融霜一次，并抗结核消毒。使用较少的机器可以间隔较长时间消毒。应当制定规章制度并严格执行，每一台机器都要有维护记录。如果冰冻切片机处理过感染标本或可疑感染标本，如结核病、乙肝、丙肝、艾滋病或克罗伊茨费尔特 – 雅各布病等，再次使用机器之前必须消毒（见第 3 章附录）。

2.2.6　冰冻切片的记录和报告

有关术中报告的记录和发送，CAP 也制定了几条要求。术中会诊结果必须书面记录，诊断医师必须签名（ANP.11850）。如果口头报告，应当与书面记录一致，并且直接告诉手术医师，不能通过中间人传达（ANP.11900）。应常规核对患者的身份信息，以确认病理报告信息已传达给正确的外科医师和正确的患者（ANP.11950）。诊断内容、接收报告者和签发报告者、报告日期和时间都要记录。口头报告时获得的临床信息如果会影响最终诊断，则应记录在书面报告中。这些记录项目必须成为最终外科病理报告的一部分（ANP.12000）。

从历史上看，CAP 规定的冰冻切片周转时间为：90% 的病例应在收到标本 15 分钟内制片，并在收到标本 20 分钟内发出报告。目前，CAP 不再要求冰冻切片的特定周转时间[7]。实验室必须根据当地情况和预期效率确定其内部周转时间的目标。在实践中，我们的实验室使用时间戳（收到时间和报告时间）跟踪所有冰冻切片，并根据标本的复杂程度评估月度指标。

2.2.7 冰冻切片的不符合项

CAP 要求将冰冻切片与永久切片进行比较，以确定两种切片诊断的一致性或不一致性（下文简称"冰冻切片不符"）（ANP.12075）。如果存在临床意义上的不一致，必须在病理报告和部门质量管理文件中记录（ANP.10100），并告知外科医师。病理报告中必须记录以下项目：沟通日期、沟通时间（如果实验室有此要求）、负责的实验室人员、通知的人员以及沟通的结果（ANP.12175）。这种关联、记录和报告的方法便于跟踪工作状况，找出问题，改进工作[10]。

冰冻切片不符的可能原因如下。

（1）技术问题。

    1）组织难以切片。

    2）组织块安放和染色方面的问题。

    3）冰冻切片机的机械故障。

（2）取材错误。

    1）冰冻取材组织的石蜡切片中有病变，但实际冰冻切片中无病变。（组织块放置的方向是否正确，切片深度是否足够？）

    2）冰冻取材组织中无病变，但送检标本的其他取材组织块中有病变。（病变的取材是否恰当？）

（3）诊断错误。

    1）遗漏病变（如淋巴结转移性肿瘤）。

    2）发现了病变，但分类错误。①不影响临床处理；②影响临床处理。

（4）发送诊断时出错。

在最近的一项 CAP 冰冻切片 Q- 探针研究中，排除了以下几种冰冻切片不符的情形[11]。

（1）癌的分型不符，但不影响临床处理。例如：诊断为小细胞癌或非小细胞癌影响手术处理方式，而诊断为鳞癌或腺癌不影响手术。

（2）分化程度不符，但不影响临床处理。

（3）异型增生或原位癌的分级不符，但不影响临床处理。

（4）乳腺活检标本或切除标本的诊断不符，冰冻区域为钙化，没有肉眼可见的病变。

（5）界限清楚的甲状腺滤泡性病变的不符。

（6）乳腺或其他器官的冰冻切片用于评估组织量是否足以用于检测 ER 或 PR。

（7）组织块切面朝上时评估肿瘤切缘时的不符。

由于取样有限和冰冻切片固有的假象，冰冻切片在分析某些特定标本时具有局限性。在皮肤或黏膜的冰冻切片中，异型增生的分级尤其困难。实际工作中，将冰冻切片证实的乳腺微小病变或影像学检测到的病变，用于放射免疫法检测 ER 和 PR，已被免疫组化法取代，不应再使用。

尽管存在取样限制、经常缺少临床信息，以及冰冻过程会产生各种假象，但冰冻切片技术仍然是相当准确的。1991 年，CAP 进行的一项 Q-探针研究发现，冰冻切片的延迟诊断率为 4.2%，不符率仅为 1.7%。不符情形的主要原因是大体取材问题（44.8%）、误诊（40%）和切片问题（12.7%）。仅有 2.5% 的不符情形似乎对患者的临床处理具有较大影响[4]。随后的一项 Q- 探针研究发现不符率为 1.42%，主要原因包括大体取材问题（31.4%）、误诊（31.8%），以及在冰冻组织块的石蜡切片中出现诊断性组织而实际冰冻切片中没有（30%）[11]。大体标本取材问题或显微镜下组织块切面深度不够造成的取材问题，占冰冻切片不符情形的 2/3。误诊问题占冰冻切片不符情形的 1/3，占所有病例的 0.5% 以下。

CAP 进行的一项 Q- 探针研究发现，冰冻切片诊断不符的常见解剖学部位依次为皮肤（17.1%）、乳腺（16%）、妇产科相关部位（10.2%）、转移淋巴结（10%）、甲状腺（6.1%）、肺 / 纵隔（5.3%）和胃肠道（5.2%）。冰冻切片不符的最常见根源是肿瘤的假阴性诊断（67.8%），而假阳性诊断率只有 11%。很明显，按解剖学部位分布的不符情形的风险取决于该部位的组织标本量，而 CAP 的 Q- 探针研究中并没有提供这个分母的数据。冰冻切片时取材受限，体积大的异质性肿瘤特别容易造成问题，例如软组织和卵巢肿瘤。对于卵巢黏液性肿瘤，冰冻切片诊断的预测值分别为：恶性99%，良性95%，交界性65%[28]。技术原因导致的制片质量差也是因素之一，在 CAP 的 Q- 探针研究数据中为 3%~5%。有趣的是，在病床数小于150 张的医院，缺少足够的临床病史导致的不符约占 15%，而病床数大于450 张的医院，缺少足够的临床病史导致的不符只占 5% 以下[4]。总体而言，在已发表的系列研究中，诊断错误率的平均值小于 0.5%。

2.3　远程病理学

　　冰冻切片诊断必须在短时间内完成，可能只有 1 名病理医师单独签发报告，因为时间和距离的限制而无法与同事会诊。另外，大型医疗中心的冰冻切片区域距离病理诊断室比较远，一些乡村医院或小医院和外科中心可能没有全职病理医师在现场做冰冻切片诊断。上述这些因素使得远程病理学提供冰冻切片服务变得很有吸引力。远程病理学通过网络传输数字切片，实现了病理医师与玻片的物理分离，使病理医师能够远程阅片并提供正式的解剖病理学诊断[13]。

　　技术因素包括快速图像采集、可靠的网络传输和流畅的数字图像浏览，以便远程病理医师做出及时、准确的诊断。与传统冰冻切片相比，远程病理学额外耗费的时间必须限制在数分钟之内。最近的一些文章综述了远程病理学的现状和未来前景，特别是基于全切片成像（WSI）的虚拟切片系统[14,15]。

2.3.1　远程病理学系统的类型

　　1991 年首次发表了远程病理学在冰冻切片中的应用[16]。这种开创性系统基于一台装有摄像机的电动显微镜，病理医师可在 420 千米外的办公室对其进行远程操作。病理医师还同时使用流媒体视频指导现场的外科医师进行大体检查和取材。此后研发了多种远程病理学系统，主要可以分为以下 3 种类型。

第一种称为动态视频显微镜，由一名病理医师在现场操作装有摄像头的普通显微镜，选择需要观察的视野，并将其数字显微图像实时传输给远程会诊的病理医师。这种远程病理系统最适合寻求第二方会诊意见，因为始终需要一名病理医师在现场操作。对于偶尔需要冰冻切片服务的部门和手术，它不失为一种高性价比的选择[17]。

第二种称为动态机器人远程病理学，主要是一台机器人显微镜（或电动显微镜），由病理医师在异地进行远程控制。病理医师通过电脑用户界面选择所需观察的视野、切换物镜和聚焦，并在同一电脑屏幕观察实时图像。该系统只需要一名助理在现场将病理切片放在电动显微镜上，不需要病理医师到现场就能做出冰冻切片的初步诊断。屏幕共享程序（如 Zoom、Microsoft Teams、WebEx、GoToMeeting）的使用促进了动态远程病理学（包括动态视频显微镜和动态机器人远程病理学）的发展。

第三种系统称为全切片成像（WSI），是指扫描（或数字化）整张玻片，生成一个文件，从而可以模拟实时显微镜的方式浏览切片[18-20]。该系统使用切片扫描仪将玻璃切片进行数字化处理并制成虚拟切片，然后将虚拟切片文件传输给未在现场的病理医师进行阅片。虚拟切片系统可以提供更高质量的图像，阅片更流畅；病理医师可观察到完整切片，从而将检查不全面的风险降到了最低。它还可以一步完成切片浏览和数字存储。一旦完成传输，可以在任何时间、任何地点将虚拟切片分享给多个病理医师。一些研究认为，WSI 系统在用户体验和诊断准确性方面可能优于机器人显微镜[21,22]，然而，如果需要扫描多张切片，则可能增加成本且耗时。

2.3.2　远程病理学的准确性

一种可靠的远程病理系统可以用于任何类型的冰冻切片诊断。某些器官系统，特别是神经病理学，已经进行了比较广泛的研究，可能是由于这些器官对专科化要求较高。来自加拿大多伦多大学健康网的一项为期 6 年的大型系列研究报道，通过远程病理学对 983 例主要与神经病理学相关的冰冻切片病例进行了诊断（首先使用机器人显微镜系统，然后使用虚拟切片系统），平均报告时间为 15.68 分钟，准确率为 98%，延迟报告率为 7.7%[23]。2020 年发表的一篇综述评估了术中会诊期间所有器官系统和使用所有类型系统的远程病理学，结果表明远程病理学与参考标准总体上高度一致（加权平均值为 96.9%）[14]。

2.3.3　远程病理学的 CAP 要求

CAP 要求，所有实验室都应验证用于临床诊断目的的远程病理学系统[24]。尽管最新的 CAP 检查清单没有明确规定验证过程的具体要求，但验证过程的一般指南包括以下内容：①尽可能模拟真实的临床环境；②涉及与预期用途相关的标本；③病理医师经过充分的系统培训后的实施情形。使用 WSI 时，建议评估数字切片和玻璃切片之间的观察者一致性[25]。实验室必须保留已完成验证过程的记录。

2.4　冰冻切片免疫组织化学

近年来研发了多种快速免疫组织化学（IHC）方法，可直接应用于冰冻切片组织。大多数已发表的研究主要针对乳腺癌前哨淋巴结（SLN）和黑色素瘤的切缘进行评估。细胞角蛋白 IHC 似乎能够适当地增加检测 SLN 中微转移（小于 2 mm 且大于 0.2 mm）的敏感性[26,27]。然而，乳腺癌 SLN 的微转移是否需要进行区域淋巴结清扫，这一问题仍有争议，因此在术中冰冻切片时仅检测到微转移的临床价值令人怀疑。快速 IHC 可能有助于检测转移性小叶癌，这对组织病理学领域提出了独特的挑战[28]。此外，有人主张将接触印片与 IHC 相结合，以替代冰冻切片[29,30]。

黑色素瘤 / 黑色素瘤原位切除的冰冻切片切缘控制，包括莫斯显微外科手术，具有挑战性，因为交界区黑色素细胞与长期日光损伤皮肤的基底层角质形成细胞可能很难区分。快速冰冻切片 IHC 对检测黑色素细胞标志物（如 MART-1/Melan-A）可能有帮助[31]。然而，目前冰冻切片 / 莫斯手术治疗黑色素瘤尚未被广泛接受[32]。

（ANDREA D. OLIVAS，NICOLE A. CIPRIANI　著；薛德彬　译）

参考文献

1. Ackerman LV, Ramirez GA. The indications for and limitations of frozen-section diagnosis. *Br J Surg*. 1959;46:336–350.

2. Horn RC. What can be expected of the surgical pathologist from frozen-section examination. *Surg Clin North Am*. 1962;42:443–454.

3. Zarbo RJ, Schmidt WA, Bachner P, et al. Indications and immediate patient outcomes of pathology intraoperative consultations. College of American Pathologists/Centers for Disease Control and Prevention Outcomes Working Group Study. *Arch Pathol Lab Med*. 1996;120(1):19–25.

4. Zarbo RJ, Hoffman GG, Howanitz PJ. Inter-institutional comparison of frozen-section consultation: A College of American Pathologists Q-Probe study of 79,647 consultations in 297 North American institutions. *Arch Pathol Lab Med*. 1991;115:1187–1194.

5. Ferreiro JA, Meyers JL, Bostwick DG. Accuracy of frozen section diagnosis in surgical pathology: Review of a 1 year experience with 24,880 cases at Mayo Clinic Rochester. *Mayo Clin Proc*. 1995;70(12):1137–1141.

6. Page DL, Gray GL. Intraoperative consultations by pathologists at the Mayo Clinic: An unusual experience. *Mayo Clin Proc*. 1995;70:1222–1223.

7. College of American Pathologists. *Laboratory Accreditation Checklist: Anatomic Pathology*. CAP; 2020.

8. Hull ME, Humphrey PA, Pfeifer JD. Frozen section and other intraoperative consultations. In: Humphrey PA, Dehner L, Pfeifer JD, eds. *Washington Manual of Surgical Pathology*. Lippincott Williams & Wilkins; 2012:832–837.

9. Peters SR. *A Practical Guide to Frozen Section Technique*. Springer; 2010.

10. Raab SS, Tworek JA, Souers R, et al. The value of monitoring frozen section-permanent section correlation data over time. *Arch Pathol Lab Med*. 2006;130:337–342.

11. Novis DA, Gebhardt GN, Zarbo RJ. Interinstitutional comparisons of frozen section consultation in small hospitals: A College of American Pathologists Q-Probes study of 18,532 frozen section consultation diagnoses in 233 small hospitals. *Arch Pathol Lab Med*. 1996;120(12):1087–1093.

12. Rose PG, Rubin RB, Nelson BE, et al. Accuracy of frozen section (intraoperative consultation) diagnosis of ovarian tumors. *Am J Obstet Gynecol*. 1994;171(3):823–826.

13. Weinstein RS, Graham AR, Richter LC, et al. Overview of telepathology, virtual microscopy, and whole slide imaging: Prospects for the future. *Hum Pathol*. 2009;40(8): 1057–1069.

14. Dietz RL, Hartman DJ, Pantanowitz L. Systematic review of the use of telepathology during intraoperative consultation. *Am J Clin Pathol*. 2020;153(2):198–209.

15. Dietz RL, Hartman DJ, Zheng L, et al. Review of the use of telepathology for intraoperative consultation. *Expert Rev Med Devices*. 2018;15(12):883–890.

16. Nordrum I, Engum B, Rinde E, et al. Remote frozen section service: A telepathology project in northern Norway. *Hum Pathol*. 1991;22(6):514–518.

17. Liang W-Y, Hsu C-Y, Lai C-R, et al. Low-cost telepathology system for intraoperative frozen-section consultation: Our experience and review of the literature. *Hum Pathol*. 2008;39(1):56–62.

18. Pantanowitz L, Dickinson K, Evans AJ, et al. American Telemedicine Association clinical guidelines for telepathology. *J Pathol Inform*. 2014;5(1):39. Published October 21, 2014. doi: 10.4103/2153-3539.143329

19. Cornish TC, Swapp RE, Kaplan KJ. Whole-slide imaging: Routine pathologic diagnosis. *Adv Anat Pathol*. 2012;19(3):152–159.

20. Ramey J, Fung KM, Hassell LA. Use of mobile high-resolution device for remote frozen section evaluation of whole slide images. *J Pathol Inform*. 2011;2:41.

21. Fallon MA, Wilbur DC, Prasad M. Ovarian frozen section diagnosis: Use of whole-slide imaging shows excellent correlation between virtual slide and original interpretations in a large series of cases. *Arch Pathol Lab Med*. 2010;134(7):1020–1023.

22. Słodkowska J, Pankowski J, Siemiatkowska K, et al. Use of the virtual slide and the dynamic real-time telepathology systems for a consultation and the frozen section intra-operative diagnosis in thoracic/pulmonary pathology. *Folia Histochem Cytobiol*. 2009;47(4):679–684.

23. Evans AJ, Chetty R, Clarke BA, et al. Primary frozen section diagnosis by robotic microscopy and virtual slide telepathology: The University Health Network experience. *Hum Pathol*. 2009;40(8):1070–1081.

24. College of American Pathologists. *Laboratory Accreditation Checklist: General*. CAP; 2020.

25. Pantanowitz L, Sinard JH, Henricks WH, et al. Validating whole slide imaging for diagnostic purposes in pathology: Guidelines from the College of American Pathologists Pathology and Laboratory Quality Center. *Arch Pathol Lab Med*. 2013;137:1710–1722.

26. Celebioglu F, Sylvan M, Perbeck L, et al. Intraoperative sentinel lymph node examination by frozen section, immunohistochemistry and imprint cytology during breast surgery—a prospective study. *Eur J Cancer*. 2006;42(5):617–620.

27. Krishnamurthy S, Meric-Bernstam F, Lucci A, et al. A prospective study comparing touch imprint cytology, frozen section analysis, and rapid cytokeratin immunostain for intraoperative evaluation of axillary sentinel lymph nodes in breast cancer. *Cancer*. 2009;115(7):1555–1562.

28. Weinberg ES, Dickson D, White L, et al. Cytokeratin staining for intraoperative evaluation of sentinel lymph nodes in patients with invasive lobular carcinoma. *Am J Surg*. 2004;188(4):419–422.

29. Aihara T, Munakata S, Morino H, et al. Touch imprint cytology and immunohistochemistry for the assessment of sentinel lymph nodes in patients with breast cancer. *Eur J Surg Oncol*. 2003;29(10):845–848.

30. Salem AA, Douglas-Jones AG, Sweetland HM, et al. Intraoperative evaluation of axillary sentinel lymph nodes using touch imprint cytology and immunohistochemistry. Part II. Results. *Eur J Surg Oncol*. 2006;32(5):484–487.

31. El Tal AK, Abrou AE, Stiff MA, et al. Immunostaining in Mohs micrographic surgery: A review. *Dermatol Surg*. 2010;36(3):275–290.

32. Hui AM, Jacobson M, Markowitz O, et al. Mohs micrographic surgery for the treatment of melanoma. *Dermatol Clin*. 2012;30(3):503–515.

第 3 章

传染性疾病

"很多年来，我相信微生物与疾病起因的关系将成为病理学中最重要的课题。"

——威廉·亨利·韦尔奇（William Henry Welch），约 1884 年

"……关于传染性疾病的未来，最可能的预测是，它将非常枯燥无味……"

——麦克法兰·伯内特（Macfarlane Burnet），1972 年[1]

3.1 引言

以上是两位当时最有影响力的科学家/医师对传染性疾病未来意义的两种观点。威廉·亨利·韦尔奇（1850—1934）在发表这种观点几年后，成为约翰斯·霍普金斯医院病理学科第一届主任，他在非常重视微生物学的时代从事医学工作。他的主要贡献在细菌学领域，以他的名字命名了一种微生物——魏氏梭菌（*Clostridium welchii*，后称为产气荚膜梭菌）。当时还没有现代意义上的外科病理学。麦克法兰·伯内特（1899—1985）是澳大利亚病毒学家和免疫学家，于 1960 年获得诺贝尔生理学或医学奖。他在免疫病毒学方面的贡献为理解各种传染性疾病奠定了基础[1]。

这些相互对立的观点相隔将近 90 年，凸显了对不同医疗环境的讽刺。前者观点具有深刻的预言性；后者非常轻蔑。在 20 世纪末和 21 世纪初的现实世界中，新旧传染性微生物不断袭击着广泛的人群。著名的例子包括艾滋病及其相关的传染性并发症、结核病（TB）及其耐药性菌株增加、疟疾、埃博拉出血热、中东呼吸综合征、传染性非典型肺炎、新冠肺炎等。

各种微生物通过各种途径（如空气传播媒介和昆虫媒介）造成了人类的发病和死亡，而国际旅行的便利性、政治动荡和国际边界的多变性促进了传染性疾病的发生、发展[2,3]。将传染性疾病视为历史上的不合时宜显然是错误的。

诊断感染的传统方法在很大程度上依赖于临床病史和体格检查。相比之下，冰冻切片更常用于肿瘤的研究和治疗，因此冰冻切片作为诊断传染性疾病的主要手段是不常见的，也可能是意料之外的。这种情况有一个罕见例子，由于已有其他更好的诊断方法，已经停止使用：用冰冻切片诊断吉氏肺孢子虫（*Pneumocystis jirovecii*）感染，已经改成用微生物染色（六胺银、吉姆萨）或聚合酶链反应（PCR）方法直接检查痰或支气管肺泡灌洗液[4,5]。

一旦冰冻切片确定或提示微生物，除了形态学检查，还需要做以下工作。

（1）对标本进行分检，最重要的是提交标本用于培养，并根据需要进行分子研究。

（2）将癌症根治性切除术改为传染源切除术或脓肿引流术。

（3）确保实验室工作人员的安全。

上述第1条，通过培养和分子技术来检测微生物至关重要；然而，如果检测失败和（或）如果微生物本身不能培养，常规形态学就显得更加重要。第2条不言而喻。第3条，实验室工作人员，尤其是取材室工作人员，即住院医师、病理医师、技术员和病理医师助理，要确保他们的安全，包括避免不必要的暴露和保持设备的清洁。每件标本都要按传染性标本处理。控制感染的通用标准是实验室工作场所规范要求的内容之一，由CAP等认证机构在检查过程中制定。这些标准包括配备向上排风或负压气流的单独取材台、对已知污染的或感染的标本进行大体检查的特殊工作站，以及适当的防护设备，例如口罩、手套、面罩和隔离衣。

需要特别注意冰冻切片机的状态，特别是冰冻切片机做了存在或高度怀疑存在高度传染性疾病，例如结核病切片时。每个机构都有义务制定一个程序来对冰冻切片机进行感染控制。我们使用的维护计划详见本章附录。很明显，在取材室里不可能进行严格的消毒。不宜从取材室送检培养标本，而应尽可能直接从手术室送检。

对传染性疾病的全面讨论超出了本章的范围。本章将讨论最有可能遇到或尽管少见却是重要的鉴别诊断之一的传染性微生物。第 15 章将讨论特定的皮肤感染，即疱疹和坏死性筋膜炎。目前，外科病理学在新冠肺炎诊断中尚无作用。虽然选择性演示了几种检测微生物的特殊染色，但目前还没有在冰冻切片中应用。同样，免疫染色也没有直接作用。诊断重点是标准 HE 染色的组织病理学，冰冻切片会产生固有的假象。

3.2　细菌

对于某些临床情况下的免疫功能正常患者及免疫缺陷患者，细菌感染是一种风险，也是外科手术的固有并发症。获知临床环境，尤其是免疫能力的状况，显然是关键。对临床上明显的脓肿清创或引流应送检培养，但不需要冰冻切片。在评估深部软组织感染时，即使存在细菌的形态表现，冰冻切片也不能可靠地查出感染的病因[6]，但冰冻切片可以鉴别肿瘤和深部器官脓肿。炎症的存在仅仅代表宿主反应。虽然有时在冰冻切片上可以识别微生物，但宿主的肉芽肿反应不宜做出微生物特异性诊断。无论是否坏死，肉芽肿都是一种特殊的炎症反应，但对任何微生物或疾病都没有特异性。下面关于肉芽肿引发疾病的讨论强调了这一点。

3.2.1　放线菌属

放线菌是厌氧、细丝状、无芽孢、革兰氏阳性杆菌，是口腔、胃肠道和生殖道中的共生微生物。这些细丝状微生物形成回形菌落，肉眼观察可见明显的黄色小颗粒（"硫黄颗粒"），组织学观察有相同的特点。在常规扁桃体切除标本中，如果扁桃体隐窝中没有炎症反应，则放线菌的存在不是病理性的。过去，女性生殖道中的放线菌与放置宫内节育器有关，但由于使用新型节育器，放线菌引起的输卵管 - 卵巢脓肿变得罕见[7]。然而，在盆腔炎症性疾病并考虑放线菌可能性的情况下[8]，临床会采用外科引流术，也可能申请冰冻切片。肉眼和显微镜下发现放线菌的典型菌落，应能够诊断。

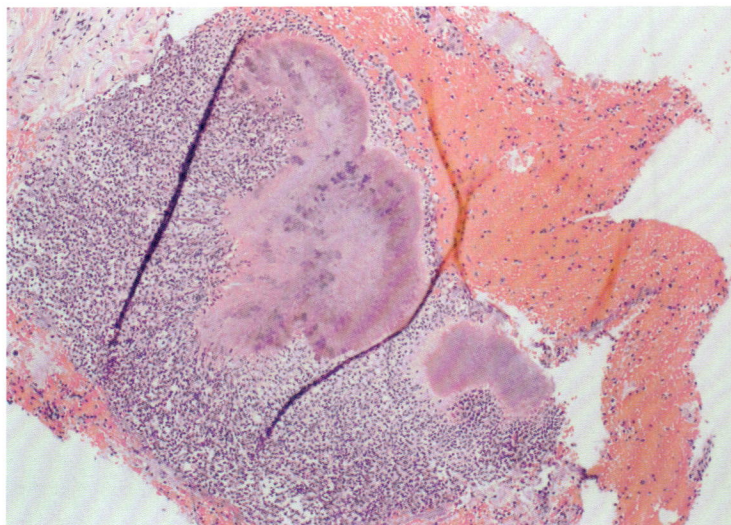

图 3.1　**鼻窦活检冰冻切片，显示放线菌菌落及其周围的急性炎症和出血**

　　放线菌在口腔和上呼吸道具有重要的临床意义，因为恶性肿瘤、先前放疗、牙齿不卫生、酗酒或与先前的双膦酸盐治疗相关的下颌骨骨坏死会导致放线菌感染。在头颈部，临床上识别修复性癌床或清除放射性坏死可能需要冰冻切片。在这种情况下，尤其是扁桃体外，大体检查发现典型的硫黄颗粒，或显微镜下发现典型的细丝状菌落，特别是如果周围有活跃炎症，应视为病理性（图 3.1）。放线菌可能是肺脓肿的病因，可能与穿刺检查有关，或需要鉴别肿瘤，因此可能需要冰冻切片。因为放线菌累及区域的培养结果通常是多微生物或无微生物生长，所以组织病理学将发挥重要作用[9,10]。血源性播散不常见[9,11]。

3.2.2　分枝杆菌

　　分枝杆菌是需氧的、不动的、略微弯曲的或笔直的杆菌，其实际上可以分为两类：结核分枝杆菌和非结核分枝杆菌。结核分枝杆菌是结核病的病原体，遍布全世界，影响约 1/3 的人口，每年发病人数约 900 万，死亡人数约 150 万[12]。结核病在美国呈下降趋势，但在免疫功能低下人群中出现了耐药菌株方面的问题。美国报告的结核病发病率在 2019 年达到最低，为 2.7/10

万例，非美国出生的个体最为常见。总体上，病例最多的是加利福尼亚州（23.7%）、得克萨斯州（13%）、纽约州（8.5%）和佛罗里达州（6.3%）[13]。

　　分枝杆菌性淋巴结炎（淋巴结核）是成人结核病的一种表现，在免疫力低下的人群中发病率很高。儿童分枝杆菌性淋巴结炎主要涉及非结核分枝杆菌。最好通过细针穿刺活检进行诊断。结核性或非结核性淋巴结炎的组织学特征相同，即以坏死性肉芽肿为主[14]。

　　虽然任何器官都可能患结核病，但冰冻切片通常遇到的是肺部病变，且可能伴有肺门淋巴结肿大。肺部病变或位于胸膜下（可能是原发复合征的一部分）或位于肺实质内，影像学检查和大体检查都可见清楚的界限，大体表现为发灰、黄褐色和中心坏死（图 3.2）。组织学上，肉芽肿的周边为单核上皮样组织细胞，混杂少量中性粒细胞和多核的朗罕型巨细胞，中央为坏死碎片。也可能出现非坏死性、透明变性和局部钙化的肉芽肿。与冰冻切片同时做接触印片，显示坏死性炎症碎片和没有恶性细胞的肉芽肿，可能足以进行标本分检。冰冻切片时出现坏死性肉芽肿最多可以提示结核病的诊断。微生物的鉴定需要随后的抗酸染色（图 3.3）、培养和分子研究。

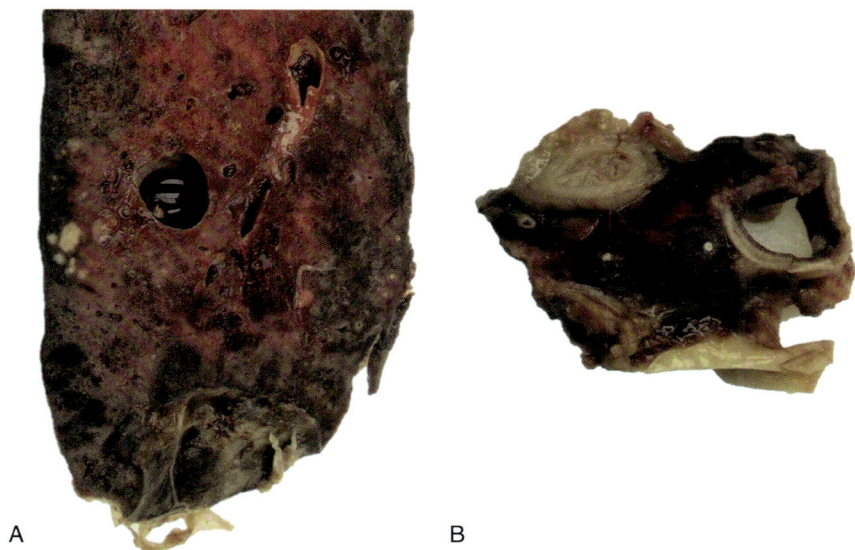

图 3.2　结核分枝杆菌。A. 下叶胸膜下局部坏死结节的大体照片；B. 累及肺门淋巴结的大体照片

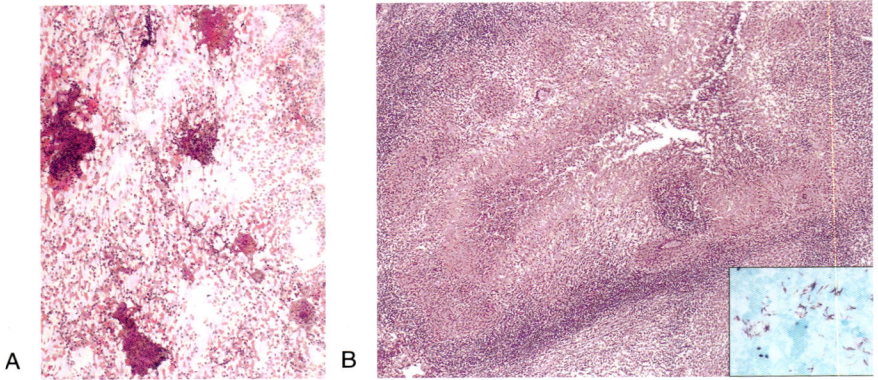

图 3.3　结核病。A. 坏死性肉芽肿的接触印片，多核巨细胞和急性炎症背景；B. 淋巴结坏死性肉芽肿的冰冻切片（插图：抗酸染色阳性，显示分枝杆菌）

3.2.3　结节病

　　既然肉芽肿宿主反应没有特异性，那么大多数非坏死性肉芽肿就要考虑结节病的可能性。这种病因不明的多系统疾病影响所有种族群体，特别是年轻到中年的非洲裔美国妇女或有北欧血统的人[15-17]。肺和（或）肺门淋巴结受累最为常见，许多患者无症状。有症状患者通常表现为胸部疾病。通过纵隔镜对扩大的肺门淋巴结取样，或通过超声支气管镜（EBUS）引导下的穿刺活检对肺实质取样，使用接触印片细胞学结合冰冻切片进行有效的分析（图 3.4）。病理学表现为肉芽肿，肉芽肿充分形成，虽然并非全部都是非坏死性肉芽肿（图 3.5）。鉴于症状的复杂性和影像学的发现，肺门或纵隔淋巴结的冰冻切片诊断为"非坏死性肉芽肿符合结节病"是可以接受的最终结果。结节病的最终诊断是一种排除性诊断，应排除其他潜在的感染性和环境性原因。

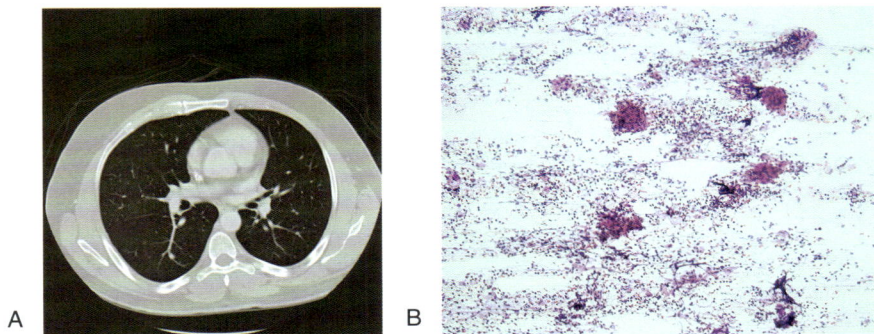

图 3.4　结节病。A. 一名 52 岁男性，患有肺门淋巴结病。B. 肺门淋巴结的接触印片，表现为非坏死性肉芽肿

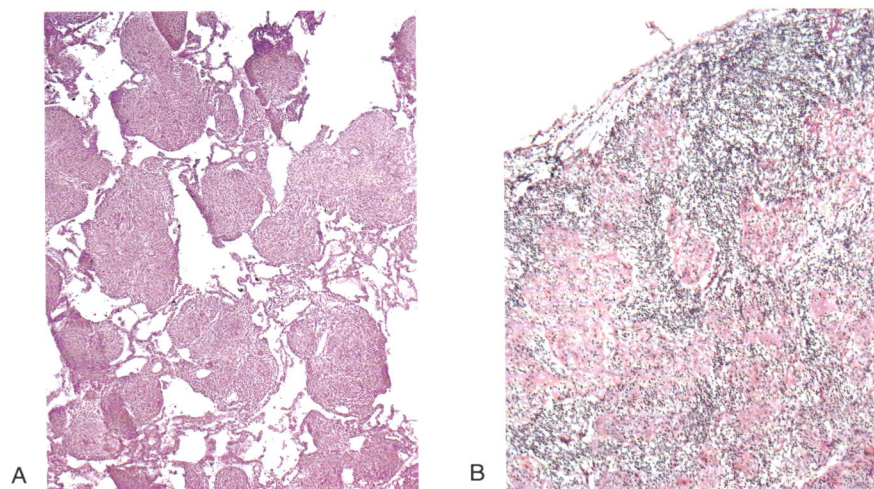

图 3.5　结节病。A. 肺病变的冰冻切片，表现为多发非坏死性肉芽肿；B. 图 3.4 所示病例，肺门淋巴结的冰冻切片，表现为非坏死性肉芽肿

3.3　真菌

3.3.1　双态真菌

这些微生物具有重叠的形态学和临床特征。在实验室内，它们在室温（25~30 ℃）时表现为霉菌型；在体温（37 ℃）时表现为酵母型。双态真菌的 3 种较常见的疾病是：组织胞质菌病（荚膜组织胞质菌）、芽生菌

病（皮炎芽生菌）和球虫病（融合球虫病和波氏球虫病）。这 3 种微生物通过吸入栖息在美国特定地区土壤中的气溶胶孢子而传播（图 3.6）[18]，但肺部病变的模式和随后可能发生的远端器官受累模式可能有所不同。吸入时，首先导致原发性肺部感染，健康个体出现无症状或轻度临床疾病；然而，不管免疫力如何，这些微生物都可能传播到任何器官部位。

胸部影像学有多种发现，包括小结节、肺实质内肿块、纵隔和（或）肺门淋巴结病，主要考虑结核病、实体肺癌、转移性疾病和淋巴瘤。组织学上，这些微生物也有明显的重叠，并且宿主反应类似于非坏死性或坏死性肉芽肿。随着时间的推移，活动性感染可能消退，病变将透明变性、钙化或形成空洞。肺部病变可能会申请冰冻切片。新鲜标本的接触印片结合冰冻切片很有用，但通常不可能识别微生物的具体类型。与冰冻切片中怀疑或识别的所有感染性微生物一样，建议提交组织进行培养。

3.3.2 组织胞质菌病

荚膜组织胞浆菌是一种芽殖酵母，基底较狭窄，厚度为 2 ~ 4 μm。通

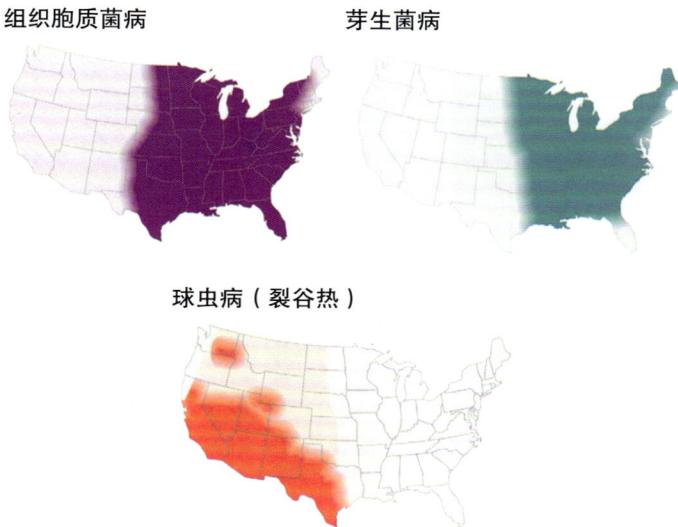

图 3.6 **主要双态真菌的分布图**（https：//www.cdc.gov/fungal/pdf/more-information-about-fungal-maps-508.pdf）

常在巨噬细胞中被发现，疾病的急性期通常自发消退，而慢性肺病患者偶尔会出现慢性期。经常会遇到多发性肺内小结节。孤立性病变可能需要申请冰冻切片，尽管常规染色很少见到这些微生物。透明变性和钙化的纵隔淋巴结及肺门淋巴结也是此病的常见表现，在纵隔镜检查时可能会申请冰冻切片，但其通常在针对肺癌的切除术中被发现，并且不需要冰冻切片。可发生播散并表现为淋巴结病和脾肿大。

3.3.3　芽生菌病

皮炎芽生菌是一种厚壁、宽基芽殖酵母，厚度为 8 ~ 15 μm。厚的折光性细胞壁形成双重轮廓，可能是一种有用的鉴别特征。传播往往累及皮肤、肌肉骨骼和泌尿生殖系统，偶尔也会累及其他部位（图 3.7）[19]。肉眼观察常貌似恶性肿瘤。在肺部，很难确定芽生菌感染，可能将其误认为癌症合并阻塞性肺炎（图 3.8）[20-22]。需要与芽生菌相鉴别的主要微生物是隐球菌，后者是一种酵母型微生物，与芽生菌大小相似（2 ~ 20 μm），潜在分布也相似。通过黏液卡红阳性的厚荚膜（"黏液层"）可识别隐球菌。当然，这种特征在冰冻切片上不可见，需要石蜡切片、微生物特殊染色以及培养才能确诊。

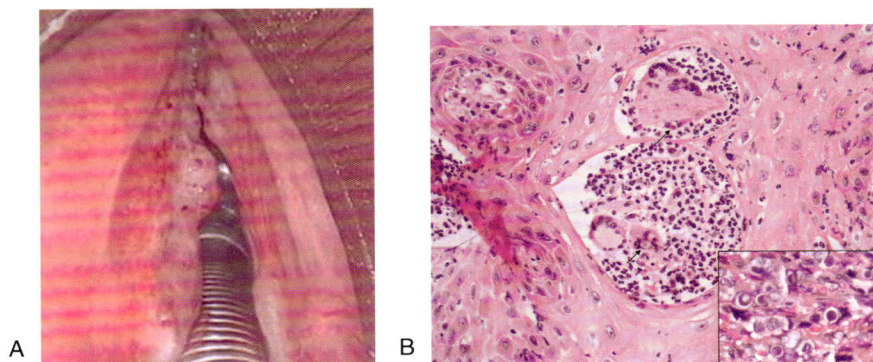

图 3.7　A. 61 岁男性患者，因声音嘶哑行喉镜检查。外科医师怀疑鳞癌；B. 冰冻切片显示鳞状上皮内混合性炎症伴多核巨细胞形成的结节。可识别酵母型微生物（箭头）（插图：肉芽肿伴大量酵母型微生物。术后发现肺结节，皮炎芽生菌培养阳性）

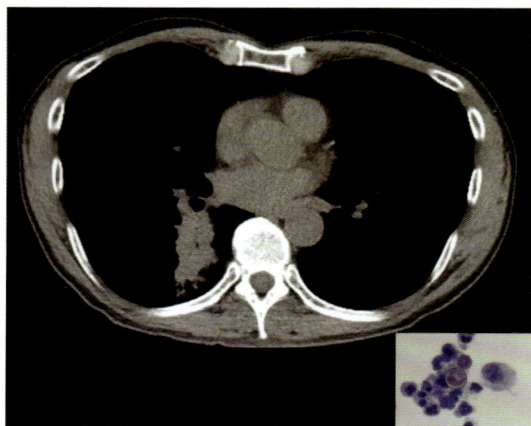

图 3.8　64 岁男性患者，CT 扫描发现巨大的不规则肺门肿块。图像高度提示恶性肿瘤（插图：细针穿刺活检显示炎症细胞伴宽基芽殖酵母，提示芽生菌。皮炎芽生菌培养阳性）

3.3.4　球虫病

　　球虫是一种有厚透明细胞壁的非芽殖酵母，由 10～100 μm 的内孢子囊或球状体组成，其内含有 2～5 μm 的内孢子。它是美国西南部和加利福尼亚州圣华金河谷的地方病。通常无症状，但播散可能影响脑膜、皮肤和关节[23]。在接触印片或冰冻切片上可偶尔看到大口径的内孔囊（图 3.9）。肉芽肿性炎症可能是冰冻切片的唯一表现。

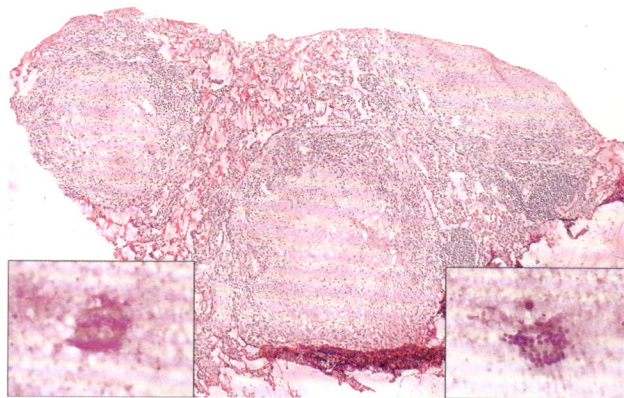

图 3.9　49 岁男性，右上叶冰冻切片，显示多发的灶性坏死性肉芽肿（左下角插图：接触印片显示退变的、塌陷的、大的内孢子囊，含有内孢子残影；右下角插图：接触印片显示多核巨细胞和大的单个内孢子。球虫培养阳性）

3.4 霉菌

3.4.1 菌丝型

这类微生物有很多种，包括曲霉菌和形态学相关的真菌，例如链格孢菌、镰孢菌、毛霉菌和假丝酵母菌，尽管真菌类表现为有芽殖酵母的假菌丝。这些微生物在土壤和腐烂的有机物中含量丰富。一种主要的临床疾病是急性真菌性鼻窦炎，需要冰冻切片。这是一种危及生命的外科急症，通常影响免疫功能低下的患者，包括糖尿病患者，表现为鼻和副鼻窦的坏死性感染（图 3.10）。该病侵犯血管，手术目的是清创和切除血管周围的真菌和血栓阻塞。治疗目标是手术部位自由出血且冰冻切片呈微生物阴性。冰冻切片识别鼻腔或鼻窦组织中的菌丝，且菌丝侵犯血管和可能侵犯神经束可诊断侵袭性真菌性鼻窦炎（图 3.11A ~ D）。对于难以识别菌丝形态的挑战性病例，可以在冰冻切片上进行 HE 和罗曼诺夫斯基型染色（图 3.11E、F）。在这种情况

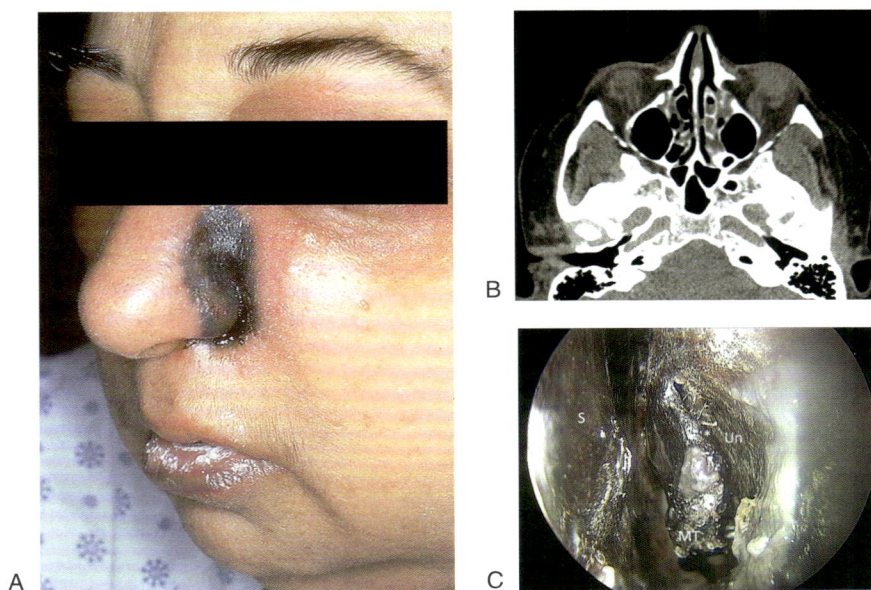

图 3.10　急性真菌性鼻窦炎。A. 60 岁女性，患有慢性髓系白血病，处于侵袭（急变）期，右侧鼻部和皮肤出现坏死性病变；B. 40 岁女性，急性髓系白血病，骨髓移植后状态，行 CT 扫描见侵袭性疾病累及两侧上颌窦内壁；C. 鼻腔内镜下显示广泛的坏死。U，钩突；MT，内鼻甲；S，鼻中隔

下，切取的冰冻切片应风干（不要浸在乙醇福尔马林中）并染色。在我们实验室，通常使用快速瑞氏染色法（主要用于检查淋巴瘤），包括固定剂（甲

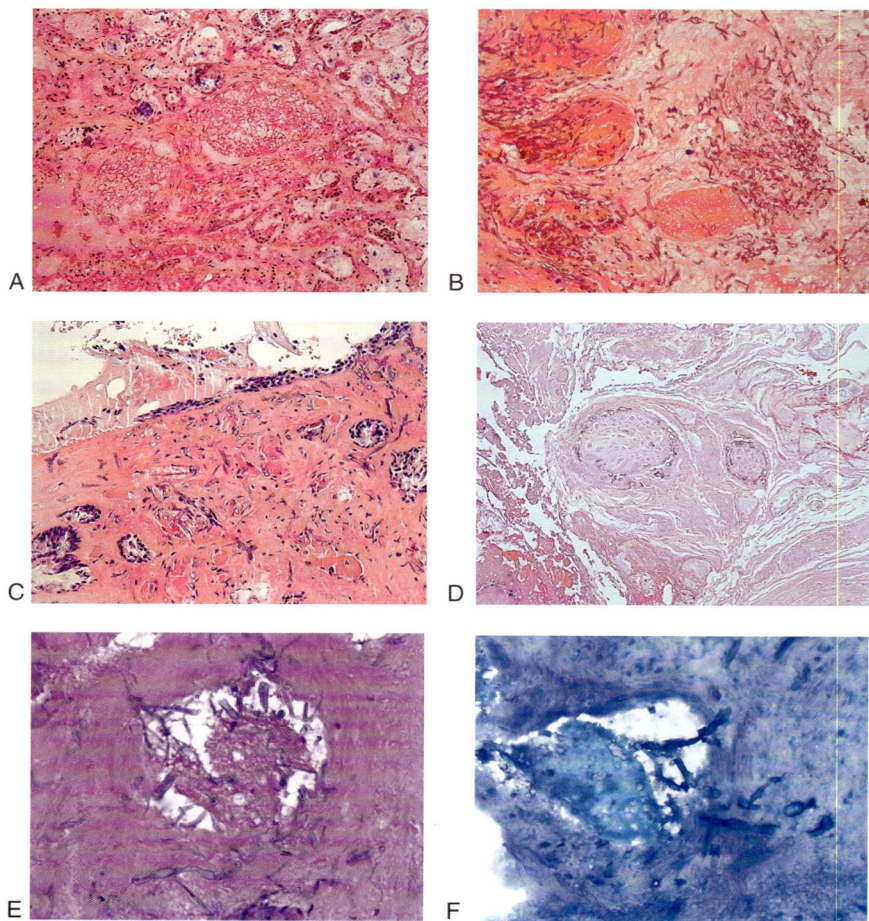

图 3.11　急性真菌性鼻窦炎，冰冻切片。A. 部分坏死的鼻窦组织。中央是两个血管的片段，血管内充满含有菌丝的退变菌落。周围组织是退变的小唾液腺；B. 鼻窦组织的坏死背景，有大量血管，血管内充满菌丝菌落；C. 存活的鼻窦黏膜，有散在的菌丝；D. 坏死的鼻窦组织，中央有两条外周神经被菌丝包围。在冰冻切片上区分分隔型和非分隔型真菌并不准确，甚至在石蜡切片上也可能无关紧要，因为最终诊断取决于培养结果；E. 侵袭性真菌性鼻窦炎的 HE 染色石蜡切片，显示紫色菌丝侵犯嗜酸性血管的血管壁和血管腔；F. 罗曼诺夫斯基型染料（本例为快速瑞氏染色）可在菌丝（深蓝色）和背景血管（浅蓝色）之间形成较明显的反差，更容易识别真菌

醇）、嗜酸性溶液和嗜碱性溶液。将风干的玻片依次浸入每个溶液中 10 ~ 15 秒，然后水洗、风干。风干的玻片可供立即检查，但只有在完全干燥后才能封片。花费许多不必要的诊断精力在组织学检查，试图辨别菌丝的厚度和存在的间隔，以区分毛霉菌和曲霉菌，这种做法往往不可靠[24]。冰冻切片无须确诊微生物的类型，稍后可以通过培养确诊。该病不像临床上良性过程的慢性真菌性鼻窦炎那样常见；然而，该病死亡率很高，在一些研究中高达 100%[25-28]。

3.5　寄生虫

寄生虫病也许是最出乎意料的传染性疾病。通过手术探查和冰冻切片来确诊或排除寄生虫病的术前临床诊断非常少见。然而，涉及深部器官的病变，且临床怀疑恶性和转移性，可能需要冰冻切片。虽然这些疾病在流行地区更为常见，但考虑到目前全球是开放的，深部器官或大脑中的大范围病变（有时是囊性病变）可能代表寄生虫脓肿。诊断寄生虫病的可能性取决于临床医师和病理医师对该病的认识、对患者旅行史的了解，或患者是否在世界流行地区度过了很长时间，因为许多寄生虫有很长的潜伏期并在数月至数年后致病[29]。这些微生物无法培养，需要形态学鉴定。以下重点讨论 2 种重要的绦虫和 1 种原生动物。

3.5.1　棘球蚴

细粒棘球蚴和多房棘球蚴是包虫病的病原微生物，分别是囊型棘球蚴病（CE）和泡型棘球蚴病（AE）的病因。CE 在非洲、欧洲、亚洲、中美洲和南美洲较常见，在北美罕见。AE 在北美特别是阿拉斯加和加拿大北部流行[30, 31]。棘球绦虫是主要绦虫中最小的一种，主要影响犬科动物，因此称为"犬绦虫"。人类因意外食用备受污染的食物或水而成为偶然宿主。在最初感染数年后，这两种微生物都会在各种器官，尤其是肝脏和肺部，产生慢慢扩大的囊肿。细小棘球蚴的囊肿通常充满液体；多房棘球蚴的细胞呈中央坏死（图 3.12）。

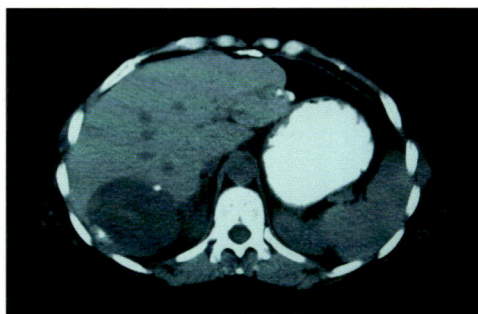

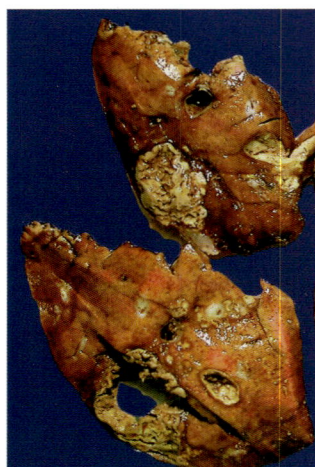

图 3.12　A. 细粒棘球蚴。45 岁女性，CT 扫描，其肝以囊性病变为主，伴有多个卫星子囊肿；B. 多房棘球蚴。56 岁女性，肝切除后的大体图像，伴有多处坏死病变和空洞

　　在细粒棘球蚴中，孤立性囊肿的影像学表现对应于透明至乳白色液体的囊内容物以及囊内较小的、大小不一的白黄子囊肿。组织学上，囊肿壁的外层是厚度不一的钙化的纤维层，内层是与子囊肿相连的生发层。无论是存活还是退变，原头节完整。冰冻切片可显示退变或坏死的微生物碎片、极化小钩，以及囊肿壁的急性或肉芽肿性炎症反应（图 3.13）。冷冻切片的一个有用补充是用或不用离心法湿敷囊肿液。来自小钩和头节的碎屑很容易辨认[30]。肉芽肿反应对 AE 更具特征性。AE 在美国越来越常见，

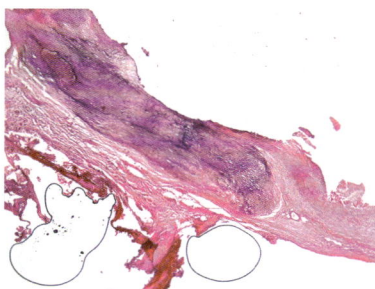

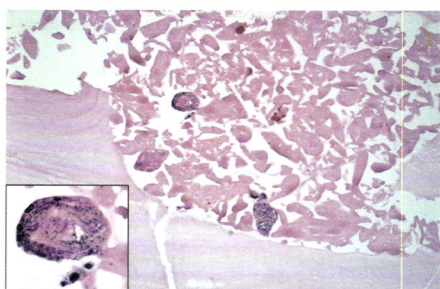

图 3.13　棘球蚴病。A. 囊肿壁冰冻切片，显示部分钙化和纤维化的分层效应。B. 囊肿冰冻切片，含有嗜酸性碎屑的片段。（插图：退变的头节）

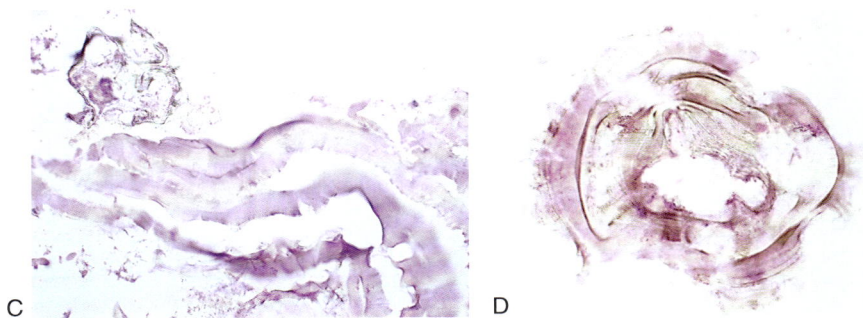

图 3.13（续） 棘球蚴病。C. 分层的生发层伴退变的折光体，可能是头节。D. 折光性和色素性头节，小钩完整

其特点是侵袭性生长模式更明显，侵犯并破坏周围组织，使该病在临床上侵袭性更强，可潜在致死 [32]。

3.5.2 囊虫病

猪带绦虫的囊状幼虫（囊尾蚴）是囊虫病的病原体。肠带绦虫病是通过摄入未煮熟的猪肉中的囊尾蚴而获得的，与此不同，囊尾蚴病是通过摄取污染水源或食物来源中发现的感染性鸡蛋而获得，通常发生在人类与猪密切接触的地区。这种疾病是非洲、亚洲和拉丁美洲地区的地方病，通常见于在美国的外国人，罕见偶发性病例报告，有时发生在令人惊讶的社会环境中 [29]。囊尾蚴通过胃肠道进入血液，然后迁移到中枢神经系统（CNS）、肌肉或皮肤。随着中枢神经系统的受累，神经囊虫病在 70% ~ 90% 的患者中表现为成年发作性癫痫。影像学可以识别单个或多个囊性钙化病灶，并在冷冻切片时提示原发或转移性肿瘤的鉴别诊断（图 3.14）。病变可能反映了疾病病理阶段的时间顺序（早期到晚期）：①水泡状；②水泡胶状；③颗粒状结节；④结节状钙化，对应于肉眼所见的形态学变化 [33]。组织学上，幼虫形态被覆双层嗜酸性膜，伴有导管样内陷。囊壁可能钙化，形成结石，周围有各种炎症，包括肉芽肿、单个核细胞、嗜酸性粒细胞或纤维化。囊腔由具有双折光性小钩的特征头节和两对吸盘组成（图 3.14B ~ D）。在囊虫病累及的任何部位均可发现类似的组织学特征。

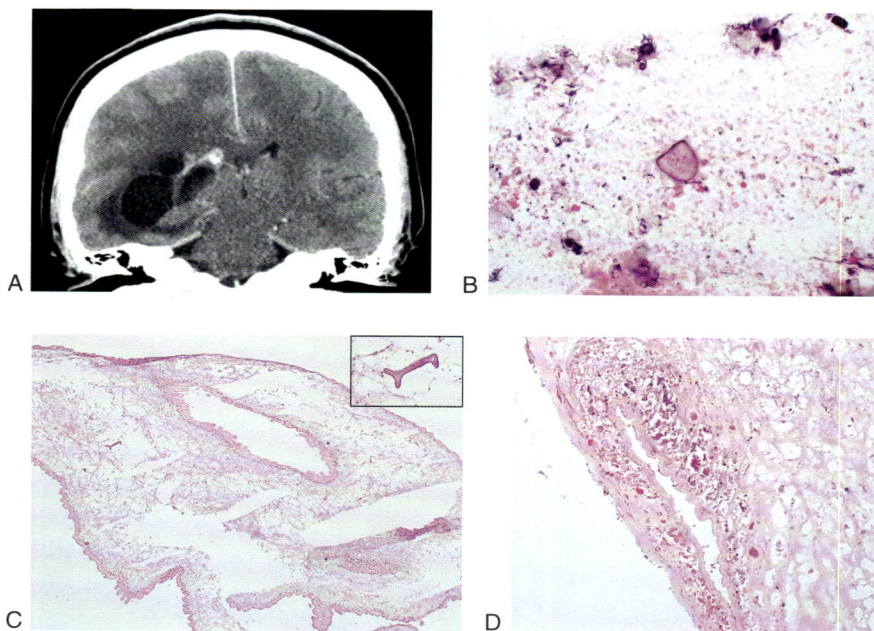

图 3.14　神经囊虫病。A.35 岁男性，右脑室肿块，CT 扫描呈局限性囊性肿块，小灶钙化。B. 接触印片显示无定形透明折光性碎屑伴钙化片段。C. 冷冻切片，示囊幼虫（囊尾蚴）。（插图：小钩）D. 冰冻切片，示导管样内陷，囊壁含有嗜酸性无细胞物质

3.5.3　阿米巴

　　阿米巴感染有两种形式：自由生活和肠道寄生。每种形式都有各自的包囊和滋养体形态，但每个阶段的微生物数量和疾病的临床表现都不相同。在土壤或水中发现了自由生活的阿米巴（棘阿米巴、纳格勒阿米巴和巴拉穆提亚阿米巴），它们能够完成各自的生命周期，不感染人类或动物。人类感染少见，一旦发生，可能会导致暴发性和致命性中枢神经系统疾病：原发性阿米巴脑炎（纳格勒阿米巴）、慢性肉芽肿性阿米巴氏脑炎（棘阿米巴）或亚急性脑膜脑炎（巴拉穆提亚阿米巴）。皮肤、眼睛和肺部受累可能是临床疾病的一部分。炎症反应通常是肉芽肿性炎，由于不需要手术，因此不需要冰冻切片。通常在尸检时做出最终诊断[34]。

　　肠阿米巴病遍布全世界，约 5 亿人感染，每年死亡人数为 4 万 ~ 10

万[35]。病原体为溶组织内阿米巴，通过受污染的水或水产品经粪口途径传播。90% 的溶组织内阿米巴感染是无症状的，摄入的包囊在小肠内长期存活[36]。囊肿产生滋养体，滋养体迁移到结肠并生活在结肠中。这是病原体的侵犯形式，常引起典型的 "烧瓶状溃疡"。滋养体侵犯肠壁可能导致阿米巴结肠炎、肠穿孔或血源性播散到远处器官，最常见的是肝脏，可能导致肝脓肿[37,38]。出现肿块就形成了一种外科疾病，其鉴别诊断包括包虫病或转移性疾病。发现具有特征性吞噬红细胞的滋养体可确定诊断（图 3.15）。

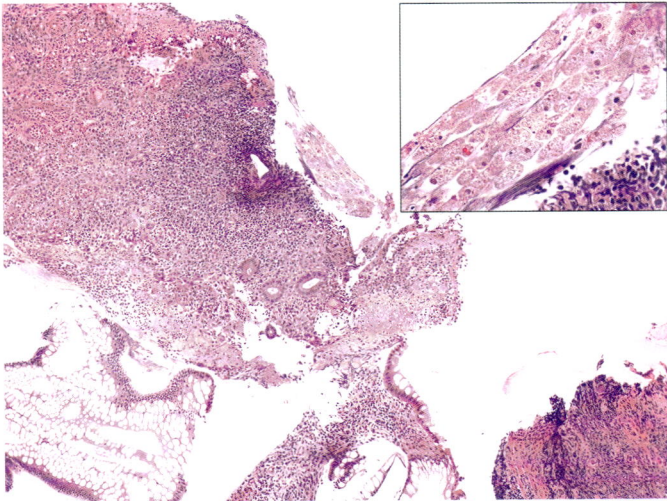

图 3.15　阿米巴病（结肠溃疡）。非冰冻切片，急性和慢性炎症，黏膜溃疡和脱落的微生物菌落（插图：成簇的阿米巴病原体，含有摄入的红细胞，符合溶组织内阿米巴感染）

3.6　结论

自从医学实践存在以来，传染性疾病一直是医师的职业重点。术中会诊的形式由病理医师自行选择，包括口头会诊、大体检查、接触印片或冰冻切片。在诊断各种传染性疾病时，常规组织病理学检查加或不加冰冻切片都有明确的帮助[14,24,39,40]。除诊断价值外，应在标本分检标准规定的范围内进行冰冻切片，并注意感染控制[2,3,41,42]。目前，各大医院盛行亚专科病理，这些擅长亚专科病理的专家是否已做好充分准备，是否具备解决传染性疾病的冰冻切片需要的大外科病理能力[43]？新冠肺炎目前不需要包括冰冻切片在内的外科病理学。然而，请记住，截至 2020 年 12 月，新冠肺炎已成为美国仅次于心脏病和恶性肿瘤的第三大死亡原因[44]。在这方面，疾病将如何改变以及诊断病理学的未来将如何，显然尚不清楚。然而，新冠肺炎再次强调了病理医师需要预测遇到病原性微生物的可能性，这些病原性微生物在特定的地理或临床环境中可能是无法预料的，而冰冻切片可能是最初的意外发现。

附录　冰冻切片机消毒标准操作程序（SOP）

一、目的

确定冰冻切片机除霜和消毒的程序和时间表。在执行消毒程序之前，必须彻底除霜。

二、范围

本程序适用于使用冰冻切片机进行冰冻切片评估的医疗机构中的所有解剖病理部门。

三、质量管理

（1）每台冰冻切片机在切过可疑或已知传染性标本后应进行消毒。

病理编号记录在《冰冻切片机每日消毒记录表》中。

（2）根据每个位置的使用情况进行定期消毒，根据使用频率确定消毒频率（从每周到每季度不等）。

（3）在维护保养或修理之前，对冰冻切片机进行消毒。

（4）冰冻切片机可能有内置的每周紫外线消毒装置，应贴上标签，以便其他冰冻切片机可以过夜使用。

（5）消毒记录记录在《冰冻切片机每日消毒记录表》中。

消毒程序中使用在美国环保局（EPA）注册的可有效杀灭结核分枝杆菌的产品。

四、安全预防措施

在解剖病理学中，处理新鲜的未固定组织是暴露于生物危害的最大风险。所有标本都具有潜在传染性；因此，在处理切片标本和冰冻切片机时必须采取通用的预防措施。要使用的个人防护装备（PPE）包括一次性手套（必需）、一次性实验服或隔离衣（必需）、面罩、口罩和防护眼镜。

五、设备 / 耗材

（1）冰冻切片机。

（2）EPA 注册的杀灭结核分枝杆菌的产品（Cavicide-1）。

（3）70% 乙醇。

（4）100% 乙醇。

六、程序

（1）将刀片丢弃在利器盒中。

（2）真空抽气，如果已知或怀疑标本废弃物具有传染性，则丢弃软管，并将标本废弃物丢弃在生物危害废弃物容器中。

（3）关闭电源，拔下冰冻切片机的电源插头。打开冷冻箱的面板。使冷冻箱达到室温，过夜除霜。一旦完成除霜并达到室温，继续操作。

（4）使用 EPA 注册的杀灭结核杆菌的产品，彻底湿润待消毒区域或表面。保持表面湿润 1 分钟。用纸巾擦拭并丢弃使用过的纸巾。将此清洁程序应用于以下各项。

1）内部配件，清洁后放在一边。

2）冰冻切片机冷冻箱的内面。

3）冰冻切片机的外部。

（5）用 70% 乙醇擦拭冷冻箱表面，然后用 100% 乙醇擦拭，用以去除所有水分。

（6）晾干。

（7）将配件放回腔室。

（8）插上电源插头并打开冰冻切片机，等待几个小时，使冷冻箱达到设定温度范围（–22～–18℃）。

（ANNA-LEE CLARKE-BRODBER, JEROME B. TAXY 著；薛德彬 译）

参考文献

1. Burnet M, White DO. *Natural history of infectious disease*. 4th ed. Cambridge University Press; 1972.

2. Jones DS. History in a crisis—Lessons for Covid-19. *N Engl J Med*. 2020;382(18): 1681–1683.

3. McNeil DG Jr. Tick and mosquito infections spreading rapidly, CDC finds. *The New York Times*. May 1, 2018. https://www.nytimes.com/2018/05/01/health/ticks-mosquitoesdiseases. html

4. Fishman JA. Pneumocystis jiroveci. *Semin Respir Crit Care Med*. 2020;41(1):141–157.

5. Tasaka S. Recent advances in the diagnosis and management of *Pneumocystis* pneumonia. *Tuberc Respir Dis (Seoul)*. 2020;83(2):132–140.

6. Solomon IH, Borscheid R, Laga AC, et al. Frozen sections are unreliable for the diagnosis of necrotizing soft tissue infections. *Mod Pathol*. 2018;31(4):546–552.

7. Sawtelle AL, Chappell NP, Miller CR. Actinomyces-related tubo-ovarian abscess in a poorly controlled type II diabetic with a copper intrauterine device. *Mil Med*. 2017; 182(3):e1874–e1876.

8. Munro K, Gharaibeh A, Nagabushanasm S, et al. Diagnosis and management of tuboovarian abscesses. *The Obstetrician & Gynaecologist*. 2018;20:11–19.

9. Valour F, Sénéchal A, Dupieux C, et al. Actinomycosis: etiology, clinical features, diagnosis, treatment, and management. *Infect Drug Resist*. 2014;7:183–197.

10. Fabre V, Bartlett JG. Actinomyces. Accessed April 5, 2021 https://www.hopkinsguides. com/hopkins/view/Johns_Hopkins_ABX_Guide/540005/all/Actinomyces.

11. Wolsky RJ, Koo SC, Taxy JB, et al. Photo quiz: Not-so-humongous fungus or an imposter? Actinomyces meyeri Sinusitis. *J Clin Microbiol*. 2015;53(6):1789, 2004.

12. Solomon IH, Johncilla ME, Hornick JL, et al. The utility of immunohistochemistry in mycobacterial infection: A proposal for multimodality testing. *Am J Surg Pathol*. 2017; 41(10):1364–1370.

13. https://www.cdc.gov/tb/publications/factsheets/statistics/tbtrends.htm. Accessed April 1, 2021.

14. Montone KT. Infectious diseases of the head and neck: A review. *Am J Clin Pathol*. 2007; 128(1):35–67.

15. Iannuzzi MC, Rybicki BA, Teirstein AS. Sarcoidosis. *N Engl J Med*. 2007;357(21): 2153–2165.

16. O'Regan A, Berman JS. Sarcoidosis. *Ann Intern Med*. 2012;156.

17. Llanos O, Mahzeh N. Sarcoidosis. *Med Clin N Am*. 2019;103(3):527–534.

18. https://www.cdc.gov/fungal/pdf/more-information-about-fungal-maps-508.pdf. Accessed April 1, 2021.

19. Yan K, Taxy JB, Paintal A, et al. Atypical laryngeal infections: Localized lesions from unusual organisms may simulate malignancy. *Ann Otol Rhinol Laryngol*. 2020;129(1): 82–86.

20. Lemos LB, Baliga M, Guo M. Blastomycosis: The great pretender can also be an opportunist. Initial clinical diagnosis and underlying diseases in 123 patients. *Ann Diagn Pathol*. 2002;6(3):194–203.

21. Taxy JB. Blastomycosis: Contributions of morphology to diagnosis: A surgical pathology, cytopathology, and autopsy pathology study. *Am J Surg Pathol*. 2007;31(4):615–623.

22. Patel AJ, Gattuso P, Reddy VB. Diagnosis of blastomycosis in surgical pathology and cytopathology: Correlation with microbiologic culture. *Am J Surg Pathol*. 2010;34(2): 256–261.

23. Taxy JB, Kodros S. Musculoskeletal coccidioidomycosis: Unusual sites of disease in a nonendemic area. *Am J Clin Pathol*. 2005;124(5):693–696.

24. Sangoi AR, Rogers WM, Longacre TA, et al. Challenges and pitfalls of morphologic identification of fungal infections in histologic and cytologic specimens: A ten-year retrospective review at a single institution. *Am J Clin Pathol*. 2009;131(3):364–375.

25. Hofman V, Castillo L, Béis F, et al. Usefulness of frozen section in rhinocerebral mucormycosis diagnosis and management. *Pathology*. 2003;35(3):212–216.

26. Ghadiali MT, Deckard NA, Farooq U, et al. Frozen-section biopsy analysis for acute invasive fungal rhinosinusitis. *Otolaryngol Head Neck Surg*. 2007;136(5):714–719.

27. Taxy JB, El-Zayaty S, Langerman A. Acute fungal sinusitis: Natural history and the role of frozen section. *Am J Clin Pathol*. 2009;132(1):86–93.

28. Alkhateb R, Menon PD, Tariq H, et al. Accuracy of intraoperative frozen section in detection of acute invasive fungal rhinosinusitis. *Arch Pathol Lab Med*. 2021;145(6):736–743.

29. Schantz PM, Moore AC, Muñz JL, et al. Neurocysticercosis in an orthodox Jewish community in New York City. *N Engl J Med*. 1992;327(10):692–695.

30. Taxy JB, Gibson WE, Kaufman MW. Echinococcosis: Unexpected occurrence and the diagnostic contribution of routine histopathology. *Am J Surg Pathol*. 2017;41(1): 94–100.

31. Reinehr M, Micheloud C, Grimm F, et al. Pathology of echinococcosis: A morphologic and immunohistochemical study on 138 specimens with focus on the differential diagnosis between cystic and alveolar echinococcosis. *Am J Surg Pathol*. 2020;44(1):43–54.

32. Eckert J, Deplazes P. Biological, epidemiological, and clinical aspects of echinococcosis, a zoonosis of increasing concern. *Clin Microbiol Rev*. 2004;17(1):107–135.

33. Dametto E. Histopathology of the human brain in neurocysticercosis. *J Mol Histol Med Physiol*. 2016;1:106.

34. Guarner J, Bartlett J, Shieh WJ, et al. Histopathologic spectrum and immunohistochemical diagnosis of amebic meningoencephalitis. *Mod Pathol*. 2007;20(12):1230–1237.

35. Serrano-Luna J, Piña-Vázquez C, Reyes-López M, et al. Proteases from Entamoeba spp. and

pathogenic free–living amoebae as virulence factors. *J Trop Med.* 2013;890603.

36. Chou A, Austin RL. Entamoeba histolytica In: StatPearls [Internet]. Stat Pearls Publishing: 2021. Accessed April 13, 2021.

37. Centers for Disease Control and Prevention. Free living amebic infections. Accessed May 4, 2021. cdc.gov/dpdx/freelivingamebic/index.html

38. Centers for Disease Control and Prevention. Amebiasis (Entamoeba histolytica). Accessed April 13, 2021. cdc.gov/dpdx/amebiasis/index.html

39. Watts JC. Surgical pathology and the diagnosis of infectious diseases. *Am J Clin Pathol.* 1994;102(6):711–712.

40. Renshaw AA. The relative sensitivity of special stains and culture in open lung biopsies. *Am J Clin Pathol.* 1994;102(6):736–740.

41. https://www.cdc.gov/coronavirus/2019-ncov/lab/lab-biosafety-guidelines.html# AnatomicPathology. Accessed April 1, 2021.

42. https://www.cdc.gov/coronavirus/2019-ncov/lab/faqs.html#Specimen-Handling. Accessed April 1, 2021.

43. Blitman JH, Buscaglia B, Whitney-Miller CL, et al. Is the rate of frozen section discordance affected by subspecialty sign out? A quality improvement study. *Integr Cancer Sci Therap.* 2019.

44. Woolf SH, Chapman DA, Lee JH. COVID-19 as the leading cause of death in the United States. *JAMA.* 2021;325(2):123–124.

第 4 章

造血组织

4.1 引言

怀疑淋巴瘤或其他淋巴造血系统疾病时，术中评估明显不同于典型外科病理学标本的常规冰冻切片评估，因此值得专门讨论。《造血和淋巴组织肿瘤 WHO 分类》[1] 强调，造血组织的全面评估需要合理地组合形态学、免疫组织化学（IHC）、流式细胞术、细胞遗传学和分子诊断技术。因此，术中评估并不是试图提供实时诊断，而是针对以下三重目的：确定病变组织是否为"淋巴造血组织"；确定组织量是否足够用于后续的诊断研究；为特定病例恰当地分配组织，除了用于形态学检查，还要进行适当的辅助研究作为补充，包括为快速冷冻提供组织，这些组织经常被用于一些临床试验。本章将讨论在取材室中正确处理淋巴造血组织的方法，概述标本分配的基本原则。

理想情况下，怀疑淋巴瘤或其他淋巴造血系统疾病并需要活检时，由血液科 / 肿瘤科医师提出申请，然后联系外科医师或介入放射科医师。在芝加哥大学，申请"淋巴瘤检查"就意味着外科医师和取材室工作人员需要保留新鲜组织，并通知值班的病理医师。福尔马林固定的组织不适用于许多辅助研究，如流式细胞术研究、细胞遗传学研究，也不适用于部分病例需要的分子诊断研究。因此，为了进入"淋巴瘤检查"，应送检新鲜的非固定组织。较小的组织块（如粗针穿刺活检）特别具有挑战性，可能需要详细的收集和运输说明。如果可以获得多根穿刺组织条，应在福尔马林中放入几根，以确保有足够的组织用于形态学解读，并利用福尔马林固定、石蜡包埋的组织进行辅助研究。如有可能，应为流式细胞术等预留一些专用的组织条，并在运输过程中使用非吸水性纱布或纸（如 Telfa 垫）加一滴生理盐水或培养基 RMPI，以避免干燥。使用普通纱布或装满液体介质（如 RPMI 或生理盐水）的容器，可能会由于组织粘连在纱布上或脱落在液体中而导致标本损失，因此不应使用。手术室对"新鲜""冷冻"或"固定"材料的要求往往存在困惑，血液科/肿瘤科、病理科和手术室之间必须进行明确的沟通，确保以适当的方式送检和接收标本。有时，对先前未被识别的淋巴造血系统活检标本做冰冻切片检查，结果却是怀疑淋巴造血系统病变。此时应当将所有剩余组织保存起来。作为一个规律，已知和（或）怀疑淋巴造血系统疾病时，患者的组织标本具有无法估计的诊断价值并且往往非常稀缺。如果有疑惑，明智的做法是不要条件反射性地固定或冷冻标本。一般而言，取自肿大淋巴结、腹膜后肿物和纵隔等淋巴器官的组织最好视为"造血"组织，以便正确地分配标本。主要考虑淋巴造血系统病变的结外组织也应遵循相同的处理方法。

病理医师应获知患者的详细病史、病变部位、先前的特异性诊断（如果有），以及有用的实验室检查结果，特别是与外周血相关者。如前所述，术中评估的目标不是获得最终诊断。一旦收到新鲜标本，就要立即解决以下问题：①送检标本是否为病变组织；②是否确属淋巴造血组织；③标本量是否足够用于诊断和分型；④如何分配组织分别用于形态学检查和辅助研究，特别是标本量不足以用于所有研究方式时。一般首先评估接触印片（下文简称"印片"）。

4.2　印片与冰冻切片的比较

与常规外科病理学标本不同，淋巴造血组织的冰冻切片作用有限，通常不主张做冰冻切片。冰冻切片不仅可能"浪费"珍贵的组织，而且冰冻后细胞学细节失真难以判读。组织学形态对淋巴造血组织病变的正确判读至关重要，但是细胞形态学产生冰冻切片假象后，连最基本的良恶性判断都不可靠[2]。典型事例是区分滤泡性淋巴瘤与反应性滤泡增生，或是区分间变性淋巴瘤与转移癌，这两种情形都不能仅凭冰冻切片来可靠地完成评估。然而，如上所述，术中评估的目标并不是获得最终诊断，而是正确地分配组织，以备辅助研究。因此，对于怀疑淋巴造血系统疾病的标本，恰当的诊断流程是首先评估印片，这是一种简单有效的方法[2,3]。表 4.1 总结了制备印片的通用方法。根据患者的病史和印片的评估结果，将组织标本适当地分配给不同的辅助研究及其组合，包括：IHC、流式细胞术、细胞遗传学［包括荧光原位杂交（FISH）］和（或）分子学研究（按需要）。印片的制备速度很快，在取材室中的应用越来越多，因为它不会"浪费"珍贵的组织[4]。

表 4.1　淋巴造血组织的印片评估

1. 使用有编号的玻片轻轻接触组织的新鲜切面（如果空间允许，用玻片的不同位置多次接触组织的新鲜切面）。
2. 将玻片风干，然后置于快速瑞氏染色固定液中。
3. 使用罗曼诺夫斯基型染料（瑞氏 – 吉姆萨染色，快速瑞氏染色）对玻片染色。
4. 将玻片风干。
5. 将玻片浸入二甲苯溶液中，封片，显微镜评估。

注：罗曼诺夫斯基染色可突出显示淋巴细胞的细胞质细节。显微镜最好配备油镜，然而，并非总是需要油镜观察。常规外科病理学检查时，通常会拆除显微镜载物台上的玻片夹，因此观察细胞学细节时就无法对玻片进行精细调节。

4.3　造血系统与非造血系统的比较

一旦接收新鲜标本，进入"淋巴瘤检查"，下一步就是印片细胞学的解读，以确定组织是由造血成分还是非造血成分组成。一般而言，淋巴细胞或髓系细胞表现为非黏附性细胞聚集，常有不同程度的炎症背景。相反，非造血细胞（上皮细胞）常有黏附性，形成三维细胞团，细胞边缘相互接触或者重叠。细胞可形成铸型（细胞核拥挤镶嵌）并形成组织结构（如腺体），或产生角蛋白或其他细胞物质，这些形态学特点基本上排除了造血系统病变。诊断陷阱包括低分化癌、肉瘤、小圆细胞肿瘤和神经内分泌癌，它们都可能貌似淋巴造血肿瘤。注意，黑色素瘤的形态学变化多端，应警惕（可能需要墨染切缘）。某些情况下，印片的初步判读结果提示病变并非最初考虑的淋巴造血系统病变，可能需要冰冻切片检查。这个过程，不会浪费组织，也不会延误外科手术。

4.4　印片判读

在"淋巴瘤检查"计划中，一旦收到新鲜组织，且印片细胞学检查提示淋巴造血疾病，下一步就需要解读所遇到的模式，以决定对手头标本进行什么操作。分析细胞成分、细胞大小、细胞背景，以及某些病例中的特异性细胞学检查结果，有助于将淋巴造血病变的特征归纳为特定模式。识别印片细胞学的模式有助于继续对标本进行适当研究。细胞模式包括大细胞为主、母细胞、单一的小淋巴细胞以及混合性细胞群。下文将描述这些模式及其鉴别诊断，以及适当的辅助研究（总结于表 4.2）。重要的是，如果活检组织足够大，应送检所有的辅助研究。较小的活检标本必须对诊断组织进行正确的分检；细致的首次评估有助于合理分配活检组织和资源。

4.4.1　中细胞至大细胞为主

在正常或反应性淋巴组织中，常见大细胞（定义为背景中小淋巴细胞的 3~5 倍）散布于大量小细胞或其他细胞成分中，这些其他细胞成分包括组织细胞、浆细胞或炎症细胞。然而，印片表现为中~大细胞为主或成片大细胞就是明确的异常，提示可能为大细胞淋巴瘤（图 4.1）。大细胞为主足以判读为异常，所以，如果组织有限，可能不需要进一步检测 B 细胞轻链限制性或 T 细胞表型异常。这种情形不同于混合性细胞群或单一的小淋巴细胞（下文讨论），后二者证实单克隆性是非常关键的诊断步骤。

印片显示成片中~大细胞或以中~大细胞为主，强烈提示高级别淋巴瘤，包括弥漫大 B 细胞淋巴瘤（DLBCL）、伯基特淋巴瘤（BL）、间变性大细胞淋巴瘤（ALCL）及其他多种外周 T 细胞淋巴瘤。进一步识别其他特点（例如细胞大小、核染色质细节及其他特异性形态）有助于判读，并指导后续的组织处理；当看到或怀疑 BL 或 ALCL 的特征时，尤为如此（图 4.2）。印片中细胞丰富，表现为单一的中等大小细胞，核圆形，胞质呈深蓝色伴有空泡，这种细胞学特点提示 BL[5]。可有丰富的凋亡碎屑（形成"脏背景"印象）和大量可染小体巨噬细胞，称为"星空"现象，在组织切片中更加典型。存在成簇的、显著的多形性大细胞提示 ALCL。马蹄形、圆环形、胚胎形细胞核（标志细胞）或 RS 样细胞是 ALCL 的特征，并且可有炎症背景。

表 4.2　细胞模式、鉴别诊断和重要的特殊研究

	大淋巴细胞为主	母细胞为主	小淋巴细胞为主	混合性细胞群
鉴别诊断	可能为淋巴瘤，不排除反应性病变	LBL、ALL、AML、其他母细胞性/母细胞样疾病，若定位于纵隔则考虑胸腺瘤	低级别淋巴瘤（除外儿科患者）、反应性病变、其他	反应性病变、所有类型的淋巴瘤、HL、其他
组织学/IHC	重要	重要	重要	重要
流式细胞学	不大重要	重要	至少使用有限的一组抗体检测 B 细胞克隆性，并努力寻找表型特征	如果细胞学特征不明显则重要
细胞遗传学/FISH	重要，DDX 包括 BL 或 ALCL 时尤其重要 可在印片上用 FISH 检测 MYC、ALK	部分病例可能有助于诊断，部分病例可能有助于判断预后	不大重要，可在印片上用 FISH 检测，如有可疑 MCL 检测 t（11；14）	对某些淋巴瘤有帮助
其他	无	可能会研究血液或骨髓	若需要，可用石蜡包埋组织进行分子检测 检查外周血	若有 HL 特征：不需要流式细胞术；如果组织充足，备细胞遗传学分析；若有明确的反应性/感染性病变：不需要流式细胞术，细胞可以冷冻，如果组织充足，备细胞遗传学分析；若不明确：可用石蜡包埋组织进行分子学检测 若高度怀疑淋巴瘤但无明确证据，可要求再取活检

注：DDX，鉴别诊断；LBL，淋巴母细胞淋巴瘤；ALL，急性淋巴细胞白血病；AML，急性髓系白血病；HL，霍奇金淋巴瘤；SLL，小淋巴细胞淋巴瘤；MCL，套细胞淋巴瘤；FISH，荧光原位杂交；IHC，免疫组织化学；BL，伯基特淋巴瘤；ALCL，间变性大细胞淋巴瘤。

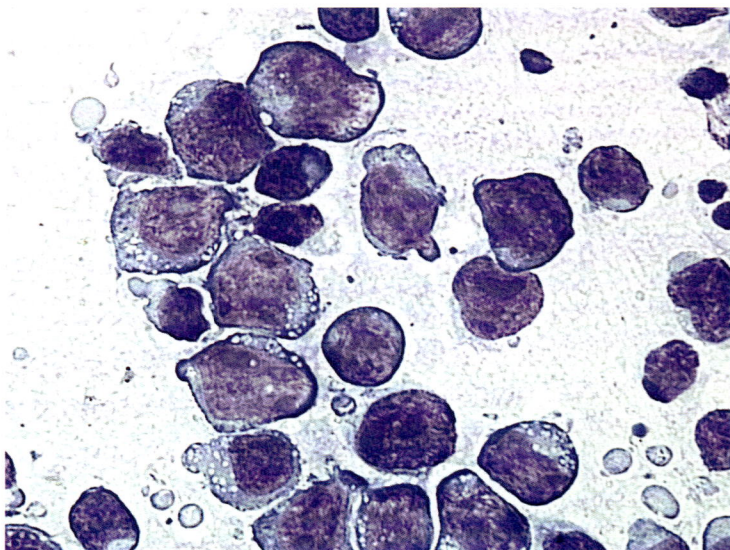

图 4.1　大细胞为主，提示大细胞淋巴瘤。65 岁男性，最初怀疑扁桃体癌。先做冰冻切片显示无明显癌，但有可疑的异常淋巴细胞浸润。第二次活检小标本的印片显示成片的非典型大淋巴细胞，强烈提示大细胞淋巴瘤。标本量足够用于福尔马林和 B5 固定以及 IHC 检查，但是不足以检测流式细胞术或细胞遗传学。组织学和 IHC 显示浸润性大细胞为 B 细胞表型伴生发中心表型。最终诊断为"弥漫大 B 细胞淋巴瘤，生发中心型"

大细胞为主的后续处理

　　印片发现具有特异性细胞形态学的大细胞时，提示必须进行不同的辅助研究（见下文）；然而，福尔马林固定、石蜡包埋组织用于细致的组织学检查和 IHC 检查是极其重要的，几乎在所有情况下都强制要求如此操作。对于 B 细胞恶性肿瘤，流式细胞术能够进一步证实 IHC 确定的免疫表型和轻链限制性，但如果存在成片大细胞并且足以确定其肿瘤性质，流式细胞术则不太重要。实际上，当印片显示明确的大细胞为主模式，特别是组织稀少时，可以不做流式细胞术。大细胞淋巴瘤很难做流式细胞术，因为大细胞很难无损分离。分离过程通常只能回收很少比例的完整大细胞，即使标本含有接近 100% 的大细胞也是如此。流式细胞术也必须尽快完成，因为这些侵袭性较强的淋巴瘤细胞容易死亡，即便在培养液中过夜也是如

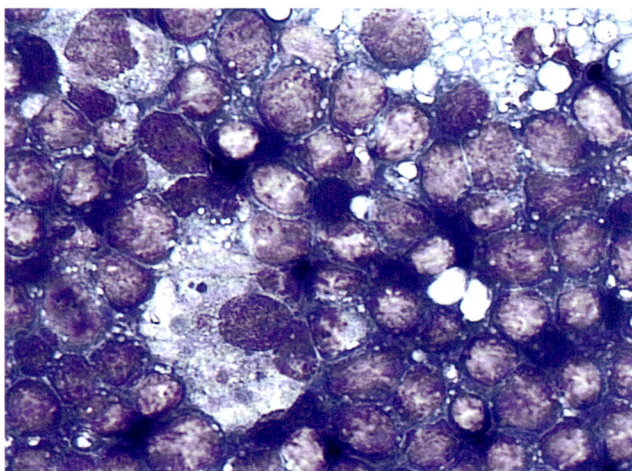

图 4.2 伴有伯基特淋巴瘤（BL）特征的侵袭性淋巴瘤。16 岁男性，发现右颈部肿块。送检多块灰白色结节状软组织。印片显示成片细胞伴有大量的可染小体巨噬细胞。细胞几乎为合胞体样，中等大小，核圆形，胞质呈深蓝色并有空泡。怀疑为 BL 并告知临床。活检组织分别用福尔马林和 B5 固定做免疫组化、流式细胞术以及更重要的细胞遗传学检查。额外保存一些未染色的印片，如果细胞遗传学检查失败，可用印片做荧光原位杂交（FISH）检测 MYC 基因重排（分离探针）。IHC 显示成熟 B 细胞肿瘤伴生发中心表型，BCL2 阴性。FISH 显示所有病变细胞呈 EBER 阳性。核型分析显示 t（8；22）（q24；q11）易位。最终诊断为 BL

此。此外，大多数 IHC 实验室配备了大量的抗体组合，足以对大 B 细胞淋巴瘤进行适当的亚型分类（如生发中心型或活化 B 细胞型），也能检测大多数 T 细胞淋巴瘤的免疫表型，特别是证实全 T 细胞标志物的失表达。

提供组织学检查后，标本优先分配给遗传学研究；当印片显示 BL、介于 BL 和 DLBCL 或 ALCL 之间的高级别淋巴瘤时，遗传学研究尤其重要。然而，由于 FISH 探针可检测 MYC 和 ALK，当活检小组织不够做细胞遗传学研究时，可准备一些印片用于 FISH 分析作为替代。细胞遗传学研究需要至少（10~15）× 10^6 个细胞建立单次 5 ml 培养，活检小组织通常无法获取这么多细胞，而且更重要的组织学检查所需的宝贵组织可能因此被浪费掉。此外，由于将具有 MYC 和 BCL2 和（或）BCL6 重排的高级别 B 细胞淋巴瘤纳入诊断实体，大多数实验室已成功开展了石蜡包埋组织的 FISH 探针研究，无须为大 B 细胞淋巴瘤中发现的 3 种最关键的细胞遗传学异常提交新鲜组织。同样，也可以使用适当的 FISH 探针检测 *ALK* 基因异常。

简言之，印片显示成片的中 ~ 大细胞时，应当给组织学和 IHC 检查分配足够的标本，而流式细胞术不太重要。仅当标本量充足时才分配给细胞遗传学。如果标本不足并怀疑 BL 或 ALCL，在印片上用 FISH 方法检测 *MYC* 易位或 *ALK* 易位就很重要。虽然印片可能怀疑大细胞淋巴瘤，但是只能在石蜡切片检查之后并结合所有研究结果才能做出最终诊断。菊池（Kikuchi）淋巴结病 [①] 和 EB 病毒相关淋巴结病可有大细胞增多，而印片的初步印象可能会误导诊断。

4.4.2 母细胞为主

正如大细胞为主，印片中发现成片母细胞时，病理医师应启动一系列特异性检查。

母细胞为主的印片几乎总是细胞丰富，并且通常含有单一的母细胞，几乎没有其他细胞类型（图 4.3）。在制备良好、瑞氏（快速瑞氏）染色的印片中很容易辨认母细胞，与常规外周血涂片或骨髓穿刺涂片中的母细胞特征一样。母细胞一般为小 ~ 中等大小，染色质细腻，含少量 ~ 中等量的胞质，常见大量核分裂象。母细胞的其他细胞学特征也可能有助于判读，例如：棒状小体、细胞质颗粒、向更成熟髓系细胞分化（特别是嗜酸性髓系细胞）可能提示原粒细胞，而胞质稀少和污浊染色质可能提示淋巴母细胞。此外，必须始终牢记，母细胞样套细胞淋巴瘤或小圆细胞肿瘤可能类似母细胞。

母细胞为主的后续处理

如果印片发现明显的母细胞，则应该分配足够的组织用于组织学检查。然而，目前分类和风险分层的重点是细胞遗传学信息，这是石蜡包埋组织无法评估的。因此，即使组织量有限，也要努力获取足够的材料用于细胞遗传学评估。组织量有限时，制作几张未染色的印片，用于靶向 FISH 分析。同样，多色流式细胞术也是非常重要的，不仅有诊断价值，还能获

---

① 菊池淋巴结病，即组织细胞性坏死性淋巴结炎。

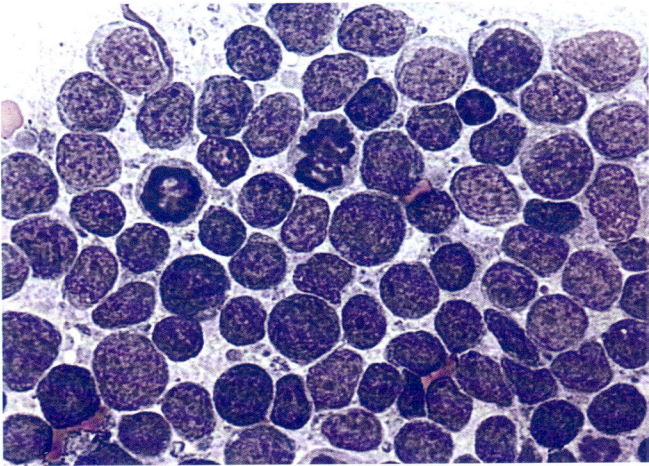

图 4.3　成片母细胞提示淋巴母细胞淋巴瘤。27 岁男性，表现为咳嗽和乏力，既往体健。CT 扫描发现 10 cm×12 cm 纵隔肿块，似乎包绕大血管。送检粗针穿刺活检组织，其印片显示成片的中等大小细胞，核分裂活跃，染色质细腻，胞质稀少，符合母细胞。告知临床，虽然活检标本很小，但足以诊断，初步考虑淋巴母细胞淋巴瘤。由于标本中细胞丰富，少数标本用于流式细胞术检测有限的项目，额外制作一些印片备用，其余标本用于组织学和 IHC 检查。流式细胞术显示独特的母细胞群，呈 CD45 弱 +、CD34−、CD4+ 和 CD8+。组织学显示成片的母细胞浸润（无上皮成分），IHC 证实前体 T 细胞表型（TdT+、CD1a+、CD3+、CD4+/8+）。Ki–67 示高增殖指数，最终诊断为"（前体）T 淋巴母细胞淋巴瘤"。外周血和骨髓未查见母细胞

得流式细胞"印记"，用于微小残留病（MRD）的随访。随着 10 色流式细胞术的广泛应用，大多数实验室可以对有限的组织进行广泛的流式细胞术分析，如果怀疑母细胞疾病，应尽一切努力获得流式细胞的专用组织。

　　流式细胞术能检测更多标志物，并能识别标志物的弱表达和双表达，因此优于 IHC。尤其是罕见的复杂的母细胞恶性肿瘤（例如，母细胞性浆细胞样树突细胞肿瘤）、混合细胞系白血病或不明细胞系白血病，流式细胞术优于 IHC。也要分配组织用于细胞遗传学研究，因为它能为许多母细胞病变提供预后信息。越来越多的 FISH 探针可以用于直接研究，如果是为了初步诊断，则核型分析优先。如果组织活检诊断了母细胞疾病，后续必

须检测血液和骨髓，因而也能获取更多材料；但是后续工作获得的材料是否更有价值，仍然未知。

简言之，如果印片中见到母细胞，完整的工作流程最好能包括组织学、IHC、流式细胞术和细胞遗传学研究。如果标本量不够，最好要求临床再送；否则流式细胞术研究优先于细胞遗传学研究，也可以准备一些印片用于细胞化学研究和直接 FISH 分析。

4.4.3　单一的小淋巴细胞为主

印片中很常见单一的小淋巴细胞（图 4.4），可见于多种情形。它们可能是反应性细胞，或为造血或非造血系统恶性肿瘤背景中的反应性细胞，

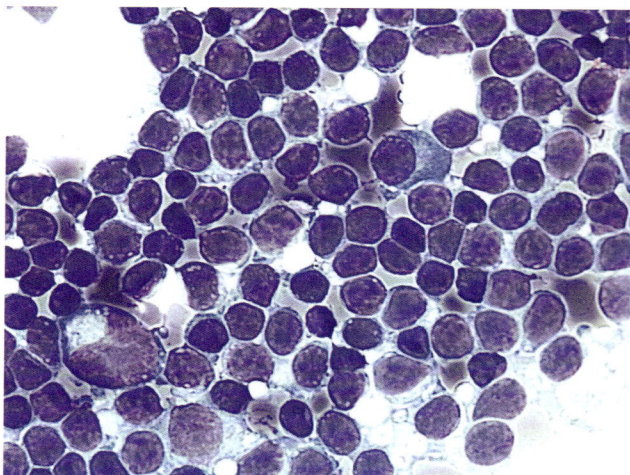

图 4.4　单一的小淋巴细胞：低级别淋巴瘤还是反应性淋巴结病？41 岁女性，头颈部出现多个小淋巴结，流式细胞术发现中度的淋巴细胞增生但无诊断特征。送检一块略微粗糙的肿块，内含 4 ~ 5 个颈部小淋巴结。印片显示单一的小淋巴细胞为主，偶见浆细胞和免疫母细胞。告知临床怀疑低级别淋巴瘤或反应性病变，并且检查材料已经足够。大部分组织用福尔马林固定，小部分用于有限的流式细胞术，但没有多余的组织用于细胞遗传学。流式细胞术显示大多数为 CD4+/CD8+T 细胞，少数为多克隆 B 细胞。组织学表现为淋巴组织呈混合性增生模式，部分区副皮质增生，部分区为反应性滤泡，以及窦组织细胞增生区。最终诊断为"非特异性反应性淋巴组织增生"

或为原发性淋巴瘤或白血病中的成熟淋巴样细胞。这种印片可能很难判读，如果在印片中无法明确区分反应性或恶性，后续的辅助研究就显得格外重要。一些细胞学细节可能有助于评估小淋巴细胞为主的印片[6]。例如，存在幼淋巴细胞 / 副免疫母细胞可能提示小淋巴细胞淋巴瘤（SLL）/ 慢性淋巴细胞白血病（CLL）；有裂细胞可能提示滤泡性淋巴瘤；存在浆细胞样细胞可能提示淋巴浆细胞淋巴瘤。然而，通常需要组织学切片、IHC 和流式细胞术才能最终诊断。

单一的小淋巴细胞为主的后续处理

小淋巴细胞为主的印片，其组织分配是先保证组织学检查，至少预留少量标本用于流式细胞术评估。小淋巴细胞很容易从组织中分离，即使少量标本也能利用流式细胞术检测 B 细胞克隆（kappa 和 lambda 表达）和有无异常的 B 细胞标志物（CD5、CD10、CD23、FMC7）的表达或缺失。即使用 5 色单管流式细胞术分析，也能检测 CD19、kappa、lambda、CD5 和 CD10，从而判断 B 细胞和 T 细胞的百分比、B 细胞轻链限制性，以及 B 细胞是否表达 CD5 或 CD10。如果有更多组织，可选更完整的检测组合；如果用 10 色流式管，就能用较少组织做较广泛的评估。最终诊断取决于组织学和 IHC 检查，即使不做流式细胞术评估也完全可能明确诊断。例如，B 细胞共表达 CD5 和 cyclin D1 是诊断套细胞淋巴瘤（MCL）的确凿证据。然而，小 B 细胞组成的淋巴瘤如果没有共表达 CD5 或 CD10，那么诊断很大程度上取决于使用轻链表达作为替代方法进行的克隆性分析。因此，即使用少量组织进行流式细胞术评估，也对诊断和分类很有帮助。如果组织量不足，可以省略核型分析。目前的 FISH 探针足以用于 SLL 和 MCL 的诊断，可用印片标本甚至是福尔马林固定、石蜡包埋的组织进行检测。

简言之，如果印片显示单一的小淋巴细胞，除了常规组织学和 IHC 之外，要预留少量标本用于有限的流式细胞术检测。当然，患者的临床病史和年龄对组织分配略有提示，例如，儿童患者不必考虑所有的低级别淋巴瘤。

4.4.4 混合性细胞群

不同于大细胞为主或母细胞为主，当印片显示为异质性 / 混合性细胞群时，鉴别诊断非常广泛，包括淋巴瘤和几乎所有类型的反应性病变。多种类型的淋巴瘤具有显著的反应性成分，后者包括小淋巴细胞、浆细胞、组织细胞和炎症细胞。最明显的例子就是经典型霍奇金淋巴瘤（CHL）伴有其典型的"背景"。然而，混合性反应性细胞背景也可见于大 B 细胞淋巴瘤（如淋巴细胞／组织细胞丰富的大 B 细胞淋巴瘤）、多种 T 细胞淋巴瘤和结节性淋巴细胞为主型霍奇金淋巴瘤[7]。由于反应性细胞成分与肿瘤成分（有时极少）相混杂，这些淋巴瘤的印片可能显示混合性细胞群。某些淋巴瘤由小的和大的淋巴瘤细胞混合组成，因此也可见混合性细胞群。这种情形在 2 级或 3 级滤泡性淋巴瘤（图 4.5）中最明显，多种外周 T 细胞

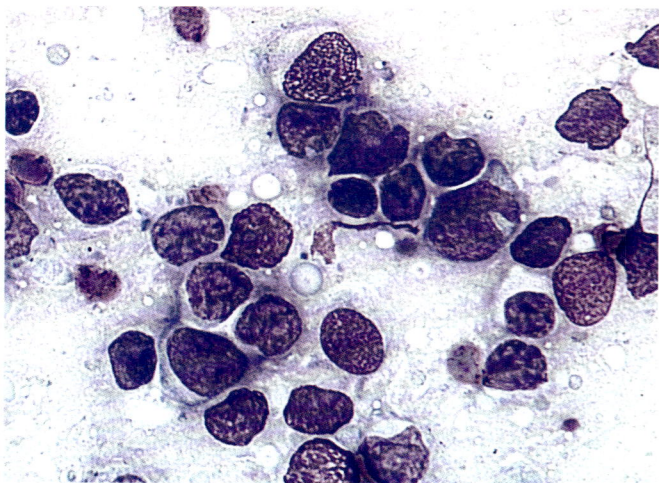

图 4.5　混合性细胞群伴非典型有裂细胞，可能是滤泡性淋巴瘤或反应性病变。60 岁男性，既往有头颈部角化性鳞状细胞癌病史，切除后做过放化疗。CT 监测随访时发现腹膜后淋巴结肿大。PET 扫描显示腹膜后、肠系膜、腋下、骨盆和腹股沟区域高代谢结节。切除 1 枚腹膜后小淋巴结送检。印片显示为混合性细胞群（未显示），无特异性（无诊断特征），但感觉标本量足够做进一步的检查。手术医师得知高度怀疑淋巴瘤后，选择了从 1 枚更大的淋巴结获取更多的组织。这次印片也显示为混合细胞群，但又有非典型小裂细胞和大裂细胞（如图所示），怀疑滤泡性淋巴瘤。组织用福尔马林和 B5 固定，进行流式细胞术和细胞遗传学研究。第一次活检的石蜡切片显示滤泡性淋巴瘤，累及部分淋巴结；第二次活检显示滤泡性淋巴瘤 1 ～ 2 级（3 级分类法），广泛累及淋巴结

淋巴瘤具有多形性或间变性形态，其印片也是明显可见混合性细胞群。在具有多种形态的（polymorphic）移植后淋巴组织增殖性疾病（PTLD）的印片中也可见十分显著的混合性细胞群，这将在下文讨论。

印片中的混合性细胞群是大多数反应性淋巴结病变的典型表现，包括较常见的反应性滤泡增生、皮病性淋巴结病和窦组织细胞增生症。然而，也可见于很多种少见的其他淋巴结病变。值得注意的是，一些非淋巴造血系统病变也可能出现淋巴细胞和炎症细胞的混合模式；在这种情况下，实体瘤的肿瘤细胞在印片中可能不明显，但肿瘤细胞引发的反应性背景在制片过程中很容易转到玻片上。

混合性细胞群的后续处理

既然印片中混合性细胞群的鉴别诊断很广泛，那么在理想情况下，除了常规组织学/IHC 所需标本之外，应预留足够组织用于所有可能需要的研究。流式细胞术和细胞遗传学研究需要提供组织，分子学研究也需要，因为可能要用石蜡包埋组织进行基因重排分析。虽然某些形态学发现可能提示特异性诊断，但必须注意的是，即使是最明确的形态学发现也可能是其他疾病的假象。例如，霍奇金淋巴瘤样细胞有时可见于 EB 病毒驱动的病变。因此，只有在对所有材料进行了判读之后，才能做出最终诊断。类似的情况下，仅当所有辅助研究都没有足够的组织可用时，才能根据所遇到的特定发现进行适当的组织分配。如前所述，以 CHL 为例，印片可能显示混合性细胞背景中仅有极少数霍奇金细胞和里 – 施（Reed-Sternberg）细胞（图 4.6），此时不需要做流式细胞术检测（特别是符合临床表现者）。假定一部分标本已送给细胞遗传学实验室，建议等待石蜡切片的最终诊断结果之后再做细胞遗传学检测。因为流式细胞术和细胞遗传学对于诊断 HL 都没有帮助。又如，印片存在一些独特的特征提示特殊的反应性病变，如罗萨伊 – 多尔夫曼（Rosai-Dorfman）病中的穿过现象（emperipolesis）[①]（图 4.7）、组织细胞性坏死性淋巴结炎中的核碎屑和新月形组织细胞，那么可以考虑针对性研究，甚至不需要辅助研究。印片表现为混合性细胞群时，

---

① 穿过现象（emperipolesis）是一种生理现象，即"一个细胞完整地穿过另一个细胞"，进出的细胞完整、存活，退出后两个细胞都没有生理学和形态学影响（Humble JG, et al. Biological interaction between lymphocyte and other cells. Br J Hematol, 1956, 2: 283）。

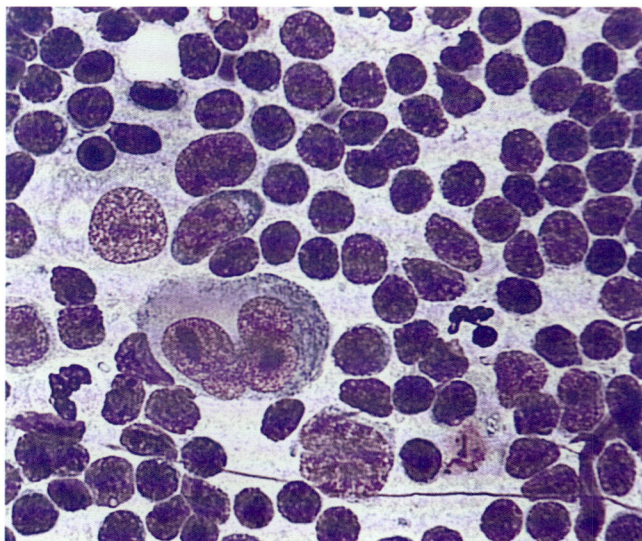

图 4.6　混合性细胞群伴有提示 HL 的特征。14 岁女性，表现为纵隔肿块和颈淋巴结病。送检 1 枚淋巴结，3 cm×3 cm×2.5 cm。印片显示混合性细胞群，包括小淋巴细胞、散在炎症细胞（包括一些嗜酸性粒细胞）和散在的巨细胞，后者具有霍奇金细胞和里 - 施细胞的特征。告知临床初步诊断为"可疑非霍奇金淋巴瘤，待石蜡切片和 IHC 研究"。组织用福尔马林和 B5 固定，进行组织学和 IHC 研究。由于组织充足，将小部分组织送至流式细胞术实验室，但是仅用于处理（细胞分离）和冻存。随后，组织学和 IHC 诊断为"结节硬化型 CHL"

可能具有诊断挑战性，在考虑任何辅助研究之前必须留足做组织学研究的标本。

　　通常情况下，印片上的混合性细胞群诊断具有挑战性，重要的是，要反复强调，应提交足够的材料进行组织学切片，在考虑任何辅助研究之前，确保有足够的材料用于组织学评估。

　　简言之，混合性细胞群是最常见的印片表现，也最富有挑战性。印片中的特殊发现可能有助于指导或排除某些辅助研究。然而，如果印片中没有明确方向，那么需要分配组织用于流式细胞术和细胞遗传学研究，并制作未染色印片，以备 FISH 分析。如果印片没有明确方向而临床高度怀疑淋巴瘤或恶性肿瘤，但组织量不足以进行所有研究，此时谨慎的做法是要

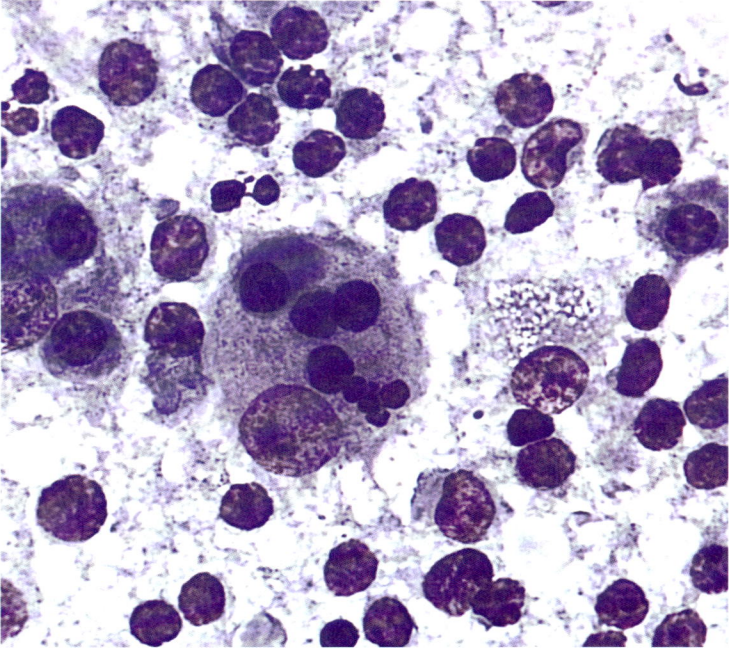

图 4.7　混合性细胞群伴有提示罗萨伊 – 多尔夫曼病的特征。9 岁男性，发现颈部肿块 4 个月。先前的细针穿刺活检未见肿瘤细胞，因肿块持续存在而将其切除活检。组织切面呈黄色，质软。先做了冰冻切片，担心为淋巴瘤，但是印片显示混合性细胞群，伴大量组织细胞显示穿过现象。临时诊断为反应性淋巴结病。用福尔马林和 B5 固定组织，并将少许组织送至流式细胞术实验室，只做细胞分离。石蜡切片确诊为"罗萨伊 – 多尔夫曼淋巴结病"（窦组织细胞增生伴巨淋巴结病）

求临床获取更多的活检组织。

4.5　其他特殊问题

4.5.1　微生物学培养

术中评估时，大体检查或印片检查可能提示感染性病变。感染性病变的详细讨论和评估见第 3 章。虽然特殊染色和 IHC 能够明确某些病原体，但与微生物学检查 / 培养不可同日而语。尽管病理医师在取材室试图无菌操作，但是经过病理科移交的组织未必完全适合培养。通常情况下，如果怀疑感染性病变，获取活检组织的团队应该意识到这一点，并将组织直接从手术室送往微生物学实验室。然而，实际情形并不总是如此，如果病理检查怀疑感染性病变，取材室的病理医师或技术人员应当将组织送检做相应检查。

4.5.2 细针穿刺活检

因为很容易安排和获取，细针穿刺活检（FNA）的使用频率不断增加。然而，当需要做辅助研究时会有问题。一般来说，我们认为不能给流式细胞术和细胞遗传学研究提供组织，因为组织太珍贵了。在仅有的少数几根穿刺条中，如果仅 1 根穿刺条中的细胞有诊断价值，流式细胞术的分离操作会造成浪费和损失，可能导致根本无法诊断。某些细胞丰富的病变，FNA 虽然能获取足够标本做流式细胞术研究，但是对 FNA 而言，始终可行的唯一辅助研究就是利用印片上的细胞做 FISH 分析。FNA 获取的组织虽然很小，但是可将组织轻柔地放在玻片上，脱落的细胞非常适合 FISH 检测。这种方法已经被成功地应用于许多情形，其中一例眼肌病变令人印象深刻，经 FISH 证实，该例诊断为间变性淋巴瘤伴 *ALK* 重排。然而，我们强烈建议，如果最终诊断需要广泛的辅助检查，包括克隆性分析和二代测序在内的分子研究，即使是少量组织也应放在一个以上的包埋盒中保存。

4.5.3 纵隔病变

肺、纵隔和胸膜相关问题详见第 7 章，这些部位的造血系统将会被简略描述。可以认为纵隔活检很难，不仅因为此部位常见多种造血系统病变（霍奇金淋巴瘤、非霍奇金淋巴瘤、淋巴母细胞淋巴瘤、胸腺瘤等），而且因为此部位解剖结构复杂而难以获取足够组织[8]。此外，前纵隔的某些恶性肿瘤常伴有纤维化（如结节硬化型 CHL、纵隔大 B 细胞淋巴瘤），使得印片很难评估，甚至组织学切片也难以诊断。印片发现母细胞可能为淋巴母细胞性病变，但是注意不要急于诊断，因为胸腺瘤的背景细胞在形态学和免疫表型方面都很像淋巴母细胞[9,10]。这两种情形的判读都要非常小心。

4.5.4　儿科患者

第 8 章将详细讨论儿科病变的冰冻切片。儿科患者的淋巴结病极其常见，绝大多数为反应性淋巴结增大。印片细胞学的判读原则同前文所述。重要的是，要注意儿科患者低级别淋巴瘤罕见，而 CHL、BL、ALCL、淋巴母细胞淋巴瘤 / 白血病和大 B 细胞淋巴瘤比较常见。还要注意，传染性单核细胞增多症 /EB 病毒淋巴结病的印片中可能有大量的体积大的免疫母细胞，甚至有一些细胞类似霍奇金淋巴瘤细胞。需要做完所有的辅助研究才能做出最终诊断。

4.5.5　有实质器官移植或骨髓移植病史的患者

有实质器官或骨髓移植病史的患者，应该考虑到 PTLD 的可能性。PTLD 为一组异质性病变，包括早期病变（浆细胞增生、单核细胞增多症样淋巴组织增殖性病变）、从多型性到单型性的淋巴瘤谱系、CHL 和 T 细胞淋巴瘤。印片细胞学的变化取决于 PTLD 的各种类型。多型性 PTLD 最有挑战性，因为印片细胞学看似反应性病变，有很多浆细胞、免疫母细胞和淋巴细胞，但必须做流式细胞术和（或）分子学研究来评估克隆性。如果先前没有移植病史，这种印片细胞学表现也许可以判读为反应性。单型性 PTLD 有特征性，诊断比较简单，诊断方法类似于前文所述的"大细胞为主"模式。

4.5.6　有 HIV 感染病史的患者

对于有 HIV 感染病史的患者，淋巴造血组织病变的术中评估方法有所不同，需要注意 HIV 感染者发生的某些罕见的恶性肿瘤（如浆母细胞淋巴瘤、侵袭性 HL、Kaposi 肉瘤），也要注意少见的感染性病变（如鸟型分枝杆菌 – 细胞内复合物，MAI）（图 4.8）。有时印片细胞学高度提示上述病变，因此需要启动适当的后续研究。

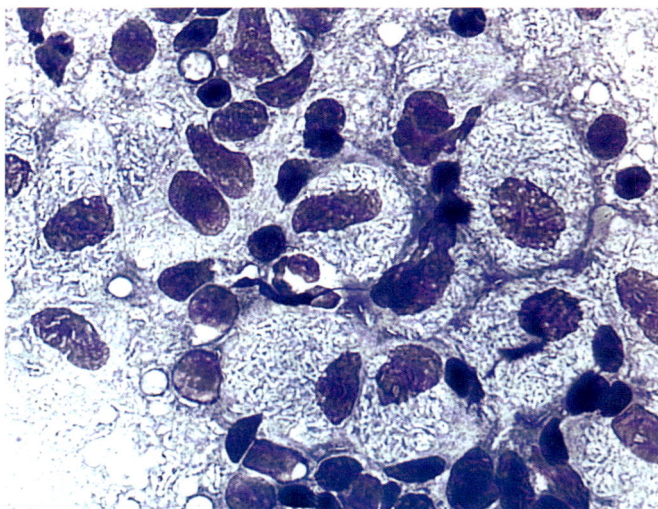

图 4.8　混合性细胞群伴成片组织细胞，怀疑鸟型分枝杆菌 – 细胞内复合物（MAI）。31 岁女性，人类免疫缺陷病毒（HIV）阳性，伴中性粒细胞减少、贫血和 CD4 计数降低。发现颈部淋巴结肿大，临床怀疑淋巴瘤。送检淋巴结 1 枚，1 cm × 1 cm × 0.5 cm，印片显示混合性细胞群伴大量组织细胞，胞质充满不显色的微小杆状物。初步诊断为 MAI，所以将一部分组织送往微生物实验室，其余组织经福尔马林和 B5 固定做组织学检查。包括抗酸染色和培养在内的后续研究证实 MAI 感染性淋巴结病

（KAMRAN M. MIRZA，SANDEEP GURBUXANI　著；薛德彬　译）

参考文献

1. Swerdlow SH, Campo E, Harris NL, et al., eds. *WHO classification of Tumors of Haematopoietic and Lymphoid Tissues* (Revised 4th ed.). IARC; 2017.

2. Desciak EB, Maloney ME. Artifacts in frozen section preparation. *Dermatol Surg*. 2000; 26(5):500–504.

3. Molyneux AJ, Attanoos RL, Coghill SB. The value of lymph node imprint cytodiagnosis: An assessment of interobserver agreement and diagnostic accuracy. *Cytopathology*. 1997; 8(4):256–264.

4. Suen KC, Wood WS, Syed AA, et al. Role of imprint cytology in intraoperative diagnosis:Value and limitations. *J Clin Pathol*. 1978;31(4):328–337.

5. Khalid A, Haque AU. Touch impression cytology versus frozen section as intraoperativeconsultation diagnosis. *Int J Pathol*. 2004;2(2):63–70.

6. Owings RM, Oyama AA. Imprint cytology in the rapid diagnosis of Burkitt's lymphoma:A case report. *Acta Cytol*. 1982;26(3):331–334.

7. Koo CH, Rappaport H, Sheibani K, et al. Imprint cytology of non-Hodgkin's lymphomas based on a study of 212 immunologically characterized cases: Correlation of touch imprints with tissue sections. *Hum Pathol*. 1989;20(12 suppl 1):1–137.

8. Feiberg MR, Bhaskar AG, Bourne P. Differential diagnosis of malignant lymphomas by imprint cytology. *Acta Cytol*. 1980;24(1):16–25.

9. Clarke MR, Landreneau RJ, Borochovitz D. Intraopertaive imprint cytology for evaluation of mediastinal lymphadenopathy. *Ann Thorac Surg*. 1994;57(5):1206–1210.

10. Li S, Juco J, Mann KP, et al. Flow cytometry in the differential diagnosis of lymphocyterich thymoma from precursor T-cell acute lymphoblastic leukemia/lymphoblastic lymphoma.*Am J Clin Pathol*. 2004;121(2):268–274.

第 5 章

骨和软组织

5.1 引言

骨病变尤其是骨肿瘤相对少见，对冰冻切片的需求也少。然而，病理医师在评估这些病变时，给自己留有余地是很重要的。也就是说，随着 20世纪 90 年代从截肢手术到保肢手术的范式转变，以及保关节手术（尤其是儿科骨肉瘤）的进一步发展，在最初的手术评估（确定手术范围或活检材料是否充分）和最终的手术干预（通常是确定切缘状态）时，临床医师要求术中评估骨病变，已成为一项基本和标准的临床期望[1]。虽然不太常见，但也可以要求确定局部疾病扩散程度，评估手术时的意外发现，并确定既往手术后是否存在残余或复发肿瘤[2]。最后，随着分子遗传学的出现，推动了肿瘤分类和潜在的治疗途径的发展，外科医师和病理医师需共同努力，收集此类辅助研究的新鲜材料，并进行适当分检。

骨病变的鉴别诊断是从临床、影像学和病理学的综合表现来考虑的，本章用数例临床病例来演示常见的诊断问题和陷阱。大多数骨病变有常见的临床表现和典型的 X 线特征。病理医师如果能将这些信息与形态学特征相结合，就能最大限度成功开展冰冻切片的病理诊断。如果临床、X 线片和病理学的意见一致，那么病理医师有理由确信诊断是正确的。然而，如果三方意见中有任何一方不符合，就应该延迟诊断 ①，等待石蜡切片诊断。重要的是，要了解冰冻切片诊断良性与恶性的临床后果。

（1）冰冻切片诊断恶性者，将会缝合伤口，等待石蜡切片证实诊断。不确定的或延迟的术中诊断导致相同的临床后果。如果石蜡切片证实

---

① 延迟诊断：术中冰冻切片无法明确诊断时，只能给临床提供不确定的倾向性意见，等待石蜡切片和（或）其他辅助研究做出明确诊断。

为恶性，患者将经历适当的分期和处理，通常先采取新辅助化疗，再进行最终的保肢切除术。如果石蜡切片诊断良性，临床会再次探查、刮除，但用骨水泥或骨碎片填充病灶。尽管患者需要二次手术，但最终的临床结果对患者有益[3]。

（2）诊断良性者，手术医师直接刮除并填充病灶。如果病变确属良性，则完成治疗。然而，如果石蜡切片的最终诊断为恶性，那么手术部位已被污染，不宜保肢手术。误诊的骨肉瘤实施保肢手术后，其局部复发率高达 83%，提示患者需要截肢手术[4]。

因此，对骨病变尤其是肿瘤的术中会诊和冰冻切片分析，病理医师传递的信息倾向于保守。如果经验丰富，可以明确诊断并指导恰当治疗。然而，如果诊断存在任何疑问，应当延迟冰冻切片诊断，等待石蜡切片的最终诊断。

新辅助化疗越来越多地用于恶性病变的综合治疗，尤其是骨肉瘤。根据美国国家综合癌症网络（NCCN）关于局部的和可切除的转移性骨肉瘤的治疗指南，新辅助化疗、手术切除获得较宽切缘和进一步辅助化疗是常见的治疗过程[1]。

5.2 临床信息

大多数骨病变患者具有特征性年龄范围（20 ~ 30 岁），这使得临床鉴别诊断的范围迅速缩小[5]。例如，软骨母细胞瘤和巨细胞瘤均发生于较年轻的个体，但软骨母细胞瘤通常发生于十几岁青少年（处于骨骺闭合期前后），而巨细胞瘤倾向于较晚发生。骨肉瘤为儿童期最常见的恶性肿瘤，最常见于青少年，第二个发病高峰出现在 60 ~ 80 岁[1]。

镰状细胞贫血的病史或导致骨梗死的其他潜在因素增加了骨的未分化多形性肉瘤（旧称恶性纤维组织细胞瘤）的发病率[6]。骨佩吉特病的病史或先前局部放疗增加了继发性骨肉瘤的发病率。

先前曾有骨外恶性肿瘤的病史对诊断特别有帮助。骨的转移性病变远比原发性病变更常见：10% ~ 15% 的原发部位不明的转移性肿瘤表现为骨病变[7]；高达 30% 的骨转移是恶性肿瘤的首发临床表现。作为一项基本原则，40 岁以上患者出现任何边界不清的溶骨性病变都应该怀疑骨转移，除非能证实它不是。

临床上骨是第三常见的转移部位，仅次于肺和肝。在尸检研究中，骨是最常见转移部位；死于癌的患者中，高达 60% 的患者发现骨转移[8]。骨转移的最常见原发部位包括肺、乳腺、前列腺、肾和甲状腺。儿童骨转移十分罕见，确实能够导致骨转移的病变包括神经母细胞瘤、横纹肌肉瘤和肾透明细胞肉瘤。转移性病变通常采用内固定，推荐冰冻切片检查以证实诊断，避免像原发性骨肿瘤那样采用金属固定，避免污染手术区域，并且不像早期原发性骨肿瘤那样可选保肢手术。

骨折可能是良恶性骨肿瘤或转移性肿瘤的并发症；也可能完全因外伤所致但 X 线表现类似肿瘤。发生于手部小骨的良性肿瘤尤其容易引起病理性骨折[9]。儿童少见病理性骨折，通常与单房性骨囊肿、非骨化性纤维瘤、纤维结构不良、动脉瘤样骨囊肿（ABC）、骨肉瘤和尤因肉瘤有关[10-12]。40 岁以上成人的病理性骨折应该怀疑转移的可能性。必须注意的是，勿将骨痂判读为恶性肿瘤[13]。骨痂可能出现骨肉瘤的常见特征，包括成片的大的骨母细胞、核分裂活跃、编织骨、不成熟的软骨基质和丰富的纤维母细胞增生。表 5.1 总结了骨折愈合过程的形态学分期。总体上呈分区结构、进行性成熟现象、宽阔的编织状骨小梁，以及病变周边环绕骨母细胞，这些特征都提示病变为骨折的重要组织学线索。

表 5.1　骨折愈合的分期

骨折后天数	特征
<3 天	出血，水肿，组织坏死
3～7 天	肌纤维母细胞反应性增生，组织培养样表现
7～10 天	细胞密度增加，细小的早期类骨质
>10 天	骨样基质和软骨基质
2～3 周	周边环绕的骨母细胞，宽大的骨样基质接合线

一般而言，有症状的骨病变大多数表现为疼痛。伴有疼痛症状的长骨软骨性肿瘤很可能为软骨肉瘤，而内生软骨瘤通常无症状。贯通伤、免疫抑制、镰状细胞疾病或以往的败血症病史则增加了骨髓炎的可能性，并且几乎都伴有血沉加快和 C 反应蛋白增高[14]。原发性肿瘤大多数为孤立性病变，多灶性病变可能是纤维结构不良、血管肿瘤、先天性疾病或综合征性疾病，也可能是转移性疾病（表 5.2）。

表 5.2　多灶性骨病变的鉴别诊断

良性	恶性
血管肿瘤	多发性骨髓瘤
朗格汉斯细胞组织细胞增生症	转移性疾病
纤维结构不良	淋巴瘤
内生软骨瘤（Ollier–Maffucci）	血管内皮瘤 / 血管肉瘤
遗传性多发性外生骨疣	
骨佩吉特病	

5.3　X 线印象

　　X 线片相当于骨活检的大体检查。分析冰冻切片时，最好与临床医师一起阅读 X 线片，或者至少要获得肌肉骨骼系统放射科医师的读片意见。这可能包括将相关解剖部位的 X 线片和磁共振成像（MRI）相结合。在某些情况下，不能进行 MRI 检查或怀疑有转移性疾病，可以使用计算机断层扫描（CT）成像。正电子发射断层扫描（PET）和（或）骨扫描的使用也越来越多[1]。根据骨骼的部位（四肢、中轴、颅面）、骨内的解剖学定位（骨骺端、干骺端、骨干）以及骨内的位置（中心性、偏心性、皮质区、皮质旁），相应的影像学特征具有一些规律性鉴别诊断[15]。发生于四肢骨的许多病变有着特殊的好发部位（表 5.3）；例如，巨细胞瘤大多发生于膝关节周围，内生软骨瘤常见于手足小骨，而造釉细胞瘤几乎总是发生于胫骨。

表 5.3　四肢骨病变的解剖学定位

骨骺端	干骺端	骨干
软骨母细胞瘤	偏心 / 皮质	皮质
巨细胞瘤	非骨化性纤维瘤	骨纤维结构不良
透明细胞软骨肉瘤	黏液软骨样纤维瘤	造釉细胞瘤
	中心	骨样骨瘤
		转移性肾细胞癌
		中心
		非骨化性纤维瘤

（续表）

骨骺端	干骺端	骨干
		上皮样血管瘤
		软骨肉瘤
		骨肉瘤
		血管肉瘤
		骨髓 / 渗透
		尤因肉瘤
		淋巴瘤
		朗格汉斯细胞组织细胞增生症
		骨髓瘤
		转移
		感染

一般而言，缓慢生长的骨病变与周围骨组织之间界限明显，周边常有一圈硬化的宿主骨。恶性病变的移行过渡不清晰，呈"虫蚀样"，并缺少周边硬化带。

皮质破坏和骨膜侵犯为恶性肿瘤的特征。浸润骨膜组织、骨膜增厚抬高、同时伴有矿化时，形成"柯德曼三角[①]"。膨胀性生长的肿瘤（如巨细胞肿瘤和 ABC）可能使皮质显著扭曲，但通常残留一层很薄的反应性骨壳。

矿化（基质钙化）的模式也可为肿瘤诊断提供线索。良性成骨肿瘤的骨样基质分布倾向于均匀一致，而骨肉瘤倾向于不太一致。由于纤维结构不良存在大量的分布相对均匀的骨针，使其 X 线片呈"毛玻璃样"。内生软骨瘤倾向于在其小叶边缘发生骨化和钙化，X 线片通常表现为基质呈弧形交错结构。

在最终切除术中，通常将骨边缘的骨髓制成冰冻切片或印片来评估是否有肿瘤。长骨的骨髓通常脂肪化；然而，化疗使用集落刺激因子可以导致骨髓增生程度极其活跃。

CT 在突出骨解剖结构和提供病理性骨折、骨化和钙化的准确评估方面非常出色，但 MRI 是确定骨内（骨髓 / 骨髓腔）和骨外（软组织成分）肿瘤累及范围的最准确工具。使用术前数据进行适当的切缘规划，为新辅

---

① 柯德曼三角，即骨膜三角，是一种骨膜反应，见于侵袭性骨病变。

助切除术后提供准确的手术切缘，MRI 数据是至关重要的[1,16]。鉴于 MRI 的准确性，肿瘤侵犯骨髓切缘的情况极为罕见。

在恶性诊断中，研究显示术中病理会诊（细胞学或冰冻切片）和石蜡切片诊断之间的一致率很高。细胞学和石蜡切片之间的一致率为 89% ~ 95%[2,17]，基于主要类别：恶性小圆细胞瘤、肉瘤、非霍奇金淋巴瘤（NHL）和转移性肿瘤。冰冻切片和石蜡切片的一致率为 90% ~ 97%[2,18]。印片细胞学的 77% 的病例和基于冰冻切片的 87% 的病例可获得类型特异性诊断[2,19]。细胞学和冰冻切片对肉瘤分型的能力不同，这通常是因为难以在印片上鉴别骨样分化和软骨样分化[2]。应当注意，作为术中快速会诊，骨病变通常不必在显微镜下获得类型诊断，将良性肿瘤与原发性恶性肿瘤或转移性肿瘤区分开来通常就足够了[2]。

一些研究评估了冰冻切片活检、石蜡切片活检和石蜡切片切除标本之间组织学分级的一致性[20]。在骨和软组织肿瘤中，冰冻切片活检和最终切除之间组织学分级的一致性为 93% ~ 95%，石蜡切片活检和最终切除之间组织学分级的一致性为 97%[20,21]。骨的软骨源性肿瘤和软组织的脂肪源性肿瘤的符合率最低（84%）[20,21]。取样差异、病变的异质性以及肿瘤组织坏死或变性是造成这种差异的原因[20]。

5.4　脱钙方法的影响

过去十年，分子诊断已经迅速成为癌症患者临床处理标准的一部分。除了骨肿瘤的初始诊断外，还可能对转移性恶性肿瘤进行活检（无论是术中会诊还是石蜡切片）。因此，对这些标本进行的分子检测可用于确定患者的特定治疗方案和临床试验资格[22]。骨是多种癌症的常见转移部位，包括乳腺癌（65% ~ 75% 的发生率）、前列腺癌（65% ~ 75% 的发生率）、甲状腺癌（60% 的发生率）、肺癌（30% ~ 40% 的发生率）和肾癌（20% ~ 25% 的发生率）[23]。此外，骨活检可能是某些患者的唯一诊断标本。脱钙是骨标本常规处理（活检或切除）的一个重要组成部分，脱钙通常使用的强无机酸（如盐酸或硝酸）会导致 DNA 的酸性水解，从而导致 DNA 和 RNA 的显著降解[22]。最近的研究表明，温和的螯合剂（如 EDTA、乙二胺四乙酸）可以更好地保存核酸的数量和质量，可用于原位杂交（ISH）、比较基因组杂交（CGH）和二代测序（NGS）[22,24]。与强酸相比，EDTA 的主要缺点是组织脱钙所需的时间增加[24]。弱酸（如甲酸或三氯乙酸）的使用更具争议性，一些研究取得了良好的数量 / 质量[22]，其他研究则显著降低了核酸的数量 / 质量[25]。此外，常规脱钙技术也可能损害免疫组织化学染色蛋白的抗原性[25-27]。核抗原可能更容易受到强酸的影响，这可能对乳腺癌的激素受体状态产生重大影响[28,29]。考虑到时间的长短：任何暴露于强酸的环境都可能对核酸有害；暴露于甲酸的时间增加可能导致核酸和蛋白质的损伤增加；暴露于 EDTA 的时间增加也可能对亚细胞成分产生不利影响，但程度远低于强酸或弱酸[25,30]。具体而言，在一项研究中，暴露于 EDTA 中长达 3 周后，核酸的数量和质量仍然得以保存（足以用于大型 NGS 检测项目组合）[31]。

　　骨组织的正确处理应包括充分固定，然后使用温和的螯合剂（如 EDTA）脱钙。对于较大的标本，应尽一切努力分离不需要脱钙的存活病变组织。如果不可能，至少应在 EDTA 中对病变部分进行脱钙处理（用于可能的辅助测试），并可在盐酸等强酸中对病变进行脱钙（为了方便脱钙以加快 HE 染色评估）。由于免疫组织化学染色和分子诊断对原发性和转移性骨肿瘤的诊断、预后和治疗越来越重要，因此，在最终需要辅助检测的情况下，应注意正确处理所有的骨标本。

5.5　以病例为中心的重要鉴别诊断

5.5.1　骨骺病变

　　16 岁男孩，在一次运动损伤后膝部疼痛，持续 6 周。影像学显示一个界限清楚、溶骨性、部分囊性变，伴不同程度钙化，主要累及股骨远端的骨骺（图 5.1）。刮除标本的印片显示单个核细胞呈多角形，轻度非典型性，伴有核折叠（图 5.2）。冰冻切片显示基质呈"鸡笼样"钙化（图 5.3），单个核的间质细胞中散在破骨细胞样巨细胞（图 5.4）。这些特征对软骨母细胞瘤具有诊断意义，并且符合临床和 X 线特征。骨骺病变的鉴别诊断包括软骨母细胞瘤、巨细胞瘤和透明细胞软骨肉瘤。软骨母细胞瘤发生于较年轻患者，通常发生于骨骺闭合之前，具有特征性基质。巨细胞瘤常有弥漫分布的巨细胞（图 5.5），但该特征也可见于软骨母细胞瘤的局部区域。软骨母细胞瘤的单核间质细胞的核折叠、深染、污浊状，有某种程度的非典型性。而巨细胞瘤的间质细胞核类似于巨细胞核，呈卵圆形，染色质光滑。板层骨结构良好的骨针形成是透明细胞软骨肉瘤的特征，细胞核大且呈空泡状。巨细胞瘤和透明细胞软骨肉瘤都没有软骨母细胞瘤特有的基质"鸡笼样"钙化。骨骺肿瘤的特征总结于表 5.4。

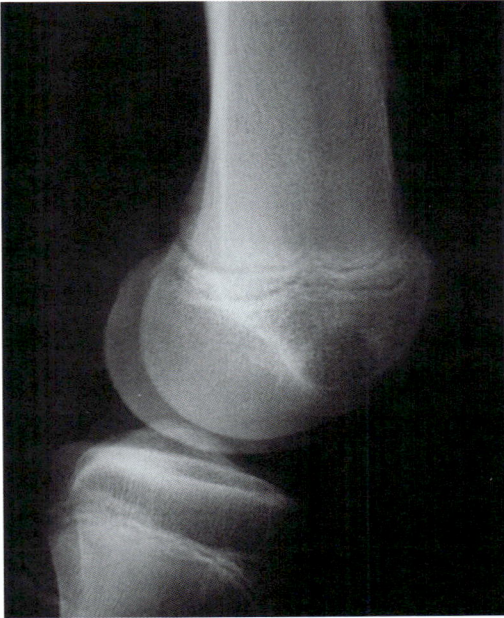

图 5.1　**X 线片显示骨骺病变伴矿化**

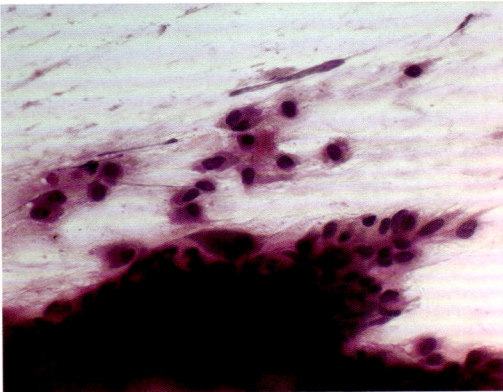

图 5.2　**接触印片显示深染、折叠的核和破骨细胞样巨细胞**

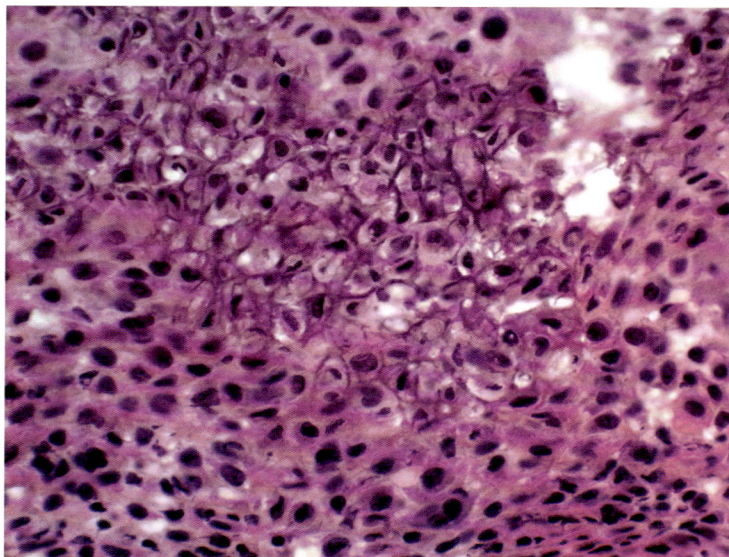

图 5.3　软骨母细胞瘤通常显示基质呈"鸡笼样"钙化

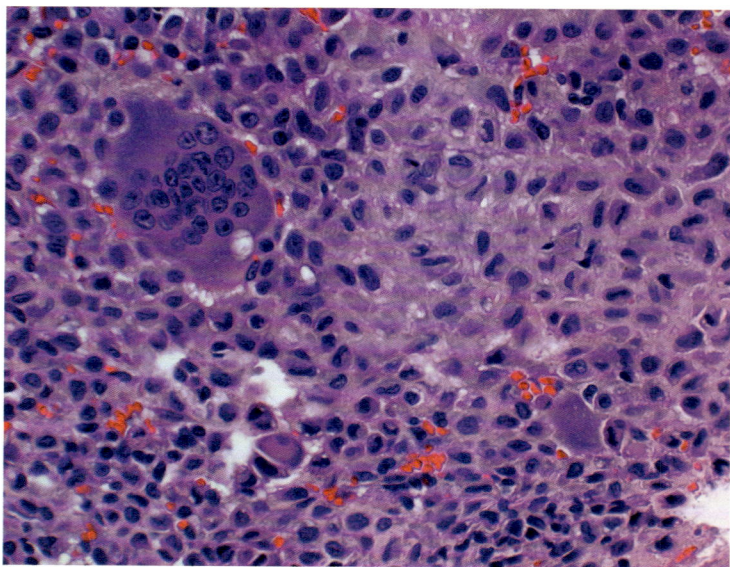

图 5.4　软骨母细胞瘤中的单核软骨母细胞和破骨细胞样巨细胞

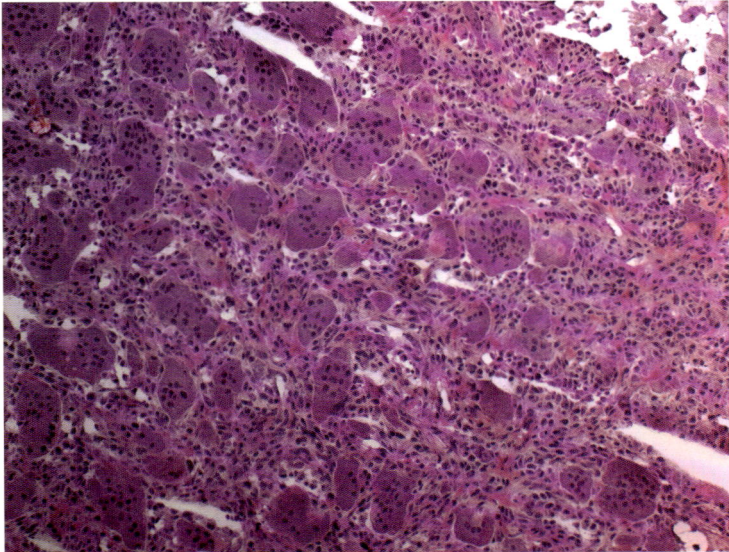

A

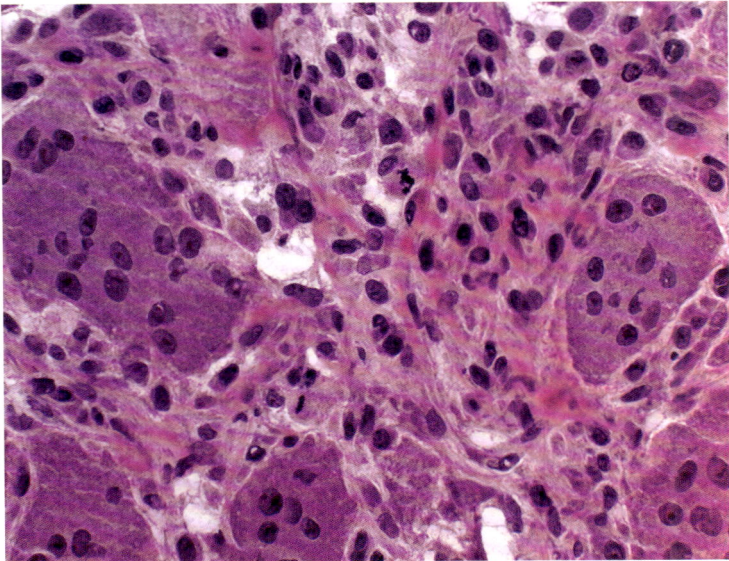

B

图 5.5　A. 骨巨细胞瘤，低倍镜下。均匀分布的巨细胞有助于诊断，但其出现频率较低。B. 骨巨细胞瘤，高倍镜下。与软骨母细胞瘤相比，单核间质细胞的核染色浅得多，并且核形状规则

表 5.4　骨骺肿瘤特征

	软骨母细胞瘤	巨细胞瘤	透明细胞软骨肉瘤
X 线片	骨骺、中心，骨轮廓通常不膨胀	骨骺，常累及干骺端，膨胀，溶骨性	骨骺，中心，不膨胀，但可从骨骺延伸至关节软骨
年龄	10～20 岁	20～40 岁	20～40 岁
细胞	多角形	卵圆至圆胖，梭形间质细胞	丰富的透明胞质
核	污浊，有凹痕，非典型性，但形态一致	卵圆，类似于巨细胞核	一致，大，染色质透明、爆米花样，大核仁
基质	软骨基质呈"鸡笼样"钙化，粉红骨样基质	反应性骨，位于边缘或继发于骨折；无基质	疏松的软骨基质伴钙化，板层骨结构良好的骨针
巨细胞	散在分布或大量	通常弥漫、大量	散在分布

5.5.2　膨胀性囊性病变

　　12 岁男孩，足下垂伴缓慢增大的腿部肿块，X 线片显示为腓骨近端孤立的溶骨性、膨胀性病变，未侵犯软组织（图 5.6）。MRI 显示囊内多液平。冰冻切片显示多个充血囊腔，无内皮细胞衬覆，囊腔的间隔为纤维母细胞、单核细胞、含铁血黄素和多核巨细胞（图 5.7 和 5.8）。这些均为动脉瘤样骨囊肿（ABC）的典型特征。ABC 可能为原发性病变，也可能继发于其他骨肿瘤，包括软骨母细胞瘤、巨细胞瘤和非骨化性纤维瘤等。以下通过另一名 12 岁男孩的病例来演示 ABC 最重要的鉴别诊断。该男孩表现为膝部疼痛，X 线片显示硬化和溶骨相混合的骨干病变，伴有软组织侵犯（图 5.9）。冰冻切片显示充血囊腔，细胞非常密集，并有破骨细胞样巨细胞。以上表现类似于 ABC，但局灶可见明显的恶性间质细胞（图 5.10 和 5.11），提示毛细血管扩张型骨肉瘤（表 5.5）。骨的囊性病变中出现坏死但无骨折，这是不祥之兆，高度提示毛细血管扩张型骨肉瘤。毛细血管扩张型骨肉瘤的动脉瘤样区域通常极少或无骨样基质产生，而 ABC 可伴有骨样基质，但其骨样基质类似于骨折修复，伴有宽阔的骨缝和周边环绕骨母细胞。

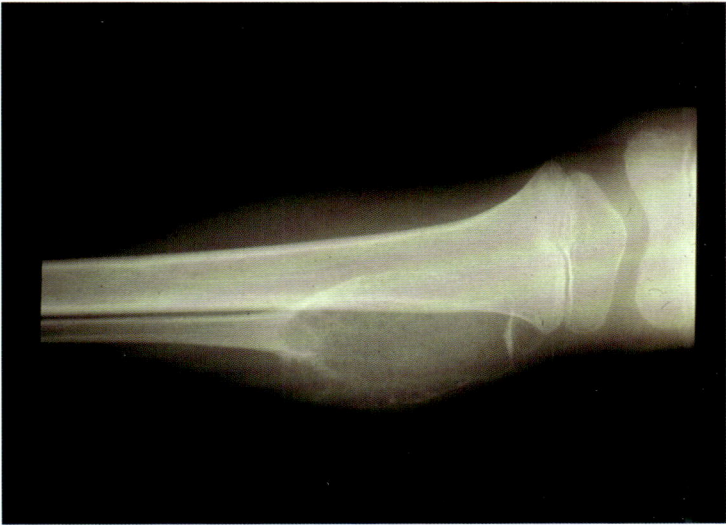

图 5.6　X 线片显示腓骨近端的膨胀性囊性病变

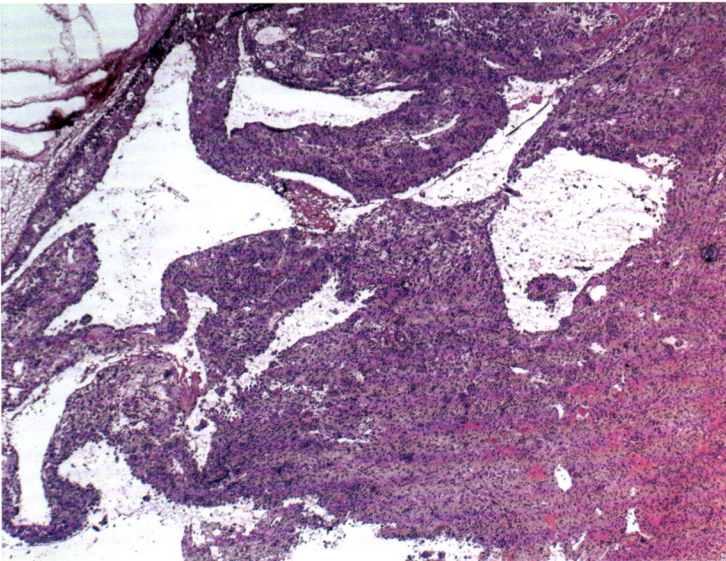

图 5.7　低倍镜显示由纤维网分隔的大量腔隙

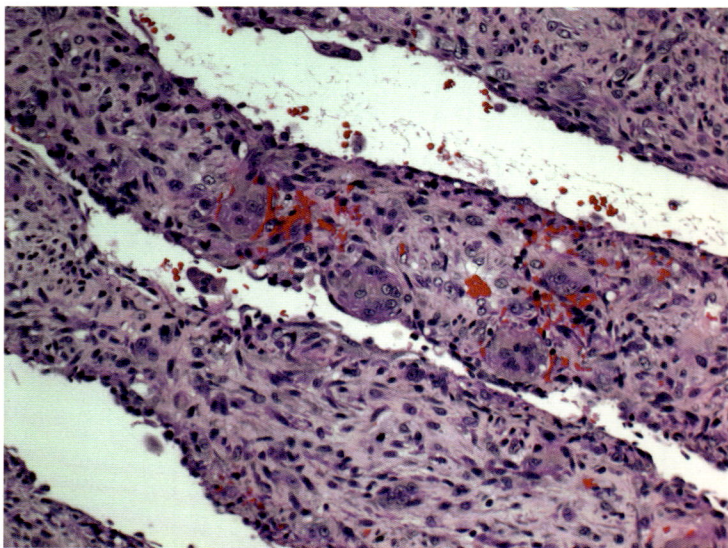

图 5.8　高倍镜下，纤维母细胞、单核细胞群和破骨细胞样巨细胞相混杂。没有异型性

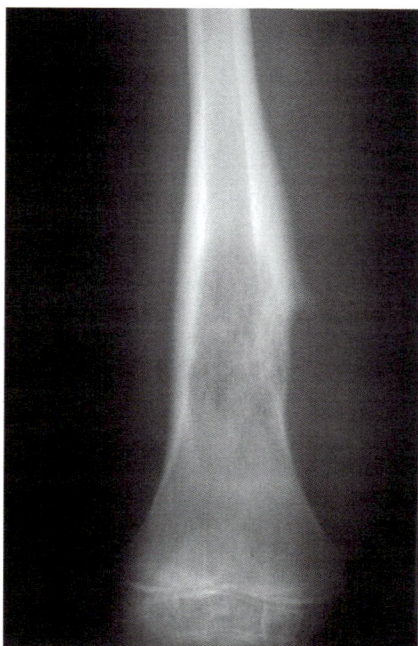

图 5.9　X 线片显示膨胀性骨病变伴矿化和骨膜反应

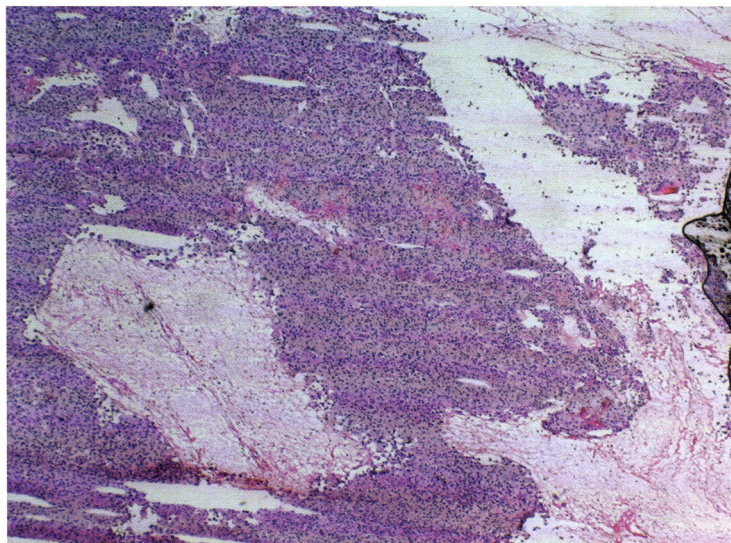

图 5.10　低倍镜显示囊腔和富于细胞的间隔，符合毛细血管扩张型骨肉瘤

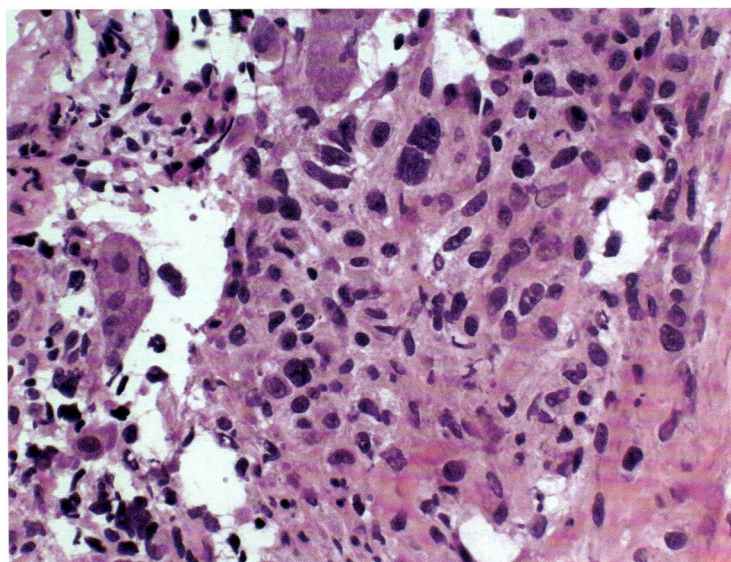

图 5.11　高倍镜显示核异型性。毛细血管扩张型骨肉瘤几乎不产生骨样基质

表 5.5 动脉瘤样骨囊肿和毛细血管扩张型骨肉瘤的鉴别特征

	动脉瘤样骨囊肿	毛细血管扩张型骨肉瘤
X 线片	膨胀性、溶骨性、囊性、多个液平	膨胀性、溶骨性、囊性、多个液平
高峰年龄	10～20 岁	10～20 岁
低倍镜	囊腔、网状、充满血液	囊腔、网状、充满血液
细胞	短梭形间质细胞、纤维母细胞	梭形至多角形间质细胞、多形性巨细胞
核	有时核活跃但形态一致	多形性、大小不一
核分裂	偶见正常核分裂象	非典型核分裂象
巨细胞	破骨细胞样，通常位于囊壁边缘	破骨细胞样，多形性
基质	可能存在反应性编织骨和板层骨	罕见纤细网状骨样基质
坏死	出血，但非肿瘤性坏死	肿瘤性坏死高度提示毛细血管扩张型骨肉瘤

表 5.6 根据骨肉瘤的解剖学部位和患病率总结了骨肉瘤的最常见亚型。

表 5.6 骨肉瘤的最常见亚型

解剖学部位		亚型	患病率（%）
髓内	普通型	骨母细胞	约 40%
		软骨母细胞	约 20%
		纤维母细胞	约 20%
	毛细血管扩张型		<4
	小细胞		1.5
	低级别中心性		1～2
皮质/表面	骨膜外		4
	骨膜		<2
	高级别表面		<1

5.5.3 骨髓病变

男性，18 月龄，左臂使用减少 1 周余。无全身症状。左前臂和肘疼痛，但无肿胀、红斑或温度增高。白细胞计数、C 反应蛋白和红细胞沉降率轻微升高。X 线片（图 5.12）显示破坏性尺骨近端骨髓病变，伴有骨膜反应。冰冻切片（图 5.13）显示包括嗜酸性粒细胞和单核组织细胞的混合性炎症细胞浸润。石蜡切片诊断为朗格汉斯细胞组织细胞增生症。X 线片

"骨髓病变"的鉴别诊断包括慢性骨髓炎、朗格汉斯细胞组织细胞增生症、尤因肉瘤、淋巴瘤和转移性病变。慢性骨髓炎可发生于任何年龄，血源播散性骨髓炎在儿童和免疫抑制的成人中最多见。朗格汉斯细胞组织细胞增生症和尤因肉瘤都是最常见于 30 岁以下年轻人，而转移性病变在 40 岁以上成人中更多见。组织学上，鉴别诊断分为小蓝细胞病变、混合性炎症性病变和转移性病变。小蓝细胞肿瘤需要做细胞遗传学和分子学研究，以进一步分类。慢性骨髓炎和朗格汉斯细胞组织细胞增生症都含有组织细胞和其他炎症细胞的混合性细胞群。朗格汉斯细胞有核沟，嗜酸性粒细胞呈双叶核，均为朗格汉斯细胞组织细胞增生症的特征性改变，但浸润的炎症细胞可能以中性粒细胞或淋巴细胞为主。碎片状死骨组织伴骨陷窝空虚、骨碎片边缘蓝灰褐色样改变及中性粒细胞浸润高度提示骨髓炎。实际工作中，当鉴别诊断为朗格汉斯细胞组织细胞增生症和骨髓炎时，应该做微生物培养。请比较以下病例。12 岁男性儿童，右手肿胀持续数周，无全身症状或发热。X 线片发现第四掌骨破坏性、基于骨髓的病变。冰冻切片也显示混合性炎症细胞浸润伴大量上皮样组织细胞和急性炎症细胞，并有极少芽生酵母菌，符合肉芽肿性骨髓炎，随后检出北美皮肤芽生菌。朗格汉斯细胞组织细胞增生症和慢性骨髓炎的特征比较见表 5.7。

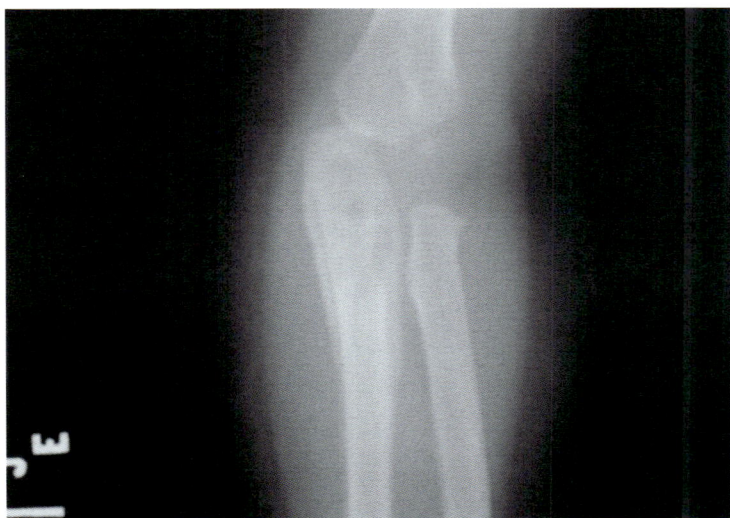

图 5.12　**X 线片示尺骨近端的骨髓病变，伴骨膜反应**

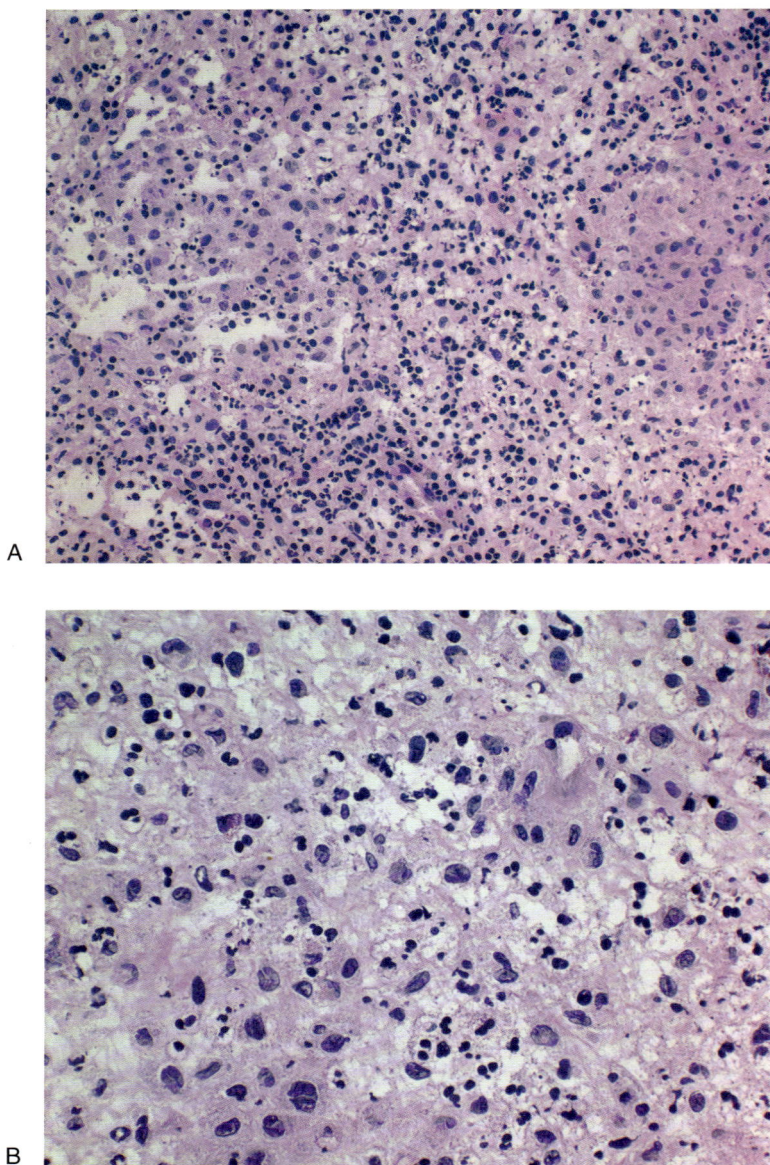

图 5.13　A. 低倍镜显示成片单核组织细胞和炎症细胞。染色不佳未能显示嗜酸性粒细胞的颗粒，但是双叶核为其特征；B. 高倍镜显示朗格汉斯细胞组织细胞增生症的特征性核沟

表 5.7 朗格汉斯细胞组织细胞增生症和慢性骨髓炎的鉴别特征

	朗格汉斯细胞组织细胞增生症	慢性骨髓炎
X 线片	髓内界限欠清的溶骨性骨干病变；通常为颅面骨	髓内界限不清的溶骨性骨干病变；极少累及颅面骨
高峰年龄	<30 岁	血源性播散更常见于儿童
低倍视野	炎症细胞和单个核细胞混合性浸润	炎症细胞和单个核细胞混合性浸润；死骨
细胞	朗格汉斯细胞、嗜酸性粒细胞，有时以中性粒细胞或浆细胞为主	中性粒细胞、淋巴细胞和浆细胞；有时有显著的组织细胞浸润或肉芽肿
细胞核	有核沟的朗格汉斯细胞，双叶核的嗜酸性粒细胞	肾形巨噬细胞
核分裂象	不显著	不显著
巨细胞	可能有朗格汉斯细胞组成的巨细胞，核相似	破骨细胞，异物巨细胞（慢性，真菌）或朗格汉斯细胞（结核）
基质	除骨折或边缘反应外，无骨样基质	可有死骨和骨改建

在成人，溶髓病变的鉴别诊断包括淋巴瘤、骨髓炎和最重要的转移性病变。举例说明：61 岁女性，膝关节附近急性发作性疼痛。影像学显示骨折，穿过股骨远端干骺端侵袭性病灶，随后行开放活检。最初送检组织的冰冻切片显示骨样基质区域，伴显著的骨母细胞增生并环绕骨样基质；软骨样基质区域显示细胞密集、核增大和核异型性；纤维组织伴反应性纤维母细胞（其核圆胖）、慢性炎症和血管增生（图 5.14 和 5.15）。这些表现可

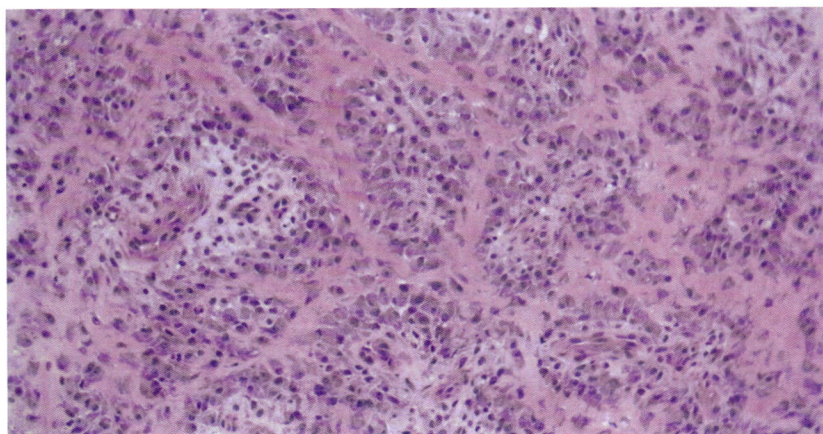

图 5.14 **骨样基质形成宽大的骨缝，并有显著的骨母细胞**

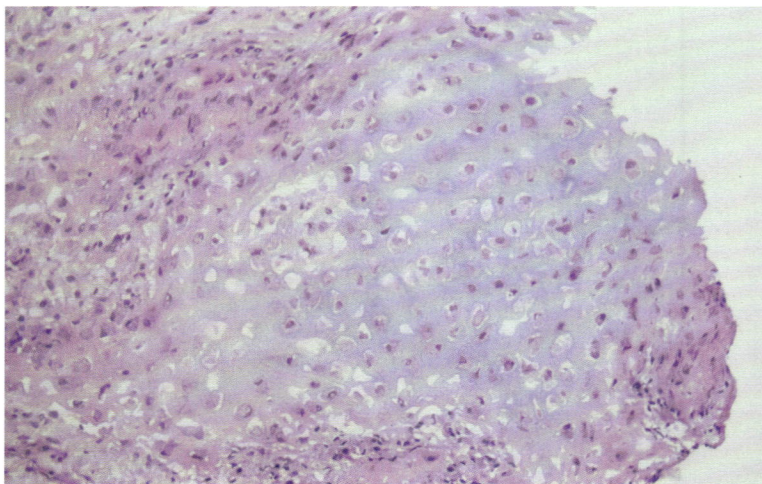

图 5.15　**软骨样基质伴明显的核异型性**

能提示恶性病变，如软骨肉瘤或成软骨性骨肉瘤。然而，考虑到病变呈分区结构、X线片表现和临床病史，发给手术医师的冰冻报告是骨折骨痂。第二次更深部组织的冰冻切片和印片显示簇状和微滤泡状非典型上皮细胞（图 5.16）。冰冻切片符合转移性甲状腺癌（图 5.17）。这个病例强调：骨

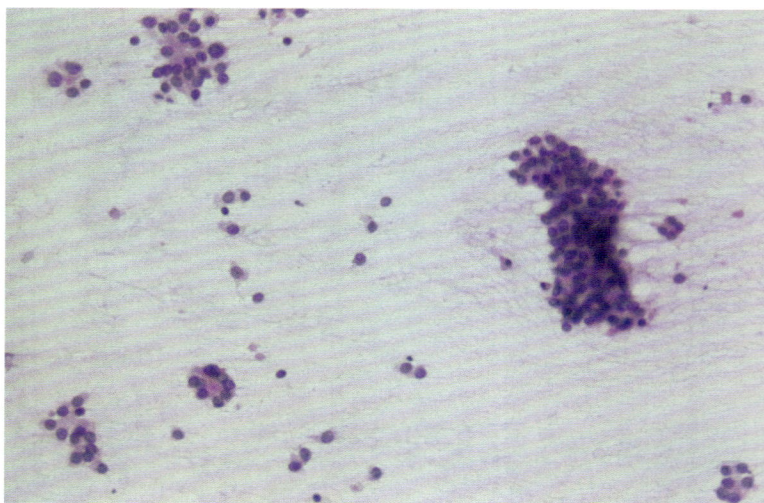

图 5.16　**印片显示上皮细胞形成簇状和微滤泡状结构**

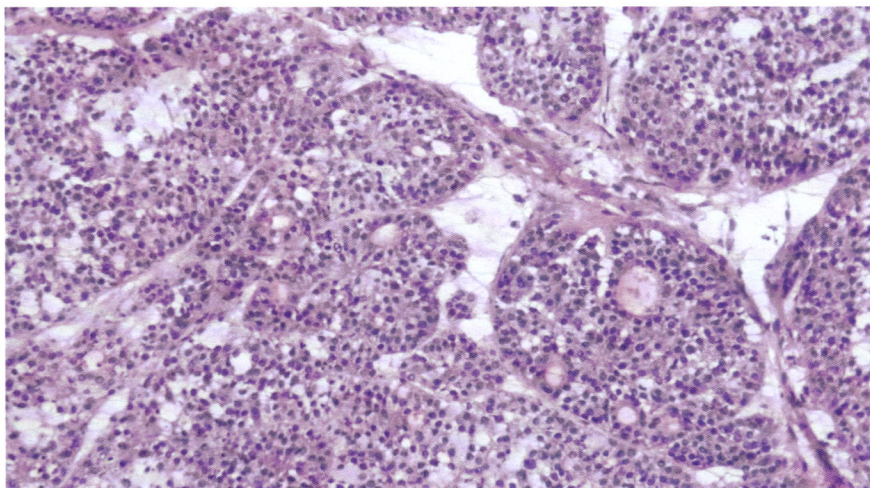

图 5.17　低倍镜显示高分化甲状腺癌的典型特征

折骨痂中见到的严重的反应性非典型增生的解读非常困难，并且，手术医师最初送来的标本对真正的病变来说可能太表浅。

骨转移常伴骨折，骨折产生继发性修复改变，往往使得组织学图像变得更加复杂。第一次冰冻送检组织通常为骨膜、骨痂和前驱骨痂，可能需要进一步取样做冰冻切片和接触印片才能确定其深部的潜藏病变。大多数癌具有特征性上皮分化（腺体形成、细胞黏附性、细胞间桥、角化形成或产生黏液），与原发性骨肿瘤容易鉴别。然而，低分化癌必须与淋巴瘤、恶性黑色素瘤或肉瘤相鉴别。伴有梭形细胞形态的原发性骨肿瘤的鉴别诊断也要考虑肉瘤样癌；10% 的肾细胞癌发生肉瘤样分化。原发性骨病变也可能类似上皮性肿瘤，尤其是上皮样血管内皮瘤或上皮样血管肉瘤。

冰冻切片识别淋巴瘤有助于分配尚未固定的组织，以用于适当的辅助研究。举例说明，一名 77 岁男性，股骨颈病理性骨折，X 线片显示溶骨性病变（图 5.18）。冰冻切片显示不典型细胞群，胞质稀少，分叶核，高度怀疑淋巴瘤（图 5.19）。进一步检查诊断为大 B 细胞淋巴瘤，PET 显示患者腹膜后淋巴结肿大。分叶核明显的 B 细胞淋巴瘤的主要鉴别诊断是低分化癌。

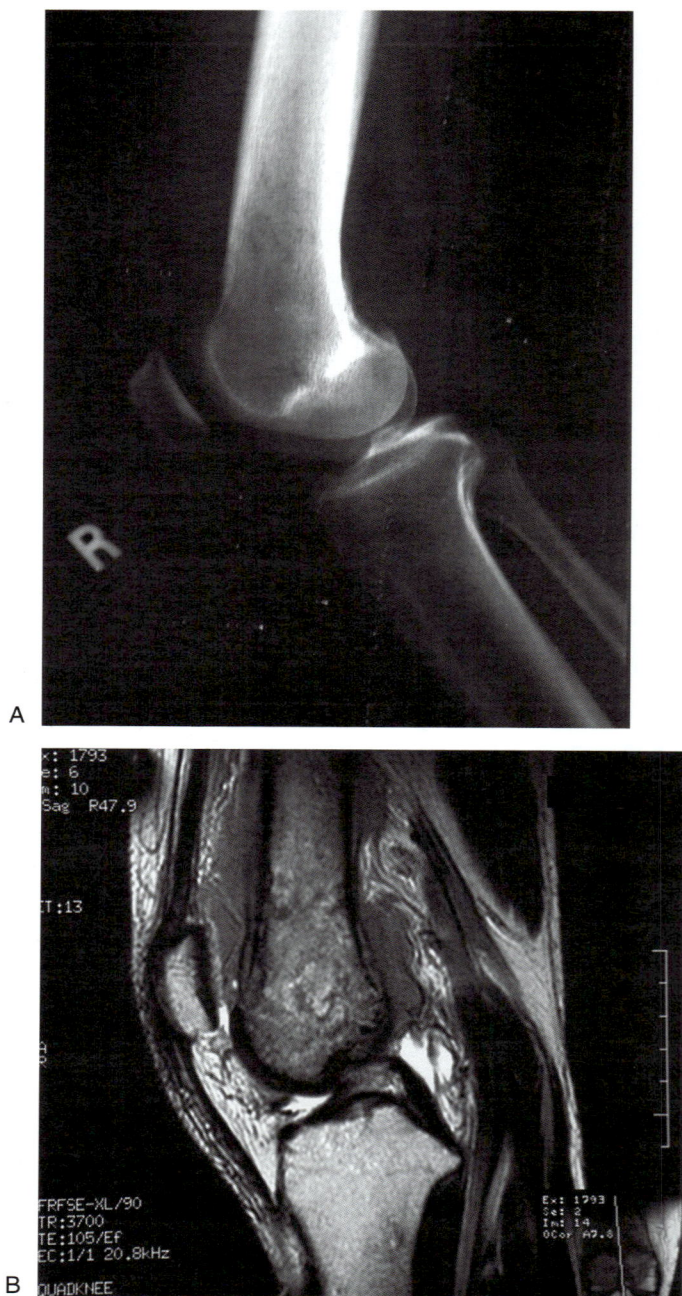

图 5.18　A. X 线片显示股骨近端的溶骨性病变；B. MRI 显示溶骨性病变伴有骨折，骨折呈界限欠清的斑驳样特征

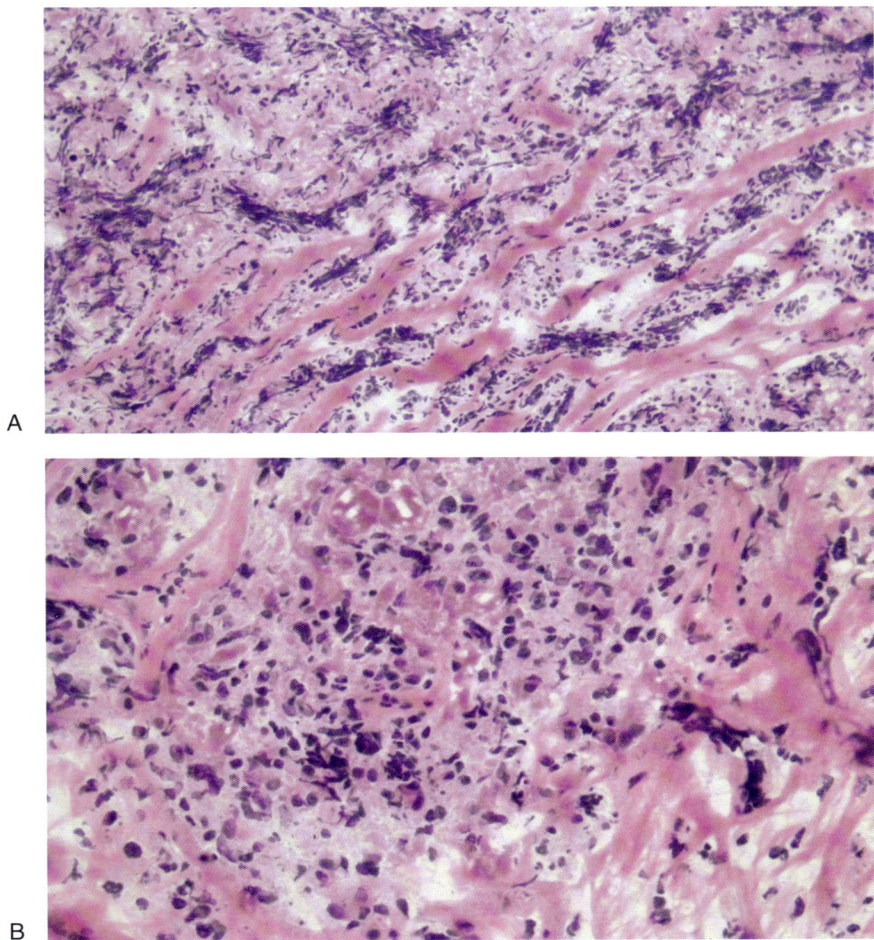

图 5.19　A. 低倍镜显示条索状结构，大多数细胞受挤压而破碎（位于成束的嗜酸性物质之间）。很难判断嗜酸性物质是致密胶原还是骨样基质；B. 高倍镜显示单一细胞群，细胞中等大小，伴有分叶核，胞质稀少

5.5.4　软骨性病变

　　52 岁女性，最近出现右侧股骨远端发作性疼痛。X 线片显示界限不清的骨髓病变伴骨皮质侵蚀（图 5.20）。冰冻切片显示软骨细胞轻度增生（图 5.21），可见陷入其中的原有板层骨（图 5.22），符合软骨肉瘤的浸润性边缘。

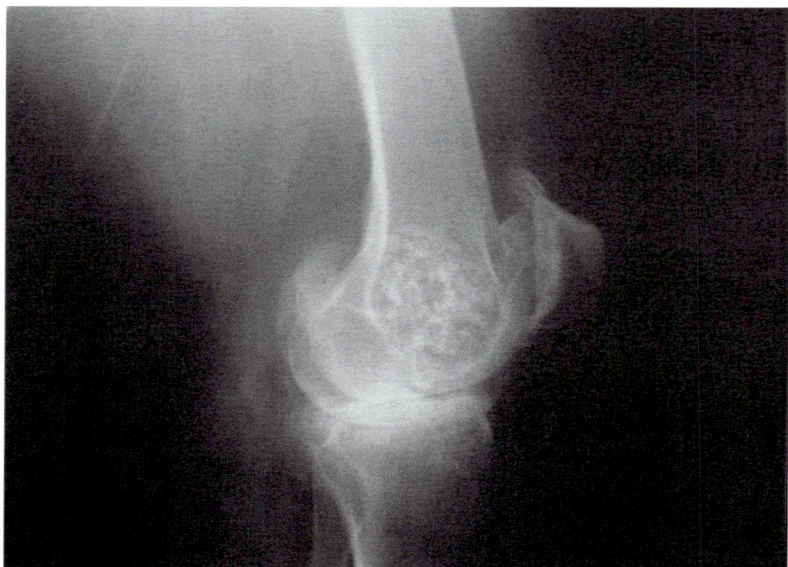

图 5.20　中心溶骨性病变，矿化不明显，侵蚀骨皮质

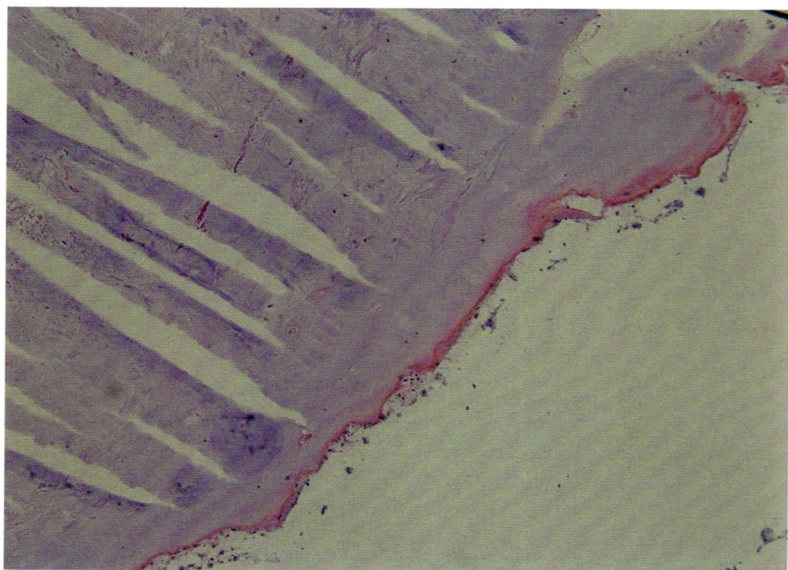

图 5.21　细胞密度较低的软骨性病变，伴浸润性边缘

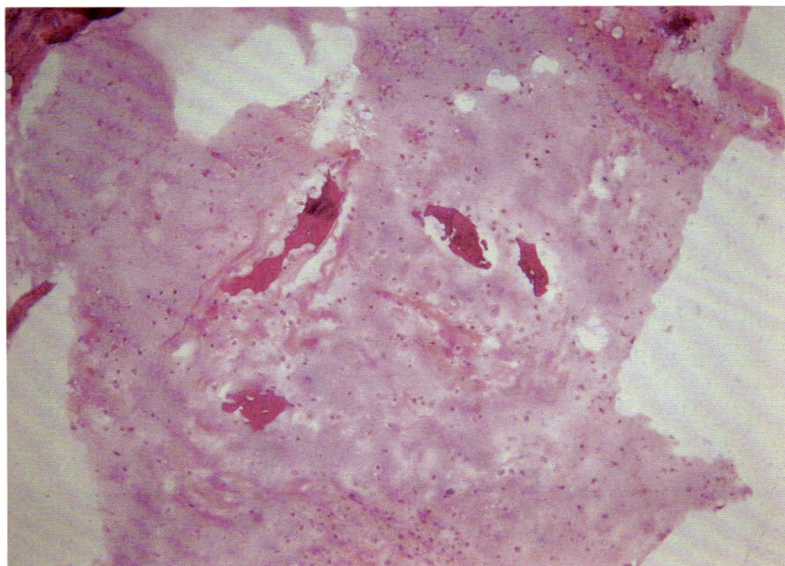

图 5.22　**原有板层骨陷入软骨细胞为软骨肉瘤的可靠特征**

　　通过冰冻切片鉴别诊断软骨肉瘤和内生软骨瘤必须全面考虑临床病史、症状、X 线片、部位和术中印象。关于软骨性病变要注意以下几个原则。

　　（1）无症状的软骨性病变通常为良性。

　　（2）手足小骨的软骨性病变都是良性（细胞可能丰富和具有异型性，如果在其他部位则足以诊断软骨肉瘤 Ⅱ ~ Ⅲ级），除非确有恶性证据。

　　（3）小灶软骨性病变和 30 岁以下年轻患者的软骨性病变几乎总是良性。

　　（4）伴有黏液样间质的软骨性病变很可能为恶性。

　　（5）出现坏死性软骨（无骨折时）通常提示恶性。

　　（6）浸润性生长并有陷入的原有板层骨为软骨肉瘤的诊断特征。

　　（7）膨胀性生长，没有陷入的原有板层骨，很可能提示内生软骨瘤。

　　（8）软骨小叶的边缘有板层骨环绕很可能提示良性病变。

　　内生软骨瘤和软骨肉瘤特征的比较见表 5.8。

表 5.8　内生软骨瘤和低级别软骨肉瘤的特征

	内生软骨瘤	低级别软骨肉瘤
年龄组	青少年至老年	多为 50 岁以上
症状	通常无症状，偶然发现；如疼痛，常伴骨折	进行性疼痛，夜间痛，肿块
分布	手足部、股骨、肱骨、胫骨	骨盆、股骨、肱骨、肋骨、肩胛骨
部位	骨干、干骺端；骨骺病变不常见	同左
大小	通常 ≤ 6 cm	更大
低倍镜	软骨岛伴边缘骨化形成板层骨，没有陷入的原有板层骨	浸润性生长，有陷入的原有板层骨，浸润中央管，纤维束分隔形成小叶
细胞密度	细胞密度低；小于 25 个/HPF（400×）可能为良性	不定；若大于 100 个/HPF（400×）可能为恶性
核分裂象	小于 1/50HPF	大于 2/50HPF
X 线片	界限清晰，伴云雾状钙化；无皮质侵蚀；无骨膜蔓延	界限欠清，可能有骨膨大，皮质呈扇形，有骨膜反应
基质	玻璃样变，非黏液样	可能呈黏液样
细胞学	小核	异型性，核仁显著

5.5.5　关节置换史和感染的评估

62 岁男性，膝关节置换术后 8 年余，表现为假体松散和骨干周围再吸收。手术医师将假体周围的纤维组织多次送检，要求进行"中性粒细胞计数"。

假体关节已经松散或 X 线片显示骨再吸收证据，需要手术置换，手术医师通常要求术中冰冻切片计数中性粒细胞。假体纤维膜内出现中性粒细胞聚集与感染有关，如果存在感染，手术医师先取出假体并用抗生素治疗，再置入新的假体关节。关于每个高倍视野（HPF）中性粒细胞的数量，历史上不同的作者采用了不同的标准，从大于 1/HPF 到大于 5/HPF。目前一致认为，在至少 5 个单独的显微镜视野中，至少有 5 个中性粒细胞/HPF[32-35]。纤维素和表面炎症性渗出物，以及毛细血管内边集的中性粒细胞都不计数（图 5.23 ~ 5.25）。伴有活动性类风湿性关节炎的患者无法准确计数。巨噬细胞和淋巴细胞均不计数，中性粒细胞与巨噬细胞的区分非常困难。冰冻切片中最可靠的辨认中性粒细胞的标准为核叶之间的明确缢缩，而非扭曲核。

最近的一项回顾性研究，来自 2017 年进行的冰冻切片组织学与肌肉骨骼感染学会（MSIS）制定的诊断金标准之间的比较。MSIS 标准需要检测一组指

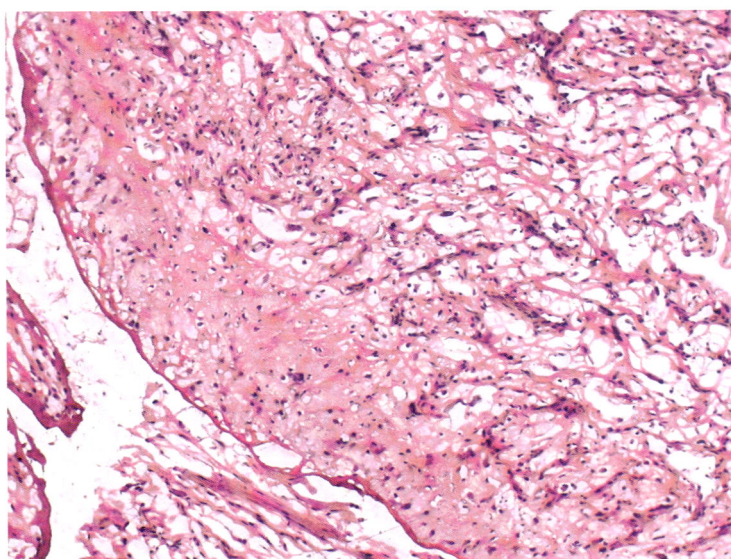

图 5.23　关节假体的纤维膜

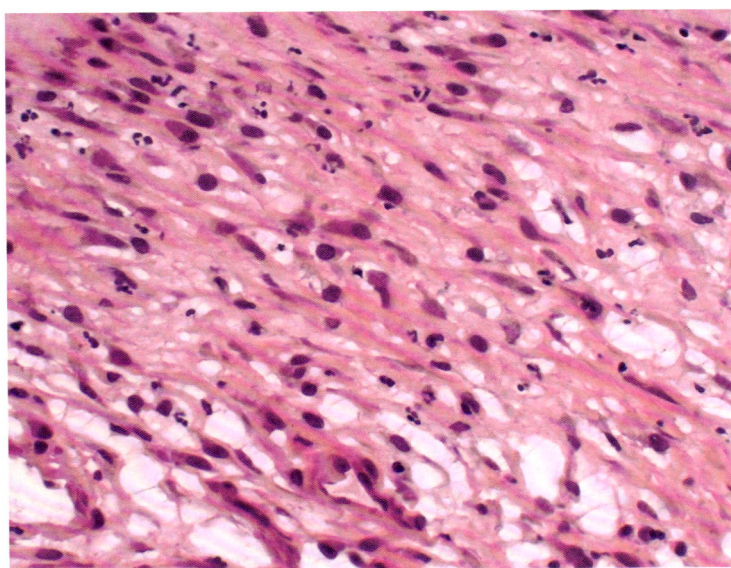

图 5.24　关节假体的纤维膜，可见中性粒细胞浸润

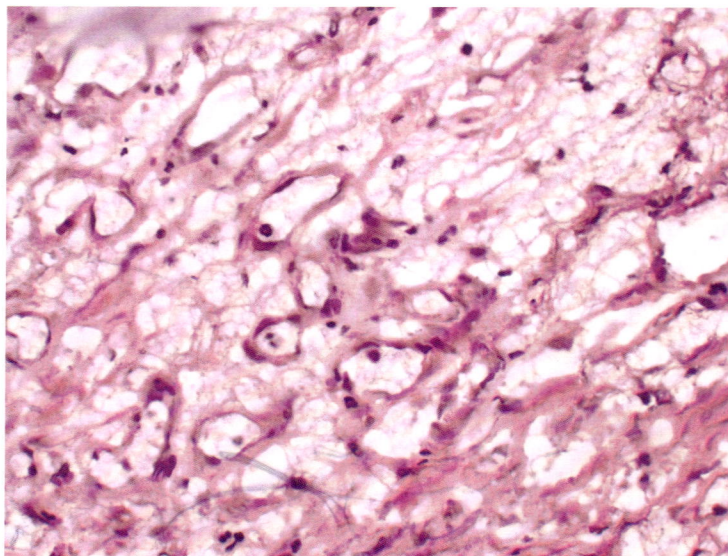

图 5.25　**毛细血管内中性粒细胞边集可能因外科手术操作所致，不要计数**

标，在术中决策时无法实施。该研究显示，使用改良的 Mirra 标准（至少 3 个高倍视野中至少 5 个中性粒细胞），由一名有经验的病理医师评估，与金标准匹配比较，冰冻切片组织学具有高度特异性（99%）和中度敏感性（74%）。冰冻切片和石蜡切片之间的不一致率低，与石蜡切片组织学一样可靠[36]。

　　虽然脓毒性关节是导致人工关节植入失败的最常见临床问题，但全髋关节置换失败 / 植入失败的另一个重要因素是局部组织不良反应（ALTR）或金属碎片不良反应（ARMD）[37-42]。这些反应包括异物颗粒机械移位并进入关节腔、假体周围软组织的广泛炎症以及植入物周围骨骼的骨溶解。导致 ALTR 的最常见的植入物类别包括金属对金属（MoM）关节假体和非 MoM 关节假体（例如聚乙烯或陶瓷关节假体）[38,43]。主要的组织学模式取决于所用的材料和植入物的持续时间：①组织细胞为主；②混合性淋巴细胞和组织细胞伴或不伴超敏反应（嗜酸性粒细胞 / 肥大细胞 / 生发中心）；③结节病样肉芽肿为主；④淋巴细胞为主[41,43-45]。术前 MRI（如果可用）可识别炎症区域，并指导手术医师取样[38]。虽然冰冻切片可能无法获得特异性诊断，但对识别关节成形术后碎屑反应（ALTR/ARMD）是感染的临床混杂因素是有帮助的。在术中评估"中性粒细胞计数"时，鉴别诊断可能包括广泛的组织细胞和异物巨细胞对碎屑的反应。提供描述性诊断并特别注明中性粒细胞的缺乏（或相对缺乏）足以满足临床需要。虽然弥漫性腱鞘巨细胞瘤也可能包含在鉴别诊断中，但含铁血黄素相对缺乏、组织细胞内存在小的折光性颗粒碎屑以及巨细胞内存在较大的碎屑，应能明确诊断（图 5.26）。

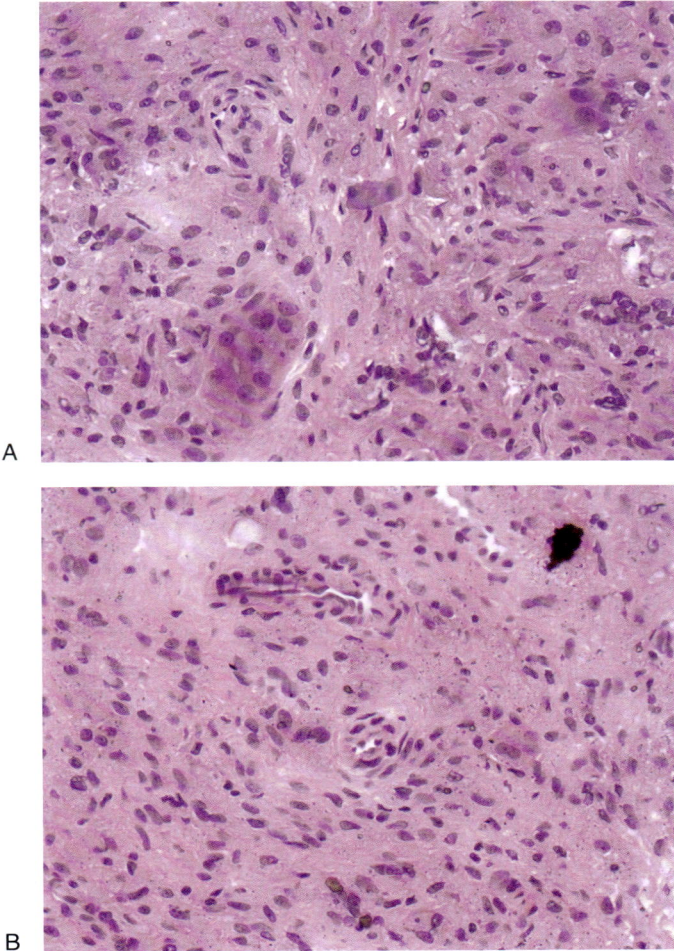

图 5.26　A. 弥漫性巨噬细胞浸润和巨细胞反应伴纤细的颗粒性碎屑；B. 新生血管和巨噬细胞浸润伴色素性折光性微颗粒和大颗粒；C. 极化的大颗粒位于多核巨细胞包围的腔隙中

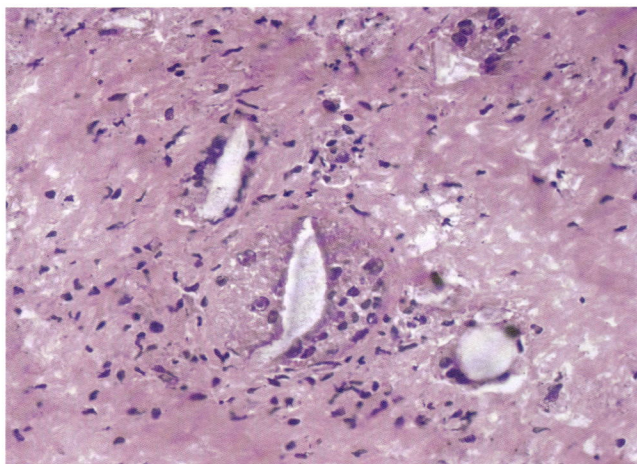

C

图 5.26 　（续）

5.6　总结

　　将临床、X 线片印象和形态学特征相结合，可以避免骨病变的冰冻切片误诊。全面理解手术医师做出术中决策的原则也很重要。如果对病变的性质有任何疑问，且可能危及对病变的最终处理，或如果临床、X 线片、病理学印象之间有任何不一致，都应该延迟诊断。

　　（SHIRAZ FIDAI，NICOLE A. CIPRIANI，PETER PYTEL　著；薛德彬　译）

参考文献

1. Brookes MJ, Chan CD, Baljer B, et al. Surgical advances in osteosarcoma. *Cancers(Basel)*. 2021;13(3):388.
2. Bhaker P, Mohan H, Handa U, et al. Role of intraoperative pathology consultation in skeletal tumors and tumor-like lesions. *Sarcoma*. 2014;2014:902104.
3. Simon MA. Current concepts review: Limb salvage for osteosarcoma. *J Bone Joint Surg Am*. 1988;70(2):307–310.

4. Bui MM, Smith P, Agresta SV, et al. Practical issues of intraoperative frozen section diagnosis of bone and soft tissue lesions. *Cancer Control.* 2008;15:7–12.

5. Unni KK. *Dahlin's Bone Tumors: General Aspects and Data on 11,087 Cases.* 5th ed. Lippincott-Raven; 1996.

6. Alhamdan HA, Alrifai OI, Shaheen MF, et al. Bone infarct transformation into undifferentiated pleomorphic sarcoma in sickle cell disease: A case report. *Int J Surg Case Rep.* 2020;77:243–248.

7. Rougraff BT, Kneisl JS, Simon MA. Skeletal metastases of unknown origin: A prospective study of a diagnostic strategy. *J Bone Joint Surg Am.* 1993;75(9):1276–1281.

8. Peabody T. The rodded metastasis is a sarcoma: Strategies to prevent inadvertent surgical procedures on primary bone malignancies. *Instr Course Lect.* 2004;53:657–661.

9. Shenoy R, Pillai A, Reid R. Tumours of the hand presenting as pathological fractures. *Acta Orthop Belg.* 2007;73:192–195.

10. Ortiz EJ, Isler MH, Navia JE, et al. Pathologic fractures in children. *Clin Orthop Relat Res.* 2005;432:116–126.

11. Wagner LM, Neel MD, Pappo AS, et al. Fractures in pediatric Ewing sarcoma. *J Pediatr Hematol Oncol.* 2001;23:568–571.

12. Papagelopoulos PJ, Mavrogenis AF, Savvidou OD, et al. Pathologic fractures in primary bone sarcomas. *Injury.* 2008;39:395–403.

13. Mirra JM. Teaching case: Stress fracture versus osteosarcoma. In: Mirra JM, ed. *Bone Tumors: Clinical, Radiologic, and Pathologic Parameters.* Lea & Febiger; 1989:172–173.

14. Gutierrez K. Bone and joint infections in children. *Pediatr Clin North Am.* 2005;52: 779–794.

15. Letson D, Falcone R, Muro-Cacho CA. Pathologic and radiologic features of primary bone tumors. *Cancer Control.* 1999;6:283–293.

16. Meyer MS, Spanier SS, Moser M, et al. Evaluating marrow margins for resection of osteosarcoma: A modern approach. *Clin Orthop Relat Res.* 1999;363:170–175.

17. Rahman K, Siddiqui FA, Zaheer S, et al. Intraoperative cytology—role in bone lesions. *Diagn Cytopathol.* 2010;38(9):639–644.

18. Shah MS, Garg V, Kapoor SK, et al. Fine-needle aspiration cytology, frozen section, and open biopsy: Relative significance in diagnosis of musculoskeletal tumors. *J Surg Orthop Adv.* 2003;12(4):203–207.

19. Estrada-Villaseñr EG, Cedillo ED, González LML, et al. Accuracy of intraoperative consultation for bone tumors: Experience in an orthopedic hospital. *J Orthop Sci.* 2007; 12(2):123–126.

20. Miwa S, Yamamoto N, Hayashi K, et al. Diagnostic accuracies of intraoperative frozen section and permanent section examinations for histological grades during open biopsy of bone tumors. *Int J Clin Oncol.* 2021;26(3):613–619.

21. Miwa S, Yamamoto N, Hayashi K, et al. Accuracy of histological grades from intraoperative frozen-section diagnoses of soft-tissue tumors. *Int J Clin Oncol.* 2020;25(12): 2158–2165.

22. Singh VM, Salunga RC, Huang VJ, et al. Analysis of the effect of various decalcification agents on the quantity and quality of nucleic acid (DNA and RNA) recovered from bone biopsies. *Ann Diagn Pathol.* 2013;17(4):322–326.

23. Coleman RE. Skeletal complications of malignancy. *Cancer.* 1997;80(8 Suppl): 1588–1594.

24. Alers JC, Krijtenburg PJ, Vissers KJ, et al. Effect of bone decalcification procedures on DNA in situ hybridization and comparative genomic hybridization. EDTA is highly preferable to a routinely used acid decalcifier. *J Histochem Cytochem.* 1999;47(5):703–710.

25. Schrijver WA, van der Groep P, Hoefnagel LD, et al. Influence of decalcification procedures on immunohistochemistry and molecular pathology in breast cancer. *Mod Pathol.* 2016;29(12):1460–1470.

26. Choi SE, Hong SW, Yoon SO. Proposal of an appropriate decalcification method of bone marrow biopsy specimens in the era of expanding genetic molecular study. *J Pathol Transl Med.* 2015;49(3):236–242.

27. Gruchy JR, Barnes PJ, Dakin Haché KA. CytoLyt?fixation and decalcification pretreatments alter antigenicity in normal tissues compared with standard formalin fixation. *Appl Immunohistochem Mol Morphol.* 2015;23(4):297–302.

28. Gertych A, Mohan S, Maclary S, et al. Effects of tissue decalcification on the quantification of breast cancer biomarkers by digital image analysis. *Diagn Pathol.* 2014;9:213.

29. Maclary SC, Mohanty SK, Bose S, et al. Effect of hydrochloric acid decalcification on expression pattern of prognostic markers in invasive breast carcinomas. *Appl Immunohistochem Mol Morphol.* 2017;25(2):144–149.

30. Miquelestorena-Standley E, Jourdan ML, Collin C, et al. Effect of decalcification protocols on immunohistochemistry and molecular analyses of bone samples. *Mod Pathol.* 2020;33(8):1505–1517.

31. Filippo G, Charlene G, Rachel P, et al. Validation of EDTA decalcification for clinical Molecular Next Generation Sequencing (NGS) studies. Abstracts from USCAP 2021: Pathobiology and Emerging Techniques (891–902). *Mod Pathol.* 2021;34(Suppl 2): 1209–1224.

32. Mirra JM, Marder RA, Amstutz HC. The pathology of failed joint arthroplasty. *Clin Orthop Relat Res.* 1982;170:175–183.

33. Kanner WA, Saleh KJ, Frierson HF. Reassessment of the usefulness of frozen section analysis for hip and knee revisions. *Am J Clin Pathol.* 2008;130:363–368.

34. Pandey R, Drakoulakis E, Athanasou NA. An assessment of the histological criteria used to diagnose infection in hip revision arthroplasty tissues. *J Clin Pathol.* 1999;52:118–123.

35. Bémer P, Léger J, Milin S, et al. Histopathological diagnosis of prosthetic joint infection: Does a threshold of 23 neutrophils do better than classification of the periprosthetic membrane in a prospective multicenter study? *J Clin Microbiol.* 2018;56(9):e00536–18.

36. Kwiecien G, George J, Klika AK, et al. Intraoperative frozen section histology: Matched for musculoskeletal infection society criteria. *J Arthroplasty.* 2017;32(1):223–227.

37. Bitar D, Parvizi J. Biological response to prosthetic debris. *World J Orthop.* 2015;6(2):172–189.

38. Ricciardi BF, Nocon AA, Jerabek SA, et al. Histopathological characterization of corrosion product associated adverse local tissue reaction in hip implants: A study of 285 cases. *BMC Clin Pathol.* 2016;27:16:3.

39. Natu S, Sidaginamale RP, Gandhi J, et al. Adverse reactions to metal debris: Histopathological features of periprosthetic soft tissue reactions seen in association with failed metal on metal hip arthroplasties. *J Clin Pathol.* 2012;65(5):409–418.

40. Willert HG, Buchhorn GH, Fayyazi A, et al. Metal-on-metal bearings and hypersensitivity in patients with artificial hip joints. A clinical and histomorphological study. *J Bone Joint Surg Am.* 2005;87(1):28–36.

41. Campbell P, Ebramzadeh E, Nelson S, et al. Histological features of pseudotumor-like tissues from metal-on-metal hips. *Clin Orthop Relat Res.* 2010;468(9):2321–2327.

42. Athanasou NA. The pathobiology and pathology of aseptic implant failure. *Bone Joint Res.* 2016;5(5):162–168.

43. Perino G, Ricciardi BF, Jerabek SA, et al. Implant based differences in adverse local tissue reaction in failed total hip arthroplasties: A morphological and immunohistochemical study. *BMC Clin Pathol.* 2014;14:39.

44. Nawabi DH, Gold S, Lyman S, et al. MRI predicts ALVAL and tissue damage in metalon-metal hip arthroplasty. *Clin Orthop Relat Res.* 2014;472(2):471–481.

45. Burge AJ, Gold SL, Lurie B, et al. MR imaging of adverse local tissue reactions around rejuvenate modular dual-taper stems. *Radiology.* 2015;277(1):142–150.

第6章

女性生殖道

6.1 引言

妇科标本，特别是卵巢病变标本，是术中评估最常见的标本之一。由于尚无特异性技术可以在术前确定这些病变的性质，手术治疗严重依赖于术中冰冻切片诊断，这是患者发病率增加和生育能力丧失的重要因素。为了获得正确的术中诊断以充分指导手术治疗，除了对送检标本进行仔细的大体和组织学检查外，还要获知临床病史（包括个人和家族史）、人口统计学数据、术前影像学和血清学检查。

6.2 外阴

在早期的研究中，冰冻切片评估的外阴标本占所有妇科标本的2%~13%[1,2]。根据我们的经验，这些标本很少遇到，最常见的情形是鳞状细胞肿瘤或佩吉特病的切缘评估。高级别鳞状上皮内病变通常呈多灶性，获得阴性切缘具有挑战性。此外，斜切面和皮肤附属器受累可能会被误认为是浸润。对于佩吉特病，其累及范围通常超出临床异常区域，大体"正常"的切缘其实是阳性。此外，在冰冻切片上识别佩吉特细胞本身就很困难，据报道其假阴性率高达25%~43%[3-5]。因此，不建议对外阴标本进行常规冰冻切片评估。

6.3 阴道

原发性阴道肿瘤少见，所以冰冻切片很少遇到。一项研究指出，在术中诊断的所有妇科标本中，只有不到 0.01% 的标本来自阴道[1]。

6.4 宫颈

手术医师很少要求术中评估宫颈标本，最常见的是宫颈腺癌宫颈切除术中的子宫颈管切缘评估。目前已有 4 种检查子宫颈管切缘的方案，所有方案都具有良好的敏感性和阴性预测值[6]，这些方案在取材类型（正面朝上或垂直取材）和取材数量上有所不同[7-11]。国际妇科病理医师协会建议，精确的方法由病理医师与手术医师共同确定[6]。无论采用何种方案，必须明确地报告浸润性和原位腺癌的切缘为阳性或阴性，并注明病变与切缘的距离（如适用）。需要注意的是，输卵管化生、子宫内膜异位症或子宫下段腺体，它们在组织学上都类似于浸润性或原位腺癌。

6.5 子宫内膜

子宫切除术加双侧输卵管–卵巢切除术是子宫内膜癌的默认初始治疗方法，通常采取术前子宫内膜活检或刮除术进行诊断。是否需要进一步手术分期，特别是区域（盆腔和主动脉旁）淋巴结清扫，取决于诊断时患子宫外疾病的风险。术前诊断为高级别癌（即子宫内膜浆液性癌、透明细胞癌、FIGO 3 级子宫内膜样癌和癌肉瘤）通常进行手术分期，一般不需要术中冰冻切片评估。然而，术前诊断为低级别子宫内膜癌（即 FIGO 1 级和 2 级子宫内膜样癌）的病例，在诊断时存在子宫外疾病的可能性很小，术中如果发现与淋巴结受累和（或）子宫外扩散的可能性增加相关的特征，则进行淋巴结清扫的手术分期。值得一提的是，前哨淋巴结取样作为低级别子宫内膜样癌手术治疗的一部分已被广泛接受，总体上子宫内膜癌的冰冻切片评估越来越少见。

研究表明，低级别子宫内膜样癌的最大径小于 2 cm，侵袭不到 50% 的子宫肌层厚度，没有淋巴管血管浸润的证据，也没有术中浆膜 / 子宫外疾病的证据，其淋巴结转移的风险为 5%，5 年总体癌症相关生存率和无复发生存率分别为 97% 和 96%[12]。在这些病例中，进行局部淋巴结清扫的并发症风险（主要是下肢淋巴水肿）大于获益，不建议额外分期。当然，存在上述危险因素会增加子宫外疾病的可能性，进行一定程度的区域淋巴结取样可能是有益的。

6.5.1　大体评估

先评估浆膜和附件，确定有无明显的病变。如有，可进行冰冻切片，以确定这些病变是否真正代表转移癌，这表明手术时存在子宫外疾病，随后应进行适当的分期程序。在没有浆膜或附件疾病的情况下，下一步包括涂抹墨水和对剖子宫，以暴露宫腔。应记录任何肉眼可见的子宫内膜病变的测量结果（尤其是与上述 2 cm 大小的截断值有关的结果），并将其作为冰冻切片诊断报告的一部分发送给外科医师。

间隔 0.5 cm 平行切开子宫壁的全层，检查横截面有无子宫肌层浸润的证据（图 6.1）。研究表明，大体检查和冰冻切片评估确定的子宫肌层浸润深度之间具有良好的相关性[13]。应对大体检查确定为子宫肌层浸润最深的区域进行取材及冰冻切片评估。

此外，还应大体检查肿瘤是否累及子宫下段并记录，尤其是子宫颈累及情况。如有累及，将子宫下段纵向切开，在子宫颈管的上方取材并进行冰冻切片，以评估是否存在子宫颈间质受累。子宫内膜癌累及子宫颈间质（而非黏膜）会使肿瘤的分期上升，并提示至少进行一定程度的局部淋巴结取样。

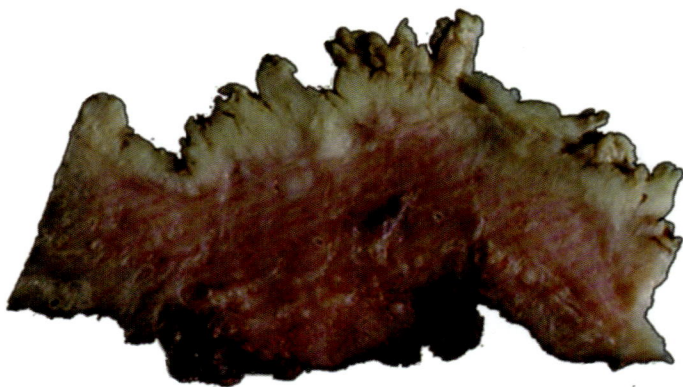

图 6.1　子宫的大体检查，以确定浸润深度。子宫已对剖，间隔 0.5 cm 切开。此切面显示浅肌层浸润

6.5.2　组织学评估

6.5.2.1　组织学类型和级别

如前文所述，手术医师很少要求进行术中冰冻切片来评估高级别子宫内膜癌。然而，由于子宫内膜取样问题可能会导致不明确的或错误的术前肿瘤分类和分级。虽然在冰冻切片上明确组织学亚型很困难，但在术前明确肿瘤的分类和分级很重要（图 6.2）。总的来说，研究表明，与石蜡切片相比，冰冻切片在确定肿瘤分类和分级方面的一致率达 95% 以上[14]。如果识别了高级别细胞异型性或广泛的实性生长的区域，可能提示较高级别成分，应予记录，以尽可能地指导外科治疗。

6.5.2.2　子宫肌层浸润

冰冻切片可能很难确定是否存在浅肌层浸润，特别是子宫肌层 – 内膜交界处不规则的病例。幸运的是，无子宫肌层浸润和浅肌层浸润（子宫肌层浸润厚度小于 50%）之间的差别不会改变病理肿瘤分期（两者均为 pT1a肿瘤），通常也不会改变患者的手术治疗。位于肿瘤前沿和下方肌层之间的子宫内膜间质或良性子宫内膜腺体应判读为子宫肌层 – 内膜交界处残留的未受累子宫内膜层，并应诊断为非肌层浸润性癌（图 6.3）。相反，存在浸

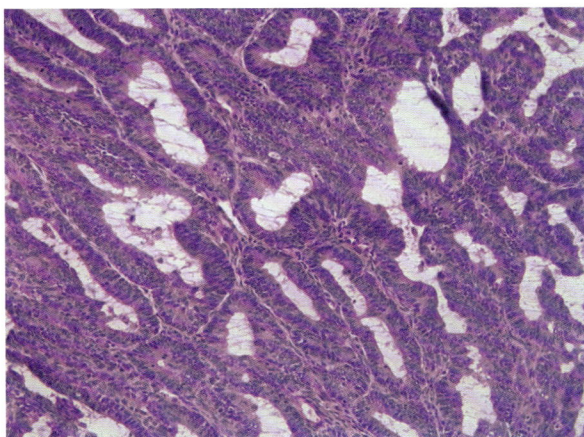

图 6.2　子宫内膜腺癌，子宫内膜样型，FIGO 1 级。管腔边界清晰，无高级别细胞异型性，腺体结构为主，无明显的实性生长模式，符合术前诊断

润性肿瘤细胞巢（通常伴有促结缔组织增生性间质反应）、子宫内膜内出现的癌与子宫肌层内出现的癌巢之间缺乏连续性，或子宫肌层中存在明显成角的恶性腺体和单个肿瘤细胞，都应判读为子宫肌层浸润（图6.4）。一旦确定子宫肌层浸润，冰冻切片诊断就要包括子宫肌层内最深处恶性腺体的深度（从子宫肌层－内膜交界处测量）以及该区域子宫肌层的总厚度。

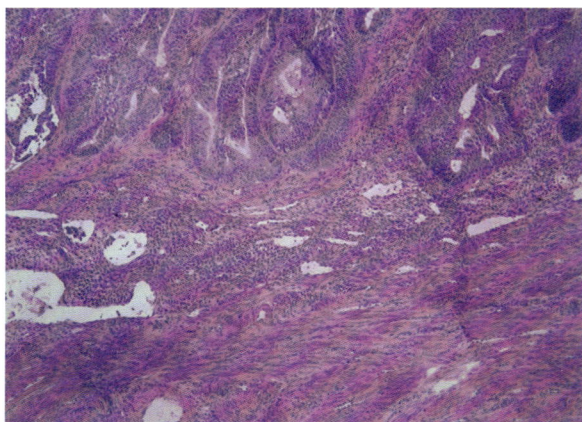

图6.3 非肌层浸润性子宫内膜腺癌，子宫内膜样型，FIGO 1级。有一束子宫内膜间质位于肿瘤前沿和下方子宫肌层之间，表明没有子宫肌层浸润

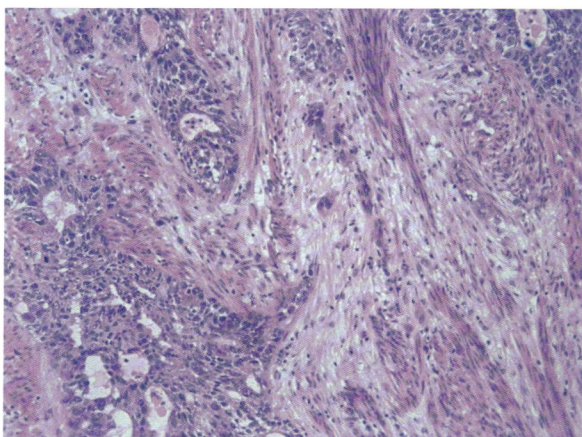

图6.4 浸润性子宫内膜腺癌，子宫内膜样型，FIGO 1级。子宫肌层内存在成角的恶性腺体和单个细胞，伴有促结缔组织增生性间质反应

在诊断肌层浸润性子宫内膜癌时，应始终考虑到子宫内膜癌合并子宫腺肌病的可能性。背景中存在未受累的子宫腺肌病，子宫肌层内的恶性腺体巢轮廓呈圆形，存在与恶性腺体相伴的子宫内膜间质和（或）良性子宫内膜腺体，以及缺乏促结缔组织增生性间质反应，这些特征倾向于癌合并腺肌病而非真正的肌层浸润性子宫内膜癌。

6.5.3 淋巴管血管浸润

在冰冻切片上确定淋巴管血管浸润可能具有挑战性，尤其是在某些子宫内膜癌病例中，肿瘤质脆易碎，通常导致组织被人为地"推入"血管腔内。因此，在冰冻切片明确诊断淋巴管血管浸润之前，必须非常谨慎，以避免过度诊断并导致随后不必要的手术分期。血管腔内存在多个肿瘤灶，特别是在子宫内膜样癌呈现微囊、细长和碎片（"MELF"）浸润模式时，应重点考虑是否存在真正的淋巴管血管浸润，并将此诊断写入冰冻切片报告中。

6.6 子宫肌层

通常只有在有快速生长的病史或影像学不典型时，才将肌瘤肿块送检术中评估。平滑肌瘤的一些变异型可能呈现一些令人担心的大体特征。例如，如果高度富于细胞，会出现质软的黄褐色切面[15]；如果梗死，会出现多个不相连的出血灶和囊肿形成（最常见于服用外源性孕激素的女性）[16]；绒毛叶状分隔性平滑肌瘤表现为红色大肿块伴"胎盘样"表现[17]；如果来自孕妇，则会出现红色变性。大体检查很难区分水肿性切面或黏液样 / 胶状切面；然而，水肿在"挤压"时会渗出稀水样液体，这是水肿性平滑肌瘤的特征，而不是黏液样间叶性肿瘤的特征。

偶尔，子宫和子宫旁血管中明显可见"蠕虫样"瘤栓（图 6.5），这一特征最常见于血管内平滑肌瘤病或低级别子宫内膜间质肉瘤[15,18]。子宫肌层中存在多个黄褐色软结节，是低级别子宫内膜间质肉瘤的较典型表现；但高度富于细胞的血管内平滑肌瘤病也可能会有类似的表现。另一个有助于区分两者的大体特征是累及子宫肌层的模式，低级别子宫内膜间质肉瘤

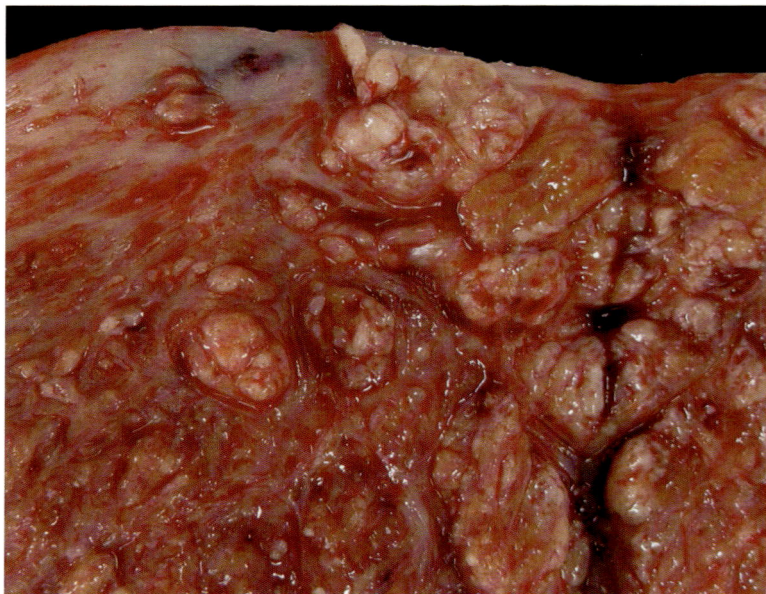

图 6.5　**低级别子宫内膜间质肉瘤。子宫肌层血管内存在"蠕虫样"瘤栓**

呈现较不规则的浸润，而血管内平滑肌瘤病呈圆形轮廓。

　　子宫肌层肿块大多数为平滑肌来源，冰冻切片通常可以观察到这种分化。与大体表现相似，变异型平滑肌瘤也可能表现出令人担心的显微镜下特征，包括高度富于细胞（高度富于细胞的平滑肌瘤）、出血和坏死区伴邻近核分裂象（卒中性平滑肌瘤），或由无细胞区分开的肿瘤细胞条索（水肿性平滑肌瘤）（图 6.6）。应注意识别所有非典型特征（核异型性、核分裂象增加、肿瘤细胞坏死），这些病例可诊断为"平滑肌瘤伴非典型"（图 6.7）。然而，如果这些非典型特征容易识别且范围广泛，则诊断为"高级别肉瘤"，并注明需要石蜡切片广泛取材、免疫组织化学和分子检测进一步确定分化类型（图 6.8）。虽然在冰冻切片上难以区分高级别子宫内膜间质肉瘤与其他高级别间质肉瘤，但低级别子宫内膜间质肿瘤可能因缺乏束状生长和存在小动脉网（而不是厚壁大血管）而与平滑肌瘤相区分。透明斑块的帮助不大，因为其在二者中均可见[18]。

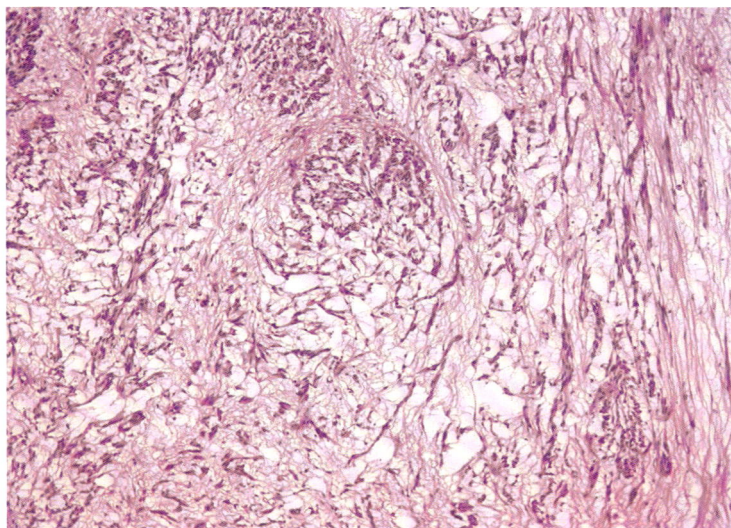

图 6.6 水肿性平滑肌瘤。水肿改变可能导致残余平滑肌细胞呈条索状

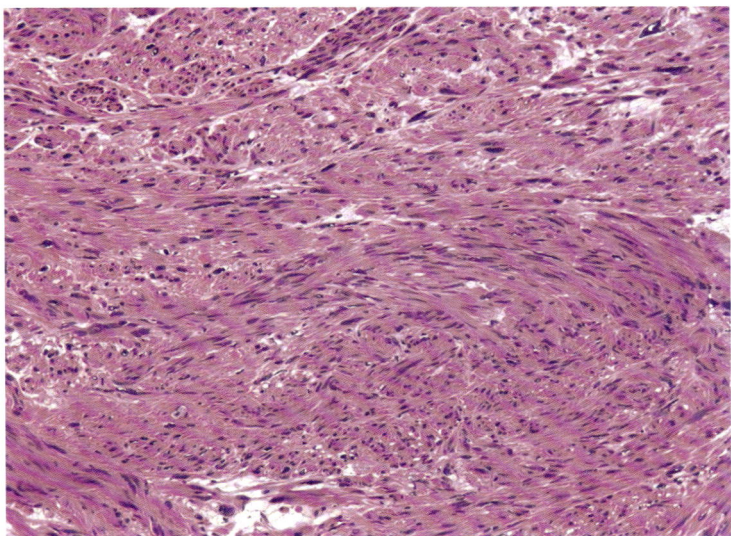

图 6.7 平滑肌瘤伴非典型。此平滑肌瘤显示散在的增大的深染核，冰冻切片评估倾向于平滑肌瘤伴奇异形核。然而，补充取材发现核分裂象增多和凝固性坏死，符合平滑肌肉瘤的最终诊断

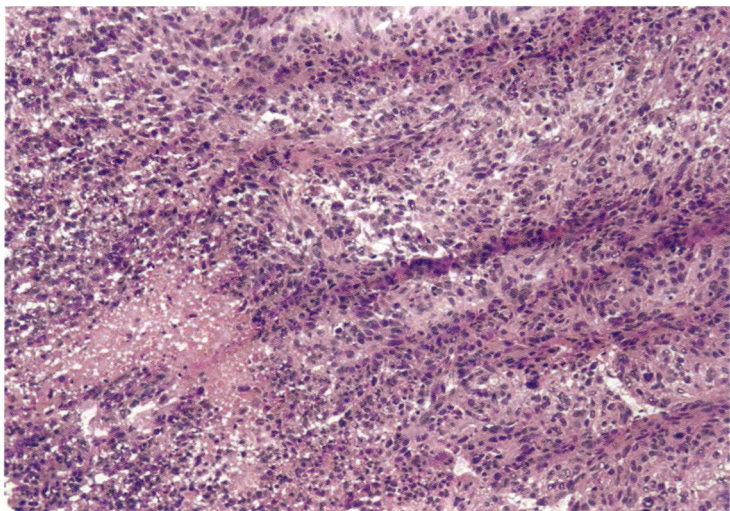

图 6.8　高级别肉瘤。高度富于细胞的肿瘤，具有明显的细胞异型性、凝固性坏死和明显的核分裂象（在本图中不明显），诊断为高级别恶性肿瘤，冰冻切片最符合平滑肌肉瘤。石蜡切片和免疫组织化学染色证实了该诊断

6.7　卵巢

　　卵巢 / 附件病变是术中会诊最常见的妇科标本。虽然其中大多数病变属于卵巢上皮性肿瘤类别（良性、交界性或恶性），但也有少数重要的类别，包括生殖细胞肿瘤、性索间质肿瘤和转移性肿瘤。由于术前血清学和影像学评估卵巢病变缺乏特异性，术中冰冻切片诊断往往可决定手术范围，后者可能包括单纯卵巢囊肿切除术、根治性子宫切除术、双侧输卵管卵巢切除术和肿瘤减灭术。因此，卵巢病变的术中诊断对患者具有重要的临床意义，包括生殖功能丧失、过早（医源性）绝经以及与广泛手术相关的并发症。

　　为了提供最准确的评估，最大限度地减少对患者造成严重不利后果的误诊可能性，术中评估卵巢病变需要整合所有可用的信息。患者年龄、既往病史（包括家族史和个人恶性肿瘤史，以及目前的高雌激素 / 雄激素症状）、术前血清标志物、单侧和双侧卵巢受累、肿瘤大小以及对病变的仔细大体评估等因素都是对冰冻切片组织学评估的有益补充。收集这些信息将

使病理医师在检查冰冻切片之前就在脑中形成潜在的鉴别诊断清单，从而可对病变进行更直接的组织学评估。最后，在大体评估过程中避免粗暴操作囊性病变的内表面，这一点很重要，因为这通常会导致囊肿内壁上皮脱落，从而难以准确描述病变。

6.7.1　卵巢上皮性肿瘤

上皮性肿瘤是卵巢发生的最常见的肿瘤性病变。根据肿瘤上皮的类型将其分为 5 大类（浆液性、黏液性、子宫内膜样、透明细胞性和移行上皮性），每种亚型根据其生物学行为进一步分为良性肿瘤、交界性肿瘤和恶性肿瘤。浆液性肿瘤是最常见的卵巢上皮性肿瘤。

6.7.1.1　浆液性肿瘤

良性浆液性肿瘤

浆液性囊腺瘤可发生于所有年龄段的患者，通常为单侧（约 20% 为双侧）发病。大体评估显示单房或多房囊肿，外表面光滑、有光泽。虽然大多数肿瘤含有透明的浆液，但少数肿瘤可能含有黏液性物质，类似黏液性病变。浆液性囊腺瘤常有薄而光滑的囊壁或间隔；大体评估可以判读为"良性单纯性囊肿"。浆液性囊腺纤维瘤的囊内壁或外壁可能存在小的宽基乳头；与交界性浆液性肿瘤的细小、多灶性乳头状突起相比，前者的乳头状突起通常更粗糙、更局限（图 6.9）。存在乳头状赘生物时，应取材并进行冰冻切片评估。

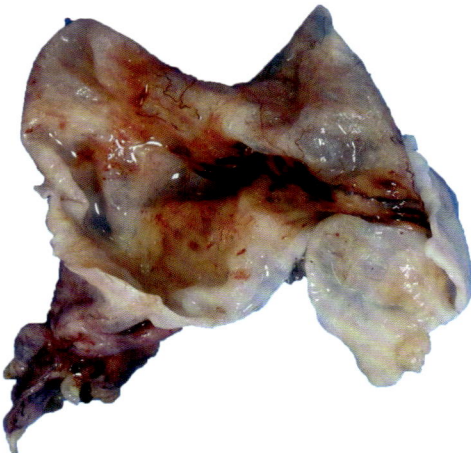

图 6.9　浆液性囊腺瘤。囊壁光滑的囊性病变，有小的宽基乳头状赘生物（右下角）

浆液性囊腺瘤的冰冻切片显示结构简单的囊肿，内衬纤毛立方细胞，常伴有插入细胞，类似于输卵管型上皮。某些病例中，上皮细胞可能明显变薄变扁平，未见纤毛；术中冰冻切片可以诊断为"良性单纯性囊肿"。浆液性囊腺瘤的乳头状赘生物由宽基的纤丝状突起组成，被覆单层柱状上皮，其组织学特征类似浆液性囊腺瘤（图6.10）。应该没有多级分支乳头形成的复杂结构，也没有核复层形成的上皮增殖；即使有，也应该是局灶性的，只占整个病变的一小部分。

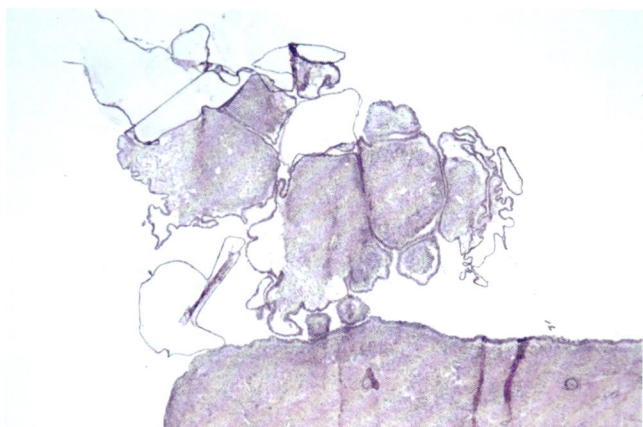

图6.10　**浆液性囊腺瘤。宽基乳头状突起，含有纤维性间质，内衬简单的输卵管型上皮，无上皮增殖**

交界性浆液性肿瘤

交界性浆液性肿瘤可发生于所有年龄段的患者，较常见于40～50岁患者，约50%的患者表现为双侧卵巢受累。大体上，这些病变的大小差异很大。与浆液性囊腺瘤相似，它们通常含有透明浆液，但也可能含有黏液。乳头状赘生物可能位于囊内壁或外壁，与浆液性囊腺瘤相比，其乳头状赘生物通常更纤细、更茂密、更弥漫（图6.11）。组织学检查，交界性浆液性肿瘤的赘生物表现为多级分支的乳头，被覆增殖性复层上皮细胞排列，上皮细胞含有不同的细胞表型，包括纤毛细胞、插入细胞和大的丛状嗜酸性细胞，这些细胞常脱落进入囊腔（图6.12和6.13）。一般只有轻度细胞异型性；如果存在重度细胞异型性和核分裂象增多，必须考虑高级别癌（高级别浆液性癌或透明细胞癌）伴交界性结构。

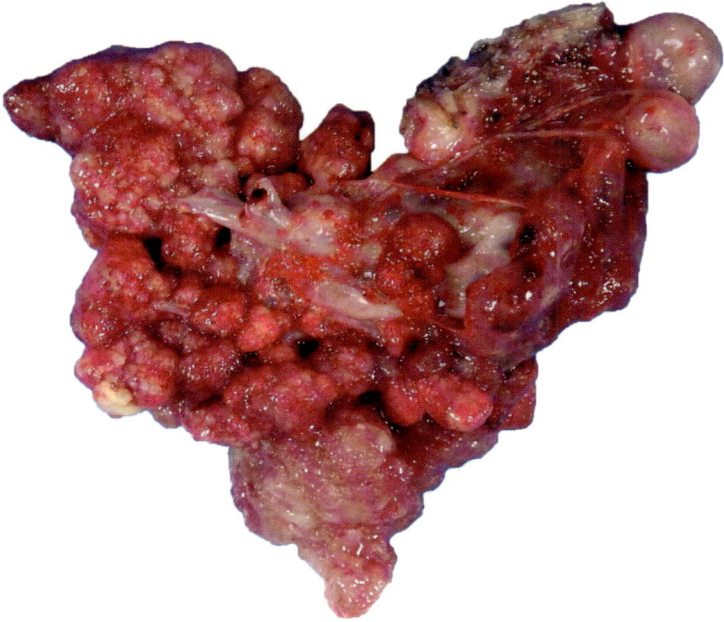

图 6.11　交界性浆液性肿瘤。卵巢病变的外表面被覆茂密的细小的乳头状赘生物

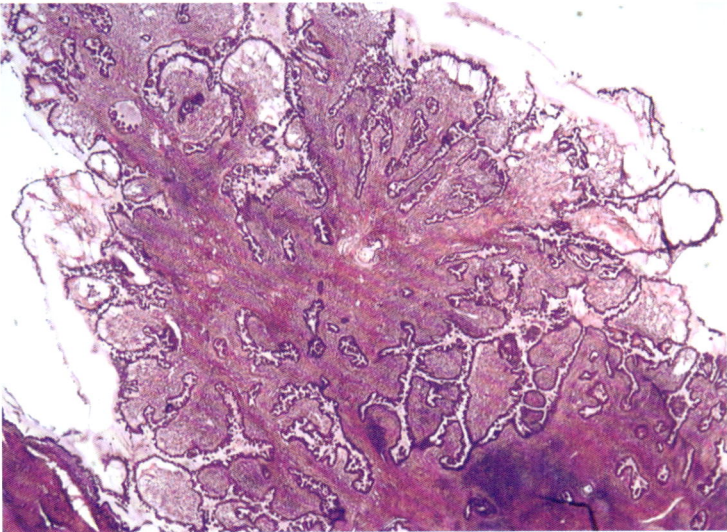

图 6.12　交界性浆液性肿瘤，低倍镜。多级分支乳头，被覆增殖性复层上皮细胞

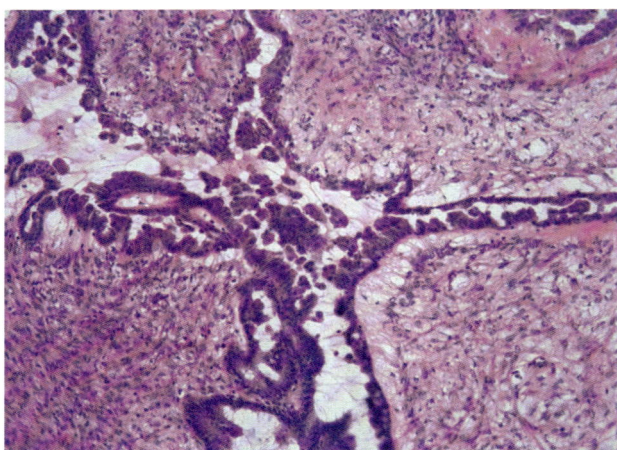

图 6.13　**交界性浆液性肿瘤。卵巢病变的外表面被覆茂密的细小的乳头状赘生物**

微乳头状交界性浆液性肿瘤和低级别浆液性癌

　　这两种肿瘤的大体形态学特征通常类似于普通的浆液性交界肿瘤，双侧卵巢受累的发生率较高。微乳头状交界性浆液性肿瘤的组织学评估显示，与普通浆液性交界肿瘤相比，其上皮增殖更复杂，特征是具有无分级的微乳头（定义为细长的乳头状突起，其长度至少是宽度的 5 倍）并形成筛状结构。虽然在普通交界性浆液性肿瘤中也可以看到局灶性筛状结构和微乳头结构，但诊断微乳头状交界性浆液性肿瘤需要含有这两种结构的区域的最大径超过 0.5 cm 或二者累及整个上皮的 10% 以上（图 6.14）。与普通交界性浆液性肿瘤相比，这两种结构的上皮呈现更单一的形态，有轻到中度的细胞异型性，局部可见明显核仁和少数核分裂象（图 6.15）。如果存在明显的细胞异型性、显著核仁和活跃的核分裂活性，应警惕高级别癌伴微乳头状 / 筛状生长模式的可能性。

　　浸润至下方卵巢间质内的微乳头状交界性浆液性肿瘤，应诊断为低级别浆液性癌。在低级别浆液性癌中，间质浸润的特点是存在陷入卵巢间质的微乳头和（不太常见）大乳头，在显示微乳头结构的病例中，常伴有促结缔组织增生反应。高倍镜下，细胞学特征类似于微乳头状交界性浆液性肿瘤，如有重度核异型性、显著核仁和大量的核分裂象应怀疑高级别癌。

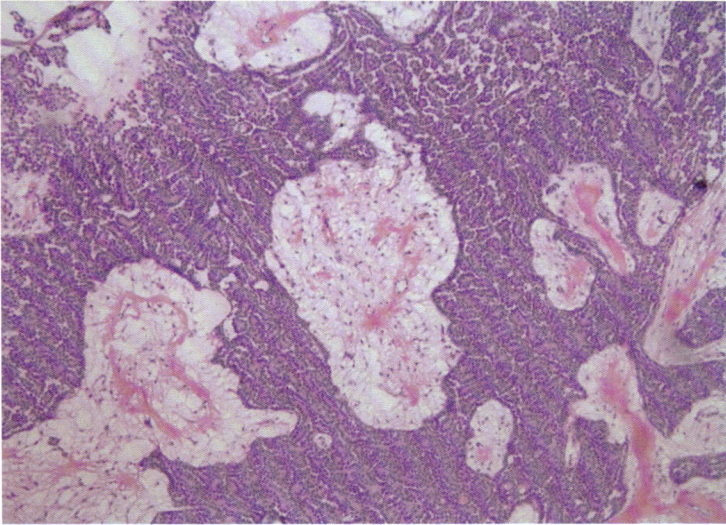

图 6.14 微乳头状交界性浆液性肿瘤，低倍镜。无分级的微乳头状结构

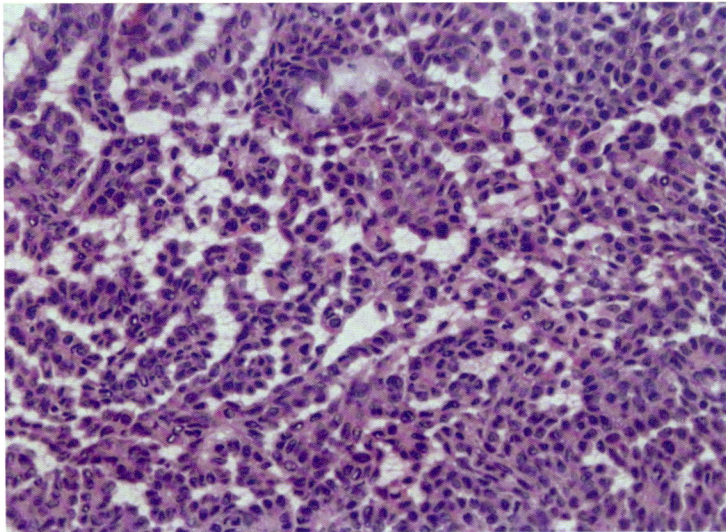

图 6.15 微乳头状交界性浆液性肿瘤，高倍镜。局灶性成角上皮细胞形成单一细胞群，轻到中度细胞异型性，局灶性明显核仁

高级别浆液性癌

高级别浆液性癌是卵巢发生的最常见的癌。常发生在绝经前后，但对于有乳腺癌和（或）卵巢癌家族史、乳腺癌个人史或已知种系 BRCA 突变史的年轻患者，也必须考虑这种诊断。通常存在双侧卵巢受累，以及卵巢外疾病的证据。大体评估通常显示实性病变，伴有不同程度的囊性变性、坏死和出血。显微镜下，高级别浆液性癌可显示广泛的结构谱系。典型的低倍镜下形态是乳头状结构为主伴沙砾体样钙化，也常表现为实性、腺性甚至移行细胞样结构，即所谓的"实性、假子宫内膜样和移行细胞模式（SET 模式）"[19]。正因为如此，对于具有低级别癌典型的低倍结构的高级别浆液性癌，为避免误诊，高倍评估是至关重要的。高级别浆液性癌中的肿瘤细胞表现为明显的核异型性和多形性，包括具有污浊样染色质、核仁突出、核分裂活跃和凋亡碎屑的大肿瘤细胞（图 6.16）。在处理腺体结构为主的病变时，如果高倍评估显示细胞异型性超出低级别子宫内膜样癌的预期，就不应诊断为低级别子宫内膜样癌。

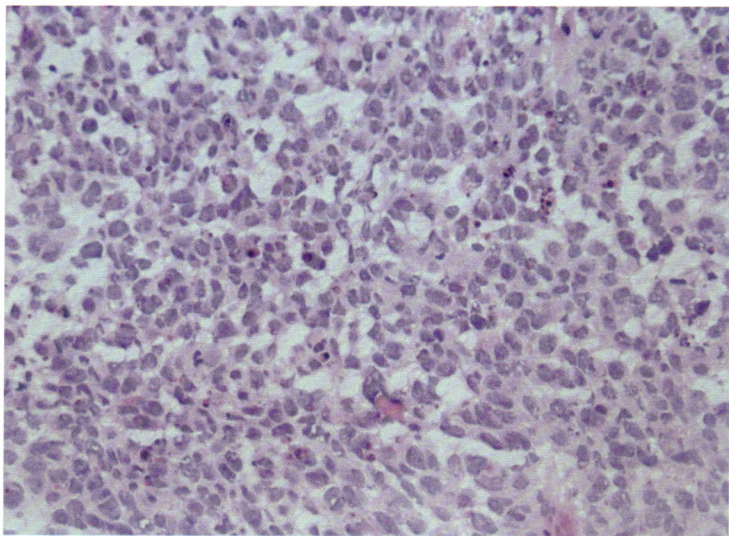

图 6.16　**高级别浆液性癌。黏附成片的明显异型性细胞，具有多形性、显著核仁、核分裂象和凋亡碎屑**

值得注意的是，尽管上文描述的特征可用于术中诊断高级别浆液性癌，但所有高级别卵巢癌的手术治疗都是相似的，术中评估时通常不需要明确肿瘤细胞类型特征。

6.7.1.2　黏液性肿瘤

卵巢黏液性肿瘤具有一些特殊性，导致术中评估令人困惑。一方面，卵巢原发性黏液性病变通常体积很大，但有明显的异质性；因此，需要仔细评估大体标本，选择最严重的病变部位进行取材，重点关注可能与背景明显不同的区域，这对正确诊断非常重要。另一方面，累及卵巢的转移性腺癌（来自子宫颈、结肠、阑尾、胃或胰胆管）类似于下文描述的任何卵巢原发性黏液性病变。在冰冻切片评估中，确定累及卵巢的黏液性病变是原发还是转移性疾病可能具有挑战性，但在手术管理方面至关重要。为了帮助区分，不仅要考虑病变的组织学特征，还要考虑患者病史、与手术团队的适当沟通（即在外科医师看来阑尾是否大体正常），以及肿瘤的大体特征（单侧或双侧受累、肿瘤大小、卵巢表面受累）（参见下文"累及卵巢的转移性肿瘤"）。

良性黏液性肿瘤

大多数黏液性囊腺瘤发生在 50 ~ 70 岁，通常为单侧。大体上，肿瘤的大小变化可以很大，但最大径 30 cm 或更大者并不少见。可以为单房或多房，通常含有黏稠的黏液物质（图 6.17）。组织学检查，这些病变显示单层

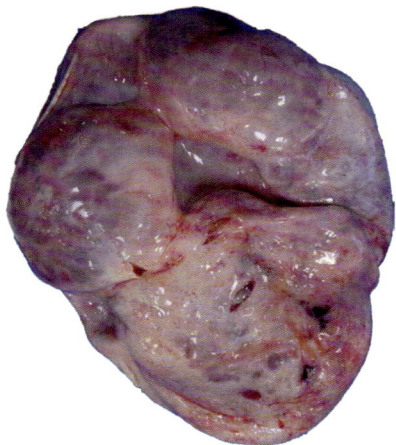

图 6.17　**多房性黏液性囊腺瘤。多囊性病变，表面光滑、有光泽**

细胞学温和的黏液细胞，可以具有胃肠道表型（较常见）或米勒管／宫颈管表型，核位于基底部，有胞质顶端黏液（图 6.18）。囊壁被覆上皮可能有不同程度的上下起伏，在没有真正上皮增殖的情况下，不应解读为交界性黏液性病变。此外，可能存在腺体破裂区域，通常表现为组织细胞性异物反应。

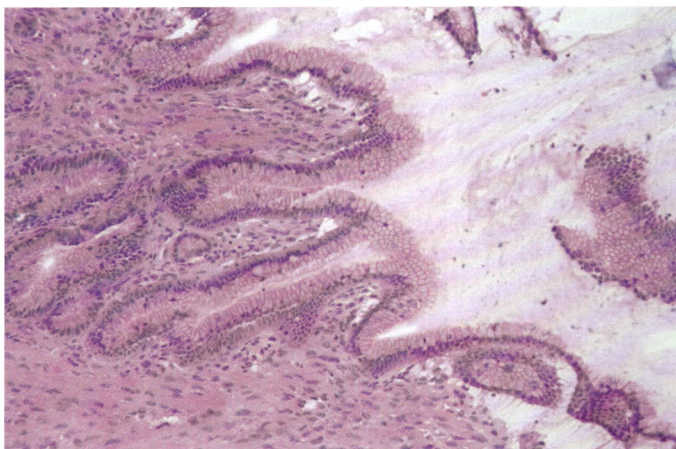

图 6.18　黏液性囊腺瘤。囊壁被覆上皮无细胞异型性。可能存在局灶性上下起伏，但没有真正的上皮增殖

与黏液性囊腺瘤相似，卵巢黏液性交界性肿瘤通常是单侧肿瘤，体积大，外表面光滑。大体检查通常显示含有黏液物质的多房囊肿。囊壁可能局灶性增厚，但黏液性交界性肿瘤通常不像交界性浆液性肿瘤那样常见特征性乳头状赘生物。组织学检查，上皮细胞通常表现为胃肠道表型。存在真正的上皮细胞增殖，特征为核复层化、簇状突起和胞质内黏液的局灶性减少和（或）消失（图 6.19）。上皮细胞增殖必须至少占整个上皮的10%，才能诊断为卵巢黏液性交界性肿瘤；因此，考虑到这些病变通常体积大且有固有的异质性，术中评估时根据代表性取材标本确定诊断可能很困难。如果只在被检查的切片上出现局部增殖，冷冻切片时补充取材可能有助于做出更明确的诊断。否则，术中诊断为"黏液性囊性肿瘤伴局灶性上皮增殖；不能排除黏液性交界性肿瘤"可能是合适的，但需要与外科团队沟通，传达上述信息并解释为什么不能进行更明确的诊断。可能存在局灶性细胞异型性，但不需要做出诊断。

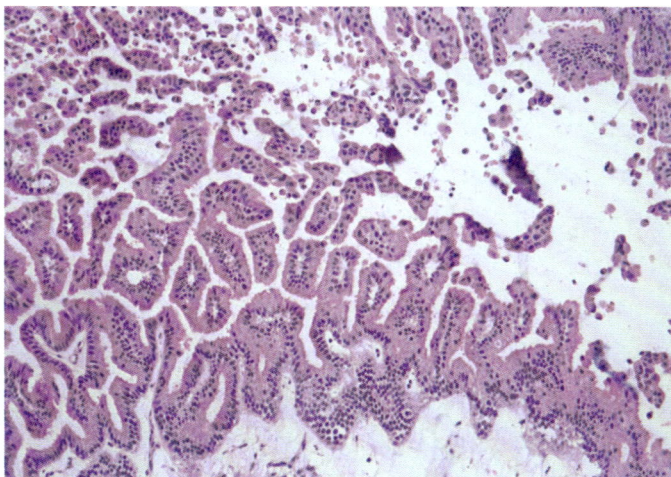

图 6.19　**黏液性交界性肿瘤。黏液性上皮增殖，包括簇状突起、核复层化、局部胞质内黏液减少和局部细胞异型性。这些表现应累及上皮总量的 10% 以上，才能确定诊断**

黏液性交界性肿瘤中可能存在明显的细胞异型性区域，包括多形性、显著核仁和核分裂活性增加。在没有破坏性间质浸润的情况下，这种形态是上皮内癌的诊断指标之一。黏液性交界性肿瘤伴和不伴上皮内癌的外科治疗通常是相同的，在术中评估时尝试明确这种诊断可能没有必要。然而，如果在多个病灶中发现显著的异型性，特别是在整体低级别形态学的情况下，就要考虑转移性疾病的可能性（参见"累及卵巢的转移性肿瘤"）。

黏液性癌

卵巢黏液性癌通常表现为单侧大肿块，外表面光滑，含有黏液性物质。切面呈多房囊性，囊壁增厚；可能存在实性区域、坏死和出血。组织学评估可能显示两种生长模式：①黏液性腺体呈复杂性增殖，具有不同程度的细胞异型性，病灶内无穿插的间质（融合 / 膨胀模式）；②黏液性上皮细胞伴明显核异型性，形成浸润性细胞巢，通常伴有促结缔组织增生性间质反应（浸润模式）。如果背景中发现黏液性交界性肿瘤的成分，则可能确诊为卵巢原发性黏液性癌。另外，如果未见前驱交界性病变，则必须考虑转移性癌累及卵巢的可能性。这种病例的适当处理方法是诊断为"黏液性癌"，无须进一步说明，可以等待石蜡切片和免疫组织化学检测进一步明确诊断。

6.7.1.3　子宫内膜样癌

卵巢原发性子宫内膜样癌最常见于 40 ~ 60 岁，但林奇综合征患者可能更年轻。肿瘤通常表现为大小不等的单侧卵巢肿块，直径通常小于 20 cm。正如黏液性癌，与高级别浆液性癌相比，子宫内膜样癌诊断时卵巢外扩散的发生率明显较低。组织学检查，卵巢的子宫内膜样癌形态学类似于子宫的对应肿瘤，表现为不同程度的腺体形成伴筛状结构、管腔边界清晰并伴有鳞状化生（图 6.20）。可能存在局灶性黏液改变，不应解读为黏液性癌。虽然可以看到浸润性生长模式伴促结缔组织增生性间质反应，但低级别子宫内膜样癌通常表现为膨胀性生长模式伴背靠背腺体，腺体之间缺乏穿插的间质。由于这些肿瘤通常起源于子宫内膜异位症，因此发现子宫内膜异位症有助于正确诊断。

对于卵巢子宫内膜样癌的术中诊断，需要注意一些陷阱。低级别卵巢子宫内膜样癌（FIGO 1 级和 2 级）的高倍评估通常显示轻度至中度核异型性。如果肿瘤细胞的高倍评估显示细胞异型性超出了低级别结构的预期（具有多形性、显著核仁和核分裂活性增加），则需要考虑肿瘤可能是高级别浆液性癌伴假子宫内膜样生长模式（参见"浆液性肿瘤"中的"高级别

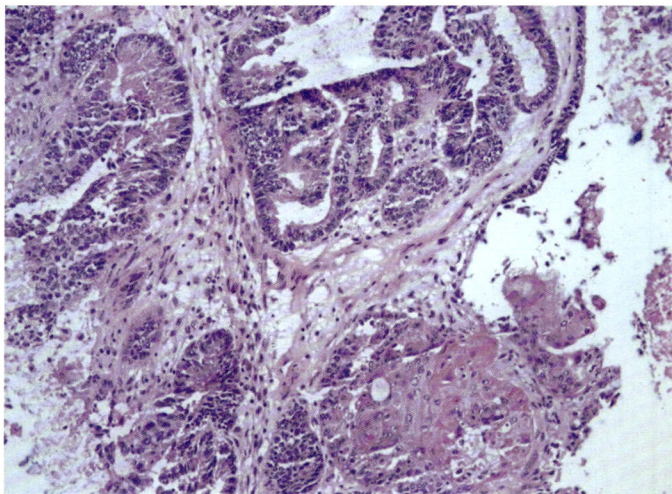

图 6.20　卵巢子宫内膜样癌，FIGO 1 级。肿瘤性腺体显示清晰的管腔边界和中度细胞异型性。存在鳞状上皮化生灶

浆液性癌")。同样，如果高倍评估显示深染的细长细胞核具有大量的顶端核分裂象和位于基底部的凋亡小体，则需要考虑转移性子宫颈管腺癌的可能性（参见"累及卵巢的转移性肿瘤"）。少数子宫内膜样癌呈现性索样特征，则应考虑性索间质肿瘤（参见"卵巢非上皮性肿瘤"）。最后，高级别子宫内膜样癌（FIGO 3 级）的特征是 50% 以上呈实性生长方式，其与实性生长方式为主的高级别浆液性癌的鉴别可能具有挑战性。虽然从术中诊断和手术管理的角度来看，这种区别可能不太重要，但发现鳞状细胞分化有助于确定高级别癌伴实性生长方式为子宫内膜样癌（图 6.21）。

由于卵巢的子宫内膜样癌的发病率明显低于子宫的对应肿瘤，因此在确定术中诊断时，最好与外科团队讨论子宫内膜原发并转移至卵巢的可能性。对同时送检的子宫切除术标本进行术中评估，或在没有子宫切除的情况下，要求在术中进行子宫内膜诊刮，有助于确定诊断。

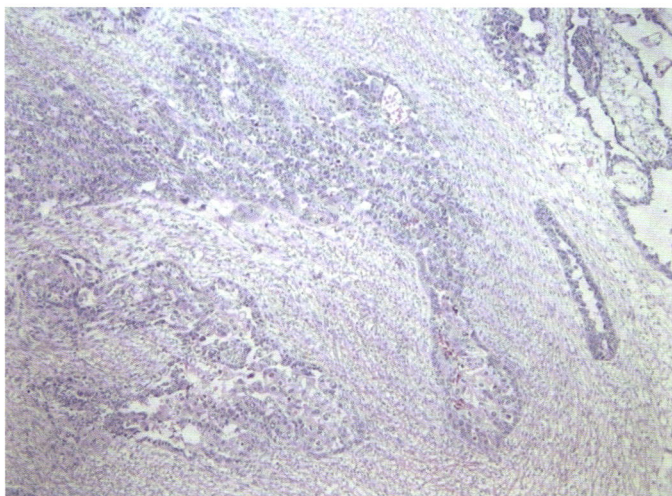

图 6.21　**卵巢子宫内膜样癌，FIGO 3 级。鳞状细胞分化区域有助于区分高级别子宫内膜样癌与高级别浆液性癌伴广泛的实性生长**

6.7.1.4　透明细胞癌

与子宫内膜样癌相似，透明细胞癌通常也是发生在 40 ~ 60 岁。虽然认为透明细胞癌是高级别癌，但在诊断时 Ⅰ 期肿瘤最常见。不同病例之间，肿瘤切面有显著的差异，包括实性切面伴出血和坏死，单房或多房囊性病变伴附壁结节。背景可能存在子宫内膜异位症囊肿。组织学检查，透明细胞癌可以呈现不同的结构，包括实性、管囊状和乳头状生长模式。肿瘤细胞具有显著的核异型性，核增大，有显著的"樱桃红"核仁，但总体上保持一致；透明细胞癌通常没有高级别浆液性癌那样的显著多形性。由于透明细胞癌中所见的特征性透明胞质是福尔马林固定引起的，冰冻切片HE 染色通常不显示透明胞质；因此，即使没有透明胞质也不能排除诊断。提示透明细胞癌可能性的其他组织学特征包括显著的间质透明变性区域、淋巴浆细胞性炎症、存在胞质内嗜酸性小球以及伴有子宫内膜异位症背景（图 6.22）。

　　如前所述，无论何种组织学类型，高级别癌的外科治疗都是相似的。然而，在某些情况下，误诊为透明细胞癌可能会导致不同的外科治疗。透明细胞癌的低倍结构可能貌似交界性浆液性肿瘤，对于分支乳头状结构中的肿瘤细胞，必须在高倍镜下评估，以区分这两种病变。无性细胞瘤的某些特征可能类似于具有实性生长模式的透明细胞癌，而类固醇细胞瘤可能貌似透明细胞癌的嗜酸细胞变异型（参见"卵巢非上皮性肿瘤"）。

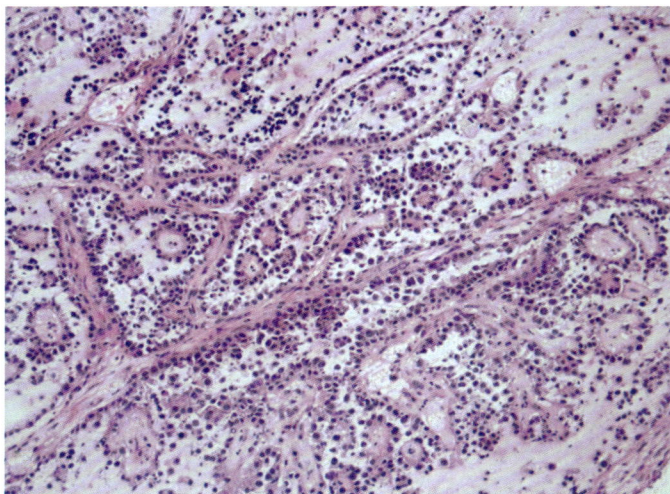

图 6.22 **卵巢透明细胞癌。乳头状增殖，被覆细胞具有明显的核异型性，无明显的多形性。可见明显的致密间质透明变性**

6.7.2　卵巢非上皮性肿瘤

　　两大类非上皮性肿瘤包括性索间质肿瘤和生殖细胞肿瘤。尽管在常规实践中很少遇到非上皮性肿瘤，但其组织学特征，尤其是在冰冻切片检查中，可能与上皮性肿瘤重叠，因此在鉴别诊断中必须始终考虑到非上皮性肿瘤。由于某些非上皮性肿瘤极其罕见（即微囊性间质肿瘤和单纯性胚胎癌），本节将重点讨论上皮性肿瘤和非上皮性肿瘤中较常见类型的诊断。区分上皮起源和非上皮起源是至关重要的，因为后者不太可能进行广泛的手术分期。

　　子宫内膜样癌，尤其是那些具有性索样成分的癌，可能类似于性索间质肿瘤[18,20]。以管状生长为主并有明显的间质黄素化的癌可能貌似高分化或中分化的卵巢支持–间质（Sertoli-Leydig）细胞瘤。临床病史可能有帮助，因为后者通常发生于绝经前妇女（大多数 30 岁或以下），约 50% 的病例出现雄激素症状。高分化支持–间质细胞瘤由开放至闭合的小管组成，由明显的 Leydig 细胞（睾丸型间质细胞）分隔（图 6.23）。相比之下，中分化肿瘤通常含有 Sertoli 细胞（睾丸型支持细胞）与 Leydig 细胞混合组成的小叶（Leydig 细胞最常见于外周），由纤维性或水肿性间质分隔。重要的是，支持–间质细胞瘤缺乏子宫内膜样癌可能见到的鳞状分化、管腔内黏液并伴有子宫内膜异位症。以实性生长为主的子宫内膜样癌可能类似于成人型粒层细胞瘤。临床上，这两种情况多见于绝经后妇女，可能出现与盆腔肿块相关的症状，但后者更可能出现雌激素（很少是雄激素）症状。因此，如果冰冻切片上怀疑成人型粒层细胞瘤，那么重要的是，要告知外科医师做子宫内膜活检以排除相关的增生或癌。大体检查，成人型粒层细胞瘤通常为黄色至褐色（图 6.24），在显微镜下由均匀的细胞核组成，胞质稀少，有核沟（图 6.25），这些不是子宫内膜样癌的典型特征（参见"卵巢上皮性肿瘤中的"子宫内膜样癌"）。虽然并非总是能够见到，但发现特征性卡尔–埃克斯纳小体①有助于正确诊断。

　　透明细胞癌和几种卵巢非上皮性肿瘤（包括无性细胞瘤、卵黄囊瘤和类固醇细胞肿瘤）之间可能存在相当大的形态学重叠。对于无性细胞瘤和卵黄囊瘤，临床和血清学信息可能有帮助，因为两者通常发生于青少年或年轻女性，并且通常表现为血清乳酸脱氢酶（无性细胞瘤）或甲胎蛋白（卵

---

① 　卡尔–埃克斯纳小体，成人型粒层细胞瘤中的一种小滤泡样结构。

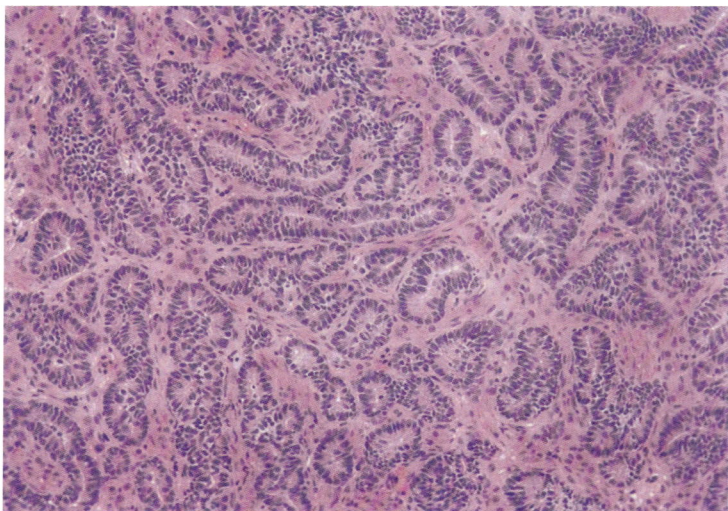

图 6.23　卵巢支持 – 间质细胞瘤，高分化。完好的小管由支持细胞组成，而明显的间质细胞渗透到相邻的间质中

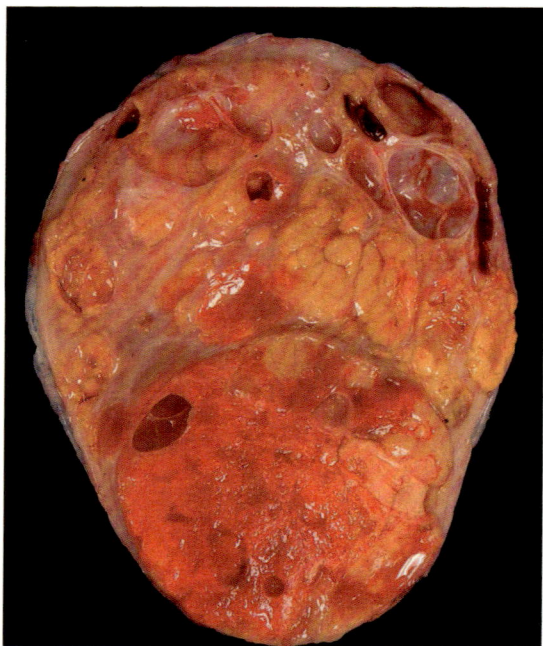

图 6.24　成人型粒层细胞瘤。可见实性和囊性肿块，并伴有黄色结节和出血区域

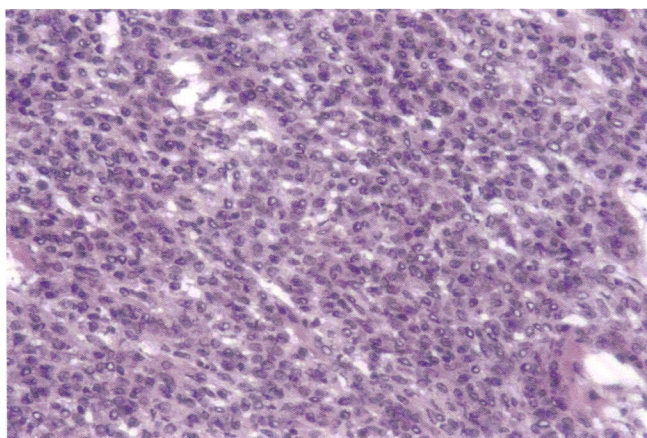

图 6.25　**成人型粒层细胞瘤。可见单一的卵圆形细胞，有散在的核沟**

黄囊瘤）升高。尽管无性细胞瘤和透明细胞癌之间的总体细胞学特征相似，但后者缺乏淋巴细胞富集的间隔、合体滋养细胞和形成不良的肉芽肿。卵黄囊瘤和透明细胞癌常见多种生长模式和透明小体，但卵黄囊瘤中的细胞形态更原始，通常可观察到网状 / 微囊形态的肿瘤成分。类固醇细胞肿瘤（非特殊型类固醇细胞肿瘤和 Leydig 细胞瘤）的多边形大细胞具有丰富的嗜酸性细胞质，组织学检查可能貌似嗜酸细胞型透明细胞癌，并且两者发病年龄相似。然而，很多类固醇细胞肿瘤患者出现激素表现（雄激素表现比雌激素表现更常见），非特殊型类固醇细胞肿瘤呈黄色至橙色，提示性索间质起源。在类固醇细胞肿瘤中，显著的形态学特征包括胞质内脂色素、林克（Reinke）晶体、血管壁中的纤维素样物质和嗜酸性无细胞区，而透明细胞癌中没有这些特征。最后，透明细胞癌几乎总是具有子宫内膜异位症成分，而非上皮性肿瘤没有（参见"卵巢上皮性肿瘤——透明细胞癌"）。

纤维瘤是最常见的性索间质肿瘤，切面通常为白色到黄色、质硬，但富细胞型纤维瘤可能呈褐色、质软。大多数纤维瘤在显微镜下容易诊断，由形态温和的梭形至卵圆形的细胞束组成，部分病例含有混合的透明斑块。出现细胞质更丰富的上皮样细胞可能会怀疑卵泡膜细胞瘤，而富细胞型纤维瘤可以貌似成人型粒层细胞瘤的弥漫模式。前者没有临床意义，许多肿瘤可诊断为"纤维卵泡膜细胞瘤"，但对于后者，如果考虑成人型粒层细胞瘤的诊断，则可能需要扩大手术（即部分网膜切除术）。识别另一种生长模式（即岛状、条索状、小梁状）有助于确定成人型粒层细胞瘤的诊断。

卵巢病变少见于儿童和青少年，大多由良性囊肿（生理性、子宫内膜异位症、输卵管积水）组成。临床表现、影像学和大体特征令人担忧的肿瘤更可能是非上皮性起源，应考虑 3 种年龄特异性疾病实体：高钙血症型小细胞癌、幼年型粒层细胞瘤和卵黄囊瘤。高钙血症型小细胞癌由形态单一的圆形小细胞组成，细胞质少，核仁突出，核分裂活跃。在 80% 和 50% 的肿瘤中分别可见滤泡样囊肿和具有横纹肌样细胞质的大细胞[21]。相比之下，幼年型粒层细胞瘤由圆形细胞组成，弥漫性生长或结节性生长，具有丰富的淡染或嗜酸性细胞质，肿瘤中有大小不等的滤泡。在约 10% 的肿瘤中也可发现核分裂象。尽管卵黄囊瘤的微囊形态可能貌似高钙血症型小细胞癌的滤泡样空隙或幼年型粒层细胞瘤的滤泡，但细胞通常更原始，并位于疏松、水肿的间质内[18]。

最后，虽然成熟囊性畸胎瘤的大体表现足以确定诊断，但应对任何实性结节或增厚区域进行取材，以评估有无不成熟成分或体细胞性恶性肿瘤的证据；如有，将进行手术分期。在显微镜下评估未成熟畸胎瘤时，重要的是要记住小脑组织可以貌似原始神经上皮成分（图 6.26）。

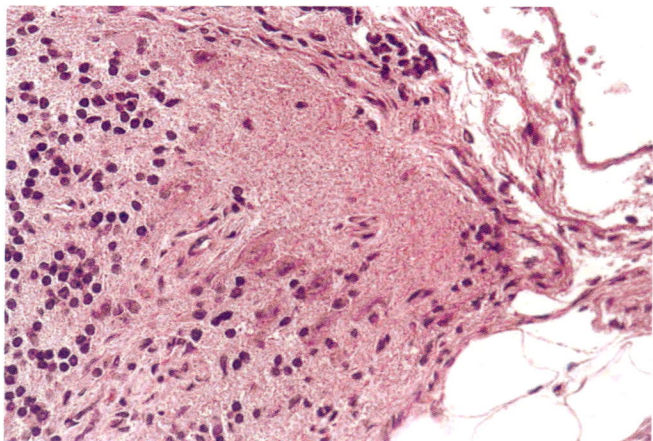

图 6.26　成熟性囊性畸胎瘤伴小脑形成。这一成熟的囊性畸胎瘤中具有明显的 3 层脑皮质：颗粒细胞层、浦肯野细胞层和分子层（从左至右）。这种病灶不应解读为未成熟的神经上皮

6.7.3　累及卵巢的转移性肿瘤

如前文所述，术中诊断确定累及卵巢的黏液性病变是卵巢原发性病变还是转移性疾病，可能极具挑战性。然而，考虑到手术处理的差异，这种区别在术中诊断时具有临床意义。显然，患者的临床病史对正确诊断起着至关重要的作用。一般来说，当黏液性上皮的细胞异型性程度超过低倍结构模式的预期程度时，必须考虑转移性疾病的可能性。此外，某些大体特征和组织学特征可能有助于区分，见表 6.1。

表 6.1　卵巢原发性黏液性癌和转移性黏液性癌的区分[22]

特征	原发性黏液性癌	转移性黏液性癌
侧别	单侧	双侧
大小	大（常超过 20 cm）	常小于 12 cm
表面累及	无	有
组织学评估	膨胀性生长模式，交界性肿瘤背景。可能偶见浸润性生长模式	浸润性腺体伴促结缔组织增生性间质反应，常有结节状生长模式。常有坏死。高级别细胞学特征和低级别结构改变之间缺乏关联
卵巢外疾病	无	有

起源部位所决定的、转移性肿瘤所特有的某些形态学特征也可能有助于区分。转移性阑尾低级别黏液性肿瘤通常表现为充满黏液的大囊腔，衬覆细胞学温和的、黏液丰富的上皮细胞，管腔面细胞膜缺失，每个细胞都有大量的黏液外渗（图 6.27）。在这种情况下，与外科团队沟通时，应讨论是否需要术中切除阑尾。累及卵巢的转移性胰胆管腺癌通常表现为囊腺瘤样结构或交界性病变样结构，细胞异型性从轻微到严重不等。多部位取材可能显示浸润性恶性腺体（图 6.28）。转移性结肠腺癌通常表现为特征性腺瘤样上皮，伴广泛的"脏"坏死，但也可能发现仅有轻微细胞异型性的囊性改变区域。最后，子宫颈管腺癌（在子宫内膜样癌的病例中也存在差异）呈现腺体结构，具有深染的细长细胞核、大量顶端核分裂象和基底部凋亡小体。印戒细胞形式的胞质内黏液也常见于卵巢转移癌［即卵巢克鲁肯贝格（Krukenberg）瘤］，大多数来源于胃肠道[23]。

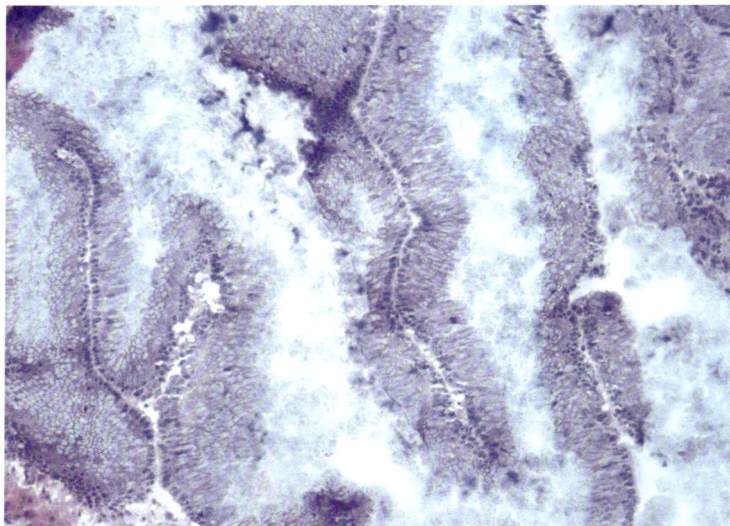

图 6.27　累及卵巢的转移性阑尾低级别黏液性肿瘤。细胞学温和的黏液性腺细胞，有丰富的胞质内黏液，管腔面细胞膜缺失，大量黏液外渗并进入囊腔

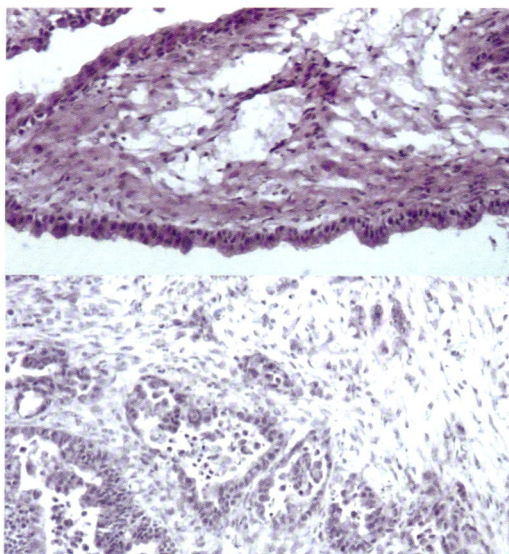

图 6.28　转移性胰腺腺癌。囊腺瘤样黏液性病变伴轻度细胞异型性（上图）。其他切片显示浸润性恶性腺体伴促结缔组织增生性间质反应（下图）

6.7.4　子宫内膜异位症

影像学表现为卵巢囊性病变时，累及卵巢的子宫内膜异位症偶尔可能送检术中会诊。大体检查，子宫内膜异位囊肿一般为单房，含有暗红色黏稠液体。囊内壁通常显示暗红色的色泽改变区域。组织学检查，囊内壁呈现米勒型上皮伴子宫内膜型间质和出血的证据。鉴于子宫内膜异位症与透明细胞癌和子宫内膜样癌相关，重要的是要对囊性病变进行充分的大体评估，识别含有结节或乳头状赘生物的所有区域，并取材送检。

6.8　妊娠产物

育龄期女性表现为阴道出血和（或）腹痛以及 β-hCG 升高，超声检查未见宫内妊娠，这种情况偶尔需要对子宫内膜内容物进行冰冻切片评估。在这种情况下，子宫内膜腔内未见不成熟绒毛膜，临床会担心异位妊娠，可能会对输卵管进行手术评估。然而，目前的影像技术，特别是阴道超声，在检测异位妊娠方面非常准确，要求利用冰冻切片评估胎盘绒毛的情况越来越少[24]。

在上述情况下，接收的组织量通常很大，不太可能冷冻所有标本。将送检组织放在生理盐水中，有助于肉眼识别绒毛的分支结构特征，确保取材准确性。此外，由于绒毛内含有大量液体，会产生广泛的冷冻假象，组织学检查可能难以识别绒毛。最后，重要的是，妊娠期子宫内膜伴高分泌腺体有时可能类似于胎盘绒毛，必须小心，避免错误解读。

（JENNIFER A. BENNETT，RICARDO R. LASTRA　著；薛德彬　译）

参考文献

1. Coffey D, Kaplan AL, Ramzy I. Intraoperative consultation in gynecologic pathology. *Arch Pathol Lab Med*. 2005;129(12):1544–1557.

2. Horn LC, Wagner S. Frozen section analysis of vulvectomy specimens: Results of a 5-year study period. *Int J Gynecol Pathol*. 2010;29(2):165–172.

3. Curtin JP, Rubin SC, Jones WB, et al. Paget's disease of the vulva. *Gynecol Oncol*. 1990; 39(3):374–377.

4. Bergen S, DiSaia PJ, Liao SY, et al. Conservative management of extramammary Paget's disease of the vulva. *Gynecol Oncol*. 1989;33(2):151–156.

5. Fishman DA, Chambers SK, Schwartz PE, et al. Extramammary Paget's disease of the vulva. *Gynecol Oncol*. 1995;56(2):266–270.

6. Parra-Herran C, Malpica A, Oliva E, et al. Endocervical adenocarcinoma, gross examination, and processing, including intraoperative evaluation: Recommendations from the International Society of Gynecological Pathologists. *Int J Gynecol Pathol*. 2021;40(Suppl 1): S24–S47.

7. Tanguay C, Plante M, Renaud MC, et al. Vaginal radical trachelectomy in the treatment of cervical cancer: The role of frozen section. *Int J Gynecol Pathol*. 2004;23(2):170–175.

8. Park KJ, Soslow RA, Sonoda Y, et al. Frozen-section evaluation of cervical adenocarcinoma at time of radical trachelectomy: Pathologic pitfalls and the application of an objective scoring system. *Gynecol Oncol*. 2008;110(3):316–323.

9. Ismiil N, Ghorab Z, Covens A, et al. Intraoperative margin assessment of the radical trachelectomy specimen. *Gynecol Oncol*. 2009;113(1):42–46.

10. Chênevert J, Têtu B, Plante M, et al. Indication and method of frozen section in vaginal radical trachelectomy. *Int J Gynecol Pathol*. 2009;28(5):480–488.

11. Zhang D, Ge H, Li J, et al. A new method of surgical margin assuring for abdominal radical trachelectomy in frozen section. *Eur J Cancer*. 2015;51(6):734–741.

12. Mariani A, Webb MJ, Keeney GL, et al. Low-risk corpus cancer: Is lymphadenectomy or radiotherapy necessary? *Am J Obstet Gynecol*. 2000;182(6):1506–1519.

13. Ghaemmaghami F, Aminimoghaddam S, Modares-Gilani M, et al. Assessment of gross examination and frozen section of uterine specimen in endometrial cancer patients. *Arch Gynecol Obstet*. 2010;282(6):685–689.

14. Kumar S, Medeiros F, Dowdy SC, et al. A prospective assessment of the reliability of frozen section to direct intraoperative decision making in endometrial cancer. *Gynecol Oncol*. 2012;127(3):525–531.

15. Oliva E. Cellular mesenchymal tumors of the uterus: A review emphasizing recent observations. *Int J Gynecol Pathol*. 2014;33(4):374–384.

16. Bennett JA, Lamb C, Young RH. Apoplectic leiomyomas: A morphologic analysis of 100 cases highlighting unusual features. *Am J Surg Pathol*. 2016;40(4):563–568.

17. Roth LM, Reed RJ, Sternberg WH. Cotyledonoid dissecting leiomyoma of the uterus. The Sternberg tumor. *Am J Surg Pathol*. 1996;20(12):1455–1461.

18. Baker P, Oliva E. A practical approach to intraoperative consultation in gynecological pathology. *Int J Gynecol Pathol*. 2008;27(3):353–365.

19. Howitt BE, Hanamornroongruang S, Lin DI, et al. Evidence for a dualistic model of high-grade serous carcinoma: BRCA mutation status, histology, and tubal intraepithelial carcinoma. *Am J Surg Pathol*. 2015;39(3):287–293.

20. Buza N. Frozen section diagnosis of ovarian epithelial tumors: Diagnostic pearls and pitfalls. *Arch Pathol Lab Med.* 2019;143(1):47–64.

21. Young RH, Oliva E, Scully RE. Small cell carcinoma of the ovary, hypercalcemic type. A clinicopathological analysis of 150 cases. *Am J Surg Pathol.* 1994;18(11):1102–1116.

22. Yemelyanova AV, Vang R, Judson K, et al. Distinction of primary and metastatic mucinous tumors involving the ovary: Analysis of size and laterality data by primary site with reevaluation of an algorithm for tumor classification. *Am J Surg Pathol.* 2008; 32(1):128–138.

23. Kiyokawa T, Young RH, Scully RE. Krukenberg tumors of the ovary: A clinicopathologic analysis of 120 cases with emphasis on their variable pathologic manifestations. *Am J Surg Pathol.* 2006;30(3):277–299.

24. Condous G, Okaro E, Khalid A, et al. The accuracy of transvaginal ultrasonography for the diagnosis of ectopic pregnancy prior to surgery. *Hum Reprod.* 2005;20(5):1404–1409.

第 7 章

肺、纵隔和胸膜

7.1　引言

　　冰冻切片术中会诊常见胸腔内标本。在切取组织做冰冻切片之前，进行全面的、彻底的大体评估，能确保在显微镜检查时做出准确的诊断。一般情况下，送检标本用于评估手术切缘，通常是肺叶切除标本的支气管切缘或楔形切除标本的肺实质切缘。除了切缘评估外，冰冻切片还可能用于明确肺结节的性质（良性或恶性）。对于大多数患者，手术之前通常先进行影像学评估和支气管镜分期。这些术前操作的目的是在确定手术之前获得用于诊断的组织。历史上，影像学检查发现大于 2 cm 的结节，术前使用纤维支气管镜进行活检或在 CT 引导下经胸粗针穿刺活检。活检获得的组织用于石蜡切片以及更快速的细胞学评估。这种情况下通常不要求做冰冻切片。随着肺癌筛查项目的出现，现在更常遇到小于 2 cm 的肺结节。这些小病变的活检可能取不到理想的组织。对于其中一些患者，术前诊断可能无法实现，外科医师将其所关注的结节或病变送检，要求术中会诊。这种情况下进行冰冻切片，有助于外科医师选择适当的下一步处理方式。对于感染病例，外科医师可以送检组织进行培养，若能明确诊断恶性肿瘤，则继续手术切除和淋巴结取样；即使是低分期疾病，只要患者能耐受手术，外科医师会首选淋巴结分期和完全肺叶切除术。若影像学发现中央型肺结节累及气管隆突，则认为手术无法切除，因此冰冻切片诊断不是必需的。然而，也可以术中送检以确定组织量是否足以诊断。

　　极少数情况下，移植手术时因在供体肺中发现小结节或增大的淋巴结，可能要求术中评估。在这种情况下，病理医师的主要作用是排除恶性肿瘤。如果怀疑供体肺间质性肺疾病，术中送检的组织做冰冻切片是没有诊断价值的，因为获得的组织量很少，并且因冰冻切片假象而失真。罕见的例外情形可能包括重症监护室患者未确诊间质性肺病急性加重，需要紧急诊断来指导临床决策。在这种情况下，病理医师应在冰冻切片之前与手术室和临床团队商讨，如果有条件，应优先考虑进行 4~6 小时的快速诊断，而不是做冰冻切片。

纵隔部位的冰冻切片不太常见，对病理医师来说具有相当大的挑战性。鉴于胸腺病变的鉴别诊断较为复杂，可能只要求病理医师确认切除组织中是否存在病变组织，并将组织分检以用于辅助研究（如对疑似淋巴瘤的病例行流式细胞术）。纵隔淋巴结的冰冻切片已在很大程度上被术前支气管镜检查和快速现场评估细胞学所取代。胸膜的冰冻切片是最少采用的做法，通常用来评估是否有转移或送检组织中是否有病变。

7.2 肺

7.2.1 肺标本的大体评估与处理

肺标本的术中正确评估需要相应的临床病史，包括潜在的感染病例或淋巴瘤，以指导检查和前瞻性特殊操作。常规的大体检查包括标本称重和三维测量。如有可能，应拍摄标本表面的大体照片，以记录在剖开过程中可能被破坏的任何外部特征。应特别注意外科医师使用的任何缝合材料或额外标记，以指示冰冻切片中需关注的区域。取材者应描述胸膜表面的外观和完整性。可触及的肿瘤通常表现为胸膜皱褶，应在被覆的胸膜上涂抹墨水。对于肺切除术和肺叶切除术标本，所有支气管切缘和血管切缘的横切面都应取材送检（表面朝上）。在剖开肺实质之前，先切取很明显的肺门淋巴结，以避免这些淋巴结被切碎或丢失。对于亚肺叶切除术（肺段切除术和楔形切除术），可以识别肺实质切缘。如果外科医师需要缝合不完整的裂隙或切除邻近肺叶的一部分，某些肺叶切除术标本也可能包含肺实质切缘[1]。取材者应仔细拆除那些钉线，吸干多余的血水，并在下方的肺实质涂抹墨水。然后，可垂直于涂抹墨水的肺实质切缘剖开亚肺叶切除术标本，以便观察病灶与切缘的相对关系。对于肺叶切除术标本，各家医院可能会采用不同的剖开方法（图 7.1 和 7.2）。值得注意的是，对于病

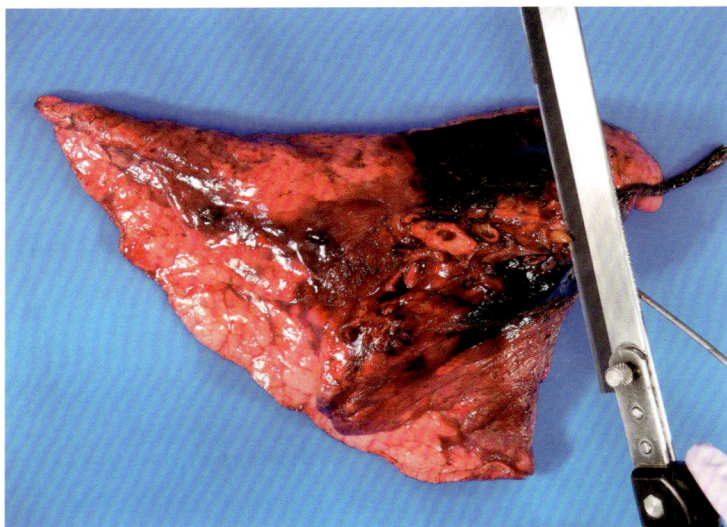

图 7.1　肺叶切除术标本的大体评估。已经在覆盖于可触及肿块上方的胸膜上涂抹墨水（照片顶部）。钉线已去除，钉线下方的组织已被涂抹上墨水（照片底部）。已将探针插入通向可触及肿块的气道，以引导长刀剖开的方向

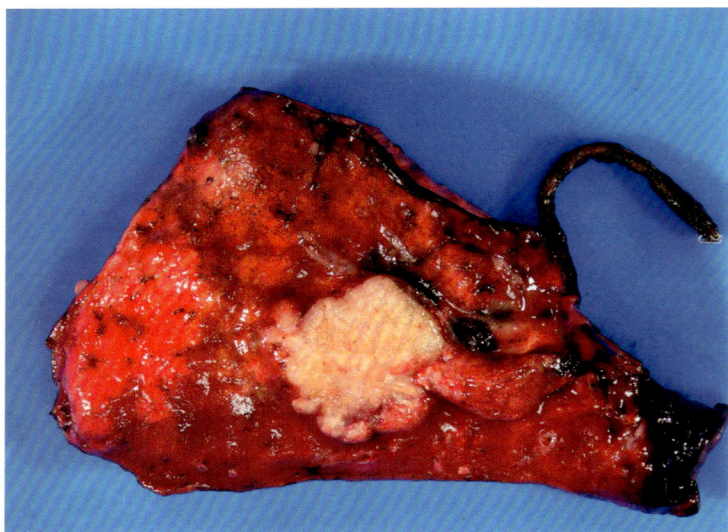

图 7.2　肺叶切除术标本的大体评估。图 7.1 肺叶切除术标本的切面。通过这种方式剖开肺叶，取材者能评估肿瘤与胸膜、钉线和支气管切缘之间的关系

变较小或不可触及的病例，沿着轴面剖开，有助于与 CT 成像进行比较。为了帮助识别小病灶，可以使用 2：3 稀释的包埋剂或使用基于生理盐水的方法使肺膨胀[2]，包括使用生理盐水使肺膨胀，剖开后将切取的组织薄片浸入生理盐水中，然后对冰冻切片选取的组织块使用包埋剂进行负压膨胀[3]。一旦识别病灶，取材者应记录肿块的大小、形状、颜色和质地，并注意其与胸膜的关系及其与切缘的距离。如果适用，可对病灶制备印片。除了支气管切缘，选取组织用于冰冻切片时，应尽量切取病变中存活的、外观呈实性的区域。为帮助鉴别原发性或转移性病灶，对病灶取材时应包括周围的正常肺实质。避免将小于 3 cm 的病灶和最接近胸膜的病灶做冰冻切片，这种病灶最好做常规切片，因为根据美国病理医师协会（CAP）癌症方案模板所列举的病理报告要素，它在手术分期中很重要。

7.2.2　感染性肺的大体检查

如果患者有明确的结核（TB）、肉芽肿性炎症或病毒感染临床病史，则需要采取特殊的预防措施以便进行术中会诊，并且标本应保存在容器中，直到置于生物安全 Ⅱ 级（BSC Ⅱ）柜中进行进一步处理[4-6]。对疑似 TB（或其他呼吸道病原体，如 COVID-19 检测呈阳性的患者）的病例，病理医师应与外科医师协商，以确认冰冻诊断是否必要。病理医师可采用接触印片来避免冰冻感染性组织。如果非要做冰冻切片不可，医疗机构应该制定自己的标准操作规程，以降低实验室工作人员被传染的风险。所有非必要的工作人员或访客应离开实验室，其余人员应穿戴规定的个人防护装备（PPE），包括合适的 N95 口罩[4-7]。如果工作人员没有配备 N95 口罩，则需要佩戴动力空气净化式呼吸器（PAPR）。只有经过培训并在分检、刀片安全、冰冻机功能和 PPE 等所有术中会诊相关方面签字的工作人员才能操作标本。一旦选定了组织标本，在冰冻机中就不要使用任何类型的冷冻喷雾，以避免产生气溶胶，这是非常重要的。在芝加哥大学，如果术中冰冻切片诊断出或怀疑是 TB，实验室将被关闭 28 分钟，这正是空气流通出房间所需要的时间。将标本和冰冻切片放置在福尔马林中，并对冰冻机及使用过的所有工具进行净化和消毒之后，关闭实验室。工作人员将继续穿戴合适的 PPE。所有公共通道的门上都放置禁止进入的标志，并注明空气传播的预防措施。最后，向感染控制部门提交一份报告，列出所有可能暴露的人员。

7.2.3　肺部冰冻切片：术中主要问题

7.2.3.1　肺结节的评估

对于可手术切除的周围型恶性肺结节，主要的临床问题在于是否为小细胞癌（图 7.3 和 7.4）。非小细胞癌的最佳治疗包括尽可能的手术切除。相比之下，小细胞癌具有侵袭性，通常为中央型肿瘤，往往处于高分期，因此不是常见的手术标本。尽管如此，少数处于低分期的小细胞癌可以被切除。因此，区分小细胞癌与否对于外科医师决定是否继续进行最终的肺叶切除术和淋巴结清扫非常重要。如果在冰冻切片上不能做出区分，则记录已获得的有助于诊断的组织，可延迟实际诊断，必要时行进一步的手术处理。

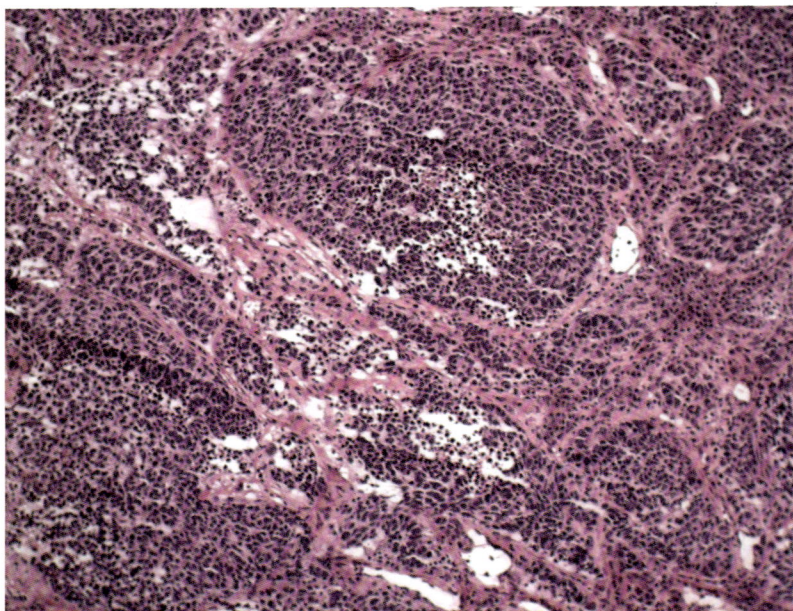

图 7.3　小细胞癌。肿瘤由小细胞巢组成，其中可见一些假菊形团

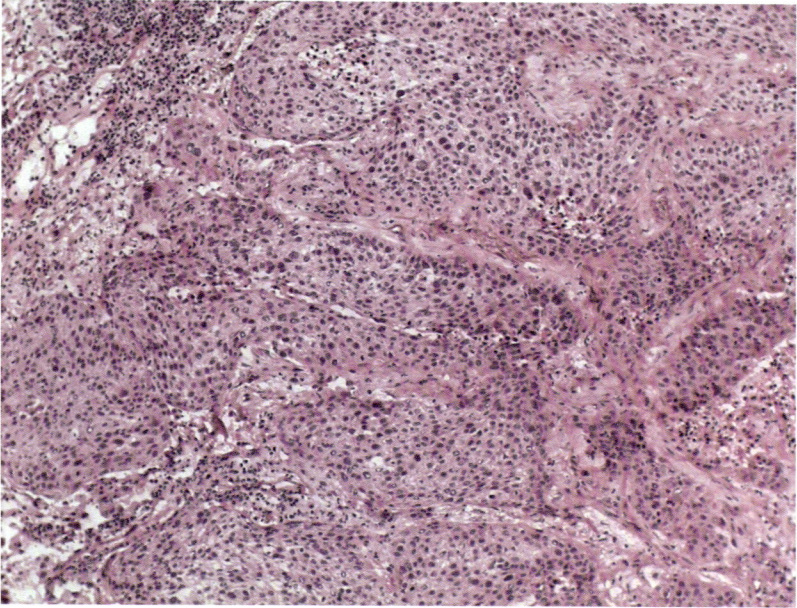

图 7.4　非小细胞癌。胞质丰富的大细胞呈巢状

一旦冰冻切片诊断了恶性，就会产生另一个临床问题：该病变是原发性还是转移性？原发性肺腺癌的经典描述包括存在中央瘢痕和原位（贴壁）成分。另外，圆形、边界清楚、没有中央瘢痕的结节更倾向于是转移性（图 7.5）。转移性腺癌可能具有更复杂的结构（图 7.6 和 7.7）、"脏"坏死或温和的细胞学。与原发性鳞状细胞癌相比，转移性肿瘤可能具有更明显的角化分化而异型性更轻微[8]。在冰冻切片时，转移性腺癌和原发性肺腺癌可能很难区分，因为它们的组织学特征有显著重叠（图 7.8）。与转移性病变或原发性肺腺癌相关的组织学特征都不是 100% 特异性。在原发性肺腺癌的冰冻切片中可能没有中央瘢痕或贴壁结构。同样，罕见情况下转移性癌可能类似贴壁性腺癌的生长方式。虽然组织学表现可提示原发性肺腺癌或转移性腺癌，但应当认识到，需要使用石蜡切片进行免疫组织化学和（或）分子检测来进行明确的分类。对于模棱两可的病例，最好记录"查见非小细胞癌，原发部位待定"。这种区分很重要，因为原发性肺腺癌的治疗方式是完全性肺叶切除和淋巴结清扫，而转移性病变通常只需要简单的楔形切除就足够了。

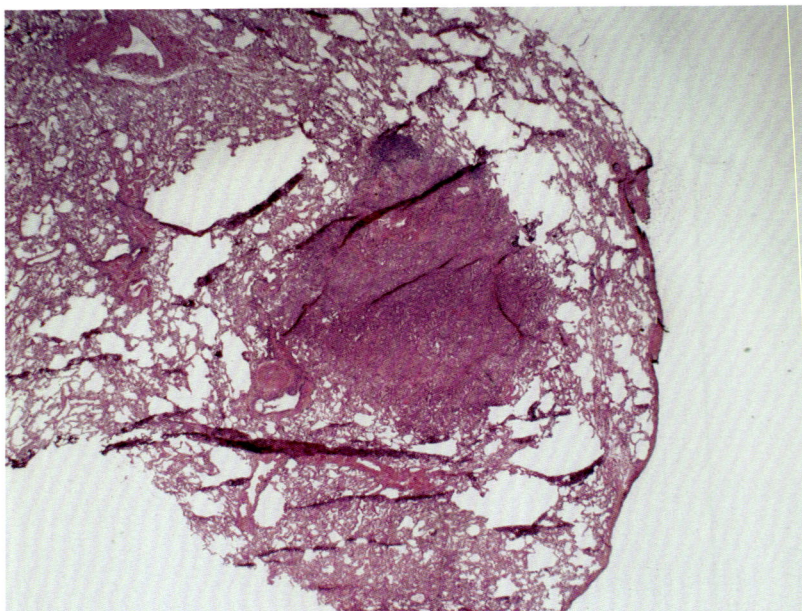

图 7.5　转移癌。胸膜下边界清楚、无中央瘢痕的圆形结节，倾向于转移癌

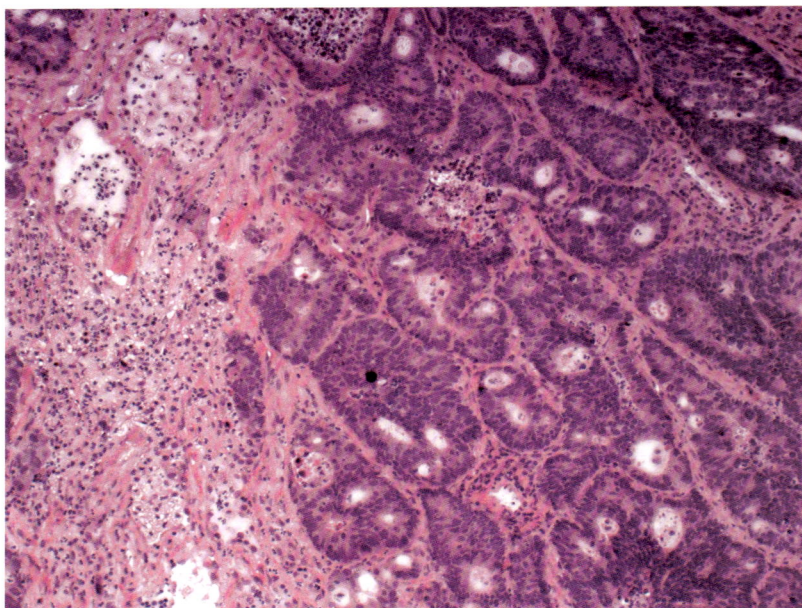

图 7.6　在这例转移性结肠癌中可以看到复杂的筛状结构

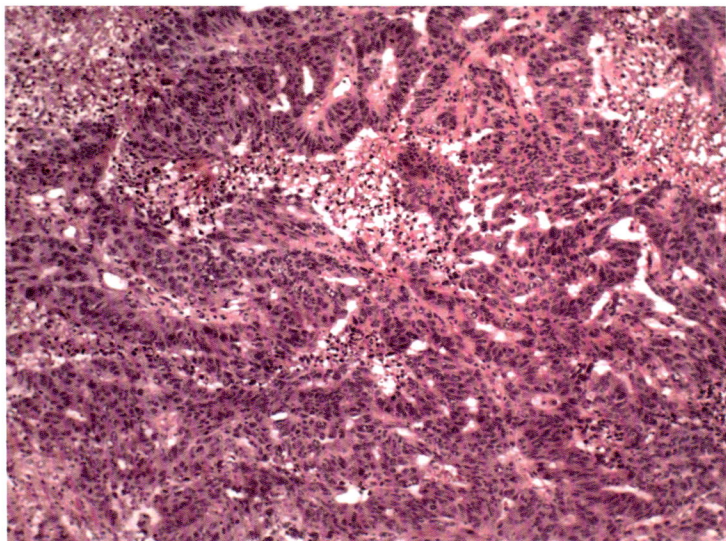

图 7.7　腺癌。左上肺叶结节存在筛状腺体和"脏"坏死。可能难以鉴别是原发性腺癌还是转移性腺癌。该例病灶呈局限性并有"脏"坏死，符合结肠原发性腺癌

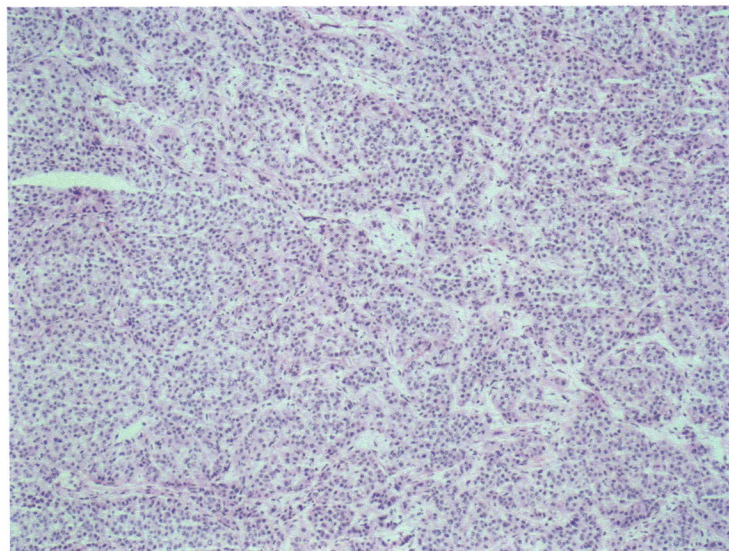

图 7.8　转移性乳腺癌。此癌呈器官样和成片生长，类似类癌。冰冻切片时倾向于类癌，但通过石蜡切片做免疫组织化学检测，结果提示转移性乳腺癌伴神经内分泌分化

有时，手术医师可能会要求对胸膜下瘢痕做冰冻切片（图 7.9）。胸膜下瘢痕与胸膜表面呈线状平行，成人很常见，这可能是没有临床症状的偶然发现，也可能是 CT 扫描发现的。肉眼检查发现胸膜下瘢痕时，不能忽视寻找其周围的明显结节，而后者更可能是真正的病变。如果没有发现病变，建议与手术医师沟通，以确保手术医师确实切除了所关注的病灶。

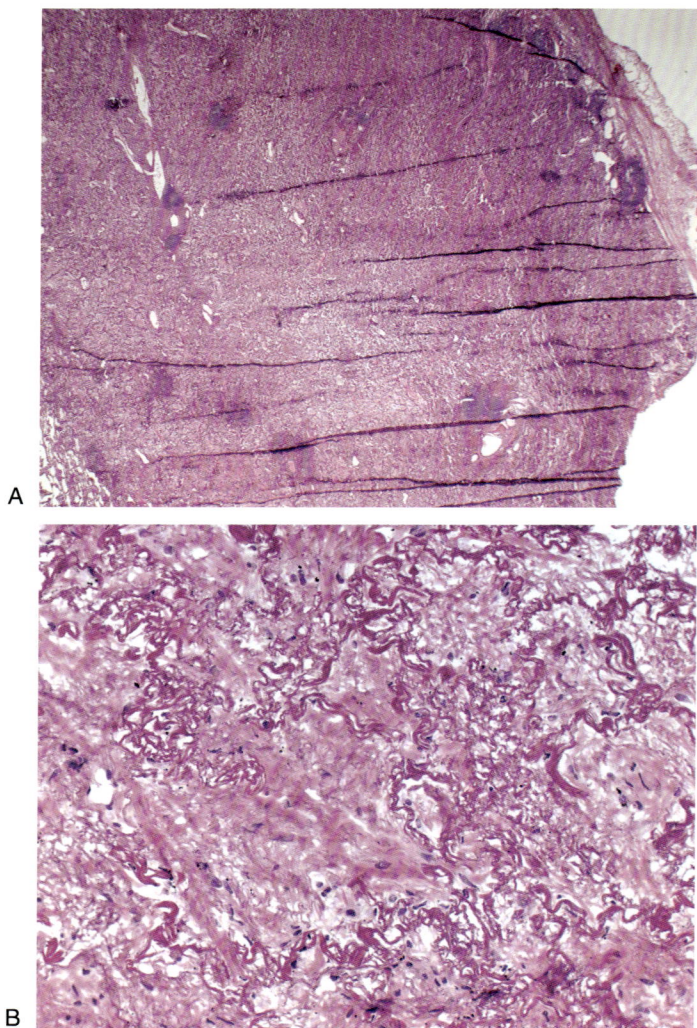

图 7.9 胸膜下瘢痕。低倍镜（A）显示肿块性病变，而高倍镜（B）下仅有弹力纤维增生，无恶性肿瘤迹象

对于这种病例，回顾 CT 扫描可能会有帮助。对所有肺楔形活检进行彻底的大体检查，小于 5 mm 的偶发结节不应做冰冻切片。这些小结节在临床上通常并不令人担忧，最常代表良性病变或非典型腺瘤样增生，最好在非冰冻切片上进行评估。无论如何，在送检术中会诊的所有肺楔形活检标本中，大于 5 mm 的明显结节至少要取部分组织做冰冻切片，因为可能存在不止一种病变，如恶性肿瘤和机化性肺炎（图 7.10）。

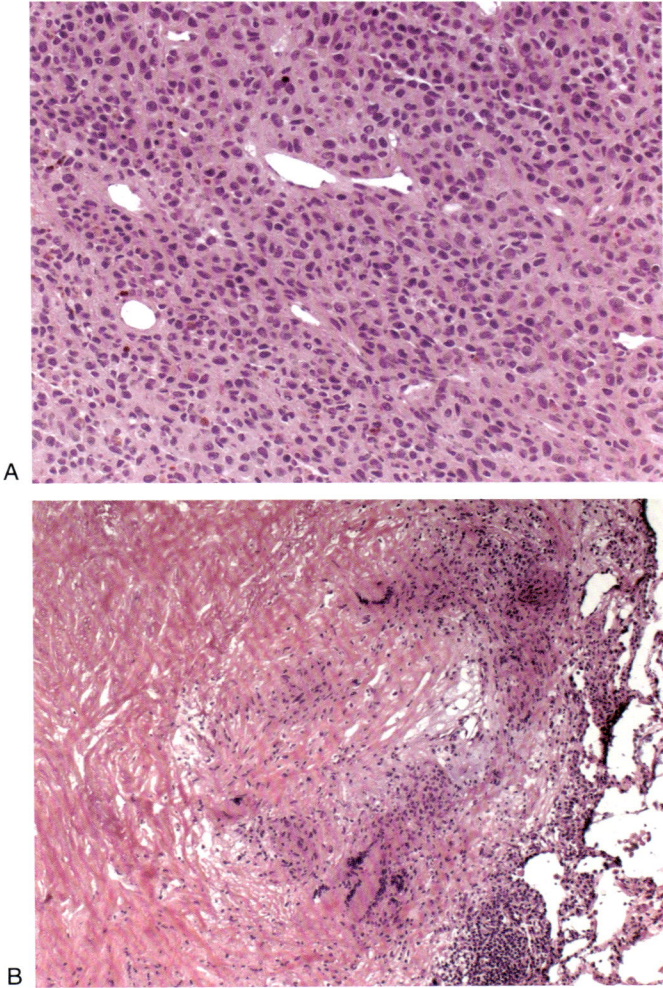

图 7.10　该楔形活检中有两个不同的结节：转移性恶性黑色素瘤（A）和部分玻璃样变的肉芽肿（B）

7.2.3.2　切缘的评估

另一个常见的临床问题是肺叶切除标本的支气管切缘是否受累。应在手术切缘涂抹墨水，细致的肉眼检查能发现切缘受累。可疑的切缘受累区域应做冰冻切片，以便进行彻底的术中评估。美国北卡罗来纳大学的一项研究[9]，发现 5.4% 的支气管切缘为阳性，可以是原位癌或浸润性癌，以及淋巴瘤、腺样囊性癌或黏液表皮样癌，且小细胞癌的切缘阳性率高于非小细胞肿瘤。在切缘冰冻切片中发现支气管的浸润前鳞状上皮病变（异型增生或原位癌）可能无临床意义[10]，但应当报告。

7.2.4　肺部冰冻切片——芝加哥大学的经验

2005—2011 年，芝加哥大学共有 317 例肺楔形活检做术中冰冻切片。其中 123 例（39%）为良性，194 例（61%）为恶性。良性病变包括肉芽肿、机化性肺炎、肺内淋巴结和肺错构瘤（图 7.11）等。恶性病变中，154 例（79%）为非小细胞肺癌，其余多为转移瘤或淋巴瘤，仅少数为小细胞癌、类癌和黑色素瘤。22 例（11%）恶性病例延迟至石蜡切片做明确诊断。这些病例的最终诊断包括淋巴瘤、大细胞癌和肉瘤等。最终诊断与冰冻切片诊断不符的病例共有 10 例，最常见的原因是具体诊断不准确（表 7.1）。

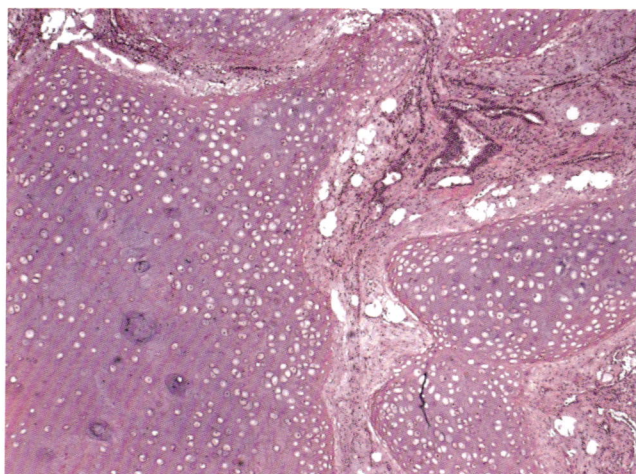

图 7.11　支气管错构瘤。支气管内小灶软骨性病变伴支气管上皮和脂肪

表 7.1　2005—2011 年，芝加哥大学肺楔形活检
冰冻切片（317 例）的误诊原因[10]

取材的差错
　结果不足以诊断恶性肿瘤（1 例，图 7.20）
　标本中有多个结节，冰冻切片未取到具有诊断意义的结节（1 例）
　在冰冻切片的层面上未见癌（3 例，图 7.21）
主要不符合
　癌在坏死结节的边缘（1 例，图 7.18）
　诊断错误并影响手术进程[a]（1 例）

冰冻切片诊断	最终诊断
非小细胞癌	类癌

次要不符合
　具体诊断不准确，但不影响手术进程[b]（3 例）

冰冻切片诊断	最终诊断
病例 1 霍奇金淋巴瘤	滤泡性淋巴瘤
病例 2 肺错构瘤	炎性肌纤维母细胞肿瘤
病例 3 神经内分泌肿瘤，倾向类癌	转移性肌上皮癌

注：[a] 术中诊断为非小细胞癌通常需要完全性肺叶切除术，而类癌可能只需要肺叶切除。
　　[b] 多数情况下，宽泛的术中诊断，如"淋巴瘤"（病例 1），"良性肿瘤"（病例 2），"类癌""非小细胞癌"或"小细胞癌"就足够了。病例 3，手术方式相同（楔形切除）。

7.2.5　肺部肿瘤性病变的冰冻切片解读

　　评估肺结节的冰冻切片时，需要考虑几个重要因素。5 μm 厚度的切片更容易判读。切的越薄，结构特征越不明显，癌的诊断越困难。标准的 HE 染色适用于大多数病例，应注意确保苏木素染色足够强，以便更好地显示核的特征。

　　幸运的是，在制片和染色均良好的冰冻切片中，大多数恶性肺结节可以很容易地诊断为小细胞癌或非小细胞癌。更支持小细胞癌而不是非小细胞癌的特征包括缺乏明显的核仁、存在椒盐样染色质、核分裂活性高、坏死和细胞拥挤（图 7.12 和 7.13）。一个潜在的陷阱是，切除的小细胞癌在冰冻切片上可能表现为中等量细胞质，并且经常缺乏在非冰冻切片中常见的挤压假象（图 7.14）。印片可能有助于鉴别小细胞癌和非小细胞癌（图 7.15 和 7.16）。

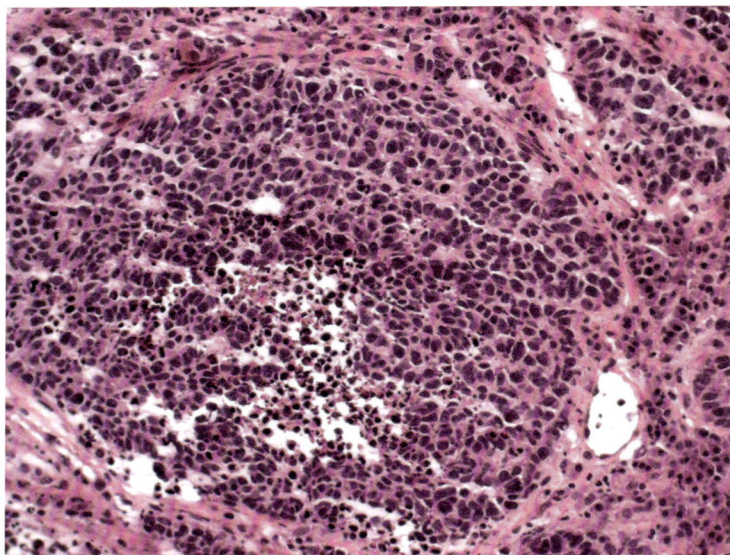

图 7.12　小细胞癌冰冻切片显示核拥挤和坏死。这些特征倾向于小细胞癌而不是非小细胞癌

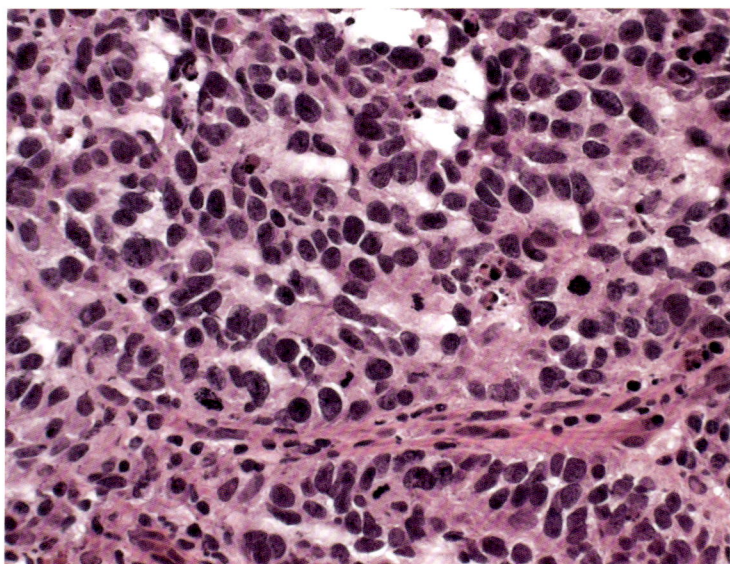

图 7.13　图 7.12 的肿瘤，高倍镜显示小细胞缺乏明显核仁，并有椒盐样染色质，核分裂活性高，这些特征倾向于小细胞癌

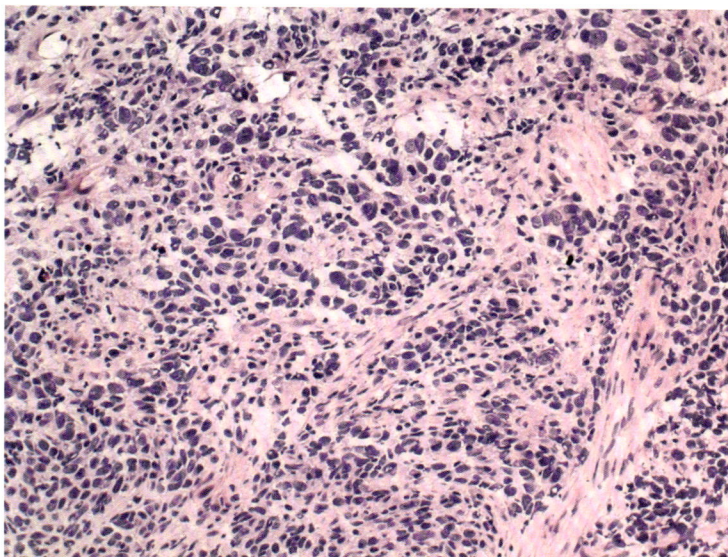

图 7.14　与支气管镜活检不同，小细胞癌的冰冻切片通常保存良好，具有中等量细胞质，缺乏挤压假象

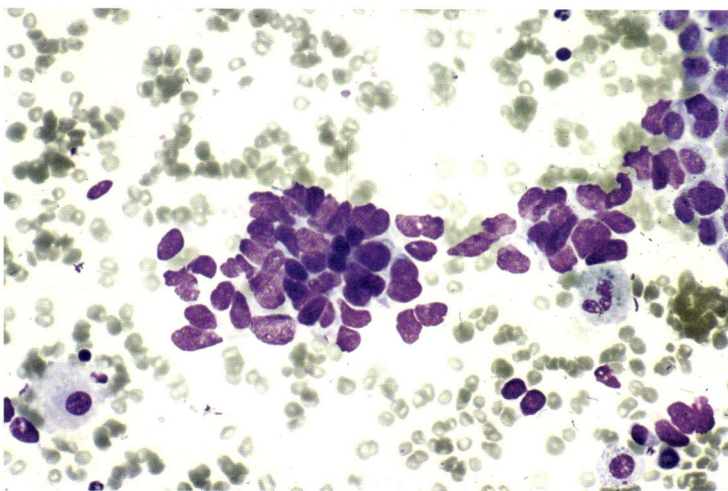

图 7.15　小细胞癌的接触印片。注意缺乏核仁，核铸型和胞质稀少（由芝加哥大学 Jerome B. Taxy 博士提供图片）

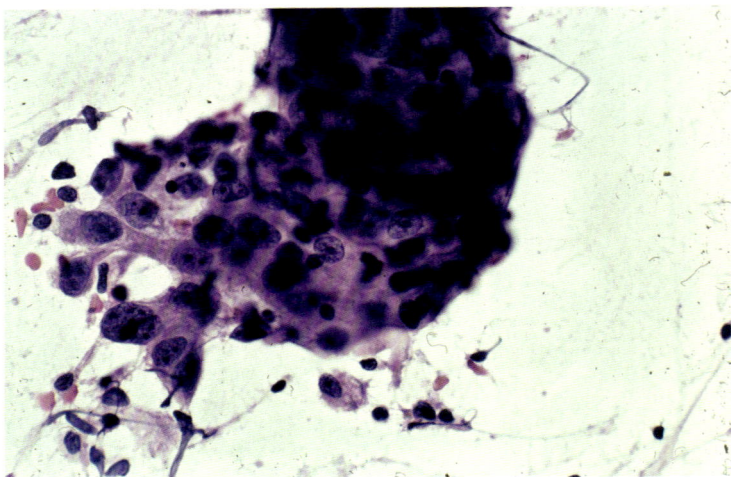

图 7.16　非小细胞癌的接触印片。腺癌细胞簇显示三维的细胞层次，多形性核，不规则核轮廓，核仁显著，有时可见多个核仁（由芝加哥大学 Jerome B. Taxy 博士提供图片）

　　肺癌常被炎症反应或阻塞性 / 机化性肺炎（图 7.17）包绕，或病灶出现部分坏死（图 7.18），这可能令人想到坏死性肉芽肿（图 7.19）。因此，如果疑似肺癌的初始切片未发现明确的癌，则应在做出最终的术中诊断之前进行冰冻组织的深切片或对其他区域取材，取材时最好能通过病灶的中心。如果在初始切片上仅见少数异型细胞（图 7.20），或者如果临床怀疑小结节但在初始切片上未见（图 7.21），也应该对冰冻组织进行深切片。

　　冰冻切片上的一个诊断难题是鉴别高分化腺癌、原位腺癌、微浸润腺癌与支气管化生（图 7.22 ~ 7.24）。高分化腺癌和支气管化生均有纤维化，但腺体比纤维组织多、腺体拥挤、存在轻微炎症，这些特征高度提示癌[8]。化生的细胞核更加一致，而不均一的异型性和鞋钉样核则提示癌。Gupta 等[11]进行的一项单机构前瞻性研究表明，瘤细胞出现大核仁、大小不等、非典型核分裂象、多种生长方式以及非典型性超过 75%，都是高分化腺癌的显著特征。肉芽肿则强烈提示反应性非典型性。在这些情况下，可能最需要考虑的因素是化生通常不表现为肿块。因此，当临床高度怀疑恶性肿瘤时，肺结节冰冻切片中具有分化良好的腺样特征极有可能是腺癌。

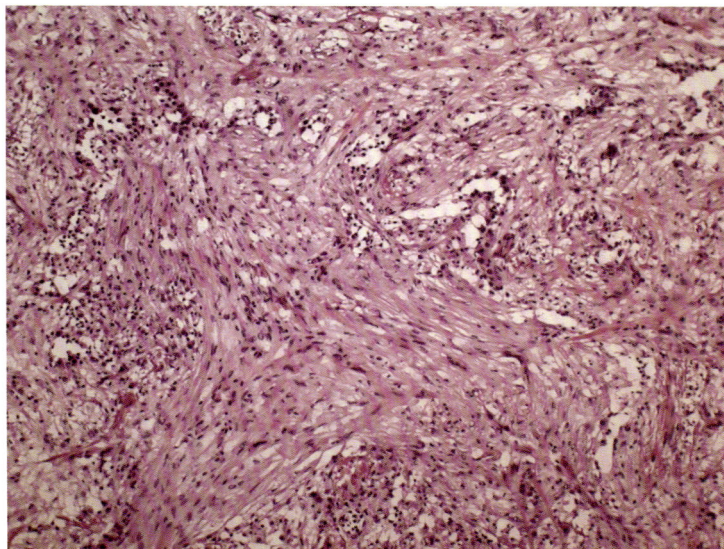

A

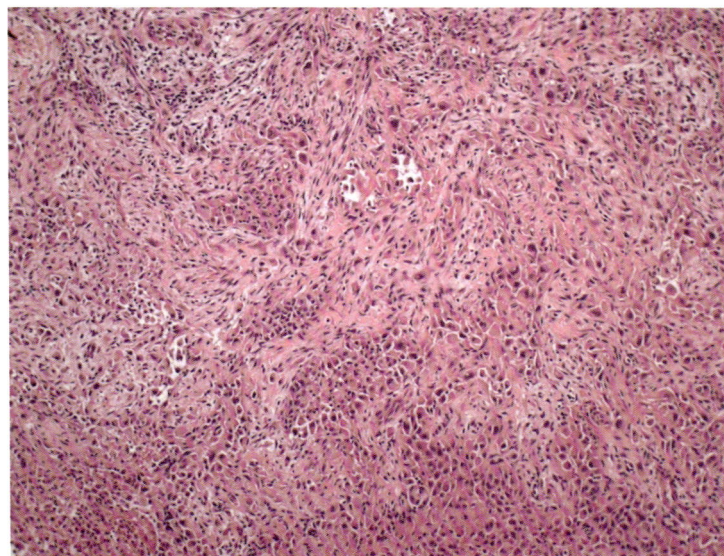

B

图 7.17 A. 送检 0.9 cm 结节，第一次冰冻切片仅见机化性肺炎；B. 从结节的中心再次取材，发现鳞状细胞癌

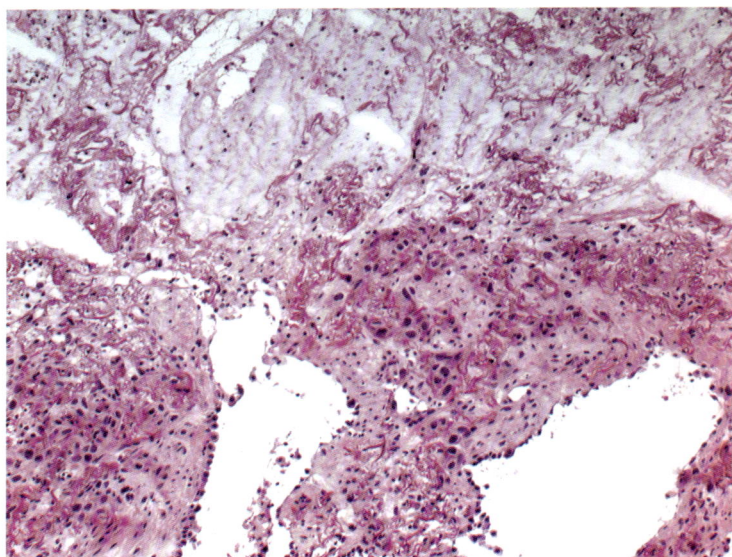

图 7.18　非小细胞癌伴坏死。本例仅有少数存活的肿瘤细胞，导致冰冻切片误诊为良性

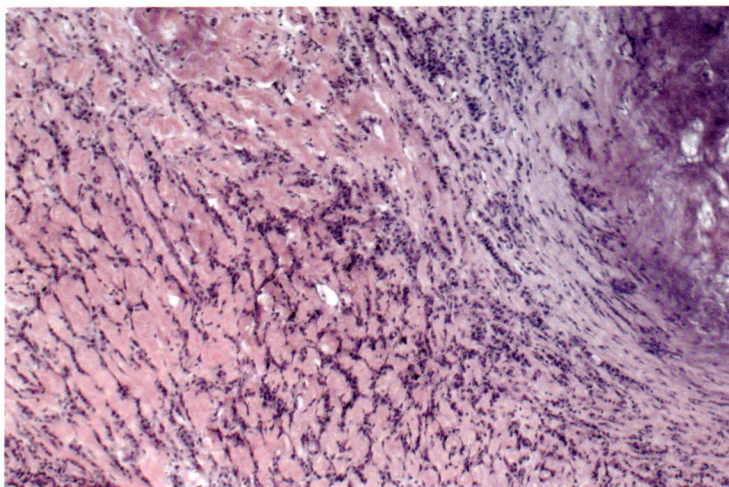

图 7.19　坏死性肉芽肿。外周富于细胞，貌似恶性

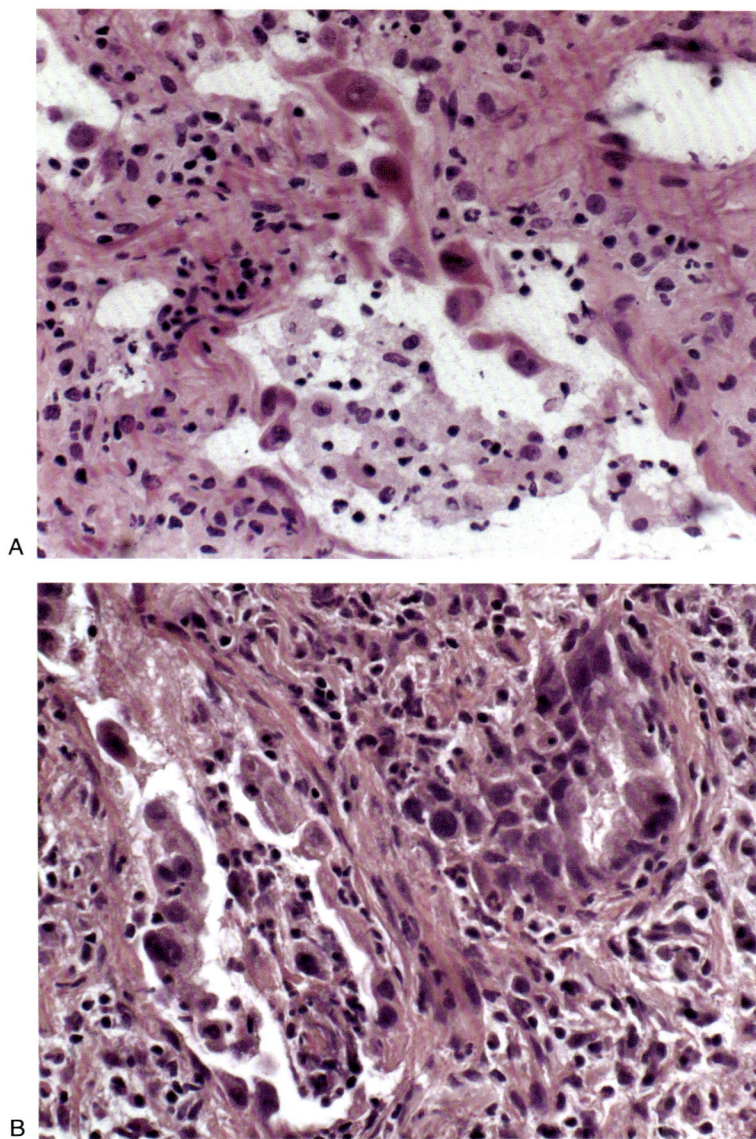

图 7.20　A. 结节的冰冻切片仅见少数非典型细胞；B. 石蜡切片却发现非小细胞癌

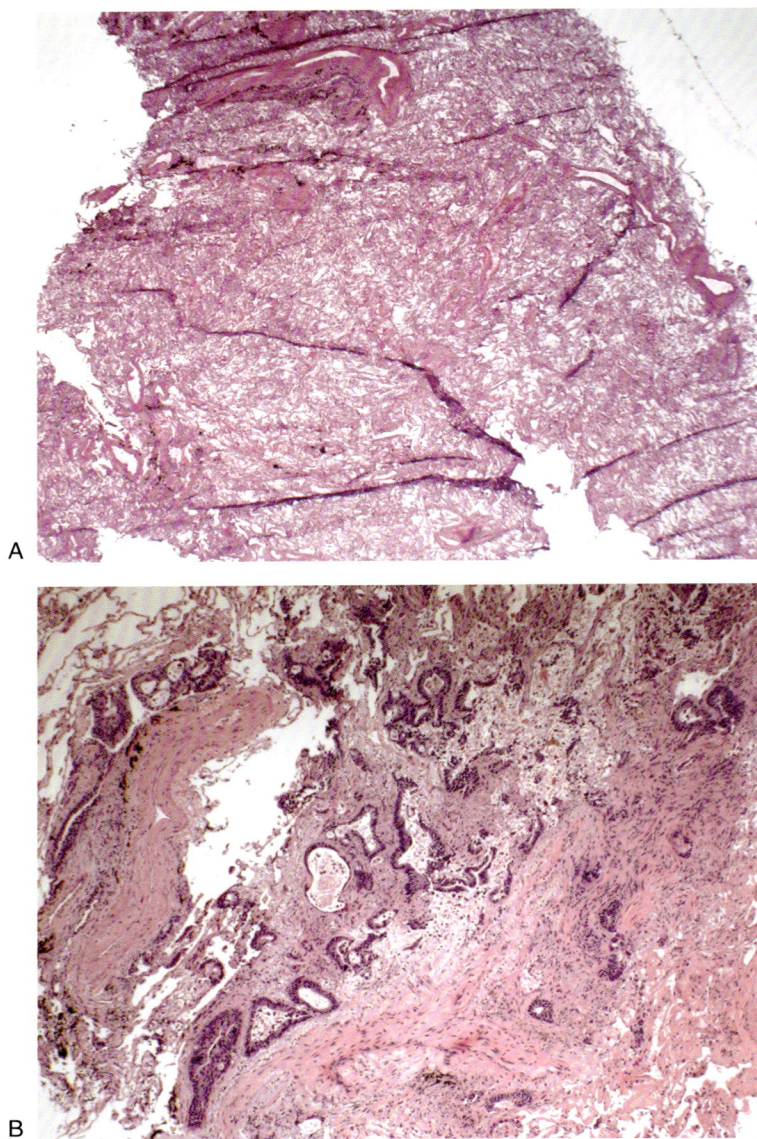

图 7.21 　A. 结节的冰冻切片仅见良性的肺实质；B. 同一组织块石蜡包埋深切后发现腺癌

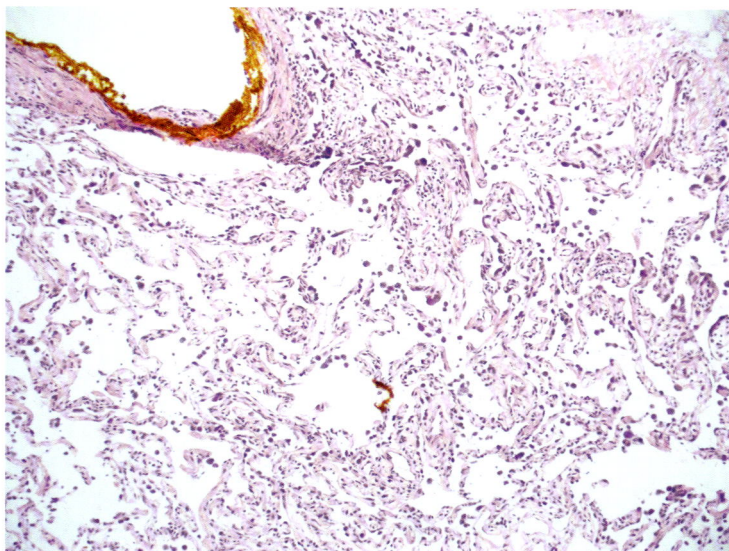

图 7.22 非典型腺瘤样增生。冰冻切片显示一病灶深染的、增大的肺泡细胞伴轻度细胞异型性，肺泡隔轻微增厚。冰冻切片中未发现这些特征，但石蜡切片显示明确的非典型腺瘤样增生

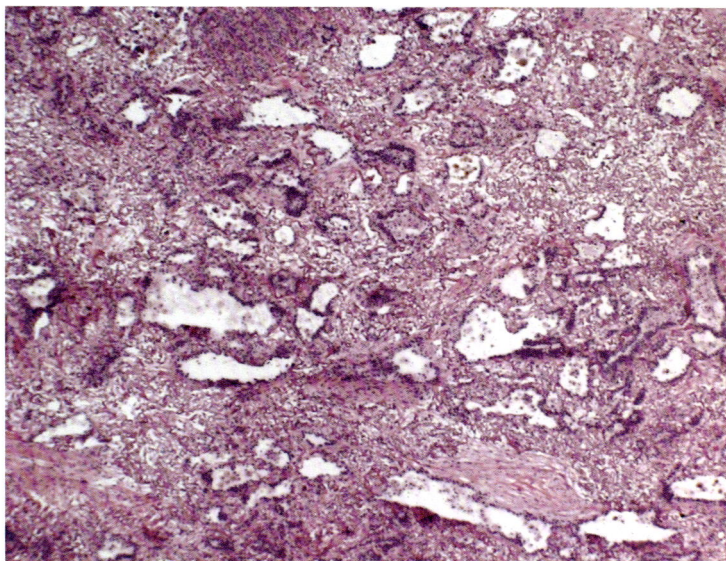

A

图 7.23 A. 低倍镜，高分化腺癌，冰冻切片误诊为支气管化生。提示恶性肿瘤的线索是腺体拥挤和核大小不一

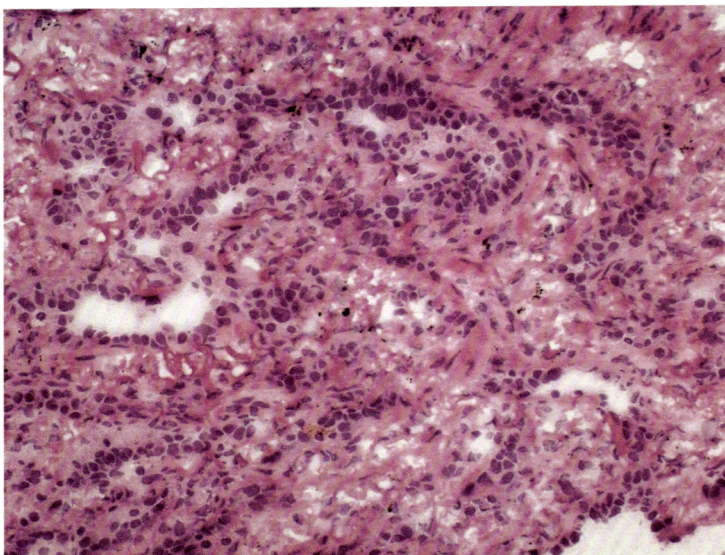

B

图 7.23（续） B. 高倍镜，高分化腺癌，冰冻切片误诊为支气管化生。
提示恶性肿瘤的线索是腺体拥挤和核大小不一

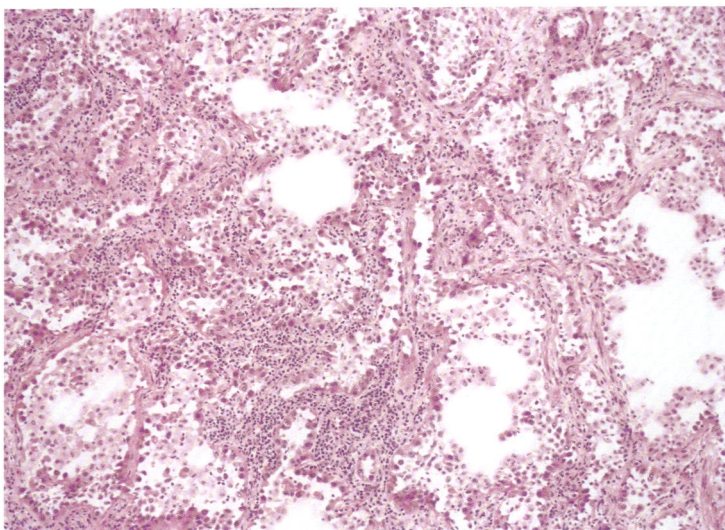

图 7.24 高分化肺腺癌。肿瘤最大径 2.6 cm，在冰冻切片上显示贴
壁为主的结构，可能有少量浸润性成分。石蜡切片发现小于 5 mm 的
腺泡结构，最终诊断为微浸润腺癌

病理医师也许能确定某个病变为肿瘤性，但可能仍难以区分 5 mm 以上的高分化肿瘤是原位腺癌、微浸润腺癌还是某些类型的浸润性腺癌。在术中会诊时，如果对肿瘤准确分类有任何怀疑，病理医师都可能延迟诊断待石蜡切片，特别是楔形活检标本的诊断，可能会促使外科医师继续进行完全性肺叶切除术。Walts 和 Marchevsky[12] 对单一机构对肺癌冰冻切片的误诊进行了一项根本原因分析的研究，发现原位腺癌和微浸润腺癌的区分更容易出错，导致误诊和延迟诊断的相关因素包括：存在反应性非典型性、炎症、纤维化 / 瘢痕，以及包括切片质量不佳在内的取材问题。他们的报道中没有假阳性诊断；然而，由于冰冻切片错误或延迟诊断，4 例患者（1.8%）后来不得不接受了完全性肺叶切除术。低分期非小细胞肺癌的最佳外科治疗方式一直在发展，是胸部肿瘤学领域反复争论的话题。Sesti 和 Donington 的一篇综述详细讨论了这一主题，总结了亚肺叶切除术的作用，且更倾向于肺段切除术而非楔形切除术，但确切的临床试验数据仍待公布，因此尚未提出正式建议[13]。最近，来自中国的一项研究报道了误诊为非典型腺瘤样增生、原位腺癌或微浸润性腺癌的浸润性肺腺癌患者行亚肺叶切除术预后良好，进一步支持亚肺叶切除的理念[14]。尽管此研究表明在冰冻切片时一些病例可能会被错误分类，但也有研究表明冰冻切片是识别肺腺癌浸润状态的一种准确而可靠的工具[15]。使问题更复杂的是肿瘤通过气腔播散（STAS）的概念。通常认为 STAS 是早期肺腺癌预后较差的标志，特别是那些通过亚肺叶切除的肺腺癌。亚肺叶切除标本的冰冻切片检查发现 STAS 的灵敏度低（44%），但特异度高（91%）[16]。鉴于低分期高分化肺肿瘤的处理存在争议，建议病理医师与其各自的外科同事讨论这种情况，以更好地了解不同医疗机构之间的潜在实践差异。

在冰冻评估支气管切缘时，可能疑似癌的显微镜下特征包括鳞状上皮化生（图 7.25）、放射性改变、黏膜下腺体和支气管周围的淋巴细胞聚集[9]。虽然冰冻切缘标本中的肿瘤可能在黏膜表面最明显，但全面评估黏膜外组织的微小支气管周围扩散以及血管内和淋巴管内侵犯也是必不可少的（图 7.26）[9,17]。病理医师应密切关注切缘组织的大体描述。如果将肺叶支气管或段支气管做冰冻切片，病理医师可能期望有一圈完整的组织用于评估。否则，病理医师可能会根据大体检查情况，要求深切片（图 7.27）。

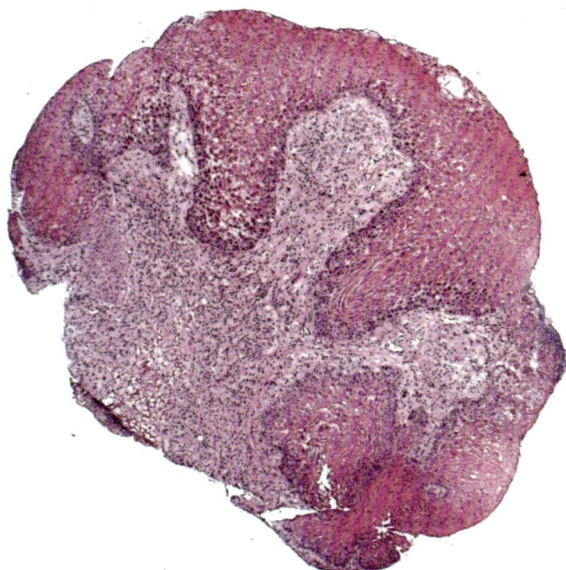

图 7.25 鳞状上皮化生。重度吸烟者的支气管黏膜，低倍镜不可见广泛的鳞状上皮化生，疑似癌

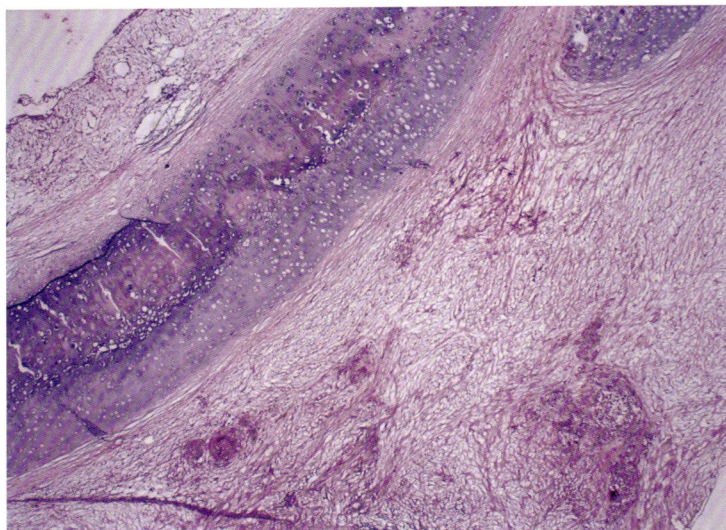

A

图 7.26 A. 阳性支气管切缘。冰冻切片用于评估支气管切缘是否有癌累及，图右下方软组织内出现实性细胞簇

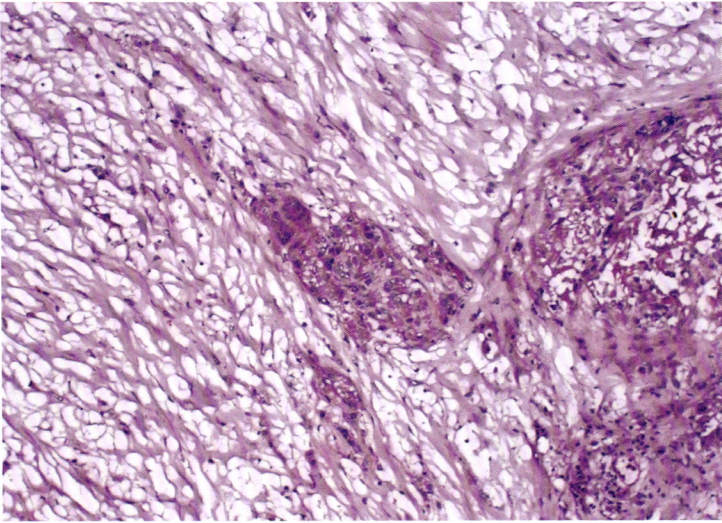

B

图 7.26（续）　B. 阳性支气管切缘。冰冻切片用于评估支气管切缘是否有癌累及，高倍镜下，细胞簇明显为恶性

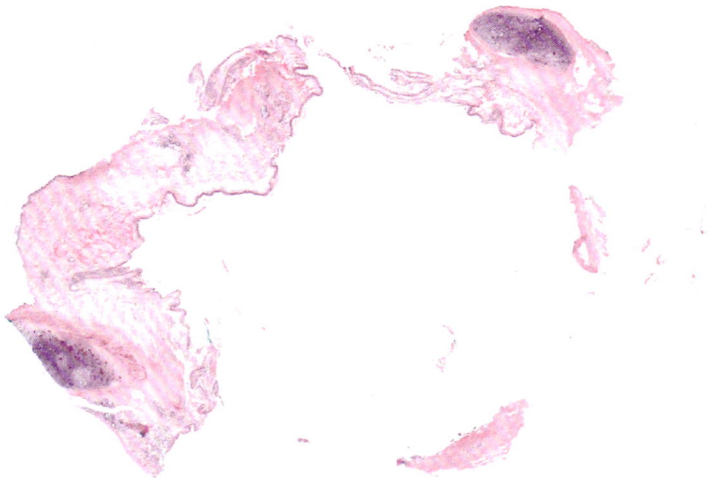

A

图 7.27　A. 肺叶切除术支气管切缘的评估。支气管切缘，正面朝上切片，第一次切片层面不是一圈完整的组织

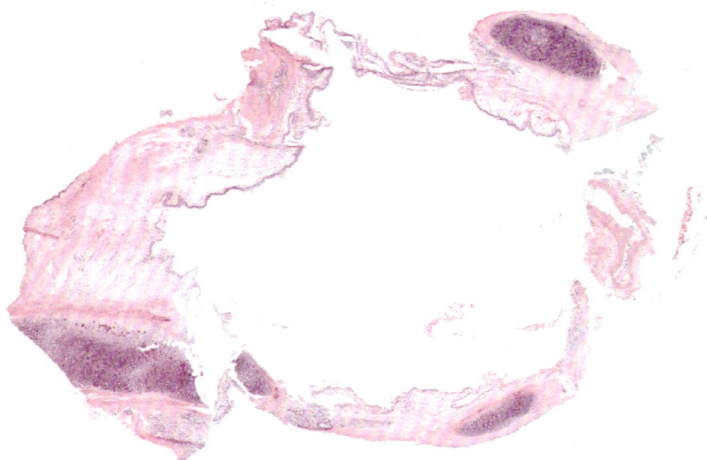

B

图 7.27（续） B. 肺叶切除术支气管切缘的评估。支气管切缘，正面朝上切片，此时深切片可能有帮助。本例深切面显示较完整的支气管切缘

　　术中评估肺结节时，印片是一种有价值的辅助手段，但是是否使用印片通常取决于病理医师的偏好。印片的缺点是缺乏肺部病变的结构特征，因为后者常有助于诊断（图 7.28）。此外，在印片上 II 型肺泡细胞的非典型性可能被误认为恶性。印片可能有助于辨认类癌的细胞核特征（图 7.29），或识别转移性黑色素瘤中的色素（图 7.30）。印片细胞量稀少可能是由于纤维化、促结缔组织增生或病变中存在中央瘢痕。

　　在评估肺结节的冰冻切片时，还有一些其他注意事项。既往治疗诱发 II 型肺泡细胞非典型性和（或）增生，可能被误认为恶性。在鉴别小细胞癌时必须考虑类癌，因为典型类癌行楔形切除术或部分肺叶切除术通常就足够了（图 7.31）。类癌与小细胞癌在形态学上的相似之处包括核小、椒盐样染色质及核仁模糊等。缺乏核分裂象和坏死倾向于类癌。怀疑转移的多发性结节通常不要求做冰冻切片检查，但也要考虑到多发性肺类癌微小瘤的可能性[18]。其他恶性肿瘤（如肉瘤或血液系统恶性肿瘤），最初表现为肺结节的很少，但冰冻切片也可能会遇到。在恶性病变背景中存在慢性肺部疾病通常不是术中关注的主要问题，可以在石蜡切片上更好地评估。

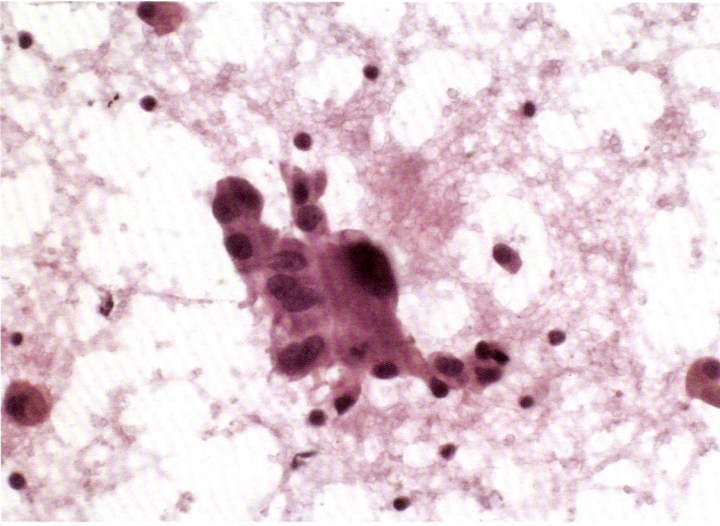

图 7.28　腺癌的术中接触印片显示恶性的细胞学特征

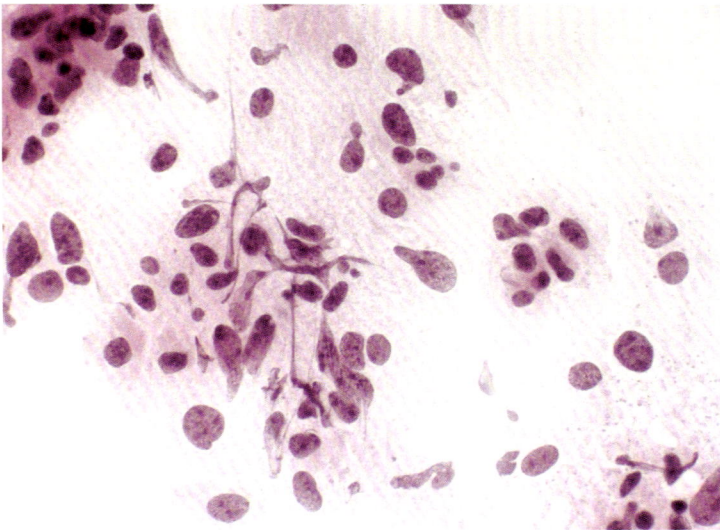

图 7.29　类癌。接触印片（吉姆萨染色）显示椒盐样染色质和小核仁

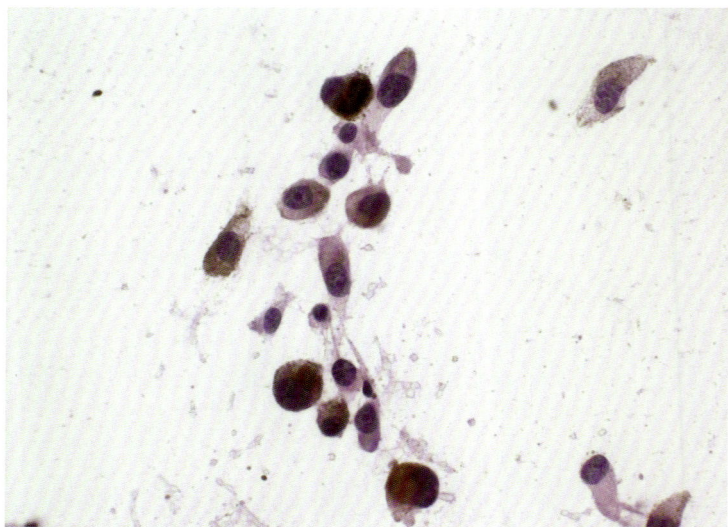

图 7.30　肺的转移性恶性黑色素瘤。接触印片（吉姆萨染色），容易识别肿瘤细胞中的黑色素

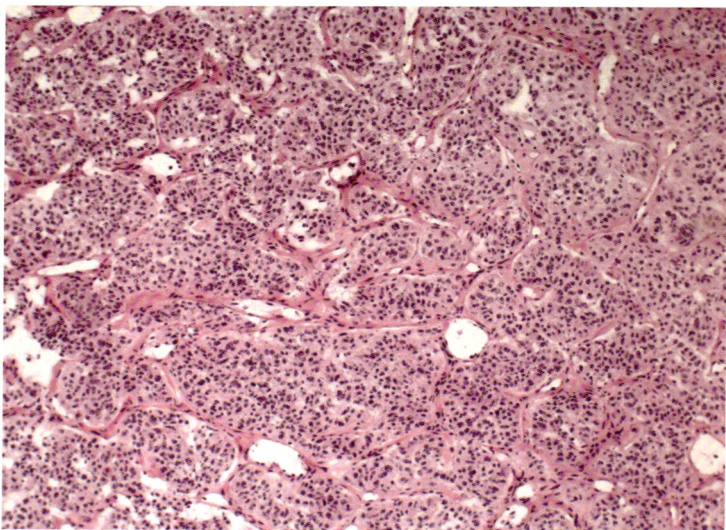

图 7.31　类癌（同图 7.29）。冰冻切片显示特征性的器官样结构，细胞一致，无坏死

　　具有梭形细胞成分的病变在冰冻切片上可能难以判读，可能代表恶性或良性的肿瘤或非肿瘤性疾病实体（图 7.32）。例如，炎性肌纤维母细胞肿瘤（图 7.33）可能被误诊为肺肉瘤[19]。又如，肺硬化性血管瘤是罕见的具有梭形细胞成分的低级别肿瘤[20]。肺硬化性血管瘤的最佳识别方法是存在一种以上的典型的组织学生长模式，以及肿瘤结节有边界和印片上细胞学温和[21,22]。

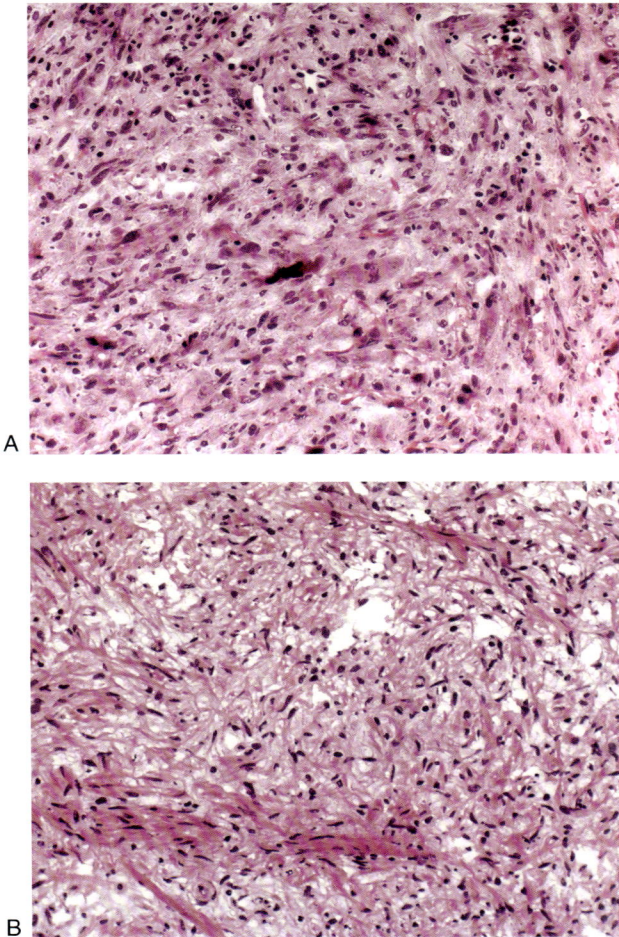

图 7.32　**梭形细胞病变。A. 高级别多形性肉瘤；B. 神经纤维瘤（B）**

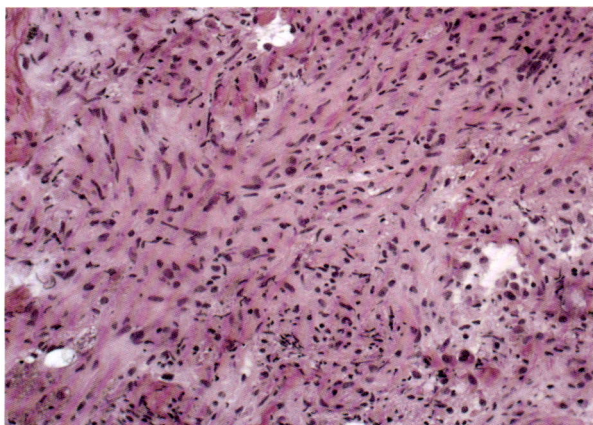

C

图 7.32（续）　梭形细胞病变。C. 机化性肺炎

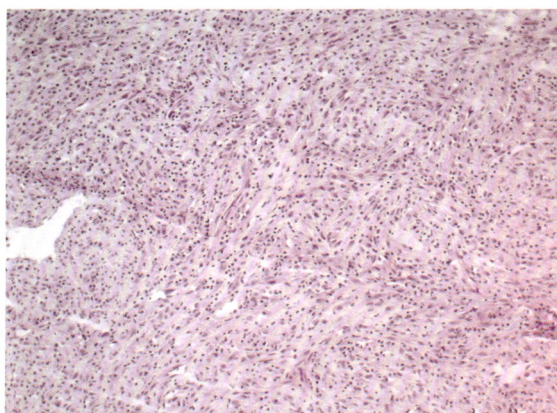

A

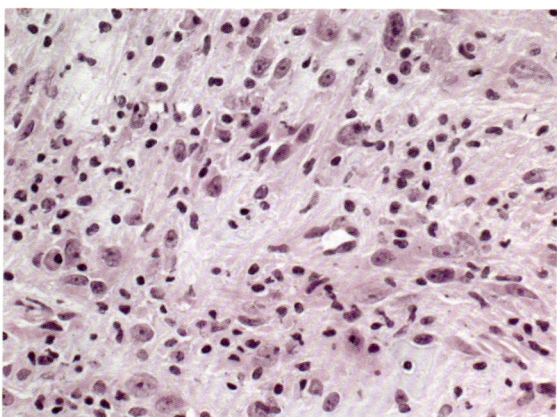

B

图 7.33　炎性肌纤维母细胞肿瘤。A. 低倍镜显示温和的梭形细胞肿瘤；B. 高倍镜显示梭形细胞混杂淋巴细胞和浆细胞

7.2.6 表现为肺结节的非肿瘤性疾病的肺部冰冻切片解读

有几种可能表现为孤立性肺结节的非肿瘤性疾病，包括化生伴梗死、肉芽肿性疾病、外源性类脂性肺炎（图 7.34）和机化性肺炎。气道的黏液上皮化生或肺泡上皮的细支气管化生可能被误诊为腺癌。发现透明膜应考虑弥漫性肺泡损伤（图 7.35），发现肺泡内成纤维细胞结节（Masson 小体）应考虑机化性肺炎（图 7.36）。Sienko 等[8]的一篇优秀综述对肺结节冰冻切片中遇到的各种组织学类型的鉴别诊断进行了深入讨论。

免疫功能不全患者具有特殊性，其肺结节的鉴别诊断包括真菌性肺炎。在冰冻切片上很容易识别芽生菌病（blastomycosis）的真菌菌丝和大而宽基的出芽酵母。用吉姆萨染色和快速瑞氏染色，或苏木素染色延长 30 秒，有助于识别真菌。脓肿壁常有浸润的真菌菌丝，上下微调焦距，有助于识别菌丝。耶氏肺孢子虫（*Pneumocystis jiroveci*）感染（图 7.37）很少表现为肿块，可能与梗死有关，可通过手术切除。还应考虑病毒感染，特别是巨细胞病毒（CMV）和腺病毒（图 7.38）。通过使用敏感的 PCR 血清

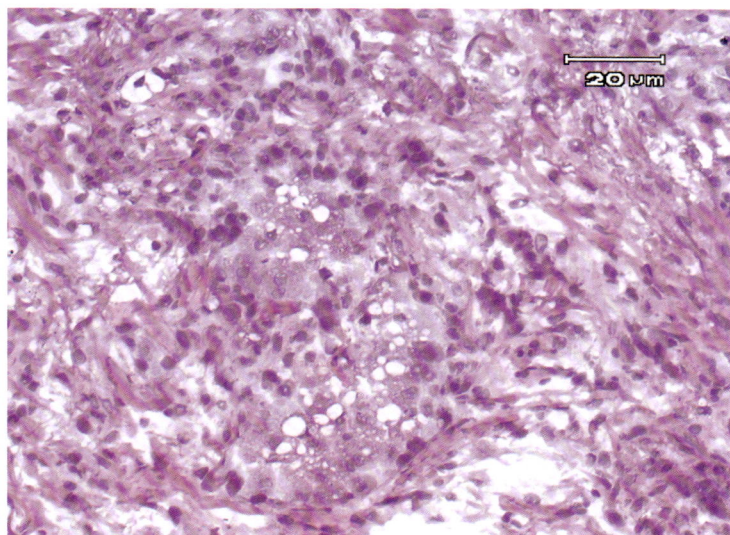

图 7.34　外源性类脂性肺炎。54 岁男性，右肺上叶结节冰冻切片报告为"炎症"。注意肺泡腔内多个细胞内空泡，这是类脂性肺炎的特征

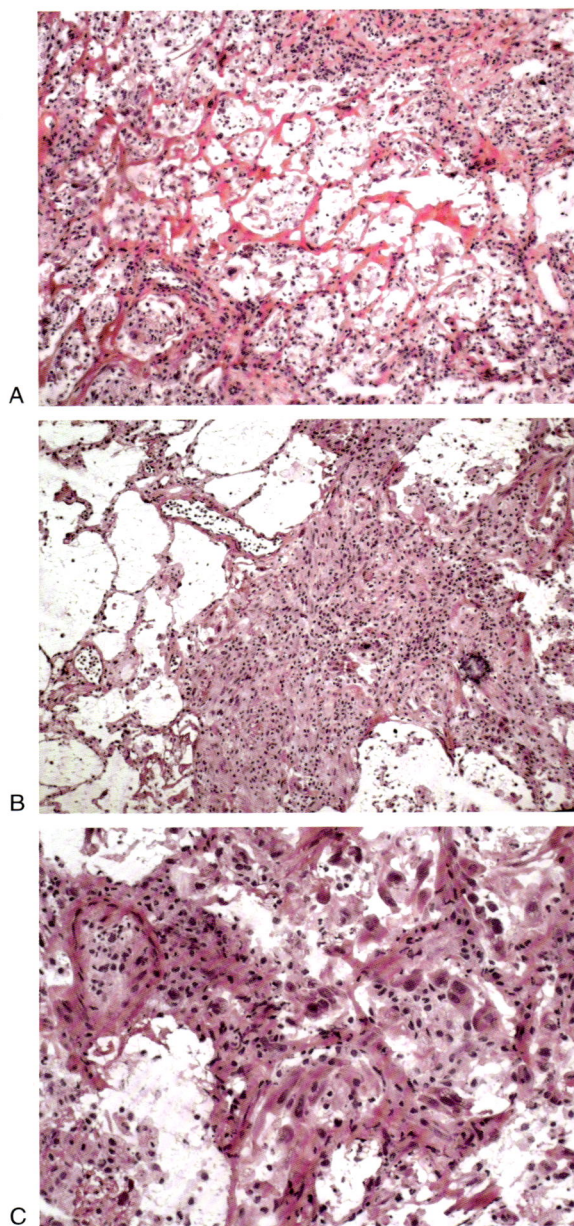

图 7.35 弥漫性肺泡损伤。A. 肺泡隔衬覆明显的透明膜，肺泡内含有泡沫样巨噬细胞；B. 存在机化性弥漫性肺泡损伤的局灶区域；C. 高倍镜显示随机分布的、增大的反应性 Ⅱ 型肺泡细胞

学方法，临床上往往已经知道 CMV 感染，但在肺部冰冻切片上偶然发现 CMV 仍应报告。总之，在评估免疫功能不全宿主的肺部活检冰冻切片时，应牢记多种病原微生物感染。如果在冰冻切片中发现了感染原，或高度怀疑感染，应与手术室工作人员沟通，以确保送检培养。免疫功能不全患者的其他诊断考虑包括骨髓移植后复发性白血病或淋巴瘤以及实体器官移植后的移植后淋巴组织增生性疾病。

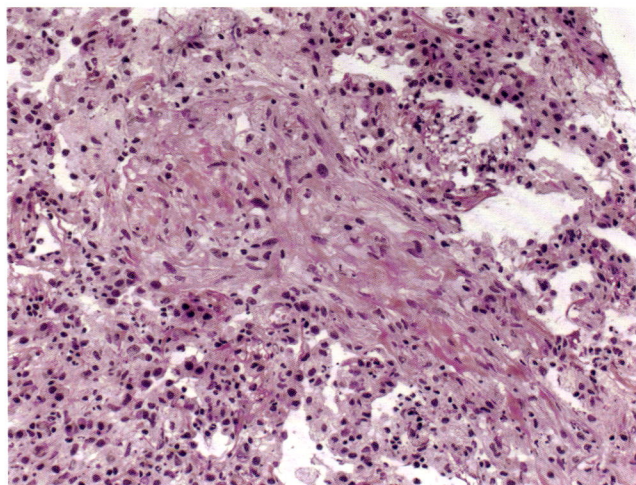

图 7.36　肺泡内成纤维细胞结节（Masson 小体）。从一个肺泡延伸到下一个具有正常肺结构背景的肺泡是机化性肺炎的特征

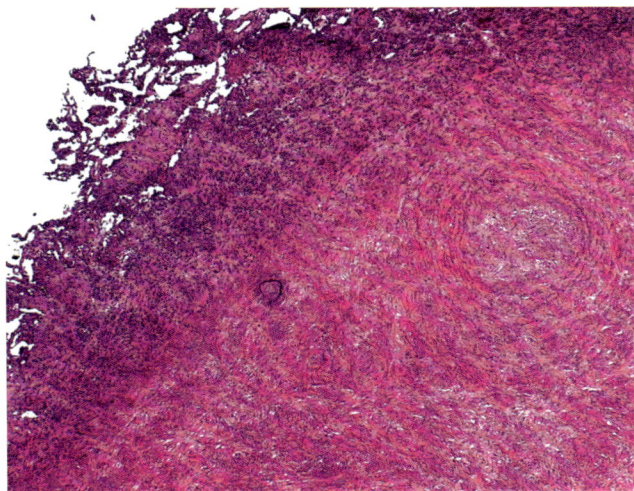

图 7.37　肉芽肿性炎症伴坏死。免疫功能不全患者，影像学发现肺结节，并怀疑恶性。冰冻切片显示坏死性肉芽肿，没有肿瘤证据。后续银染发现耶氏肺孢子虫

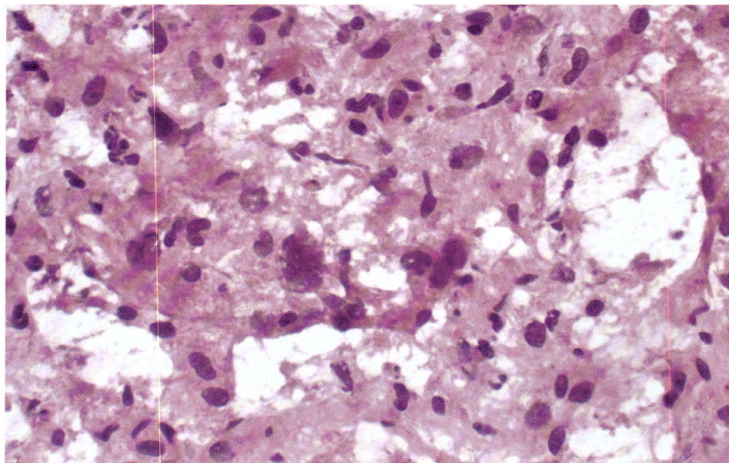

图 7.38　腺病毒，肺移植后状态。右肺下叶楔形活检，冰冻切片报告为"肺实质的肺泡腔内见急性炎性渗出物（纤维素、中性粒细胞）。感染不能排除。局灶细胞丰富且细胞增大，不支持淋巴瘤诊断。"注意多核和污浊核。石蜡切片做免疫组织化学证实腺病毒感染

7.3　纵隔淋巴结和纵隔肿物冰冻切片

对于怀疑癌的肺结节患者，目前的标准做法是在确定切除前评估有无转移。原发性肺癌常见的转移部位是区域淋巴结，分为 N1（肺门和肺实质）、N2（同侧纵隔）和 N3（对侧纵隔或锁骨上）淋巴结。在怀疑肺癌的病例中，依据对纵隔淋巴结的评估来确定治疗原则，如果 N2 淋巴结阳性，患者至少 Ⅲ A 期，通常采取术前新辅助治疗。N3 病变导致无法切除肿瘤。大多数患者会在手术前进行支气管镜下淋巴结分期。通常由细胞病理医师进行快速现场评估（ROSE），以确认已取到足够的组织。在支气管镜检查期间，如果可行，也可以通过对主要肿瘤进行活检来获得术前诊断。

若术前分期无法获得诊断性组织、不能行纵隔镜检查或遇到其他少见的情况，则可进行开放手术对胸腔淋巴结进行取样。

7.3.1　纵隔淋巴结冰冻切片：主要的术中问题

对疑似肺癌患者进行纵隔淋巴结冰冻切片评估的主要问题是是否有转

移。如果冰冻切片显示 N2 淋巴结有转移，通常会停止外科手术，而采取综合治疗。如果淋巴结为阴性，外科医师或将其他淋巴结送检术中评估，或对肺结节进行楔形活检。

通过纵隔镜获取的淋巴结可能碎裂，但无论淋巴结是否完整，都要做冰冻切片。目前，淋巴结分期取决于阳性淋巴结属于第几站，阳性淋巴结的确切数量尚未纳入分期系统。肉眼观察疑似阳性的淋巴结可以先将其部分组织做冰冻切片验证，若为阴性，则其余组织也应做冰冻检查。

7.3.2　纵隔淋巴结冰冻切片解读

在纵隔淋巴结中，只要在显微镜下识别出任何上皮细胞就能确定转移性疾病。见到淋巴结被膜外延伸的病灶也要报告[8]。碎裂的正常淋巴组织不要误诊为小细胞癌[9]。对于疑似转移癌的病例，是否使用印片由病理医师决定；但是，如果考虑淋巴瘤，在做淋巴结冰冻之前要做印片检查。临床上或淋巴结大体检查时都可能怀疑淋巴瘤。除了肺，很少有其他部位的原发肿瘤会转移到纵隔淋巴结。然而有趣的是，梅奥诊所（Mayo Clinic）报道，在胸外原发癌患者中，高达 28% 的纵隔淋巴结转移继发于肺转移[23]。

7.3.3　纵隔肿物冰冻切片解读

不伴有疑似肺癌的纵隔肿物偶尔也会被送检术中评估。要考虑的诊断包括淋巴瘤（图 7.39）、胸腺瘤（图 7.40 和 7.41）、胸腺癌（图 7.42）、生殖细胞肿瘤（图 7.43）。依我们的经验，冰冻切片难以鉴别胸腺瘤和淋巴瘤。胸腺瘤的诊断线索包括存在上皮样细胞和缺乏淋巴细胞异型性。当遇到纵隔的小蓝细胞肿瘤时，参考患者的年龄也可能有帮助，因为 20 ~ 40 岁的患者更容易患生殖细胞肿瘤或淋巴瘤，而老年患者更有可能患癌和胸腺瘤。如果冰冻切片时可以明确诊断胸腺瘤，有助于避免二次手术。在怀疑淋巴瘤时，重要的是确保已获得足够的组织，用于后续检查和诊断。纵隔结核和感染性假肿瘤可能被误诊为肿瘤坏死和淋巴瘤[24]。胸腺组织（图 7.44）可能和伴有转移瘤的淋巴样组织相混淆，特别是在手术医师不能确定、缺乏标本名称 / 部位的情况下。异位甲状腺和甲状旁腺组织（图 7.45）也可见于纵隔。

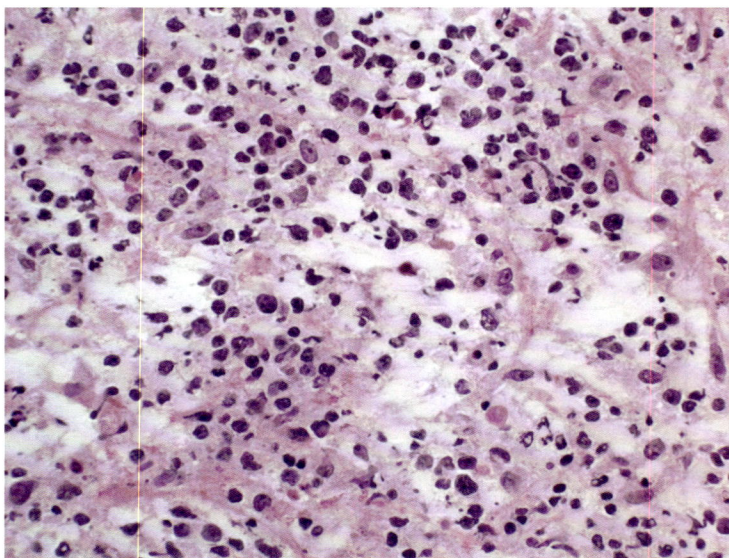

图 7.39 大 B 细胞淋巴瘤。高倍镜下可见大的异型性失黏附性淋巴细胞，部分细胞可见明显的核仁

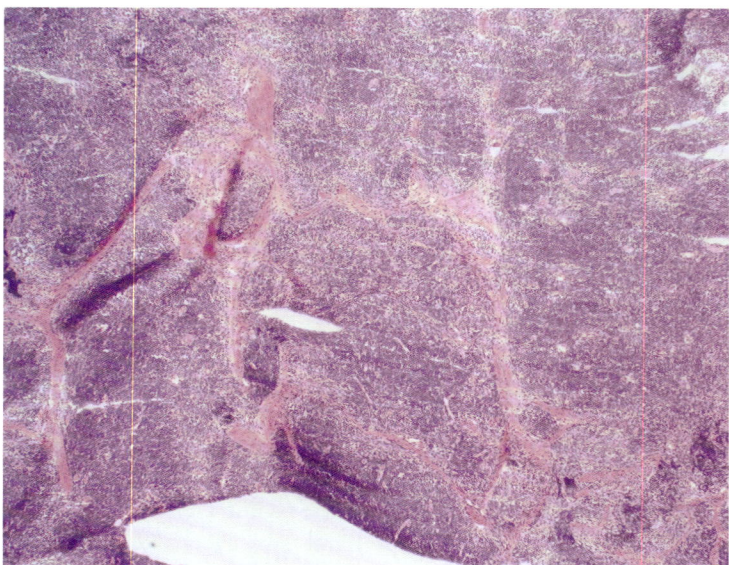

图 7.40 胸腺瘤。低倍镜下可见纤维分隔，这是胸腺肿瘤的一个共同特征

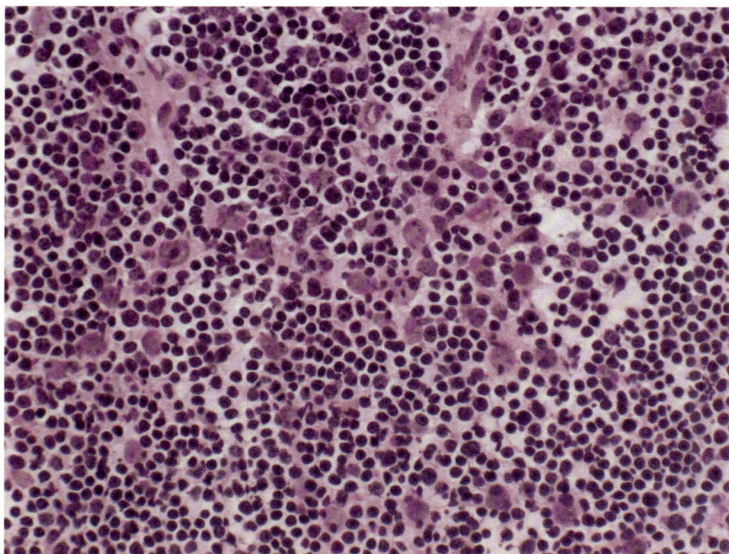

图 7.41　胸腺瘤。在小淋巴样细胞背景中可见单个上皮样大细胞，初始报告为"淋巴瘤或胸腺肿瘤"。最终诊断为 WHO B2 型胸腺瘤

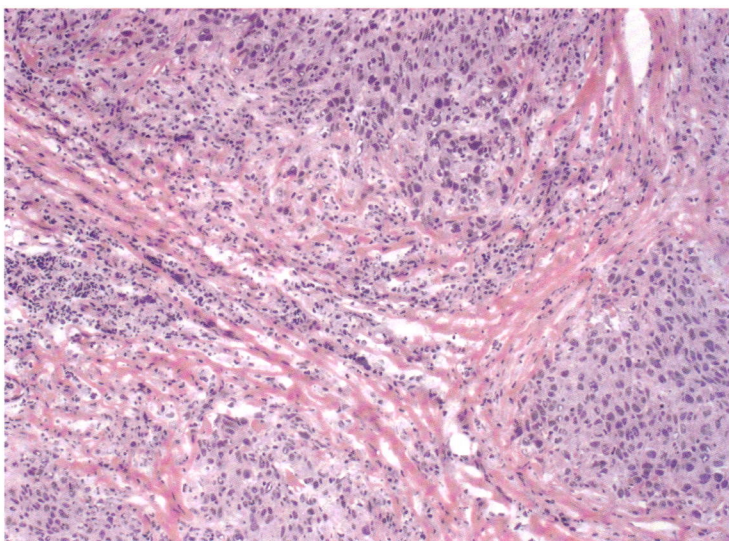

图 7.42　胸腺癌。60 岁男性，已知胸腺癌病史，在其胸壁结节中可见恶性细胞巢团被致密的胶原间质分隔

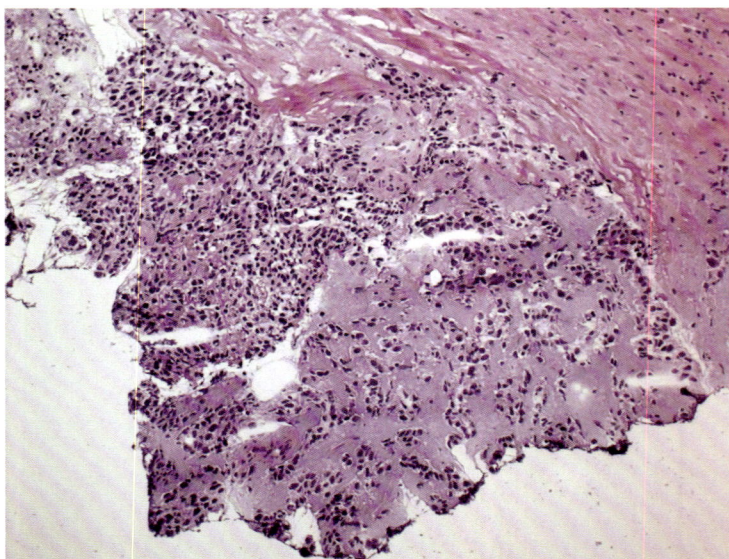

图 7.43　卵黄囊瘤。27 岁患者，纵隔肿物冰冻切片，可见细胞丰富的黏液样病变，报告为"恶性肿瘤，待石蜡切片明确诊断"

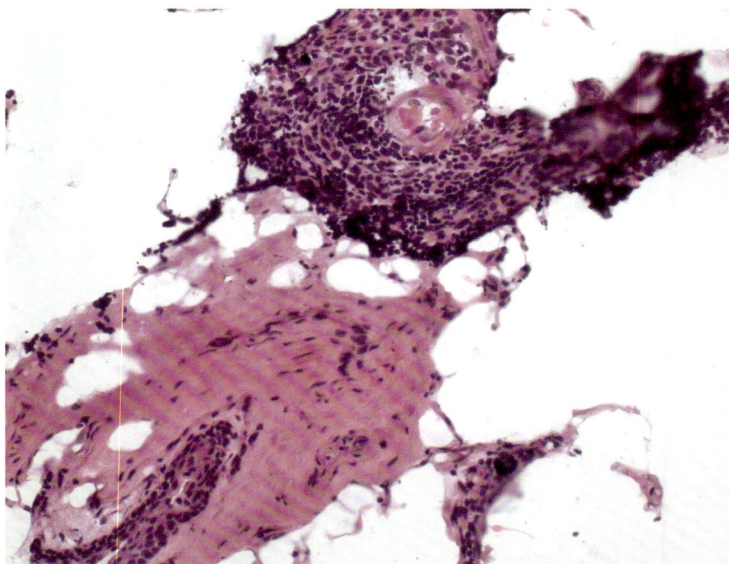

图 7.44　61 岁患者，纵隔肿物，可见萎缩的胸腺组织和邻近的囊肿

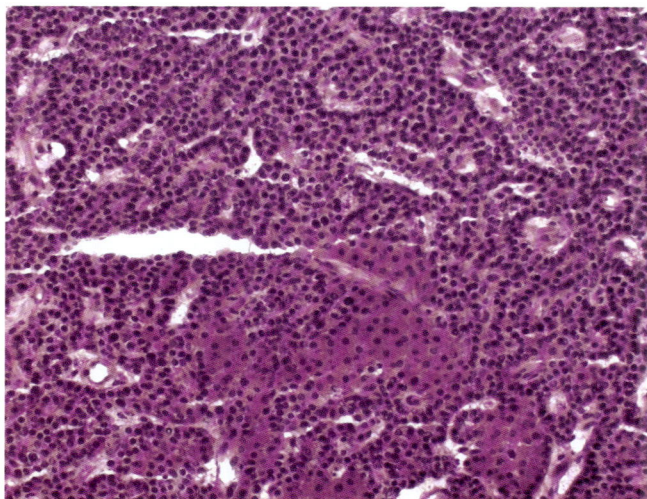

图 7.45　纵隔冰冻切片，显示异位的细胞丰富的甲状旁腺组织

7.3.4　纵隔冰冻切片——芝加哥大学的经验

2000—2011 年，芝加哥大学共为 116 例不同患者的 153 个纵隔标本做了冰冻切片，其中不包括用于肺癌分期的淋巴结病例。其中 29 例（19%）为纵隔淋巴结，91 例（59%）为纵隔肿物，33 例（22%）为其他诊断，包括纵隔异位的甲状旁腺或甲状腺。纵隔肿物中，恶性 56 例（62%）、良性 33 例（36%）、胸腺瘤 2 例（2%）。恶性肿瘤包括淋巴瘤、肉瘤、转移癌、间皮瘤和生殖细胞肿瘤。良性诊断包括非特异性纤维组织或瘢痕、淋巴结、胸腺或神经源性肿瘤。27 例（48%）纵隔恶性肿物在冰冻切片上被定为恶性，但需要在石蜡切片上具体分型。只有 1 例在冰冻切片上误诊为恶性，而在石蜡切片上证实为良性；还有 1 例因取样误差，在冰冻切片上未见癌，但在石蜡切片上发现了癌。

7.4　胸膜冰冻切片解读

由于视频辅助胸腔镜手术（VATS）活检等技术的进步，胸膜标本不再需要常规进行冰冻切片评估。疑似胸膜病变的患者将接受 VATS 手术，其活检标本仅用于常规石蜡切片。罕见情况下，需要做胸膜活检冰冻切片，主要的临床问题包括是否有足够的组织来明确诊断，鉴别间皮瘤（图 7.46）还是转移癌，以及鉴别间皮瘤与良性反应性间皮增生。诊断间皮瘤的线索包括明确侵犯脂肪或肌肉（图 7.47）、结构复杂、坏死以及缺乏分层

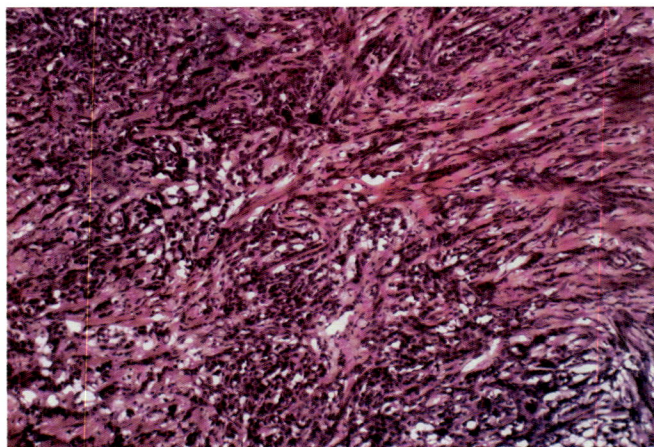

图 7.46　恶性间皮瘤。冰冻切片可见恶性浸润征象，但难以确定是腺癌还是间皮瘤；然而，它表明标本满意，组织量足以用于诊断

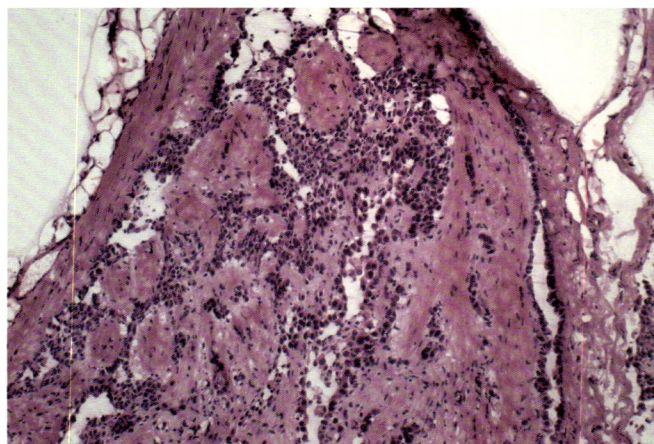

图 7.47　恶性间皮瘤。胸膜活检冰冻切片，显示间皮增生，部分区域疑似脂肪组织浸润。这例判读为"最符合间皮瘤"

现象。一层含有间皮细胞的纤维素和一层伴有纤维化的肉芽组织所构成的分层或分区现象提示反应性增生（图 7.48）。存在非典型间皮细胞不是恶性诊断特征，因为这些细胞常见于反应性疾病（图 7.49）或与胸膜转移癌相关。

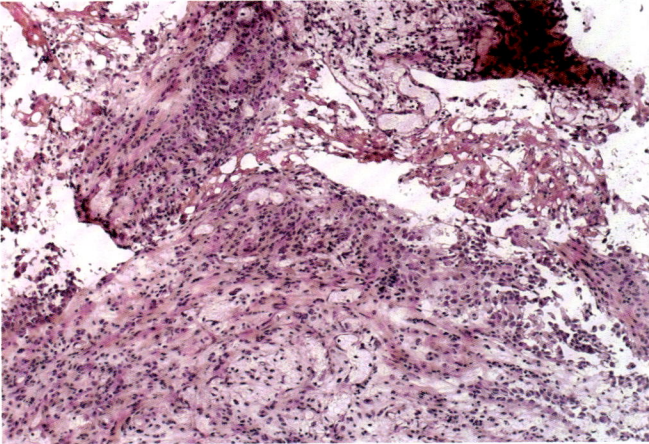

图 7.48　反应性间皮增生。含有间皮细胞的纤维素覆于纤维化组织上，形成分层现象，提示良性间皮病变

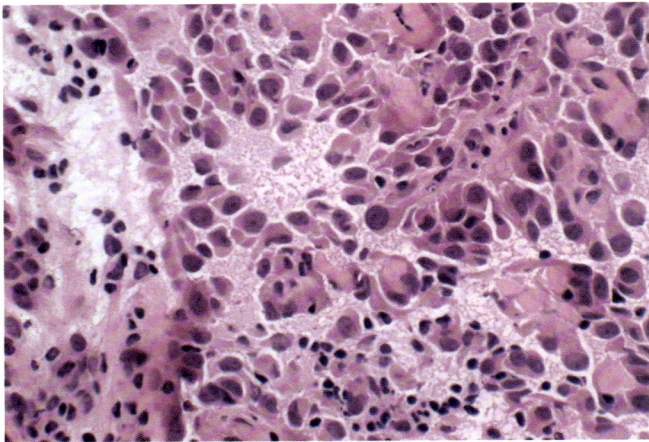

图 7.49　高倍镜下，反应性间皮增生的细胞学与恶性间皮瘤无法区分

7.4.1　胸膜冰冻切片——芝加哥大学的经验

2008—2011 年，芝加哥大学为 18 例胸膜活检病例做了冰冻切片。其中 11 例（61%）为良性，7 例（39%）为恶性。良性病变多为炎症或其他胸膜炎，经评估排除了恶性病变。恶性病变包括 3 例间皮瘤（43%）和 4 例转移癌（57%）。没有出现诊断不一致或延迟。

（JEFREE J. SCHULTE，ALEXIS SNYDER，ALIYA N. HUSAIN　著；杨文圣　译）

参考文献

1. Kc S, Shrestha P, Shah AK, et al. Variations in human pulmonary fissures and lobes: A study conducted in Nepalese cadavers. *Anat Cell Biol*. 2018;51(2):85–92. doi: 10.5115/acb.2018.51.2.85

2. Myung JK, Choe G, Chung DH, et al. A simple inflation method for frozen section diagnosis of minute precancerous lesions of the lung. *Lung Cancer*. 2008;59(2):198–202. doi: 10.1016/j.lungcan.2007.08.023

3. Isaka T, Yokose T, Ito H, et al. Comparison between CT tumor size and pathological tumor size in frozen section examinations of lung adenocarcinoma. *Lung Cancer*. 2014;85(1):40–46. doi: 10.1016/j.lungcan.2014.03.023

4. The Royal College of Australasia. Frozen section: Minimisation of infection hazards associated with cryostats. Published May 2014. Accessed March 18, 2021. https://www.rcpa.edu.au/getattachment/2b50b88c-9aa3-4811-aade-dc26470fb44b/Frozen-Section-Minimisation-of-Infection-Hazards-a.aspx

5. College of American Pathologists. CAP responds to your COVID-19 questions. Published April 2020. Accessed March 18, 2021. https://www.cap.org/laboratory-improvement/news-and-updates/cap-responds-to-your-covid-19-questions

6. Centers for Disease Control and Prevention. Interim guidelines for biosafety and COVID-19. Published May 2021. Accessed March 18, 2021. https://www.cdc.gov/coronavirus/2019-ncov/lab/lab-biosafety-guidelines.html#AnatomicPathology

7. Chévez-Barrios P, Milman T, Grossniklaus HE, et al. Ocular pathology recommendations during COVID-19 from the American Association of Ophthalmic Oncologists and Pathologists (AAOOP). *Ocul Oncol Pathol*. 2020;6(3):1–2. doi:10.1159/000507735

8. Sienko A, Allen TC, Zander DS, et al. Frozen section of lung specimens. *Arch Pathol Lab Med*. 2005;129(12):1602–1609.

9. Maygarden SJ, Detterbeck FC, Funkhouser WK. Bronchial margins in lung cancer resection

specimens: Utility of frozen section and gross evaluation. *Mod Pathol.* 2004; 17(9):1080–1086.

10. Kutlu CA, Urer N, Olgac G. Carcinoma in situ from the view of complete resection. *Lung Cancer.* 2004;46(3):383–385.

11. Gupta R, McKenna R, Marchevsky AM. Lessons learned from mistakes and deferrals in the frozen section diagnosis of bronchioloalveolar carcinoma and well-differentiated pulmonary adenocarcinoma: An evidence-based pathology approach. *Am J Clin Pathol.* 2008;130(1):11–20.

12. Walts AE, Marchevsky AM. Root cause analysis of problems in the frozen section diagnosis of in situ, minimally invasive, and invasive adenocarcinoma of the lung. *Arch Pathol Lab Med.* 2012;136(12):1515–1521.

13. Sesti J, Donington JS. Sublobar resection: Ongoing controversy for treatment for stage I non-small cell lung cancer. *Thorac Sug Clin.* 2016;26(3):251–259.

14. Zhang Y, Deng C, Fanqqiu F, et al. Excellent prognosis of patients with invasive lung adenocarcinomas during surgery misdiagnosed as atypical adenomatous hyperplasia, adenocarcinoma in situ, or minimally invasive adenocarcinoma by frozen section. *Chest.* 2021;159(3):1265–1272.

15. Li F, Yang L, Zhao Y, et al. Intraoperative frozen section for identifying the invasion status of lung adenocarcinoma: A systematic review and meta-analysis. *Int J Surg.* 2019; 72:175–184.

16. Villalba JA, Shih AR, Sayo TMS, et al. Accuracy and reproducibility of intraoperative assessment on tumor spread through air spaces in stage 1 lung adenocarcinomas. *J Thorac Oncol.* 2021;16(4):619–629.

17. Thunnissen FB, den Bakker MA. Implications of frozen section analyses from bronchial resection margins in NSCLC. *Histopathology.* 2005;47(6):638–640.

18. Darvishian F, Ginsberg MS, Klimstra DS, et al. Carcinoid tumorlets simulate pulmonary metastases in women with breast cancer. *Hum Pathol.* 2006;37(7):839–844.

19. Takeda SI, Onishi Y, Kawamura T, et al. Clinical spectrum of pulmonary inflammatory myofibroblastic tumor. *Interact Cardiovasc Thorac Surg.* 2008;7(4):629–633.

20. van Wyk Q, Suvarna SK. Frozen section diagnosis of fibrotic sclerosing pneumocytoma with psammomatous calcification. *Histopathology.* 2003;43(5):504–505.

21. Chan AC, Chan JK. Can pulmonary sclerosing haemangioma be accurately diagnosed by intra-operative frozen section? *Histopathology.* 2002;41(5):392–403.

22. Majak BM, Bock G. Pulmonary sclerosing haemangioma diagnosed by frozen section. *Histopathology.* 2003;42(6):621–622.

23. Ercan S, Nichols FC 3rd, Trastek VF, et al. Prognostic significance of lymph node metastasis found during pulmonary metastasectomy for extrapulmonary carcinoma. *Ann Thorac Surg.* 2004;77(5):1786–1791.

24. de Montpreville VT, Dulmet EM, Nashashibi N. Frozen section diagnosis and surgical biopsy of lymph nodes, tumors and pseudotumors of the mediastinum. *Eur J Cardiothorac Surg.* 1998;13(2):190–195.

第 8 章

儿童疾病冰冻诊断

8.1　引言

　　作为一家大型儿科教学医院，美国国家儿童医院（Nationwide Children's Hospital）术中冰冻的最常见指征是肿瘤；大约 20% 的冰冻切片是为了评估先天性巨结肠。术中会诊病例分布类似于其他大型儿童医院的报道[1]。在芝加哥大学，大约 9% 的儿科术中会诊是评估先天性巨结肠，其余儿科术中会诊多是评估肿瘤，尤其是骨肿瘤和脑肿瘤，分别在第 5 章和第 16 章讨论。对免疫抑制儿童进行评估是罕见的冰冻诊断指征，将在本书的其他章节讨论。冰冻切片的总体符合率（95%）和延迟诊断率（11%）与其他医疗机构报道的数据相似[1,2]。

8.2　儿童实体肿瘤

　　发生于儿童的恶性肿瘤相对少见，美国每年大约有 12000 例[3]。造血系统恶性肿瘤最多见，包括白血病和淋巴瘤，约占所有病例的 40%。非中枢神经系统、非造血系统实体瘤约占所有儿童恶性肿瘤的 45%。婴幼儿和儿童的恶性肿瘤谱系与成人明显不同，且大部分儿科患者在三级专科医疗中心收治，因此，并不要求大多数非儿科专业的病理医师对儿科疾病拥有丰富的诊断经验。

　　过去数十年中，儿童癌症的临床结局有了显著改善，主要得益于准确的诊断、对具有生物学意义的预后特征的认识和多样化的个体化治疗。能否成功治疗这些疾病取决于最初诊断恶性肿瘤时能否正确分类，也取决于能否识别具有重大意义的形态学（如间变性肾母细胞瘤）和遗传学（如神

经母细胞瘤的 *MYCN* 基因扩增）与预后因素。

8.2.1　儿科实体肿瘤：术中主要问题

8.2.1.1　良性或恶性

由于分子检测在儿科肿瘤的诊断中起着非常重要的作用，因此术中往往不可能做出精准的诊断。最终的手术和治疗依靠石蜡标本全方位的组织学检查和对辅助检测的正确解读。在这种情况下，冰冻切片的第一个作用是解决肿瘤良恶性的问题，以便可放置导管或端口用于后续化疗。诊断恶性后，患者仍在麻醉中，可趁机启动骨髓分期活检。

8.2.1.2　切缘和疾病范围

儿科肿瘤冰冻切片的第二个作用是对原发性或转移性肿瘤的切缘和病变范围进行评估。手术切缘对大多数儿科肿瘤都非常重要，例如肝母细胞瘤，完整切除对于治愈非常重要[4]。大多数肿瘤的切缘 1 ~ 2 mm 就足够了，特别是头颈部的手术[5,6]。

8.2.1.3　标本满意度与分检

第三个作用是冰冻切片还可对活检标本进行分检和满意度评估。这种情况下，术中诊断是为了请病理医师注意评估存活的肿瘤细胞量，并将标本分检，以纳入细胞遗传学、电镜和（或）分子学的研究[7]。此外，也可制作细胞学标本（接触印片），其往往有助于获得最终诊断。

8.2.2　儿科实体肿瘤和冰冻切片解读

正如其他情形，待解决的问题通常决定了术中会诊的操作流程。如果要求评估标本满意度或病变良恶性，术中细胞学检查就非常有价值，特别是标本量有限的情况。一项系列研究显示，结合临床信息和影像学，术中细胞学评估儿科肿瘤良恶性的准确率为 93% ~ 98%；同时做冰冻切片，准确率仅提高了 0 ~ 3%[8]。如果标本量有限，单独评估术中细胞学，足以判定组织是否满足诊断要求，足以确定某个病变的良恶性。

8.2.2.1　小活检标本

尤其是小活检标本，常常受挤压，容易出现冰冻切片假象，而术中冰冻的细胞学涂片能极好地保持细胞形态，最大限度地减少人工假象引起的细胞变形。而且小标本的细胞学检查还可补充组织学资料（组织学包括石蜡切片和冰冻切片），可以节省组织用于其他研究，如细胞遗传学研究。

8.2.2.2　陷阱

儿童肿瘤的冰冻切片诊断，一个主要的陷阱是将炎症性非典型性误诊为恶性，特别是梭形细胞病变的诊断。旺炽性组织细胞炎症可能表现出明显的异型性和细胞丰富。诊断之前，一定要将术中的组织学和细胞学形态与临床和影像学资料进行综合分析，其重要性再怎么强调也不过分。如果无法获得临床资料，要非常小心，考虑延迟诊断，待石蜡切片及全面分析完整资料后再做诊断。发生于成人的病因不明的一系列软组织病变中，只有 84% 的病例可在术中获得特异性或大致性（良性或恶性）的诊断[9]。

8.2.3　儿科实体肿瘤标本处理的注意事项

8.2.3.1　组织分检

对于儿童实体肿瘤的诊断（包括组织学研究和辅助研究），我们发现 2 cm³ 的组织量通常已足够。应当用"冷刀"切取组织，而非电刀烧灼，并在新鲜的、非固定的状态下立即送往病理科进行分检。最优先的分检通常是将足量的肿瘤组织用福尔马林固定，以用于光学显微镜诊断和免疫组化染色。基于 DNA 的检测也可使用福尔马林固定、石蜡包埋的组织。其次是快速冷冻至少 100 mg 的新鲜组织用于分子研究，这对于儿童肿瘤的评估是至关重要的。如果组织有限，术中冷冻的组织可以保持其冷冻状态。组织分类时制作的未染色的接触印片可用于荧光原位杂交（FISH）研究。细胞遗传学是另一种有潜在价值的诊断方式，通常需要 0.5 cm × 0.5 cm × 0.2 cm 大小的新鲜组织[10-12]。尽管在分子诊断时代电镜检查的价值更加有限，但少量组织还是经戊二醛固定用于电镜检查。如果怀疑组织具有传染性，应在手术室直接送检进行病原菌培养，而不是先送到病理科，以尽量减少污染的风险。

有时外科医师或介入影像科医师可能只做了粗针穿刺活检，这种情况下，用印片细胞学进行评估就显得特别有用，因为冰冻切片不仅浪费组织，还会掩盖一些石蜡切片中的细节。当有多个粗针穿刺的组织条时，谨慎的做法是将这些组织条分开放进多个包埋盒中，制作多个蜡块。即使第一个蜡块已经被免疫组织化学染色用完了，还有其他蜡块可用于分子研究。

8.2.3.2　切缘

评估术中切缘时，如果标本已用墨水染色，我们建议评估垂直切缘，而非"削取"切缘。特别是当切缘距离病变很近，垂直切缘可以更好地评估染墨切缘是否受累，如果没有，可以报告肿瘤到切缘的实际距离，而不是简单地报告"阳性"或"阴性"。

8.2.4　特殊儿童实体瘤的细胞形态学表现

广义上讲，大多数儿童实体瘤可根据细胞形态学分类，包括：小圆蓝细胞肿瘤、梭形细胞肿瘤和具有明显细胞多形性的肿瘤。不同类型肿瘤有不同的鉴别诊断。根据形态学所见，鉴别诊断需考虑不同的肿瘤类型，并将新鲜组织进行最佳分检（表 8.1）。本节的其余部分将重点讨论儿科小圆蓝细胞肿瘤。

8.2.4.1　淋巴瘤

儿科肿瘤的临床鉴别诊断常包括淋巴瘤，其形态学与其他小圆蓝细胞肿瘤有重叠。成人淋巴瘤通常由成熟的小淋巴细胞组成，而儿童淋巴瘤往往为高级别。最常见的儿童非霍奇金淋巴瘤包括淋巴母细胞淋巴瘤、伯基特淋巴瘤和弥漫大 B 细胞淋巴瘤[3]。

借助术中接触印片将某个病变确定为淋巴瘤，会促使正确的组织分检，预留流式细胞术所需的标本。识别淋巴组织病变最有用的两项特征是淋巴腺小体和胞质特点。淋巴腺小体是淡嗜天青的胞质小片段，大小为 2 ~ 7 μm。虽然多种肿瘤可见少量的淋巴腺小体，但出现大量的淋巴腺小体是淋巴组织肿瘤的特征性表现，可见于 90% 以上的病例。值得注意的是，淋巴腺小体可见于各种淋巴组织增殖性病变，因此并不能依此鉴别反应性淋巴组织或淋巴瘤。在细胞学标本上，与淋巴瘤相关的特异性较差的特征

表 8.1 根据肿瘤部位和接触印片上最初的细胞学印象，进行组织分检和后续研究

肿瘤部位	细胞学	鉴别诊断	石蜡切片所需组织	分子研究所需接触印片	分子研究所需组织	细胞遗传学所需新鲜组织	流式细胞术所需新鲜组织
骨/软组织	圆细胞	淋巴瘤	是	是/否	是	是	是
		尤因肉瘤	是	是/否（EWSR1 FISH）	是（EWSR1-FLI1 融合）	是	否
		横纹肌肉瘤	是	是/否（FOXO1 FISH）	是（PAX3/7-FOXO1 融合）	否	否
		骨肉瘤	是	否	是/否	否	否
		尤因样（未分化圆细胞）肉瘤	是	否	是（CIC, BCOR 融合）	是	否
	梭形细胞	横纹肌肉瘤	是	是/否（FOXO1 FISH）	是（PAX3/7-FOXO1 融合）	是	否
		骨肉瘤	是	否	是/否	否	否
		（肌）纤维母细胞瘤（各不相同）	是	否	是/否（各不相同）	是/否	否
		滑膜肉瘤	是	是/否（SS18 FISH）	是（融合）	是	否
腹腔内		神经母细胞瘤	是	是（MYCN FISH）	是	否	否
		肾母细胞瘤	是	否	是/否	是/否	否
		儿童期其他肾肿瘤（如肾透明细胞肉瘤、先天性中胚层肾瘤、横纹肌样瘤）	是	否	是	是/否	否
		促结缔组织增生性小圆细胞肿瘤	是	否	是（EWSR1-WT1 融合）	是	否

为细胞失黏附性和胞质特点。淋巴细胞几乎总是失黏附性，外周常有薄薄的一圈深蓝色胞质，核旁相对淡染[13,14]（图 8.1）。

8.2.4.2　尤因肉瘤

尤因肉瘤也是相对常见的小圆蓝细胞肿瘤，可以发生在骨和骨外部位。其接触印片的细胞学表现虽然很典型，在很多病例中可以高度提示此诊断，但尤因肉瘤的形态学谱系很宽广，所以主要还是依赖免疫组织化学结果和特征性的基因融合才能精准诊断，典型的基因改变是由 *EWSR1-FLI1* 基因融合引起的 t（11；22）易位。与淋巴瘤相比，尤因肉瘤表现出更大程度的黏附性，细胞紧密成簇，混杂着散在分布的单个细胞群，偶见菊形团结构。可见两种细胞群，一种是存活的细胞，另一种是退变的较小的细胞，后者发生核固缩。典型病例常为中细胞至大细胞，常有胞质内糖原。糖原表现为胞质内空泡，或表现为背景中的网状、网格样物（"虎斑样"背景）。核通常呈圆形，染色质均匀，核仁不明显，但分化差的病例可有显著的核仁和粗糙的染色质。可见一定程度的核挤压镶嵌[15-18]（图 8.2）。

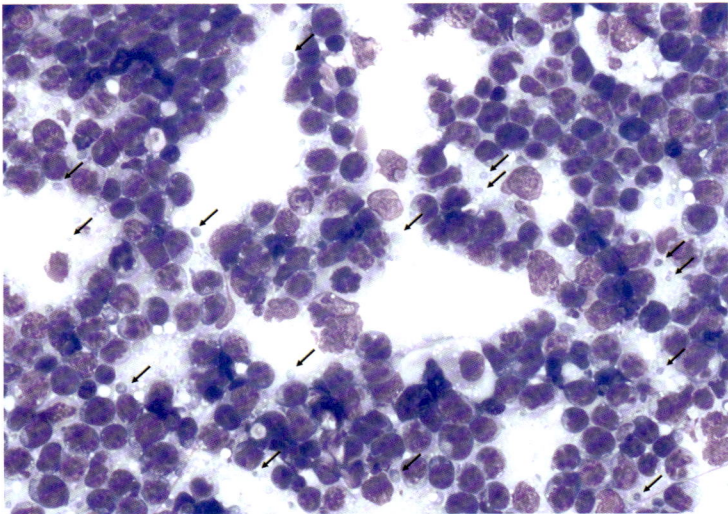

图 8.1　**非霍奇金淋巴瘤。本例为伯基特淋巴瘤，细胞相对失黏附性，可见大量淋巴腺小体（箭头所示）。部分较大的细胞有完整的胞质，可辨认胞质特点。注意有一圈深蓝色胞质和核旁淡染（印片，快速瑞氏染色，400×）**

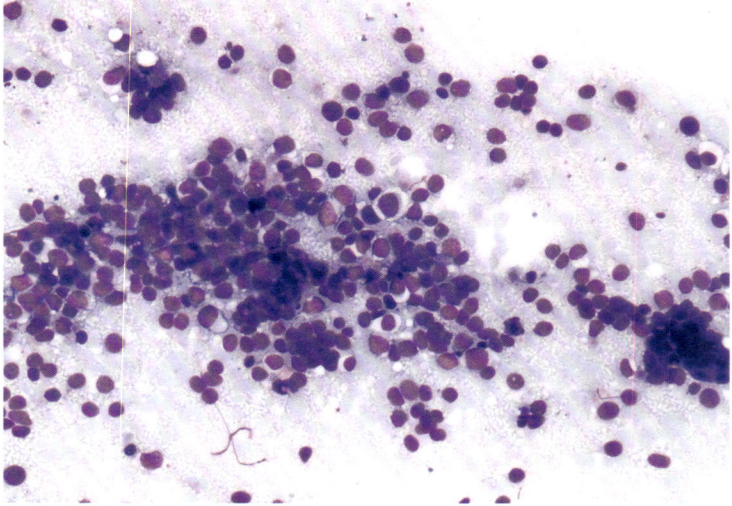

图 8.2　尤因肉瘤。虽然涂片模式是失黏附性的，但出现网格状背景物质（"虎斑样"背景），可区分淋巴样病变和大部分其他小圆蓝细胞肿瘤。局灶细胞呈团簇状，互相挤压。可见两种细胞，一种是较大的存活细胞，另一种是较小的、核固缩的退变细胞。胞质淡染，呈细腻的空泡状。核圆形，相对一致，染色质均匀分布（印片，快速瑞氏染色，400 ×）

8.2.4.3　横纹肌肉瘤

横纹肌肉瘤是儿童最常见的软组织肉瘤，主要发生在头颈或四肢。胚胎性横纹肌肉瘤由梭形细胞构成，而腺泡状横纹肌肉瘤由小圆蓝细胞构成，可能与其他小圆蓝细胞肿瘤有相当大的形态学重叠。典型涂片表现为松散的细胞团和单个散在的肿瘤细胞。大的横纹肌样细胞呈核偏位或多核，核位于外周并形成环状，具有相对的诊断特异性，但可能较罕见或缺如。与尤因肉瘤类似的胞质内空泡也常见于腺泡状横纹肌肉瘤，但后者胞质更致密，胞界更清晰，核通常不规则、深染。通常认为发现横纹是有用的诊断性特征，但在涂片中几乎从未见到[19,20]（图 8.3）。

8.2.4.4　神经母细胞瘤

神经母细胞瘤最常表现为幼儿的腹部包块，3 岁以内发病率最高。该肿瘤最大的特征是存在含有神经毡的原纤维样背景。典型病例可见 Homer-

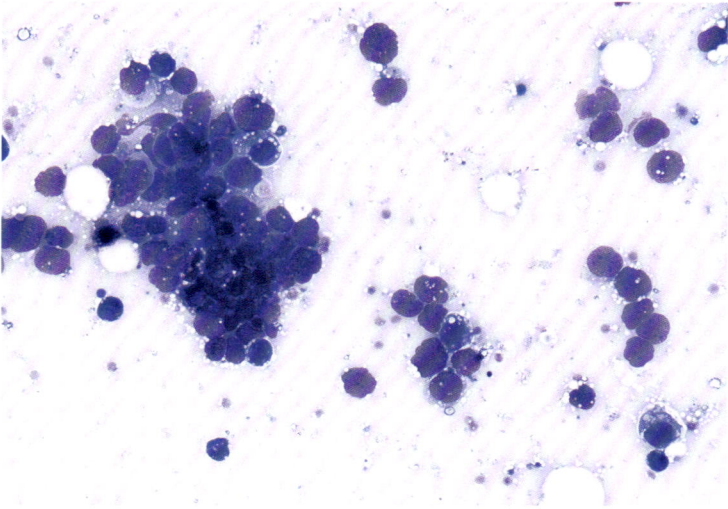

图 8.3　**腺泡状横纹肌肉瘤。** 横纹肌肉瘤细胞形成疏松的细胞簇和单个肿瘤细胞，伴有多个裸核。胞质致密，有明显空泡。核不规则，有显著核仁（印片，快速瑞氏染色，400×）

Wright 假菊形团。瘤细胞呈圆形至卵圆形，胞质少，大部分病例的瘤细胞核呈圆形，染色质呈颗粒状。组织学方面，神经母细胞瘤具有一系列的分化程度，从未分化的神经母细胞瘤（通常需要免疫组化染色证实神经母细胞分化谱系）至成熟的节细胞神经瘤（由成熟的神经节细胞和神经鞘间质组成）。神经母细胞瘤的诊断性形态学特征出现的程度取决于不同的成熟度。细胞印片中，未分化型与分化差型神经母细胞瘤表现出更原始的核特征，缺乏神经毡。相反，分化型神经母细胞瘤则分化明显。分化更成熟的神经母细胞瘤（节细胞神经瘤）也含有少量较大的嗜酸性细胞，核大且有显著的核仁（即神经节细胞分化），但是接触印片可能由于纤维化而细胞稀少[21,22]（图 8.4 和 8.5）。

8.2.4.5　促结缔组织增生性小圆细胞肿瘤

促结缔组织增生性小圆细胞肿瘤（DSRCT）通常累及年轻成年男性的腹腔，也可发生于女性和其他部位。细胞涂片中区别于其他小圆蓝细胞肿瘤的有用特征是出现异染性间质碎片（快速瑞氏染色呈紫色）。细胞簇常显

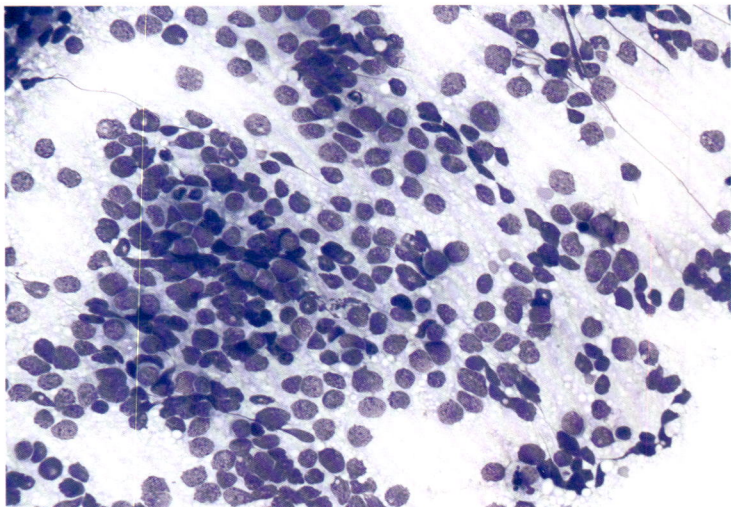

图 8.4　神经母细胞瘤。此例为分化差的神经母细胞瘤，细胞单一，染色质细腻，胞质稀少。可见原纤维样背景（神经毡）（印片，快速瑞氏染色，400×）

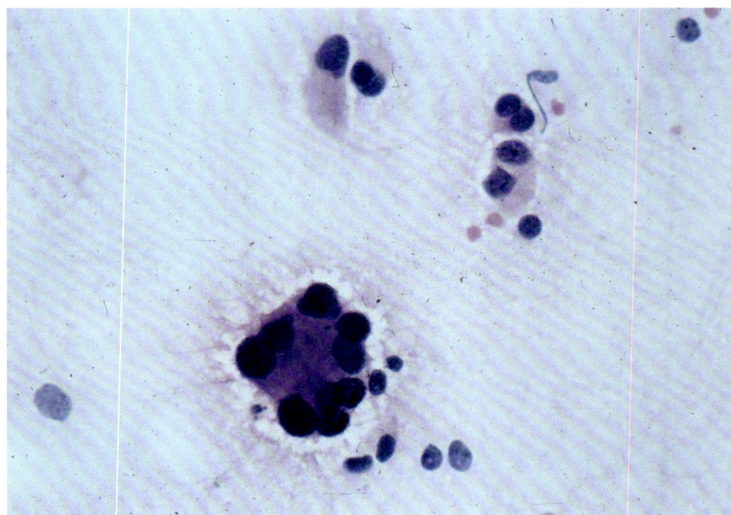

图 8.5　神经母细胞瘤。一圈瘤细胞形成假菊形团。有许多核偏位的细胞，局灶细胞有显著核仁（神经节细胞分化）。背景可见原纤维样物质（神经毡）（印片，HE 染色，400×）

示明显的核镶嵌，单个细胞具有明显的微小空泡状胞质和纤细的颗粒状染色质。考虑到此肿瘤与尤因肉瘤有明显的形态学重叠，单纯依靠形态学进行鉴别往往不可靠[23-25]。

8.2.4.6　骨肉瘤

骨内和骨外的骨肉瘤（尤其是小细胞型骨肉瘤）均可表现为小圆蓝细胞肿瘤。接触印片中，骨肉瘤一般表现为活跃的核分裂活性和核碎裂。无菊形团。肿瘤细胞具有黏附性，含有多少不等的蓝色胞质。与尤因肉瘤和其他大多数小圆蓝细胞肿瘤不同，骨肉瘤可见梭形细胞。细胞学涂片中，该肿瘤的诊断性标志是出现类骨质，表现为常常围绕在单个肿瘤细胞周围的纤细花边状的异染性物质[26-28]（图 8.6）。

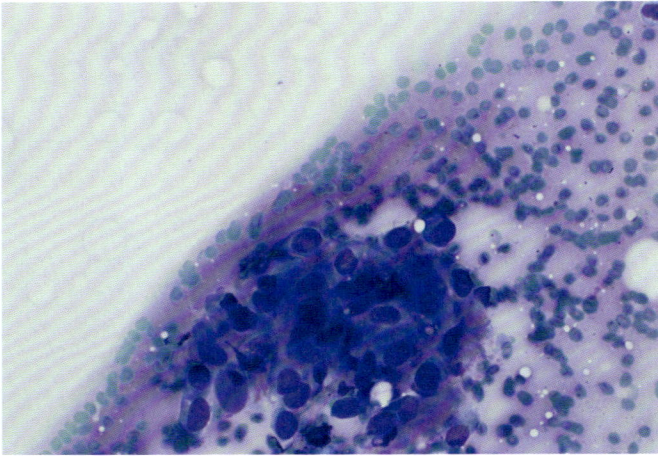

图 8.6　**小细胞骨肉瘤。一簇小圆蓝细胞，胞质深嗜碱性。关键诊断特征是肿瘤细胞之间掺杂纤细异染间质（类骨质）（印片，快速瑞氏染色，400×）**

8.2.4.7　肾母细胞瘤

肾母细胞瘤（Wilms 瘤）是儿科最常见的肾脏肿瘤。石蜡切片上，典型的肾母细胞瘤可见 3 种成分：上皮成分、间质成分和原始胚芽成分。该肿瘤的印片细胞表现多样；然而，至少存在两种不同的成分（如胚芽成分和上皮成分，或胚芽成分和间质成分），则高度提示肾母细胞瘤的诊断，且在组织切片上比在接触印片上更易识别。胚芽细胞通常中等大小，细胞核呈圆形，染色质呈细粒状，核仁不明显，细胞质稀少。可见异源性分化，特别是横纹肌细胞分化[29,30]（图 8.7 和 8.8）。

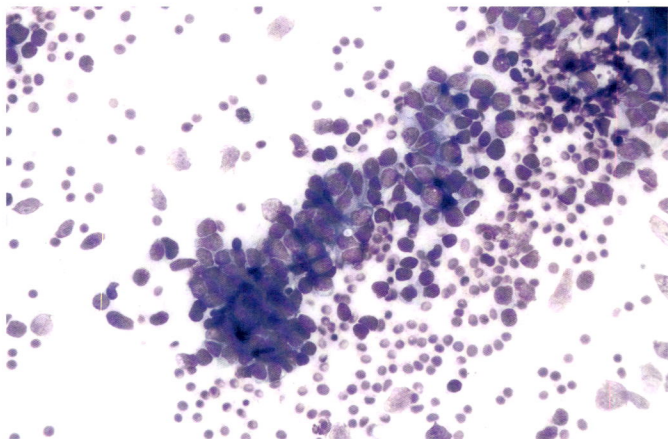

图 8.7　肾母细胞瘤。接触印片显示胚芽细胞，细胞核呈圆形，染色质呈细粒状，核仁不明显，细胞质稀少。未见明确的上皮成分和间质成分（印片，快速瑞氏染色，400×）

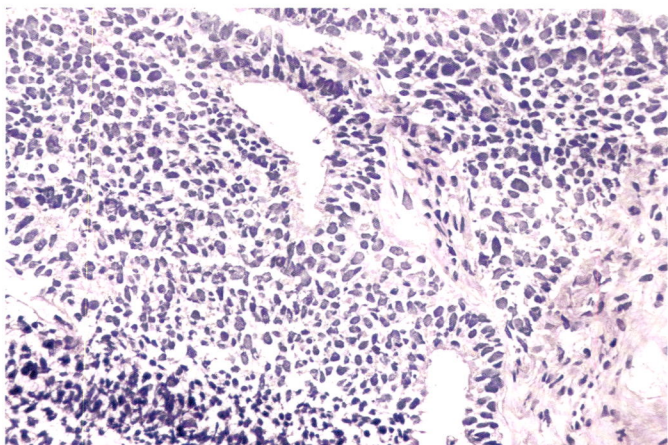

图 8.8　肾母细胞瘤。与图 8.7 为同一肿瘤。术中冰冻切片示以原始胚芽细胞为主，细胞形态与接触印片相似，并可见明确的上皮结构（小管）（冰冻切片，HE 染色，400×）

8.3 先天性巨结肠

先天性巨结肠又称希尔施普龙病，是一种相对常见的先天性疾病［发病率为 1/（5000～10000）活产儿］，特点是从肛门内括约肌向近心端延伸的、长度不等的肠道神经支配异常（即缺乏神经节细胞）[31]。典型的临床表现为出生后几天胎便排放延迟，但一半患儿在 1 岁后出现症状。对比钡餐灌肠造影显示，典型表现为神经支配正常的近端结肠发生扩张，无神经节细胞的远端结肠挛缩，介于二者之间的是漏斗形的移行区（transition zone）。正常情况下，出生后 1～2 周形成这些特点。根据受累结肠的长度不等，病变可分为短节段型、长节段型或全结肠型。

8.3.1 外科治疗

先天性巨结肠明确的治疗方法是外科手术，特定的术式在一定程度上决定了冰冻送检的标本类型。传统的手术策略包括两次独立的手术，第一次手术为新生儿期进行剖腹探查，通过浆膜层和固有肌层（下文简称"浆肌层"）活检和术中冰冻切片识别具有正常神经节细胞的结肠，进行改道性结肠造瘘术或回肠造瘘术。几个月之后进行最终的第二次手术，术式包括 3 种：①切除结肠中无神经节细胞的部分，并进行结直肠吻合（Swenson 术式）；②套管状切除无神经节细胞的黏膜层和黏膜下层，保留无神经节细胞的远端直肠固有肌层（Soave 术式）；③用无神经节细胞的直肠残端的前壁与有神经节细胞的正常的结肠后壁新建直肠（Duhamel 术式）[32]。

根据患者的临床症状和移行区的位置，两期手术已被一次性经肛门直肠内拖出术所替代。这种手术一般在生后几周即可进行，手术过程：经经会阴进入，将无神经节细胞的远端结肠的黏膜剥除，将正常的有神经节细胞的结肠拖出。术中冰冻诊断起关键作用，因为识别正常的有神经节细胞的结肠决定结肠切除的长度[33]。一般情况下要取 1～5 个肠壁全层或浆肌层的标本进行评估。在等待术中活检结果的同时，手术医师可能进行下一步的切除和准备，但一般情况是收到病理报告后才决定下一步的处理。

8.3.2 先天性巨结肠：术中的主要问题

根本问题是"有没有神经节细胞?"。这个问题貌似简单，但即使是经验丰富的儿科病理医师，评估先天性巨结肠冰冻切片时，也可能心惊胆战。几个系列研究报道，冰冻切片和石蜡切片之间的不符率达 3%~10%[1,34,35]。如果冰冻切片误诊为无神经节细胞（假阳性），将会导致部分结肠被不必要地切除，而误诊为有神经节细胞（假阴性），则导致严重的术后并发症，可能需要再次手术并且再切除一段结肠。

8.3.3 冰冻切片

8.3.3.1 直肠吸引活检

在先天性巨结肠患儿的评估和处理中，可能会收到几种标本。对于 1 岁以内患者，初始诊断标本通常采取表浅的黏膜吸引活检（suction biopsy），这种标本包括黏膜层和黏膜下层，可能有 Meissner 神经丛（黏膜下神经丛）。强烈反对术中冰冻诊断此类标本，因为此类标本的石蜡切片和冰冻切片的一致率很低（67%）[34]。直肠吸引活检获取的初始诊断标本应该全部制成石蜡切片，并常规进行 HE 染色评估，无论加或不加辅助染色。

8.3.3.2 全层活检

所接收的用于术中评估的标本通常用来进行"找平"活检[①]，为浆肌层活检或全层活检，该标本取自结肠（如果是全结肠型，则取自小肠）的合适水平。应取直肠肛管交界处以上至少 2 cm 的组织，因为正常情况下直肠远端 2 cm 的神经节细胞分布稀疏。其余活检标本通常取自无神经节细胞的收缩段远端结肠和漏斗形移行区结肠的近端，因为外科医师试图确定神经分布正常的结肠的最远端水平以进行肠吻合手术。

8.3.3.3 评估

一旦收到要求进行术中评估的标本，首要任务是确定标本量是否足够。活检标本应该包括浆肌层，最好是全层，长度至少 0.5 cm，以确保标本中存在足够数量的神经（图 8.9）。

---

① 找平活检，通过活检确定有神经节细胞的正常结肠所在的水平。

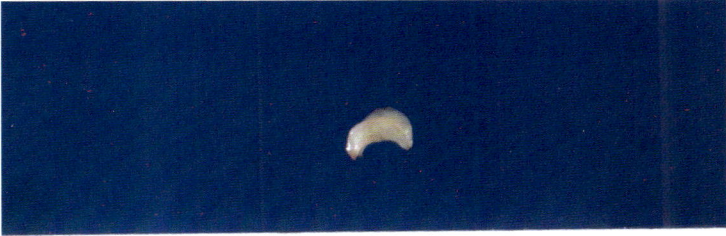

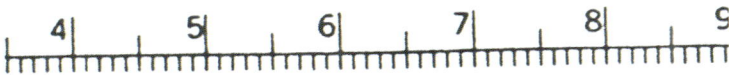

图 8.9　此例为标本量足够的全层活检，适用于评估是否存在神经节细胞。标本朝向黏膜面卷曲（大体照片），这个特征可确保标本的正确包埋方向

包埋标本时，确保每一张切片都能观察到标本的全长和全层。苏木素过度染色（90 秒）或快速罗曼诺夫斯基染色（即快速瑞氏染色），可能有助于更加清晰地显示神经节细胞的细节（图 8.10 和 8.11）。实际工作中，我们先切、染两张冰冻切片（两张 HE 染色，或一张 HE 染色和一张快速瑞氏染色）。如果这两张切片不能明确诊断或者没有神经节细胞，那就再切、染两张。如果这四张切片都未见神经节细胞，那么相同组织再做更多层面的切片也不太可能有用，我们会报告未见神经节细胞。

全层活检的组织学检查，应该先识别黏膜下神经丛和肌间神经丛。黏膜下神经丛分布于整个黏膜下层，肌间神经丛贯穿整个固有肌层，在纵行肌和环行肌之间评估最合适。肌间神经丛内神经节细胞更丰富，更易识别[36,37]，因此应该首先集中注意力来识别这个区域的神经。先天性巨结肠的受累结肠段神经密度增加，部分原因是神经发生了明显的扭曲[38]。而且，先天性巨结肠患者神经节细胞的分布在黏膜下和肌间神经丛是相同的，因此，无论在肌间神经丛还是在黏膜下神经丛内见到神经节细胞，都意味着存在神经节细胞[39]。

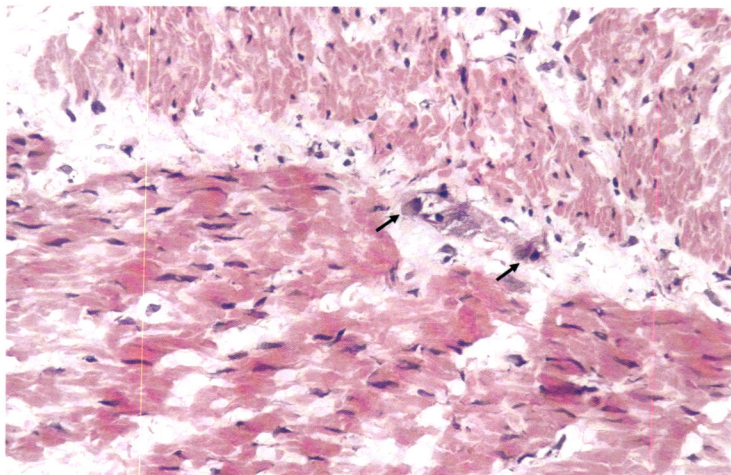

图 8.10　先天性巨结肠患者，拖出标本，近端切缘可见肌间神经节细胞（箭头），胞质丰富嗜双色，核偏位，核仁明显（冰冻切片，HE 染色，400×）

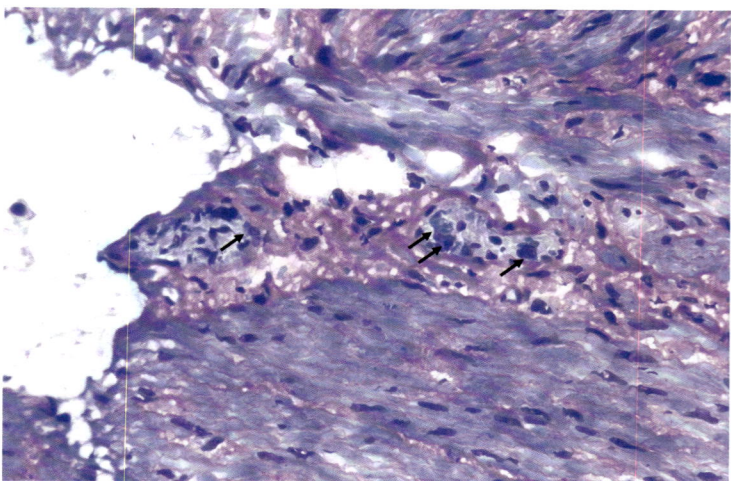

图 8.11　先天性巨结肠患者，拖出标本，近端切缘可见肌间神经节细胞（箭头）（与图 8.10 为同一标本的其他切面）。与标准的 HE 染色相比，快速瑞氏染色使细胞质的嗜碱性显得更明显，有助于神经节细胞的识别，但核细节不清楚（冰冻切片，快速瑞氏染色，400×）

8.3.3.4　神经节细胞

　　识别神经节细胞最好首先定位"神经单元"，"神经单元"是一种模糊的器官样结构，由 2 ~ 10 个核排列成马蹄状，围绕在淡染的"泡沫状"的神经组织周围[40]。黏膜下神经丛的神经节细胞最容易识别，常常位于神经单元的周边（图 8.12 和 8.13）。肌间神经丛的神经单元的特征不太明显，这个位置的神经单元周边的细胞具有更明显的异质性，可见较明显的神经膜细胞，核呈圆形，与成熟及不成熟的神经节细胞相混杂。

　　成熟的神经节细胞具有明显特征。典型的神经节细胞为中细胞至大细胞，核偏位，胞质中度至深嗜双色性（过染有助于观察此特征），细胞边界清晰（图 8.14 和 8.15）。核大而圆，呈空泡状，可见一个或多个显著的核仁。神经支配正常的肠管切片中，全周应该可见多个神经节细胞。考虑到假阴性诊断可能会导致并发症和不适当的吻合术，只有在目标细胞的位置、大小、胞质特点和核细节都典型的情况下，我们才报告具有神经节细胞（图 8.16 ~ 8.18）。并且，我们不能仅在组织切片的一小部分中看到孤立的或为数不多的神经节细胞就报告有正常的神经支配。

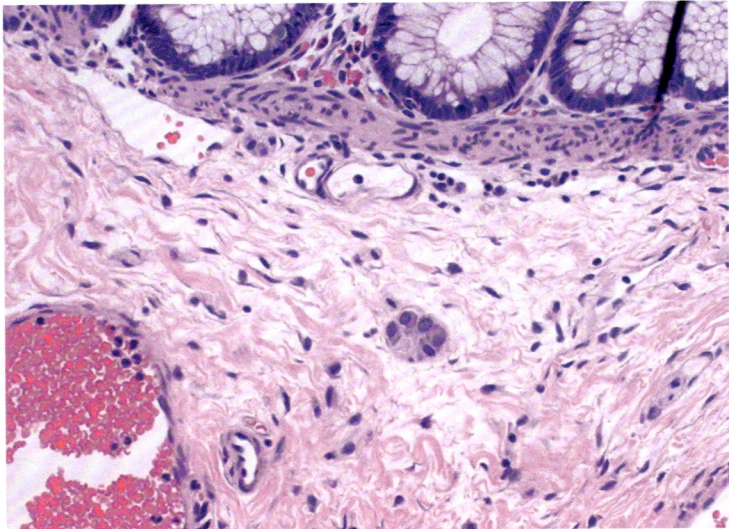

图 8.12　黏膜下神经丛内有一个发育良好的神经单元。注意神经节细胞围绕"泡沫状"神经物质核心呈马蹄状排列（石蜡切片，200×）

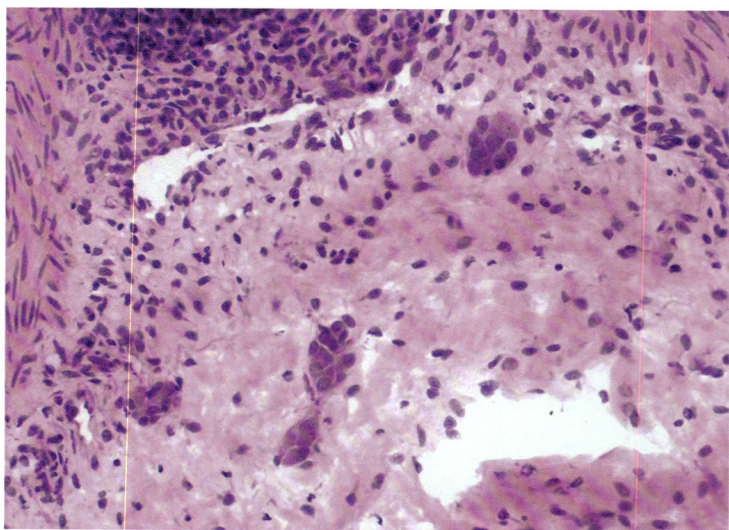

图 8.13　黏膜下神经丛内的几个神经单元（冰冻切片，200×）

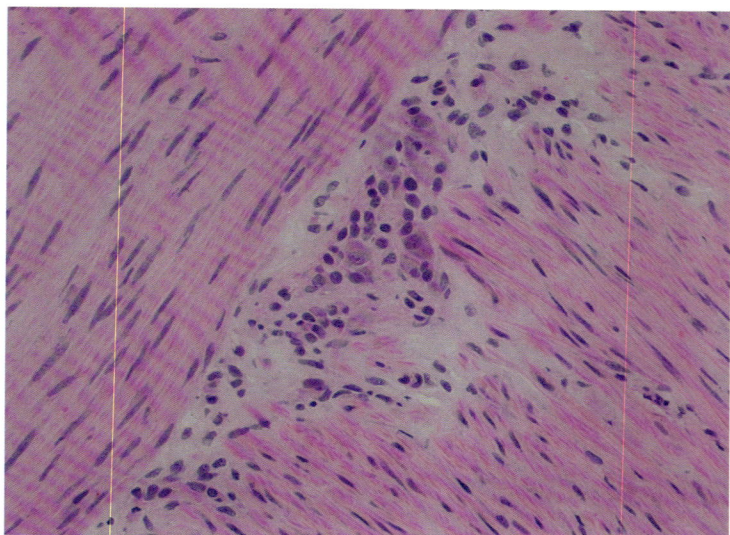

图 8.14　肌间神经丛内的神经，可见几个神经节细胞。注意，可见大而偏位的核，核仁位于中央，胞质丰富，细胞边界清晰（冰冻切片，HE 染色，200×）

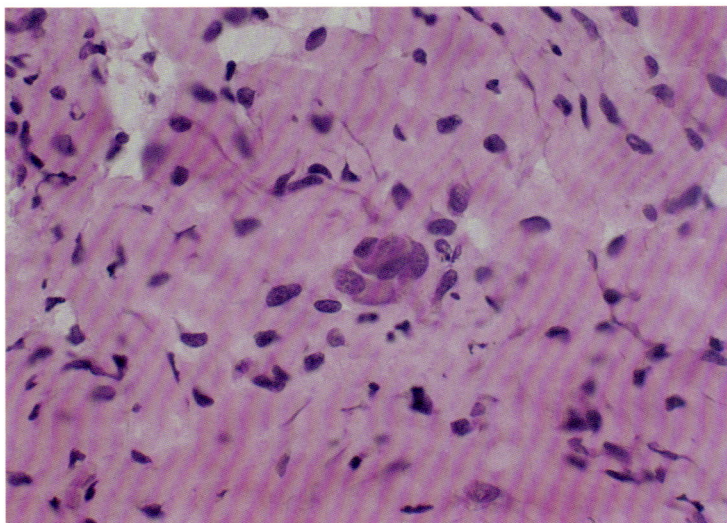

图 8.15　数个神经节细胞，核偏位，可见核仁，胞质丰富（冰冻切片，400×）

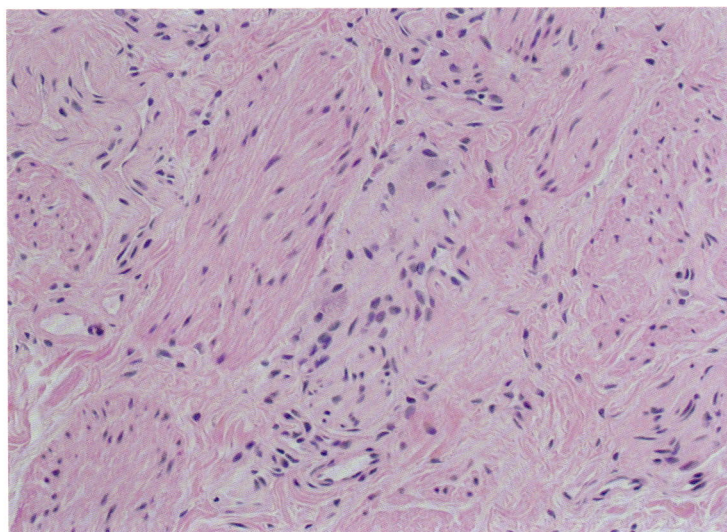

图 8.16　该神经内有几个核略大的细胞，似乎有嗜双色性胞质。但细胞学特征不足以诊断为神经节细胞（冰冻切片，200×）

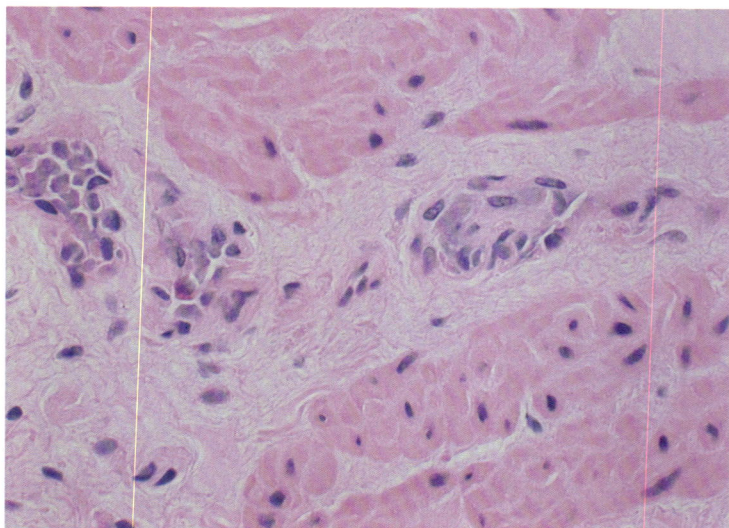

图 8.17　类似于图 8.16 所示的情况。此例活化的内皮细胞也容易造成混淆（冰冻切片，400×）

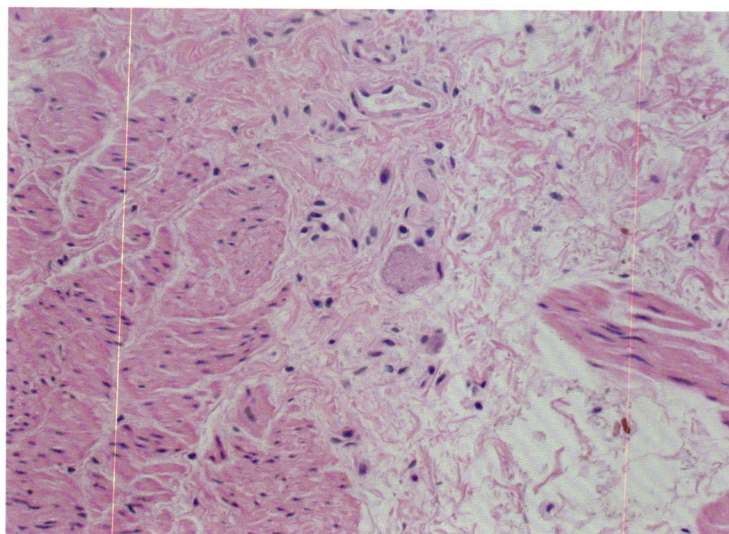

图 8.18　此视野有几个细胞似乎具有丰富的嗜双色性胞质，但未见神经节细胞的其他细胞学特征。这些孤立的细胞不能诊断为正常的神经节细胞（冰冻切片，200×）

新生儿患者的许多神经节细胞可能都有比较不成熟的表现，没有典型的形态学特征。不成熟的神经节细胞较小，胞质稀少，核深染，没有明显核仁（图 8.19）。由于目前手术干预的年龄越来越小，对神经节细胞的评估显得尤其重要。尽管新生儿患者的神经节细胞总体上不成熟，但即使在早产儿中，也应有具有典型形态的成熟神经节细胞存在并能被识别[36]。黏膜下神经丛神经节细胞的成熟落后于肌间神经丛数周[41]，这也是评价肌间神经丛神经节细胞优于黏膜下神经丛神经节细胞的另一个原因。

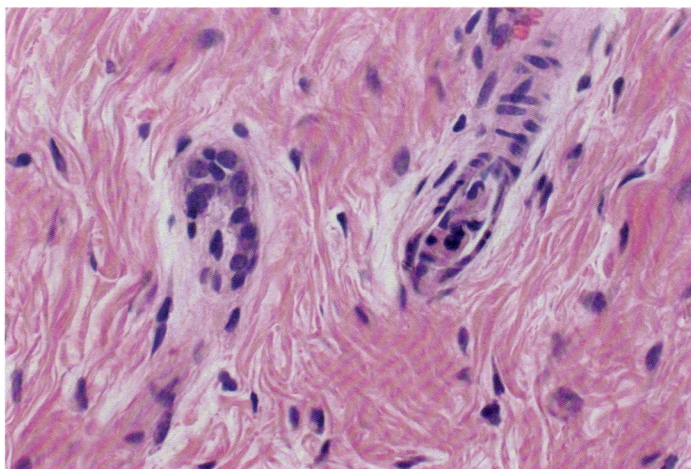

图 8.19　早产患儿的神经单元具有不成熟的神经节细胞。细胞学特征尚未充分发育形成。仅根据这一簇细胞来报告具有神经节细胞应持谨慎态度（冰冻切片，400×）

8.3.3.5　陷阱

冰冻切片中有几种情形可能导致神经节细胞的误诊。了解这些陷阱，牢记上文详述的严格的形态学标准至关重要。正常情况下，肠壁的血管常与神经单元伴行，如果没有按照严格的诊断标准，活化的内皮细胞可能貌似神经节细胞（图 8.20 和 8.21）。在石蜡切片上，看到邻近的含有红细胞的血管腔可以避免误诊，但在冰冻切片的制片过程中红细胞溶解，所以不能依赖红细胞进行诊断。严重的炎症细胞浸润可能使神经单元模糊不清，通常会妨碍在特定区域对神经节细胞的识别（图 8.22）。另外，邻近的平滑肌细胞也可能类似神经节细胞，但如果注意到其胞质更加嗜酸性，就能避免误诊。通过密切观察胞质和核的细节，也能避免将纤维母细胞和组织细胞误诊为神经节细胞。

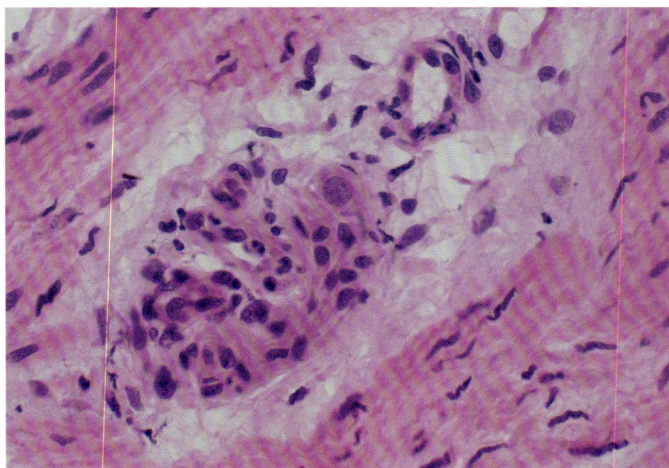

图 8.20　在肌间神经丛中，具有神经节细胞的神经通常邻近血管（冰冻切片，400×）

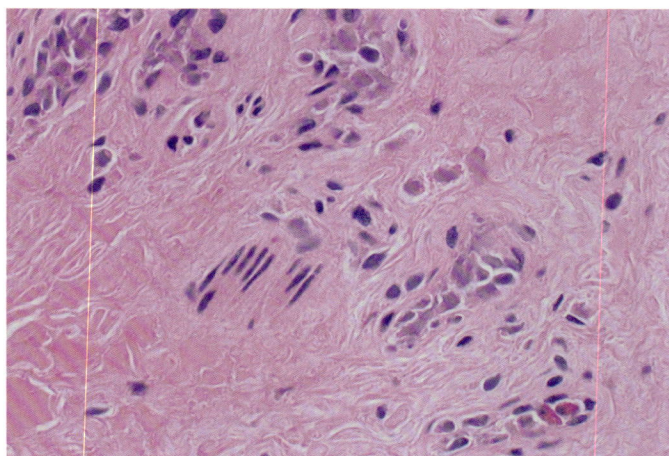

图 8.21　许多血管含有增大的内皮细胞，核偏位，胞质丰富嗜双色。根据其位置和缺乏其他特征，这些细胞不符合神经节细胞的诊断（冰冻切片，200×）

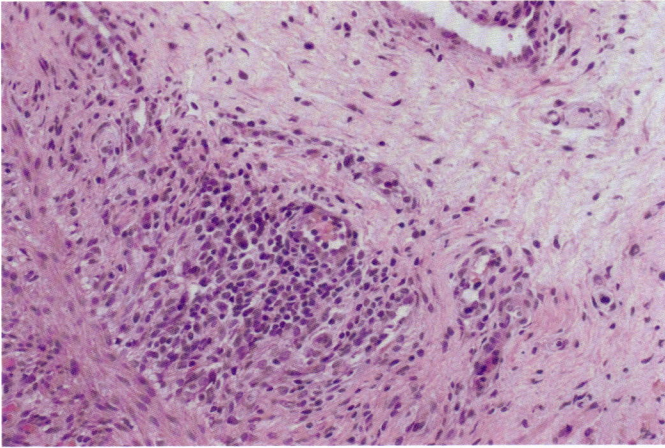

图 8.22　在此例中，炎症使神经单元模糊不清，无法评估神经节细胞。此外，大的浆细胞、活化的淋巴细胞和活化的内皮细胞在这种情形下都可能被误诊为神经节细胞（冰冻切片，200×）

8.3.3.6　黏膜下神经肥大

尽管评估一段肠管是否被先天性巨结肠累及的依据是有无神经节细胞，但黏膜下神经直径的评估是一项客观的辅助发现，与 1 岁以下患儿有无神经节细胞密切相关[38,42]（图 8.23）。神经干肥大（定义为黏膜下神经直径＞ 40 μm）与先天性巨结肠相关。一项研究发现[38]，在 90% 的无神经节细胞的结肠中，含有肥大的黏膜下神经干。相反，在正常肠段，绝大多数黏膜下神经干的直径为 10 ~ 20 μm，没有发现超过 40 μm 的神经干。全结肠型无神经节细胞的患儿很少见到肥大神经干，因为其神经干实际上可能发育不全，故这类患儿不适合使用此标准。肥大的黏膜下神经的 40 μm 界值仅适用于 1 岁以下患儿，因为在年龄更大的患儿，直径大于 40 μm 的黏膜下神经是结肠，特别是远端直肠中的正常现象[42]。尽管先天性巨结肠患者的肌间神经丛内也可见到肥大的神经干，但大小的界限尚未确定。

除了神经干肥大，无神经节细胞的结肠常见固有肌层的肥大。尽管如此，评估固有肌层的厚度并非判定有无神经节细胞的有用的辅助指标。固有肌层肥大无特异性，任何原因的便秘都可能导致其肥大。

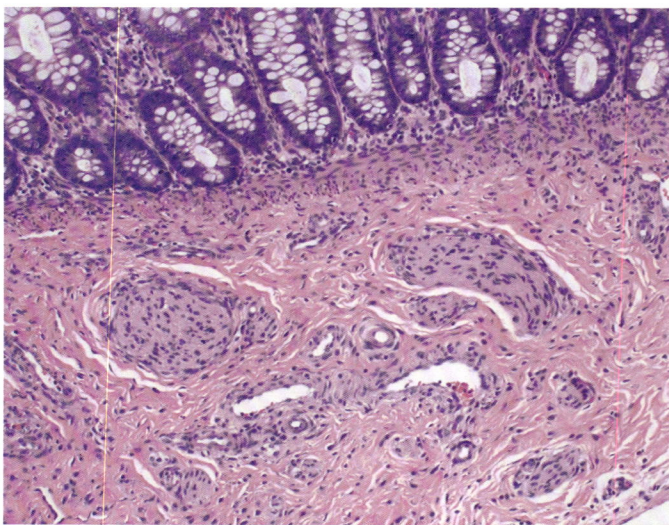

图 8.23 **黏膜下层内的肥大神经（石蜡切片，200×）**

8.3.3.7 移行区

即使在结肠的某个水平上局灶出现神经节细胞，也不表明神经支配是完全正常的。如前所述，先天性巨结肠的无神经节细胞结肠段与正常神经支配的结肠段之间由移行区分开，其长度通常小于 5 cm，如果患者的无神经节细胞结肠段较长，则移行区可能长达 5 cm 以上[43,44]。将移行区吻合到直肠残端将出现严重的并发症，表现为便秘、小肠结肠炎和大便失禁，必须进行手术矫正[45,46]。在影像学和组织学方面，移行区的一致性差，尤其是长段型患者[47]；因此，了解移行区的形态学特点就很重要。移行区的神经节细胞缺如或者很少，神经束的间距比正常结肠宽。正如结肠的无神经节细胞部分，移行区的黏膜下神经干可能肥大，直径达到或者超过 40 μm。因为介于正常神经支配的结肠和无神经节细胞的结肠之间的交界区在结肠壁的环周是不对称的，所以，可能只有一部分肠壁环周中发现神经支配正常的"前沿"（具有适当数量的神经节细胞）[43,44]。如果恰巧在"前沿"的神经支配正常的区域取活检，通常不能发现黏膜下神经肥大和无神经节细胞的神经单元，则此处小活检标本可能貌似完全正常。因此，为了避免将移行区吻合，通常有必要在距离肉眼正常的结肠近端至少 5 cm 处横断结肠，或者在拖出标本的近端进行全周结肠的术中评估。即使在环周切片中见到神经节细胞正常分布的区域，但如果神经节细胞只是局灶所见和（或）见到肥大的神经束，应该向外科医师报告组织学印象是移行区。

8.3.3.8　总结

总之，先天性巨结肠术中活检的主要建议如下：①孤立的神经节细胞通常不足以诊断；②神经单元有助于识别神经节细胞；③存在很少量的神经节细胞，伴或不伴肥大的神经干，提示移行区组织学；④结肠造口术的放置处或结肠切除术的水平上应有正常簇集的神经节细胞和神经单元。

（SELENE C. KOO，ALIYA N. HUSAIN　著；李素红　译）

参考文献

1. Coffin CM, Spilker K, Zhou H, et al. Frozen section diagnosis in pediatric surgical pathology: A decade's experience in a children's hospital. *Arch Pathol Lab Med*. 2005; 129(12):1619–1625.

2. Dall'igna P, d'Amore ESG, Cecchetto G, et al. Intraoperative examination (IOE) in pediatric extracranial tumors. *Pediatr Blood Cancer*. 2010;54(3):388–393.

3. Ries L, Smith M, Gurney J, et al., eds. *Cancer Incidence and Survival among Children and Adolescents: United States SEER Program 1975–1995*. National Cancer Institute, SEER Program; 1999.

4. Dicken BJ, Bigam DL, Lees GM. Association between surgical margins and long-term outcome in advanced hepatoblastoma. *J Pediatr Surg*. 2004;39(5):721–725.

5. Bouaoud J, Temam S, Cozic N, et al. Ewing's sarcoma of the head and neck: Margins are not just for surgeons. *Cancer Med*. 2018;7(12):5879–5888.

6. Kobayashi K, Matsumoto F, Miyakita Y, et al. Impact of surgical margin in skull base surgery for head and neck sarcomas. *J Neurol Surg B Skull Base*. 2018;79(5): 437–444.

7. Fisher JE, Burger PC, Perlman EJ, et al. The frozen section yesterday and today: Pediatric solid tumors–crucial issues. *Pediatr Dev Pathol*. 2001;4(3):252–266.

8. Wakely PE, Frable WJ, Kornstein MJ. Role of intraoperative cytopathology in pediatric surgical pathology. *Hum Pathol*. 1993;24(3):311–315.

9. Golouh R, Bracko M. Accuracy of frozen section diagnosis in soft tissue tumors. *Mod Pathol*. 1990;3(6):729–733.

10. Qualman SJ, Bowen J, Parham DM, et al. Protocol for the examination of specimens from patients (children and young adults) with rhabdomyosarcoma. *Arch Pathol Lab Med.* 2003;127(10):1290–1297.

11. Qualman SJ, Bowen J, Amin MB, et al. Protocol for the examination of specimens from patients with Wilms tumor (nephroblastoma) or other renal tumors of childhood. *Arch Pathol Lab Med.* 2003;127(10):1280–1289.

12. Qualman SJ, Bowen J, Fitzgibbons PL, et al. Protocol for the examination of specimens from patients with neuroblastoma and related neuroblastic tumors. *Arch Pathol Lab Med.* 2005;129(7):874–883.

13. Francis IM, Das DK, al-Rubah NA, et al. Lymphoglandular bodies in lymphoid lesions and non-lymphoid round cell tumours: A quantitative assessment. *Diagn Cytopathol.* 1994; 11(1):23–27.

14. Thunnissen FB, Kroese AH, Ambergen AW, et al. Which cytological criteria are the most discriminative to distinguish carcinoma, lymphoma, and soft-tissue sarcoma? A probabilistic approach. *Diagn Cytopathol.* 1997;17(5):333–338.

15. Renshaw AA, Perez-Atayde AR, Fletcher JA, et al. Cytology of typical and atypical Ewing's sarcoma/PNET. *Am J Clin Pathol.* 1996;106(5):620–624.

16. Bakhos R, Andrey J, Bhoopalam N, et al. Fine-needle aspiration cytology of extraskeletal Ewing's sarcoma. *Diagn Cytopathol.* 1998;18(2):137–140.

17. Guiter GE, Gamboni MM, Zakowski MF. The cytology of extraskeletal Ewing sarcoma. *Cancer.* 1999;87(3):141–148.

18. Klijanienko J, Couturier J, Bourdeaut F, et al. Fine-needle aspiration as a diagnostic technique in 50 cases of primary Ewing sarcoma/peripheral neuroectodermal tumor. Institut curie's experience. *Diagn Cytopathol.* 2012;40(1):19–25.

19. Klijanienko J, Caillaud JM, Orbach D, et al. Cyto-histological correlations in primary, recurrent and metastatic rhabdomyosarcoma: The institut Curie's experience. *Diagn Cytopathol.* 2007;35(8):482–487.

20. Wakely P Jr. Epithelioid/granular soft tissue lesions: Correlation of cytopathology and histopathology. *Ann Diagn Pathol.* 2000;4(5):316–328.

21. Frostad B, Martinsson T, Tani E, et al. The use of fine-needle aspiration cytology in the molecular characterization of neuroblastoma in children. *Cancer.* 1999;87(2):60–68.

22. Koshy A, Jain R, Srinivasan R, et al. Cytopathological spectrum of peripheral neuroblastic tumours in fine needle aspiration cytology and categorisation as per International Neuroblastoma Pathology Classification. *Cytopathology.* 2019;30(6):634–643.

23. Crapanzano JP, Cardillo M, Lin O, et al. Cytology of desmoplastic small round cell tumor. *Cancer.* 2002;96(1):21–31.

24. Chang F. Desmoplastic small round cell tumors: Cytologic, histologic, and immunohistochemical features. *Arch Pathol Lab Med.* 2006;130(5):728–732.

25. Klijanienko J, Colin P, Couturier J, et al. Fine-needle aspiration in desmoplastic small round cell tumor: A report of 10 new tumors in 8 patients with clinicopathological and molecular correlations with review of the literature. *Cancer Cytopathol.* 2014;122(5):386–393.

26. White VA, Fanning CV, Ayala AG, et al. Osteosarcoma and the role of fine-needle aspiration. A

study of 51 cases. *Cancer*. 1988;62(6):1238–1246.

27. Klijanienko J, Caillaud JM, Orbach D, et al. Cyto-histological correlations in primary, recurrent, and metastatic bone and soft tissue osteosarcoma. Institut Curie's experience. *Diagn Cytopathol*. 2007;35(5):270–275.

28. Bishop JA, Shum CH, Sheth S, et al. Small cell osteosarcoma: Cytopathologic characteristics and differential diagnosis. *Am J Clin Pathol*. 2010;133(5):756–761.

29. Silverman JF, Joshi VV. FNA biopsy of small round cell tumors of childhood: Cytomorphologic features and the role of ancillary studies. *Diagn Cytopathol*. 1994;10(3): 245–255.

30. Ravindra S, Kini U. Cytomorphology and morphometry of small round-cell tumors in the region of the kidney. *Diagn Cytopathol*. 2005;32(4):211–216.

31. Ambartsumyan L, Smith C, Kapur RP. Diagnosis of Hirschsprung disease. *Pediatr Dev Pathol*. 2020;23(1):8–22.

32. Smith C, Ambartsumyan L, Kapur RP. Surgery, surgical pathology, and postoperative management of patients with Hirschsprung disease. *Pediatr Dev Pathol*. 2020;23(1):23–39.

33. Wilcox DT, Bruce J, Bowen J, et al. One-stage neonatal pull-through to treat Hirschsprung's disease. *J Pediatr Surg*. 1997;32(2):243–245; discussion 245–247.

34. Maia DM. The reliability of frozen-section diagnosis in the pathologic evaluation of Hirschsprung's disease. *Am J Surg Pathol*. 2000;24(12):1675–1677.

35. Shayan K, Smith C, Langer JC. Reliability of intraoperative frozen sections in the management of Hirschsprung's disease. *J Pediatr Surg*. 2004;39(9):1345–1348.

36. Smith B. Pre- and postnatal development of the ganglion cells of the rectum and its surgical implications. *J Pediatr Surg*. 1968;3(3):386–391.

37. Swenson O, Fisher JH, Macmahon HE. Rectal biopsy as an aid in the diagnosis of Hirschsprung's disease. *N Engl J Med*. 1955;253(15):632–635.

38. Monforte-Munoz H, Gonzalez-Gomez I, Rowland JM, et al. Increased submucosal nerve trunk caliber in aganglionosis: A "positive" and objective finding in suction biopsies and segmental resections in Hirschsprung's disease. *Arch Pathol Lab Med*. 1998; 122(8):721–725.

39. Gherardi GJ. Pathology of the ganglionic-aganglionic junction in congenital megacolon. *Arch Pathol*. 1960;69:520–523.

40. Yunis EJ, Dibbins AW, Sherman FE. Rectal suction biopsy in the diagnosis of Hirschsprung disease in infants. *Arch Pathol Lab Med*. 1976;100(6):329–333.

41. Junqueira LC, Tafuri WL, Tafuri CP. Quantitative and cytochemical studies on the intestinal plexuses of the guinea pig. *Exp Cell Res*. 1958;14(Suppl 5):568–572.

42. Kapur RP. Submucosal nerve diameter of greater than 40 μm is not a valid diagnostic index of transition zone pull-through. *J Pediatr Surg*. 2016;51(10):1585–1591.

43. White FV, Langer JC. Circumferential distribution of ganglion cells in the transition zone of children with Hirschsprung disease. *Pediatr Dev Pathol*. 2000;3(3):216–222.

44. Kapur RP. Histology of the transition zone in Hirschsprung disease. *Am J Surg Pathol*. 2016;40(12):1637–1646.

45. Farrugia MK, Alexander N, Clarke S, et al. Does transitional zone pull-through in Hirschsprung's disease imply a poor prognosis? *J Pediatr Surg*. 2003;38(12):1766–1769.

46. Ghose SI, Squire BR, Stringer MD, et al. Hirschsprung's disease: Problems with transition-zone pull-through. *J Pediatr Surg.* 2000;35(12):1805–1809.

47. Proctor ML, Traubici J, Langer JC, et al. Correlation between radiographic transition zone and level of aganglionosis in Hirschsprung's disease: implications for surgical approach. *J Pediatr Surg.* 2003;38(5):775–778.

第 9 章

乳腺和前哨淋巴结

9.1 乳腺冰冻切片

用于乳腺癌术中诊断的冰冻切片技术最早出现在 20 世纪初[1]。在随后的几年中，术中冰冻切片检查成为一种快速的初始诊断方法。在乳房 X 线检查得以普及之前的年代，乳腺肿瘤是通过触诊发现的。然后采取开放活检，由手术室送检组织，通过冰冻切片分析进行评估。如果冰冻切片显示癌，则立即进行乳房切除术。由于乳房切除术是唯一的治疗选择，上述诊治顺序的目的是在避免二次手术的情况下提供最终治疗。

影像学、病理学、外科技术、医学肿瘤学的进步改变了乳腺癌的诊断和治疗方法。对可疑乳腺病变的评估已从冰冻切片转换到术前影像学引导的粗针穿刺活检或细针穿刺活检细胞学。现在的筛查项目可以检出小肿瘤、浸润前病变和增生性病变。保乳手术和改良的系统治疗的疗效已经获得普遍认可，并改变了治疗流程。目前，对活检组织进行适当的固定和处理，最终进行显微镜检查，是初始诊断的"金标准"。对活检标本进行预后性和预测性生物标志物的常规检测，是治疗计划（尤其是新辅助治疗）的一个组成部分。

随着对乳腺癌患者的治疗越来越复杂和个性化，冰冻切片已经不再成为治疗中的一线诊断工具。在目前的医疗实践中，术中会诊的合理应用主要是评估前哨淋巴结和切缘。此外，来自其他器官的冰冻切片可能发现转移性乳腺癌。

9.1.1 乳腺：术中冰冻的主要问题

手术切缘的评估

以前会将所有送检的乳腺标本做冰冻切片检查，现已不再提倡，但可能会要求评估手术切缘。正如上文强调，应在粗针穿刺活检标本的石蜡切片上诊断癌，并最终在手术前将治疗选择告知患者。术中会诊的目的是识别阳性切缘。如果发现阳性切缘，那么可以在同一手术中扩大切除，直至获得阴性切缘。

术中切缘评估的实用性取决于实践模式，并且是一个有争议的话题[2,3]。美国病理医师学会（CAP）进行了一项调查，共有797名医师受访者，其中532名（67%）不在术中评估乳腺标本的切缘。在265名（33%）确实进行了术中检查的受访者中，101名（38%）在超过一半的病例中、88名（33%）在10%～50%的病例中、75名（28%）在不到10%的病例中进行了切缘评估[4]。

评估切缘有几种方法，包括大体检查、冰冻切片和细胞学印片。部分而不是全部研究发现，这些技术降低了最终的切缘阳性率[5-10]。对技术问题、解释和周转时间的担忧依然存在。富含脂肪的乳腺组织难以制作冰冻切片并且难以诊断，显著延长了手术时间。在一项荟萃分析中，冰冻切片评估切缘所需的平均时间为27分钟，范围13～53分钟[7]。尽管如此，术中不可能评估所有的切缘，并有假阴性率。虽然假阳性率很低，但它有不必要地扩大切除的风险，进而影响美观。

随着放射治疗和全身治疗的进步，手术切除所有显微镜下观察到的微小肿瘤病灶对于实现高水平的局部控制显然并不重要。鉴于肿瘤在乳房中的分布情况，阴性切缘并不能保证乳房内没有残留病[11,12]。切缘状态以外的因素影响局部复发。无论切缘宽度如何，具有侵袭性生物学行为的肿瘤（三阴性，Oncotype DX评分高）都有较高的复发率[13,14]。在冰冻切片上不可能获得预测肿瘤负荷和复发风险所需的所有信息。并非所有的近切缘（close margins）都需要再次切除。后续检查获得的其他信息（如存在广泛的导管原位癌成分）可能有助于确定哪些具有近切缘的患者需要再次切除。基于上述原因，有人提议，很难证明常规进行术中切缘评估是合理的，除非再次手术率很高，否则并不划算[15]。与"肿瘤无墨染"相比，获得更广泛的阴性切缘并没有被证明能降低肿瘤的复发率[16]。

然而，人们普遍认为，阳性切缘（肿瘤接触到墨染的组织边缘）应该再次切除。提倡术中评估的学者强调，术中确定阳性切缘对患者有益，因为可以避免后续手术的成本和并发症[3]。

　　所有病例都进行术中评估切缘不太可行，但识别阳性切缘风险最高的患者（例如，肿瘤体积大、肿瘤边界不清或多灶性肿瘤，或有广泛的可疑钙化）并且只对这些患者进行术中评估切缘似乎是有用的。以下讨论肿块切除术和乳房切除术的目的和术中处理。

　　保乳手术（部分乳房切除术、肿块切除术）加全乳房放疗可达到与乳房切除术相同的生存率，是早期乳腺癌的优选治疗方法[17]。其目的是切除肿瘤并获得阴性切缘，提供令人满意的美容效果。目前，保乳手术的 10 年局部复发率为 5% ~ 10%，但阳性切缘的复发率增加了一倍[16]。

　　如何定义足够的阴性切缘？至今尚未达成普遍共识。肿瘤外科学会 - 美国放射肿瘤学会（SSO-ASTRO）针对接受保乳手术加全乳房放疗的乳腺癌患者，提出了切缘的共识指南。共识指南 2014 年版将阴性切缘定义为浸润性癌上没有墨水[18]。并且，只要不存在广泛的导管原位癌成分，此切缘定义就适用于浸润性癌和原位癌。鉴于导管系统中导管原位癌（DCIS）的生长模式，以及阴性近切缘不能确保邻近组织中没有 DCIS 的事实，2016年版提倡，仅 DCIS 患者需要大于 2 mm 的切缘[19]。对于伴有微浸润的DCIS 患者，建议采用 DCIS 切缘指南（即 2 mm）。同时，共识认为对于DCIS 而言，小于 2 mm 的切缘本身不应成为再次手术的指征，而应考虑其他临床病理因素。不推荐采用获得更大阴性切缘的常规做法。

　　总体而言，外科医师已经改变了依赖术中病理评估的做法，转而采用更好的术前和术中成像方式来获得足够的肿块切除术切缘。现今，降低再切除率的努力始于临床检查、乳房 X 线检查和（或）超声检查诊断、粗针穿刺活检和多学科规划。不建议在所有新诊断的病例中进行乳腺磁共振成像检查，因为它不会减少阳性切缘数量，并且它有更高的活检率和更高的乳房切除术率[20,21]。对于无法触及的病变，定位是关键。最常用的方法包括金属针 / 丝和放射性种子定位[22]。术中对标本进行 X 线检查，用于确认有问题的病变，并确认所定位的任何不透射线标志物已被切除。一旦发现X 线片上有延伸至标本边缘的肿瘤和（或）钙化，则对标本边缘进行扩大切除。肿块切除后，对残腔周围的组织进行削除，也已实施。数据表明，残腔周围切缘削除术的常规开展可显著降低阳性切缘率和再次手术的频率，并且不影响美容效果[23,24]。

当保乳手术有禁忌或不成功时（例如，多中心病变、弥漫性可疑钙化或尝试再次切除后无法清除阳性切缘），乳房切除术就成为手术治疗乳腺癌的一种选择。一些患者可能选择接受全乳房切除术而不是部分乳房切除术，以避免术后放疗、进一步筛查或额外的活检。此外，乳房切除术是降低乳腺癌风险的唯一手术选择。

即使是保留皮肤的乳房切除术，也很少进行深切缘和浅切缘的术中评估。深切缘是肌筋膜。超出此切缘的额外乳腺组织被 DCIS 累及的可能性很小，肌筋膜深切缘阳性的 DCIS 不具有临床意义。累及深切缘的浸润性癌可能伴有肌肉浸润；然而，这种浸润通常在影像学、临床或术中检查时就很明显。如果外科医师认为肌筋膜正常，则不太可能在显微镜下发现浸润性癌。因此，近切缘或阳性深切缘的治疗选择是放射治疗而不是扩大手术。另外，乳房切除术的表面（前部）与皮瓣的下面相连。在大多数患者中，乳腺导管和小叶不会延伸到皮下组织中；因此，在皮下组织之上，也就没有乳腺组织可以切除了。尽管浸润性癌可能累及真皮，但不清楚对邻近的浅切缘进行扩大手术或放射治疗是否有益。

冰冻切片最常用于保留乳头的乳房切除术的病例。这种类型的手术与其他乳房切除术的不同之处在于，它保留了乳头的真皮和表皮，但去除了乳头下方的大导管。其优点主要是美观，局部复发率和生存率与其他类型的乳房切除术相似[25]。乳头附于乳房之上，外科医师通常会在乳头正下方切取一块组织，送检时保持切除面朝上，并将其单独送检，称为"乳头切缘"。大导管回缩，会导致难以切取此切缘。如果此切缘有癌，必须切除乳头。一般来说，应采用保守方法。

9.1.2 乳腺冰冻切片的其他适应证（和禁忌证）

在目前的实践中，冰冻切片很少用于初始病理诊断。如果其结果可能会改变术中决策，可以考虑做冰冻切片；然而，必须留有足够的肿瘤组织用于石蜡切片评估和辅助研究。一般来说，小于 1 cm 的大体病变和没有明确肿块的乳腺组织不应做冰冻切片。不得将所有病变全部做冰冻切片。在手术过程（乳房重建术）中可能会遇到令人担忧的病灶，并可能将此病灶送检做冰冻切片评估。鉴别诊断取决于此病灶与初始手术部位的关系；然而，在已知先前手术史的情况下，应考虑脂肪坏死和其他术后变化（图 9.1）。或者，患者可能在初始诊断后数年才就诊，并发现转移性病变。诊断思路取决于病史和病理医师是否考虑到乳腺癌（图 9.2）。

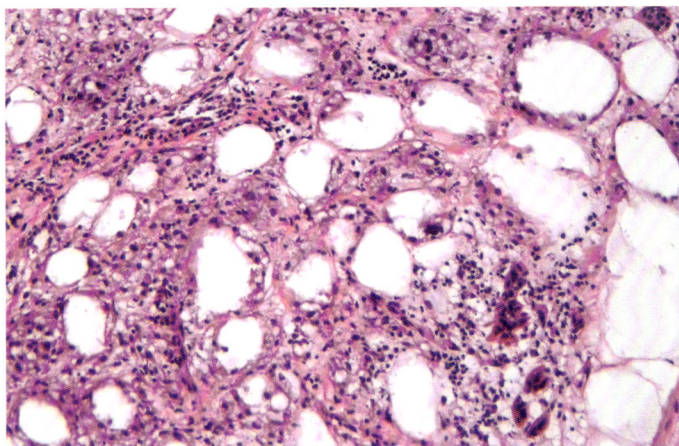

图 9.1　由于形成肿块和钙化，脂肪坏死通常很像癌。术中发现这个区域的乳腺组织质硬，要求做冰冻切片，结果显示乳腺实质伴囊腔、泡沫样组织细胞、淋巴细胞和纤维化，符合脂肪坏死的诊断

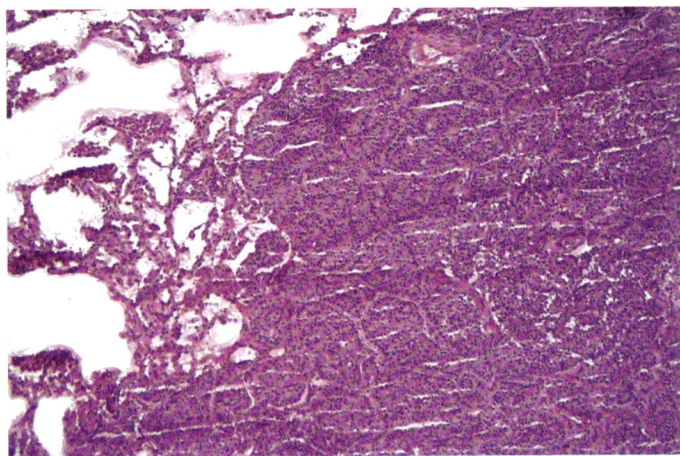

图 9.2　转移到肺的乳腺癌。患者为 57 岁女性，有浸润性导管癌病史，PET 发现肺病变。行视频辅助胸腔镜手术，并做了术中冰冻切片。楔形切除组织显示腺癌。后续石蜡切片做免疫染色显示肿瘤细胞呈 GATA-3 阳性和 TTF-1 阴性

9.1.3 乳腺：大体标本处理、冰冻切片及其解读

大体检查在乳腺术中评估方面至关重要，尤其是在决定切取什么组织进行冰冻时。每件标本都应该测量三维大小。如果标本已定向，则于切开前在各个切缘涂抹不同颜色的墨水，以便在组织学检查中识别特定的切缘（图 9.3）。肿块切除术需用 6 种颜色的墨水显示全部 6 个切缘（前、后、内侧、外侧、上和下）。一些外科医师更喜欢在手术室里为肿块切除术标本涂墨，此时能保持标本形状及其与手术残腔边缘的关系[26]。乳房切除术病例，深部切缘涂抹一种颜色。在保留乳头的乳房切除中，最靠近乳头－乳晕复合体的切缘（乳晕后切缘）也要涂墨。在保留皮肤的乳房切除中，包括我们在内的许多机构都会常规对表面上下切缘涂墨和评估；然而，表面切缘阳性与局部复发风险增加是否有关，尚不清楚（图 9.4）。涂墨后，将标本依次切成组织薄片。每个组织薄片都要仔细检查。一般来说，触摸比肉眼观察更能指导肿瘤定位。大多数病例，伴有邻近纤维化和脂肪坏死的出血区域（常有金属夹）有助于识别活检部位（图 9.5）。影像学检查也有助于确定活检部位。

如果大体检查发现病变，则描述和三维测量。记录肉眼可见的病变与切缘的距离。只有当肿瘤接触墨水时，才认为大体检查为阳性切缘。大体检查发现的阴性切缘，要记录肿瘤和最近墨染切缘之间的距离，以及最近切缘的具体位置。值得注意的是，不可触及的肿瘤、弥漫性浸润性癌（如小叶癌）和接受新辅助治疗的癌，大体检查无法评估其切缘。DCIS 是近切缘或阳性切缘的常见原因，大体检查通常不明显。

在乳房 X 线筛查中发现的许多乳腺癌是无法触及的。为了切除这些肿瘤，需要用金属丝或放射性种子（译注：含有 ^{131}I）进行定位。术中标本 X 线片通常与局部切除标本一起送检。在 X 线片上可以识别肿块、钙化、金属夹、放射线种子和金属丝（图 9.6）。还可以评估 X 线片上病变与 4 个切缘的关系。可以拍摄第二张 X 线片，以确定其余两个切缘的距离。

放射性种子的回收需要遵循以下特定的安全程序。外科医师必须在将标本送检病理科之前，使用伽马探测器记录标本中存在种子及其数量。这些信息记录在追踪表格上，并附有签名。取材员在切开标本之前，必须使用探测器来确认种子的存在。不需要特殊的手套、围裙或面罩；然而，应该指定专

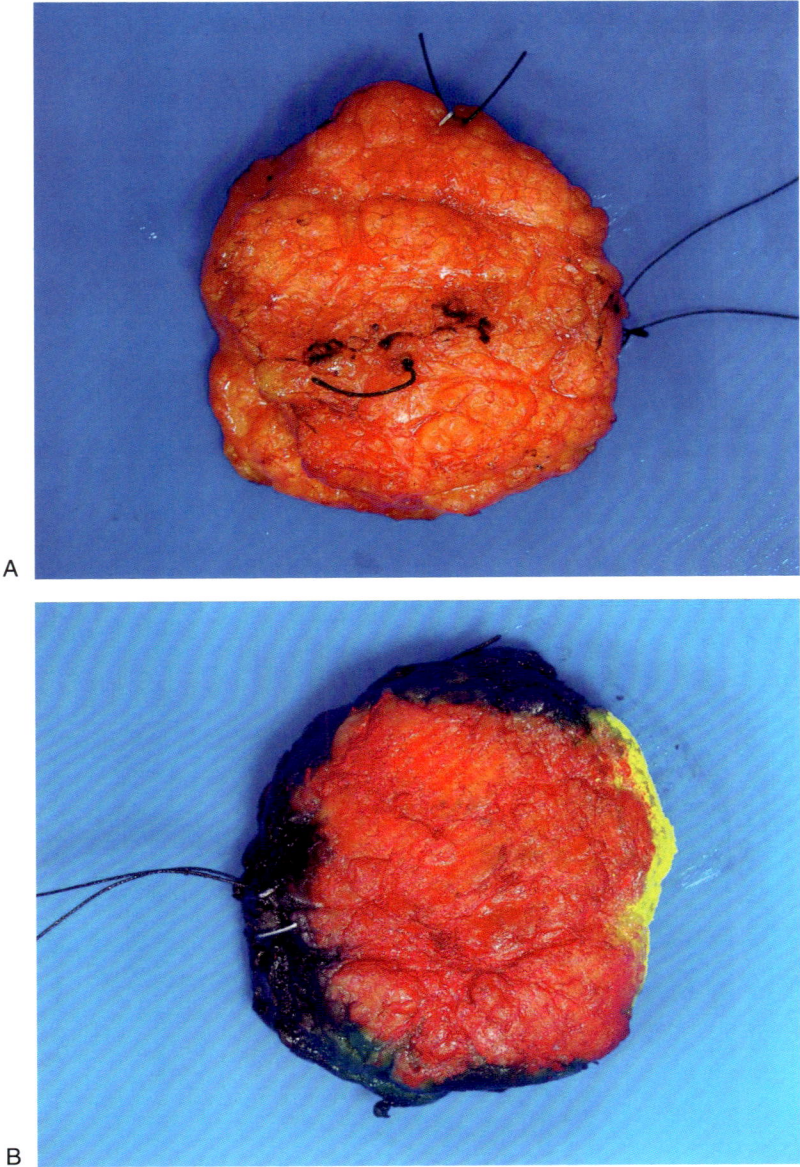

图 9.3　肿块切除术，已在各个切缘涂抹不同颜色的墨水。A. 这个肿块切除术标本已定位，单短线为前切缘，双短线为上切缘，双长线为外侧切缘；B、C. 将标本涂抹 6 种不同颜色的墨水，以便组织学检查时识别前、后、上、下、内侧和外侧切缘

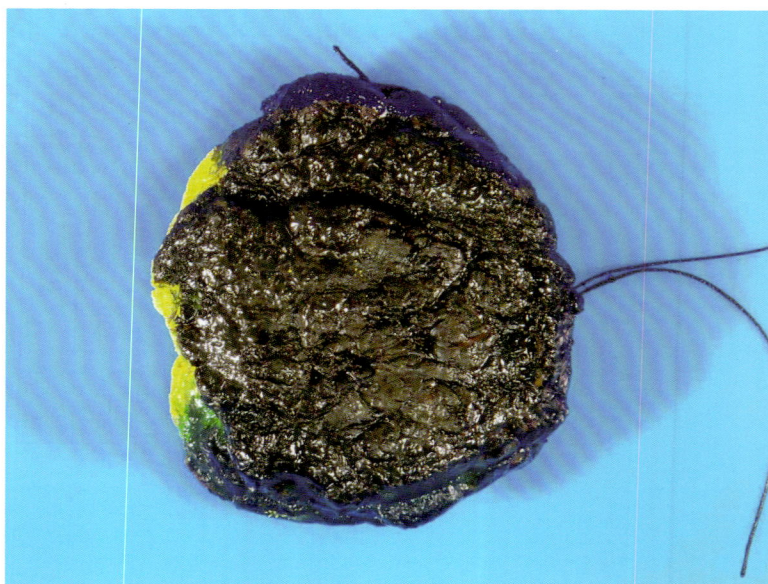

C

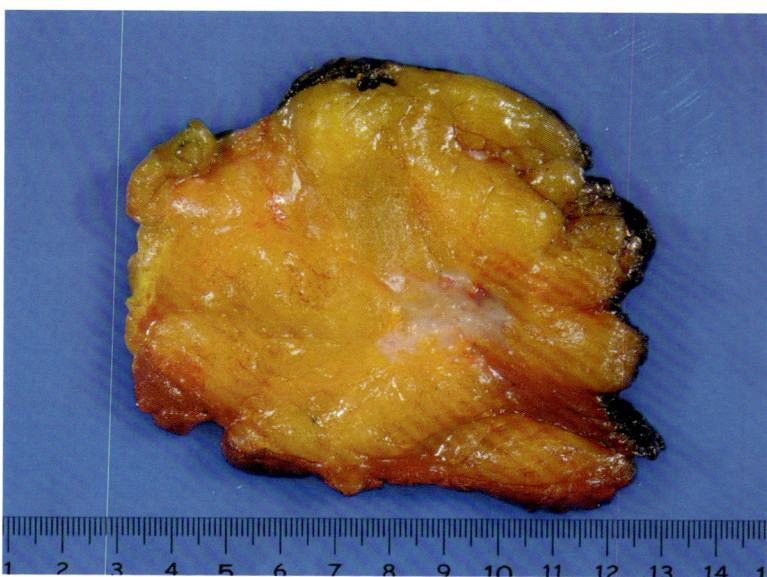

D

图 9.3（续）　肿块切除术，已在各个切缘涂抹不同颜色的墨水。D. 横切面显示星形灰白色肿瘤，呈浸润性癌的典型大体特征。切缘无癌，切缘距癌大于 1 cm

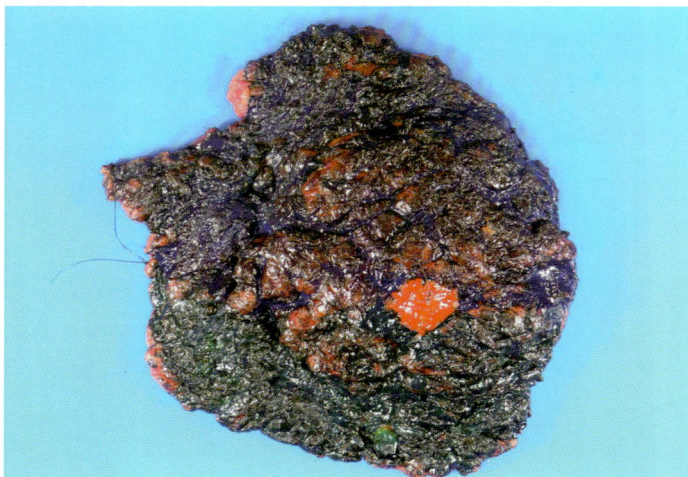

图 9.4 保留乳头的乳房切除术，只切除乳腺组织，保留乳头、乳晕和乳房皮肤完好。乳头的位置用缝线标记；此区域（乳晕后切缘）被涂墨（红色）。深切缘也被涂墨（黑色，未显示）。包括我们在内的许多机构经常在表面的上（蓝色）切缘和下（绿色）切缘涂墨。在大多数患者的标本中，皮瓣或深切缘不含额外的乳腺组织

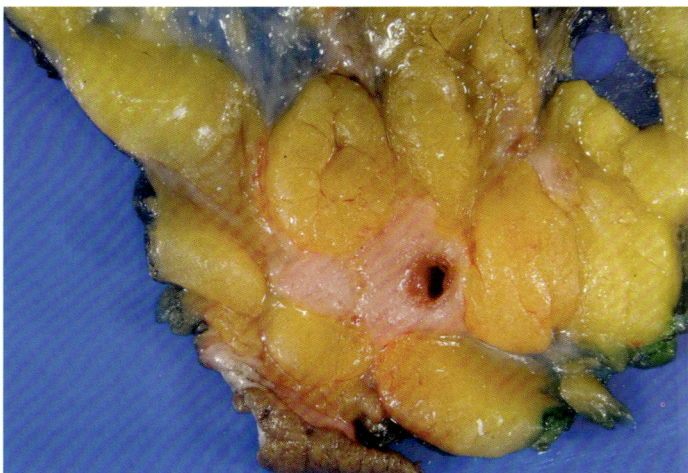

图 9.5 在大多数病例中，伴有邻近纤维化和脂肪坏死的出血区域（通常包含金属夹），被确定为活检部位。本例为浸润性导管癌，进行了单纯乳房切除术，图示已切开的组织薄片，在灰白色不规则肿块内可以看到活检操作留下的空腔

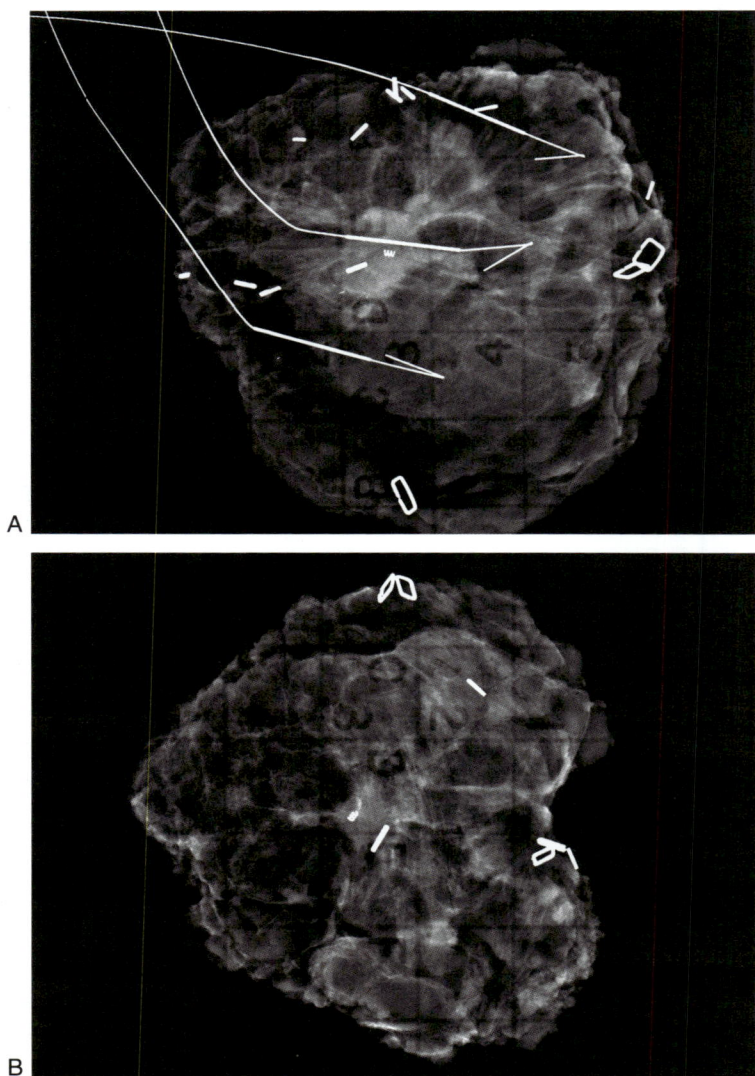

图 9.6 术中标本 X 线片对于评估金属丝或种子标记的局部切除术至关重要。A. 标本 X 线片显示先前活检部位有钙化的肿块和不透射线的线圈状金属夹。术前放置了 3 根金属丝，以引导手术；B. 本例为一个带有线圈状活检夹的肿块，用放射性种子定位。这 2 张图显示病变已被完全切除

用的取材台来处理这种病例。片状切开标本后，肉眼可识别种子（图 9.7）。它可能与标记活检部位的圆柱形金属夹相混淆；然而，种子比金属夹长。应注意避免切断放射性种子，尽管这种可能性很低。移除种子后，必须使用伽马探测器来识别种子，并扫描工作场所和取材员，防止移除种子后残留放射性。我们在实际工作中，将取回的种子放置在标有患者身份信息的容器中，然后放置在铅锭和铅箱中。取材员记录移除的种子数量，并确认其与追踪表格上外科团队填写的数量一致。追踪表格和种子返回核医学科或辐射安全科后应进行适当处理。如果种子丢失或其钛胶囊破裂，必须有安全预案[27]。

除了主要的切除标本外，手术医师还可能分开送检单独的手术残腔削取切缘。对于这种病例，外科医师通常用缝线标记最终切缘的标本面，以便涂墨。切片应垂直于涂墨切缘，以便显微镜下评估。残腔削取切缘不需要常规进行冰冻切片评估，但如果该标本代表临床上或影像学上令人担忧的区域并进行了选择性再次切除，则可能需要冰冻切片。

冰冻切片评估乳腺实质切缘的敏感性和特异性是有限的。如果进行术中冰冻切片，应将最可疑的被癌累及的区域做一个小的垂直切片。不建议

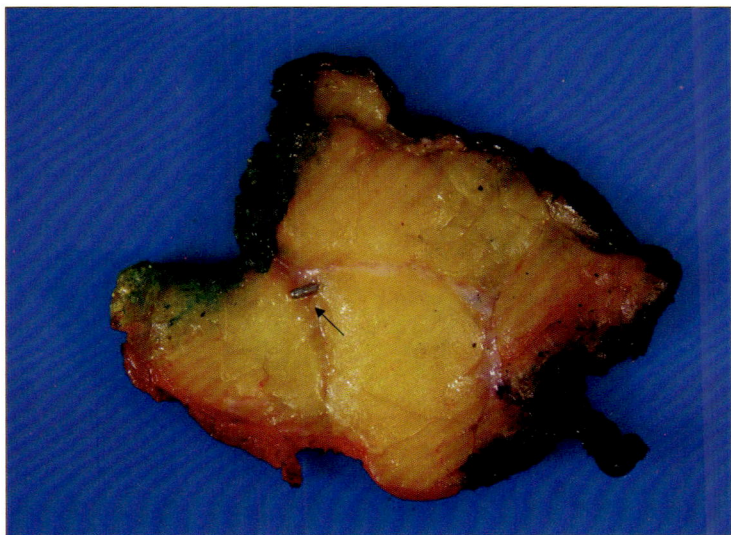

图 9.7　放射性种子定位已经开始取代金属线定位。该技术可在手术前 1 周放置种子标记物（箭头）。必须认真记录种子的"拥有链"，从植入乳房到从标本中取出并进行适当处理

进行正面朝上的平行切片（译注：相当于表面削取切缘），因为无法评估癌与切缘的距离。应该避免脂肪组织区域，因为这些组织很难冰冻。如果无法避免脂肪组织的冰冻，应换用新的洁净刀片，并用冷冻喷雾或带夹头的冷冻锤进行额外的热量吸取。如果可能，在低温恒温器中调整夹头的方向，使脂肪组织最后碰到刀片。制作取自6个切缘的刮片，并进行细胞学评估。如果切缘表面被烧灼，刮片可能难以获得细胞，并被判读为涂片中细胞量稀少。

乳头切缘通常有一块或多块小组织碎片（图9.8）。标本通常太小而无法定向，应将其保持正面向上，并全部制作成冰冻切片。与富含脂肪的乳腺实质不同，乳晕下组织富含纤维，更容易冷冻和切片。未定向标本中的任何肿瘤都可视为阳性切缘。

冰冻切片诊断可能具有挑战性。切片常有冰冻切片假象和烧灼假象，或由于脂肪丰富而被厚切。墨水泄漏到组织裂隙中可能会导致切缘的错误识别。鉴别浸润性癌与放射状瘢痕、硬化性腺病、炎症浸润或脂肪坏死也可能存在问题（图9.9）。浸润性小叶癌癌细胞稀少，在活检部位识别癌细胞可能存在困难，因为癌细胞很像淋巴细胞或组织细胞。另外，炎症细胞

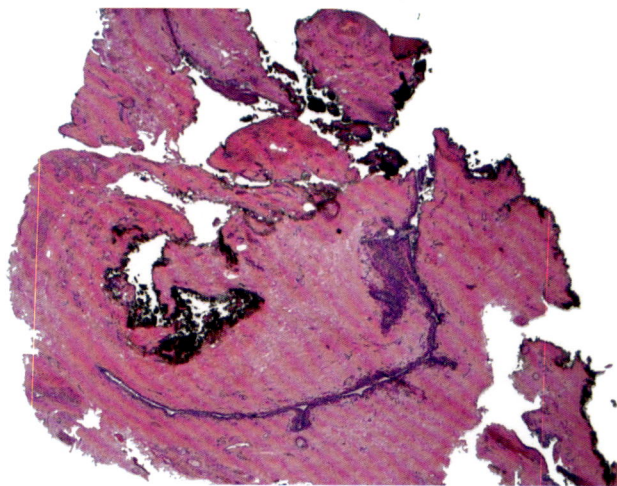

图 9.8　乳头切缘通常包括一块或多块小组织碎片，将这些碎片组织放在一起制作冰冻切片。乳头切缘显示正常的输乳管，呈回旋状。烧灼假象和挤压假象常影响冰冻切片解读

可能以线性排列的形式浸润组织，并被误认为浸润性癌。将 DCIS 与普通型导管增生、不典型导管增生和小叶原位癌进行区分可能很难（图 9.10）。如果冰冻切片不能明确诊断癌，建议延迟诊断。

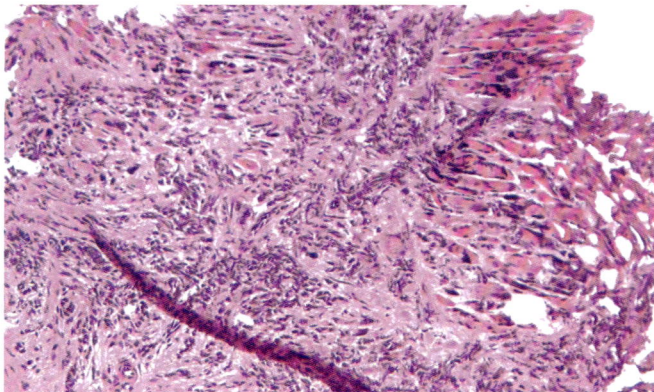

图 9.9　这张冰冻切片显示明显的挤压假象和烧灼假象。核细节模糊，细胞质特征也不清楚。尽管总体上像是浸润性模式，但是很难确定是浸润性癌还是炎症细胞。与外科医师讨论了人为假象妨碍了冰冻切片诊断。对石蜡切片进行细胞角蛋白和肌上皮标志物的免疫染色，符合浸润性癌的诊断

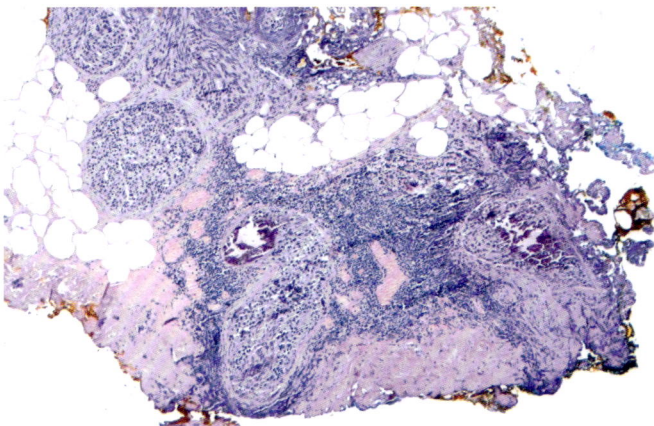

图 9.10　伴有烧灼假象的导管原位癌延伸至黄色墨染切缘。冰冻切片假象使 DCIS 与其他导管内病变难以区分，例如，普通型导管增生。本例出现粉刺型坏死伴中央钙化，此特征有助于诊断 DCIS

如果发现肿瘤，则在显微镜下测量近切缘的距离并报告。切缘累及的程度可以被具体说明为局灶或广泛。外科医师应该知道上述技术上的困难，并且，冰冻取材只是实际切缘的一小部分。冰冻切片的切缘状态可能无法反映石蜡切片评估后的真实切缘状态。

9.1.4 乳腺：可能有前景的新兴技术

已经提出了几种用于术中切缘评估的新技术。Margin 探针（Dune Medical Devices，Alpharetta，GA）利用射频光谱学检测肿块切除术边缘或手术残腔边缘的癌细胞，来指导是否需要进一步切除。Lumicell（Lumicell，Inc.，Newton，MA）使用蛋白酶激活的荧光探针检测残留肿瘤病灶。研究表明，使用这些装置总体上与较低的阳性切缘率和较低的再切除率相关[28,29]。这些技术的缺点包括成本高、报告的假阳性和假阴性结果以及可能对 LUM015 成像剂过敏。已发现术中超声有助于定位可触及的肿瘤和超声图像可见、但不可触及的肿瘤，提高切缘的切净率，但根据大多数权威机构的说法，它不应被用作一种独立的定位技术[30,31]。目前已经有对标本进行三维重建的成像系统；然而，该技术并没有显著降低切缘阳性率[32]。较新的定位技术包括红外雷达（如 SaviScott）、磁性种子（如 MAGSEED）或射频识别标记技术。这些工具可以在手术前几天植入，不需要使用放射性材料，并且似乎具有与其他定位方法相当的效率[33-35]。专家们正在研究其他几种技术，以优化切缘控制。

9.2 前哨淋巴结冰冻切片

腋窝淋巴结（ALN）状态是乳腺癌最重要的预后因素和治疗决定因素之一。过去，腋窝淋巴结清扫（ALND）是所有乳腺癌患者进行腋窝分期的唯一方式，有导致长期并发症（如淋巴水肿或感觉运动障碍）的风险[36]。临床试验已经证明，前哨淋巴结活检（SLNB）在临床淋巴结阴性疾病患者的腋窝分期中与 ALND 相当，并且并发症发生率显著降低[37-41]。因此，SLNB 已被广泛采用，并被纳入更广泛的保乳手术实践中。目前，SLNB 是临床或影像学无淋巴结受累证据的早期浸润性乳腺癌患者的标准管理方案[42]。影像学检测到异常淋巴结而细针穿刺活检或粗针穿刺活检为阴性的患者，也应考虑行 SLNB。此外，对于正在接受乳房切除术的 DCIS 患者和对保乳感兴趣的高危 DCIS 患者，也推荐行 SLNB[42]。SLNB 在接受新辅助化疗（NAC）的浸润性癌患者中的应用和应用时机正在演变，并将在临床试验中继续探索[43-45]。

　　前哨淋巴结（SLN）取样的实际应用是基于以下前提：乳房的淋巴引流遵循一种可预测的、有序的过程，汇入腋窝淋巴结[46-48]。因此，可以预期，转移性肿瘤沉积灶首先出现在最接近表征病变的前哨位置。对于乳腺癌，SLNB 程序可以在不影响必要的分期信息的情况下保持功能和美观。通过将放射性示踪剂和（或）染料注射到最初的乳房活检部位或乳晕周围部位来识别 SLN，然后切除 SLN。正如其他术中评估方法，SLN 的术中冰冻切片具有在 SLN 阳性患者中立即进行 ALND 的潜在优势，避免了第二次腋窝手术。缺点包括手术时间增加、关键组织的潜在损失和假阳性结果。

　　美国癌症联合委员会（AJCC）根据转移灶大小对淋巴结转移进行分类。①宏转移是指肿瘤沉积灶直径大于 2 mm；②微转移的肿瘤沉积灶直径范围从大于 0.2 mm 到小于或等于 2 mm，或在单个组织学横截面中包含超过 200 个肿瘤细胞；③孤立性肿瘤沉积灶直径范围小于 0.2 mm 或包含少于 200 个肿瘤细胞[49]。

　　根据先前的浸润性乳腺癌管理标准，SLN 阳性的所有患者均需 ALND[50]。然而，由美国肿瘤外科学会（ACOSOG）开展并于 2011 年发表的具有里程碑意义的 Z0011 试验得出结论，满足以下标准的患者不需要 ALND：① T1 ~ T2 浸润性乳腺癌（如小于或等于 5 cm）；②冰冻切片或石蜡切片检测到 1 个或 2 个 SLN 阳性；③接受肿块切除术并计划进行全乳放射治疗的患者；④尚未接受 NAC。已经确定，是否接受彻底 ALND 的患者在区域淋巴结复发、无病生存率和总生存率方面没有显著差异[51-53]。这一发现意味着，没有必要对符合进入试验标准的女性进行 SLN 冰冻切片。此外，NSABP B-32、ACOSOG Z0010 或 IBCSG 23 ~ 01 试验的结果表明，在目前的临床实践中，识别 SLN 中的微转移和孤立性肿瘤细胞对大多数接受系统治疗的乳腺癌患者的预后意义不大或没有意义[41,54-57]。这些发现进一步支持淋巴结检查应关注宏转移而不是小的肿瘤沉积灶。

由于临床实践中的上述变化，对 SLN 术中评估的需求显著减少[58-60]。在大多数医疗中心，包括笔者所在的医疗中心，"Z0011 合格"患者并不常规进行 SLN 冰冻切片，当所有的临床信息和最终病理信息可用时，才决定进行 ALND。尽管情况发生了明显变化，但冰冻切片仍被用于评估不符合 Z0011 纳入标准的患者（包括接受乳房切除术或 NAC 的患者）的 SLN[42]。

9.2.1　前哨淋巴结：主要的术中问题

鉴于上述情况，前哨淋巴结术中检查的主要目标是检测所有宏转移（直径大于 2 mm）。如果发现转移瘤直径小于 2 mm，也应报告。如果送检多个淋巴结，则应将阳性淋巴结和阴性淋巴结的数量告知外科医师。这些信息可以帮助估计剩余 ALN 中残留病灶的可能性。研究表明，大约 60% 的 SLN 阳性患者腋窝没有残留病灶。为了确定哪些患者将从 ALND 中受益，研究人员开发了预测列线图，用于估计额外 ALN 转移的风险[61]。这些计算中使用的临床病理参数之一是阳性 SLN 与阴性 SLN 的比率。如果发现肿瘤从 SLN 包膜延伸到淋巴结周围软组织，则应报告此组织学发现。研究表明，在临床淋巴结阴性的早期乳腺癌患者中，19% ~ 30% 的 SLN 存在局灶性结外延伸，并被视为非前哨性淋巴结受累的预测因素[62,63]。尽管到目前为止，显微镜下结外延伸在选择进行 ALND 患者中的意义尚未完全确定，但 ACOSOG Z0011 排除了结外延伸非常明显的患者。

在任何情况下，除非外科医师准备在淋巴结阳性的情况下至少完成低水平 ALND，否则不应要求冰冻切片。应当从石蜡切片获得同样的信息和短期结果。

9.2.2　新辅助化疗后的前哨淋巴结

NAC 是一种可被接受的治疗方法，适用于患有局部晚期乳腺癌和患有可手术乳腺癌但希望进行保乳手术的女性。在接受 NAC 治疗的患者中，30% ~ 40% 的患者出现 ALN 受累的分期降低，其中三阴性乳腺癌和 HER2 阳性乳腺癌的反应率最高[64]。由于 NAC 可以降低 ALN 的分期，对于治疗后没有残留淋巴结病变的患者，有可能进行不太广泛的腋窝手术。这种观念促使临床医师在这种情况下探索 SLNB[43-45]。

是否应在 NAC 完成之前或之后进行 SLNB 一直存在争议。NAC 前 SLNB 的支持者断言，这种方法提供了更准确的初始分期，对指导治疗很重要，并且 SLN 识别率高。然而，前置 SLNB 并没有发挥 NAC 的潜在降期作用。相反，如果 NAC 后 SLNB 为阴性，既往有 ALN 的患者可以免于 ALND 及其相关并发症。另外，NAC 后 SLNB 的准确性也受到了质疑[44]。肿瘤反应通常是异质性的，与未治疗的患者相比，治疗相关的纤维化改变淋巴引流，阻碍淋巴循环路线和妨碍 SLN 识别，从而增加假阴性率。有几个因素可以将假阴性率降低到 10% 以下，包括使用双重示踪剂和去除至少 3 个 SLN[43-45]。数据表明，如果在治疗后 SLNB 期间确认活检证实的阳性淋巴结被切除，假阴性率可以进一步降低[65]。在大约 75% 的病例中，标记的淋巴结被确定为 SLN 之一，该淋巴结的术前定位使 SLN 在术中被切除的可能性增加[65,66]。靶向腋窝淋巴结清扫是得克萨斯大学 MD 安德森癌症中心开发的一种手术方法[66]。该手术包括在淋巴结活检时放置金属夹。在 NAC 完成后，使用金属线或放射性种子定位放置了金属夹的淋巴结，并在 SLNB 期间，切除所有 SLN 和放置了金属夹的淋巴结。然后将这些淋巴结送检，进行术中分析（图 9.11）。

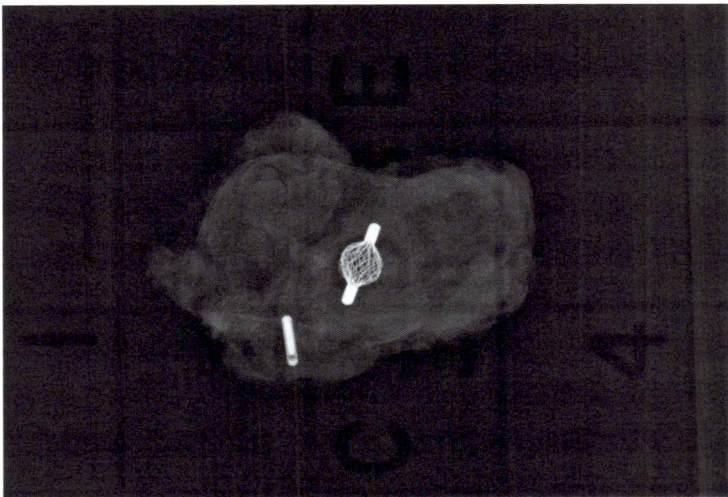

图 9.11 **靶向腋窝淋巴结清扫。A. 球形活检标记夹位于活检证实的、有转移癌的腋窝淋巴结内，在其临近部位放置放射性种子进行定位，以引导靶向腋窝淋巴结清扫**

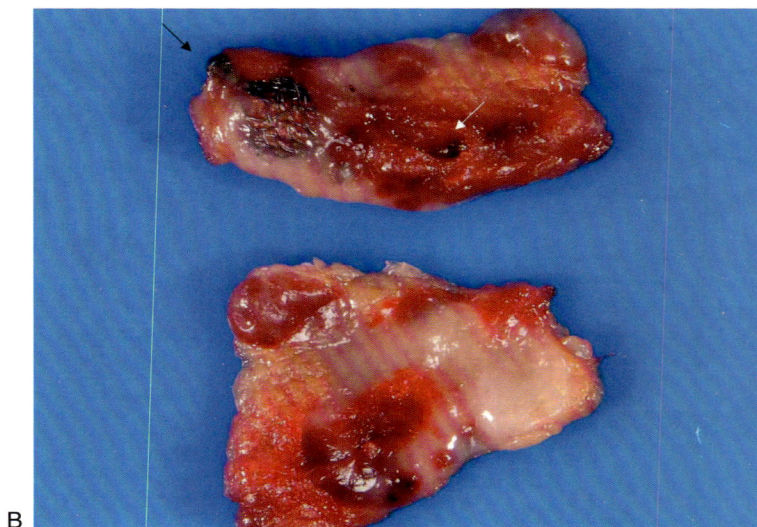

图 9.11（续）　靶向腋窝淋巴结清扫。B. 大体检查，淋巴结可有多种表现，但缺乏能提示大体阳性的明显实体肿块。可见球形夹（黑色箭头）和活检腔（白色箭头）。随后将淋巴结完整送检做冰冻切片，发现一处 8 mm 癌灶

术中评估 NAC 后 SLN 的准确性、敏感性和特异性与非 NAC SLN 相当[67,68]。然而，阳性结果的意义不同于未经治疗的病例。少量 SLN 转移性疾病并不总是强制要求初次手术患者完成 ALND，但在 NAC 的情况下，哪怕只有 1 个阳性 SLN，即使只有有限的转移癌，也可能影响 ALND 的手术决策。腋窝放射治疗是否可以代替 ALND，目前正在进行相关研究[69,70]。

9.2.3　前哨淋巴结：大体标本处理、冰冻切片及其解读

SLN 术中评估包括彻底的大体检查和组织学检查。大体检查需细心，去除表面的脂肪组织，准确计数和测量每个前哨淋巴结。如果淋巴结中放置了金属夹，需通过大体检查或标本射线照片进行识别。用标准放射性示踪剂检测到的淋巴结不会产生危险程度的辐射水平，也不需要特殊的防护设备、储存或组织处理。上文已经讨论过放射性种子的处理。根据美国病理医师学会（CAP）和美国临床肿瘤学会（ASCO）的指南，每个 SLN 应平行于长轴以小于或等于 2 mm 的间隔切开，以确保检测到所有宏转移[42,71]。应记

录转移灶、出血、坏死、纤维化或先前活检部位的大体证据。有宏观转移证据的淋巴结可以使用代表性切片进行取材，尽管如此，必须将所有大体检查未见转移的淋巴结全部提交做冰冻切片。应注意将不相邻的切面朝下放置，以最大限度地评估切开后分为两个以上组织薄片的淋巴结。在冰冻切片评估和石蜡切片处理过程中，每个淋巴结都要与其他淋巴结分开。如果将数个淋巴结放一起处理，则每个淋巴结都应该涂染不同颜色。如果淋巴结疑似淋巴瘤或肉芽肿性疾病，则应保存非冰冻组织，用于辅助研究，包括流式细胞术或微生物培养。

印片细胞学（"接触印片"）或刮片可用于 SLN 的术中评估。淋巴结的每个切面都应该用手术刀片或玻璃载玻片接触或刮取，并涂抹在另一张载玻片上。细胞学制片非常适合大体检查阳性淋巴结中的转移灶（图 9.12）。细胞学技术的优点是比冰冻切片更快，并且不会导致显著的淋巴结组织损失。细胞学制片的主要缺点是无法评估转移灶的大小，并且难以验证仅限于细胞学材料但不存在于组织学切片中的转移灶。研究表明，接触制片、细胞学涂片和冰冻切片具有相似的灵敏度（分别为 59%、57% 和

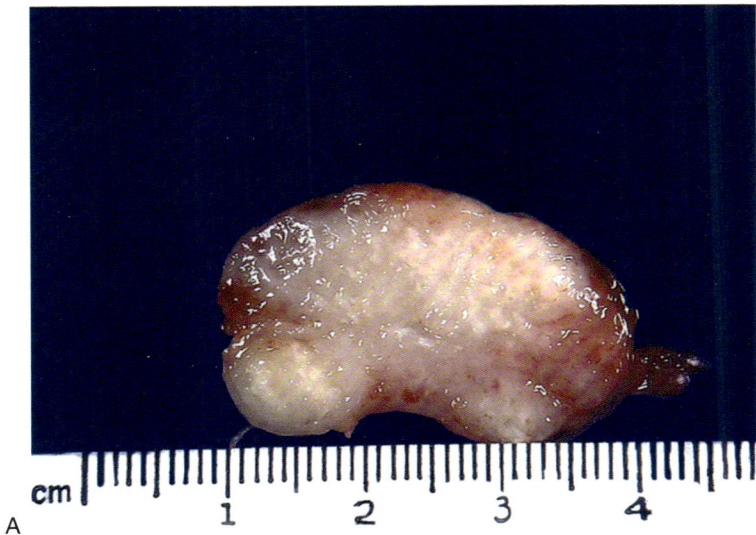

图 9.12　大体检查阳性的腋窝淋巴结。A. 转移癌通常形成质硬的白色肿块，取代棕色到红色的淋巴结组织。较小的转移灶或弥漫性浸润性转移灶，大体检查可能不明显

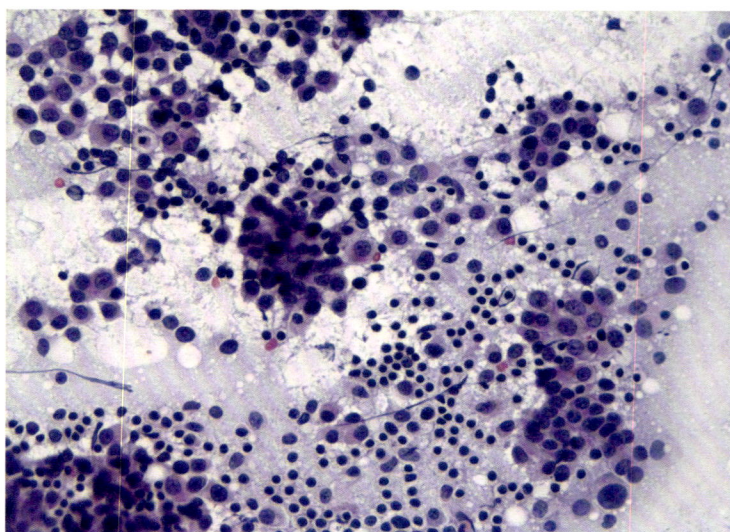

B

图 9.12（续） 大体检查阳性的腋窝淋巴结。B. 细胞学制片非常适合检查并记录大体检查阳性的淋巴结转移灶。HE 染色印片显示两群细胞，在成熟的小淋巴细胞背景中，肿瘤细胞具有大的偏心核，染色质粗块状，有中等量嗜酸性细胞质

59%），并且每种方法在检测宏转移时（分别为 96%、93% 和 93%）比在检测微转移时（分别为 27%、27% 和 30%）更敏感[72]。病理医师应该使用他们最有把握的、最适合他们实践需求的术中评估方法。

冰冻切片的组织学检查需要切片优良且染色优良的 HE 切片。通常检查一个以上层面，有助于解释人为假象的影响；然而，具体需要检查几个层面，目前还没有被广泛接受的共识。在我们机构，每张切片至少检查两个层面。HE 染色切片应提供每个切片的完整横截面，包括被膜下间隙和被膜。如果存在明显的组织皱褶，则应重新切片，以进行最佳评估。冰冻会导致人为的组织变形，包括导致组织中针状裂隙的冰晶假象。切取的组织越薄，越能避免冰晶假象。

转移性肿瘤几乎总是类似于乳腺原发性肿瘤。因此，术前复阅既往切片或报告，有助于建立相关性。转移灶可能局限。小的肿瘤沉积灶通常出现在外周的被膜下窦附近，很少出现在淋巴结中心（图 9.13）。在转移灶不太明显的情况下，仔细检查被膜下区域是至关重要的。一种常见的陷阱是

浸润性小叶癌，其转移灶可能由分散的、非黏附性肿瘤细胞组成，具有欺骗性温和细胞学，类似于淋巴细胞或组织细胞。识别单个肿瘤细胞中的胞质内空腔，尽管不太特异，但可能有助于识别这种肿瘤亚型。高内皮小静脉在靠近被膜时可能类似于小管，并令人怀疑是癌（图 9.14），管腔中的红细胞有助于识别其为血管。组织细胞可能聚集在外周的被膜下窦中，低倍镜下貌似转移灶；然而，更仔细地检查时，通常很容易识别其为组织细胞。淋巴结中偶见巨核细胞，可以通过大而卷曲的核伴污浊的染色质和丰富的细胞质将其与癌区分开来。生发中心可能被误认为转移灶，因为大淋巴细胞类似于肿瘤细胞，并且可能存在核分裂象（图 9.15）。与癌相比，生发中心含有多种细胞类型，其中包括可染小体巨噬细胞，并且应该与淋巴结中的其他生发中心相似。乳房植入物泄漏的硅胶可以迁移到 ALN，并引起组织细胞反应和异物巨细胞反应，液泡中充满折光性材料（图 9.16）。硅胶肉芽肿在切开时质硬，有粗糙砂砾感，类似于淋巴结转移癌。值得注意的是，硅胶和转移癌可能存在于同一淋巴结中[73]。

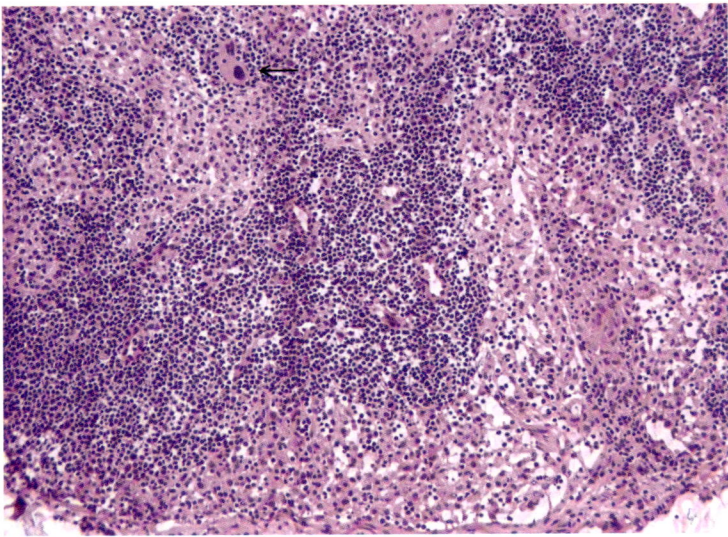

图 9.13 淋巴结中心位置有极少量的肿瘤细胞。转移癌通过输入淋巴管进入淋巴结，最常见定位于外周的被膜下窦。偶尔，转移灶位于更中心的位置，如本例所示（箭头）。极少量的肿瘤细胞在组织细胞的背景下很难被识别

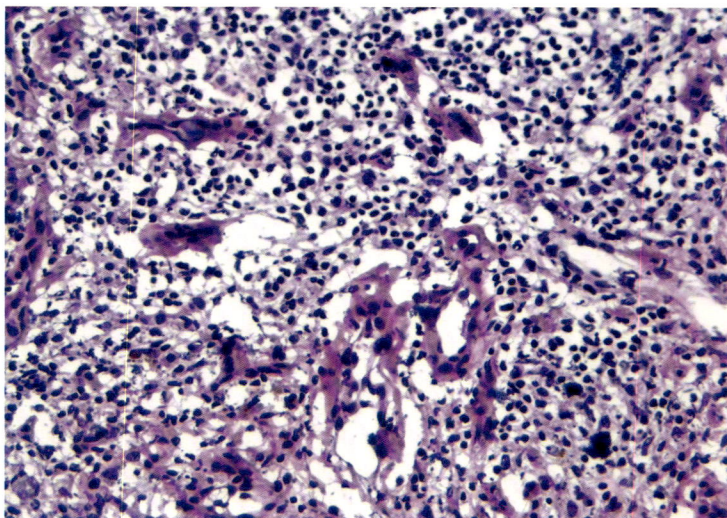

图 9.14　淋巴结中衬覆明显内皮细胞的血管可能被怀疑为转移癌。管腔中的红细胞有助于识别其为血管

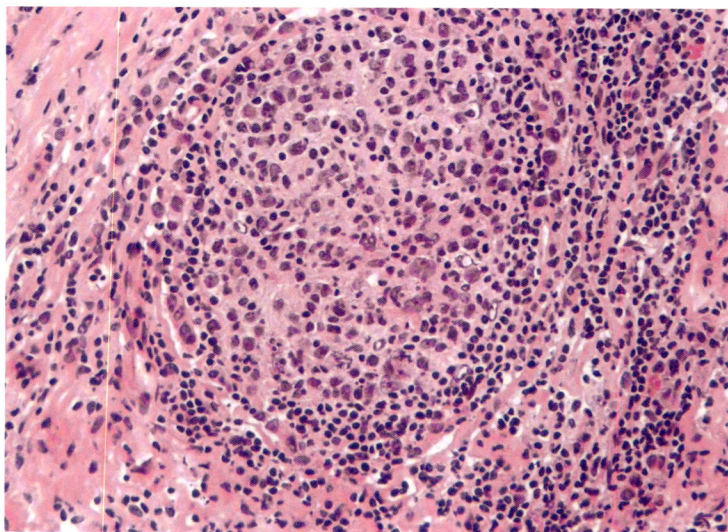

图 9.15　生发中心可能被误认为转移灶。大淋巴细胞可能类似于高级别肿瘤细胞，并且可有核分裂象。与癌不同，生发中心含有多种细胞类型，其中包括可染小体巨噬细胞，并且与淋巴结中的其他生发中心相似

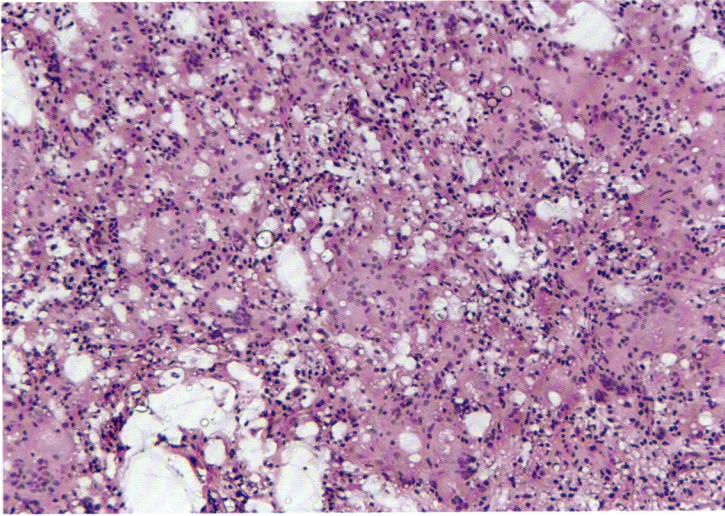

图 9.16　硅胶淋巴结病。含空泡的组织细胞和异物巨细胞广泛浸润淋巴结。硅胶是一种折光性、无极性材料

其他不太常见的陷阱包括良性上皮包涵物和痣细胞残留。尽管罕见，但异位乳腺组织或输卵管内膜异位症可能会在 ALN 内表现为明显的小管，貌似转移性高分化乳腺癌（图 9.17）。乳腺型包涵物可能显示周围的乳腺型间质和乳腺上皮的化生或增生改变，包括大汗腺化生、普通导管增生或乳头状瘤形成。米勒型包涵物由单层立方形至柱状上皮细胞衬覆的简单腺体组成，其中一些上皮细胞有纤毛。鳞状型或腺鳞混合型包涵物也可能存在。痣细胞残留是黑色素细胞的小簇，通常位于被膜内，少见于小梁间隔内或淋巴结内。痣细胞形态通常不同于乳腺癌，痣细胞由椭圆形或梭形细胞组成，细胞质深染，细胞边界不清，核形态温和，染色质弥散。胞质内可有黑色素。在上述所有情况下，与原发性肿瘤的组织学比较，有助于鉴别转移癌[73]。

病理医师还应该意识到先前 ALN 活检的转归。被膜修复反应包括肉芽组织伴内皮细胞增大和异型性，以及可能被误认为促结缔组织增生反应的纤维化。根据所用标记夹的类型和从活检开始经过的时间，组织对活检部位标记夹的反应在组织学上有所不同[74]。目前实践中常用的吸湿夹会产生特征性假囊表现，内衬上皮样组织细胞层，有时会形成假乳头状结构和

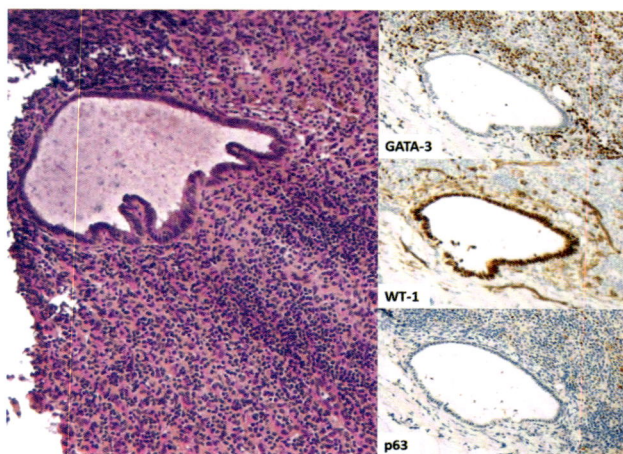

图 9.17　腋窝淋巴结伴良性腺性包涵物。冰冻切片显示一个囊性扩张的简单腺体，内衬单层立方形至柱状上皮细胞，其中一些细胞有纤毛。石蜡切片免疫染色显示 GATA-3 呈阴性，WT-1 呈核强阳性，符合米勒型包涵物的诊断。值得注意的是，与乳腺型包涵物不同，米勒型包涵物没有肌上皮细胞，此例经 p63 免疫染色证实

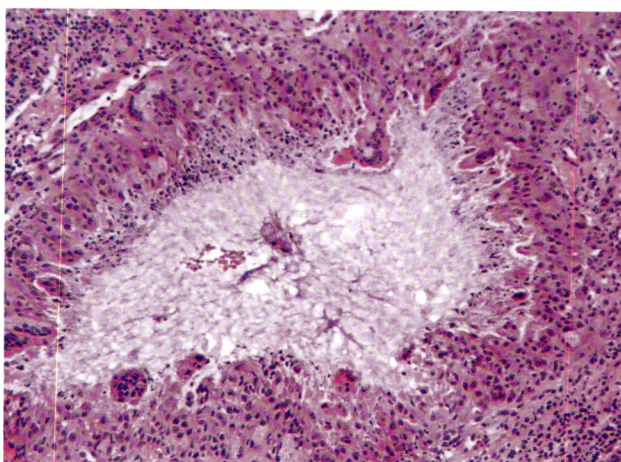

图 9.18　标记夹诱导的假性囊肿内衬上皮样组织细胞，形成假乳头状突起。一种具有嗜碱性色调的物质，像是积聚在标记夹部位的黏液样或黏液性物质。可见明显具有多核巨细胞的肉芽肿反应。必须注意不要将这些发现误诊为转移癌

明显的肉芽肿反应（图 9.18）。应注意不要将上皮样组织细胞或多核巨细胞解读为上皮性肿瘤。也可能存在类似黏液样或黏液性物质的嗜碱性物质，不要将其误认为黏液癌[75]。

确定转移灶的大小可能具有挑战性。孤立性肿瘤细胞（ITC）簇和微转移通常表现为很多肿瘤沉积灶，要么彼此接近，要么分散在淋巴结内的不同位置。有时，淋巴结含有遍布被膜下窦的 ITC 或小的肿瘤聚集灶，这种情况通常见于浸润性小叶癌。目前第 8 版 AJCC 分期手册建议，在这种情况下，应测量最大连续转移灶的大小，用于淋巴结分期；不应使用单个肿瘤沉积灶之间的跨度进行分期[49]。在报告此类病例时，观察者之间存在相当大的差异[76,77]。在冰冻切片时，病理医师需要使用他们的最佳判断来评估淋巴结中的肿瘤负荷。鉴于目前倾向于对腋窝采取保守治疗，我们建议在临界病例中谨慎行事。向外科医师解释不连续的受累模式，并延迟诊断，待石蜡切片，这种处理方法是谨慎明智的；观察更深层面的组织切片和细胞角蛋白免疫染色，可能有助于确定淋巴结沉积灶的真实大小。

接受 NAC 的患者，其 SLN 评估可能特别具有挑战性。如果在 NAC 之前进行过淋巴结活检并发现转移癌，那么识别该淋巴结并评估其治疗反应是很重要的。如果活检时放置了标记夹，则可以定位感兴趣的淋巴结并予以选择性切除。如前所述，在没有定位的情况下，在大约 75% 的病例中，有标记夹的淋巴结被识别为 SLN 之一。如果没有标记夹，做过活检的淋巴结可能很难被识别或无法被识别，因为先前活检导致的继发性改变可能与退化的转移灶相同。

组织学检查，NAC 后的淋巴结通常表现为萎缩，淋巴细胞减少至消失，并伴有明显的窦组织细胞增多[78]。对 NAC 完全反应的淋巴结转移灶显示间质纤维化、黏液池、组织细胞聚集和（或）含铁血黄素沉积（图 9.19）。在某些病例中，转移癌可能消退，不留瘢痕或仅有轻微瘢痕化。部分治疗反应的患者，可见残留的肿瘤细胞簇或单个细胞，位于纤维化瘤床中，可能仅有很稀疏的残留癌（图 9.20）。肿瘤细胞的化疗后细胞学变化包括胞质深染、嗜酸性，并有胞质空泡，核增大、多核和空泡状染色质。巨噬细胞和多核巨细胞的聚集可能貌似转移癌。NAC 后 ALN 可能继发髓外造血；因此，应注意不要将巨核细胞误认为肿瘤细胞[79]。

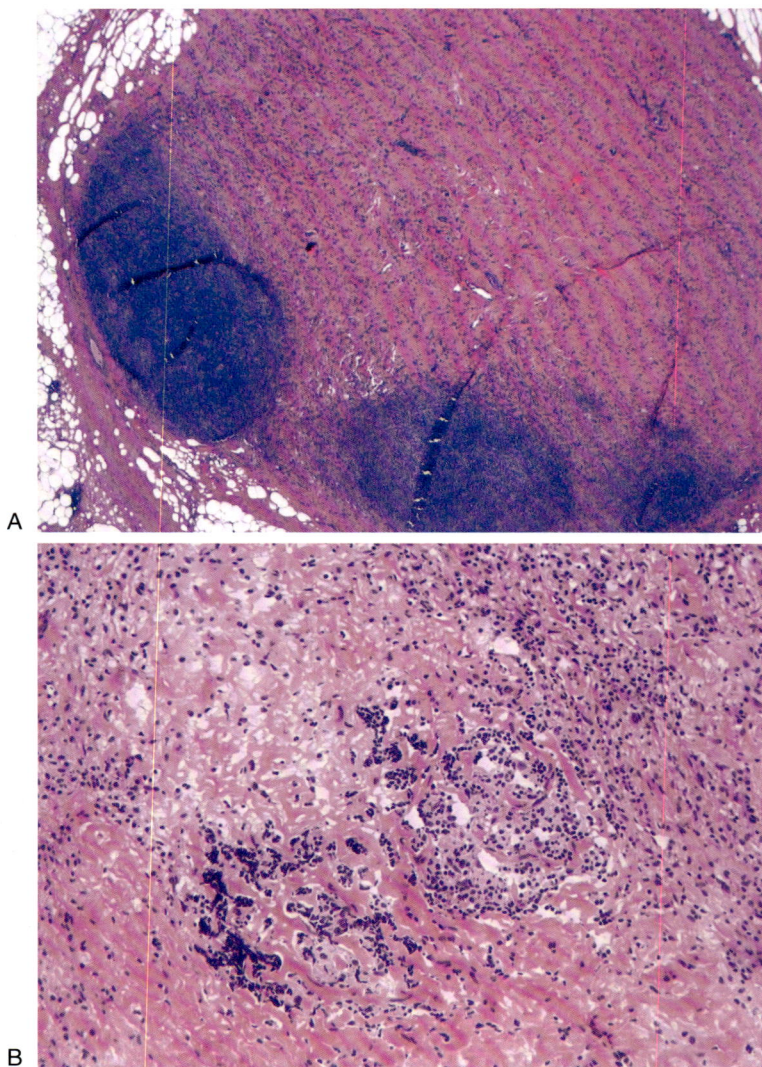

图 9.19　新辅助化疗后的腋窝淋巴结。A. 低倍镜，显示淋巴细胞消失和间质纤维化；B. 高倍镜，显示肿瘤床纤维化、斑片状淋巴细胞浸润和泡沫状组织细胞。应注意不要将这些发现误认为残留癌。该淋巴结归类为"阴性"，符合淋巴结转移癌伴完全病理反应

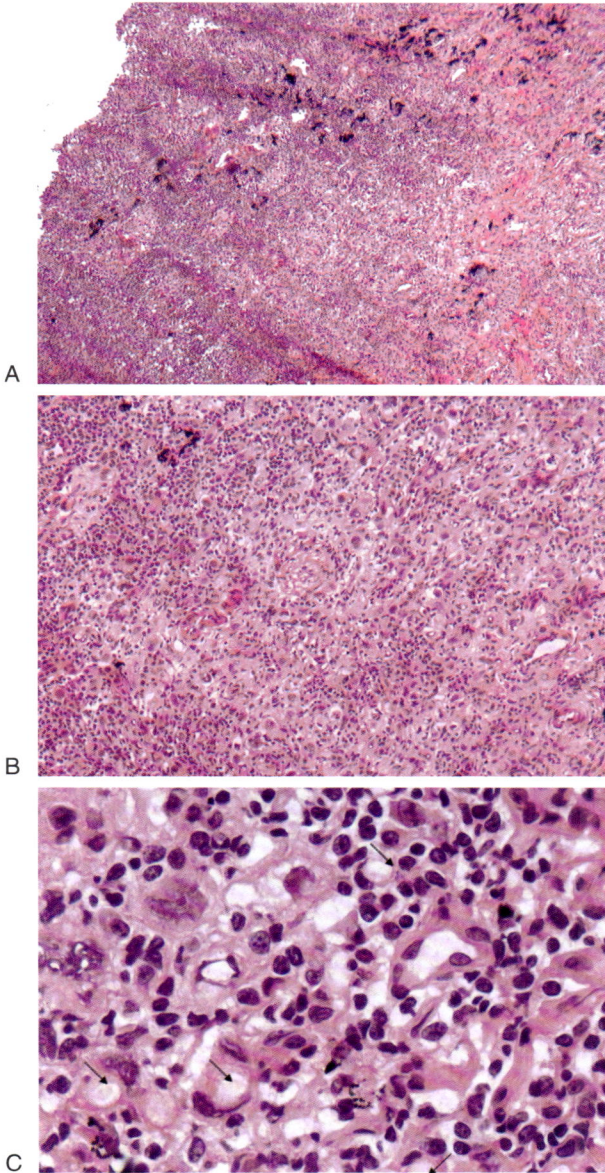

图 9.20　新辅助化疗后的腋窝淋巴结。A. 低倍镜，显
示淋巴细胞消失、间质纤维化和色素；B. 高倍镜，显
示残留的肿瘤细胞。这个淋巴结被归类为阳性淋巴结；
C. 数字放大图像，显示肿瘤细胞有细胞质内空腔（箭
头）。这个发现提示转移性小叶癌

AJCC 第 8 版建议，应使用残留肿瘤的单个最大病灶的大小来确定 ypN 分类，并且不应包括肿瘤灶之间穿插的治疗相关性纤维化[49]。另外，MD 安德森癌症中心开发的残留癌负荷（RCB）系统使用肿瘤细胞侵犯淋巴结的最大直径，包括治疗相关性纤维化[80]。除了记录有转移癌的淋巴结数量和转移灶的大小，还应记录有治疗反应但未见肿瘤细胞的淋巴结的数量；然而，具有这些特征的淋巴结不应被视为阳性淋巴结。相反，应将治疗后 ITC 的存在视为残留的淋巴结疾病，不应将患者归类为病理完全缓解[49,80]。

由于报告任何大小的肿瘤沉积灶都可能引发 ALND，我们建议谨慎行事，以避免假阳性诊断和不必要的 ALND。如果冰冻切片上存在不确定的或轻微的形态学发现，我们会尽量延迟到石蜡切片诊断，并使用免疫染色加以证实。值得注意的是，目前已有快速细胞角蛋白免疫组织化学染色，可以在冰冻切片上进行，并可用于疑难病例。

致谢

我们感谢 Husain Sattar 医师和 Jennifer Tseng 医师对本章的批判性阅读，以及 Joshua Greenstein 医师在影像学图像方面的贡献。

（AARON MILLER，ALEXIS SNYDER，ANNA BIERNACKA　著；李国生　译）

参考文献

1. Wilson LB. A method for the rapid preparation of fresh tissue for the microscope. *JAMA*. 1905;45:1737.

2. Schnitt SJ, Morrow M. Should intraoperative frozen section evaluation of breast lumpectomy margins become routine practice? *Am J Clin Pathol*. 2012;138(5):635–638.

3. Gilcrease MZ. No benefit to intraoperative assessment of breast margins? *Am J Clin Pathol*. 2013;140(4):597.

4. Guidi AJ, Tworek JA, Mais DD, et al. Breast specimen processing and reporting with an emphasis

on margin evaluation: A college of American Pathologists Survey of 866 laboratories. *Arch Pathol Lab Med.* 2018;142(4):496–506.

5. Balch GC, Mithani SK, Simpson JF, et al. Accuracy of intraoperative gross examination of surgical margin status in women undergoing partial mastectomy for breast malignancy. *Am Surg.* 2005;71(1):22–27; discussion 27–28.

6. Olson TP, Harter J, Muñz A, et al. Frozen section analysis for intraoperative margin assessment during breast-conserving surgery results in low rates of re-excision and local recurrence. *Ann Surg Oncol.* 2007;14(10):2953–2960.

7. Esbona K, Li Z, Wilke LG. Intraoperative imprint cytology and frozen section pathology for margin assessment in breast conservation surgery: A systematic review. *Ann Surg Oncol.* 2012;19(10):3236–3245.

8. Jorns JM, Visscher D, Sabel M, et al. Intraoperative frozen section analysis of margins in breast conserving surgery significantly decreases reoperative rates: One-year experience at an ambulatory surgical center. *Am J Clin Pathol.* 2012;138(5):657–669.

9. Bakhshandeh M, Tutuncuoglu SO, Fischer G, et al. Use of imprint cytology for assessment of surgical margins in lumpectomy specimens of breast cancer patients. *Diagn Cytopathol.* 2007;35(10):656–659.

10. Valdes EK, Boolbol SK, Cohen J-M, et al. Intra-operative touch preparation cytology; does it have a role in re-excision lumpectomy? *Ann Surg Oncol.* 2007;14(3):1045–1050.

11. Holland R, Veling SH, Mravunac M, et al. Histologic multifocality of Tis, T1-2 breast carcinomas. Implications for clinical trials of breast-conserving surgery. *Cancer.* 1985;56(5): 979–990.

12. Faverly DR, Burgers L, Bult P, et al. Three dimensional imaging of mammary ductal carcinoma in situ: Clinical implications. *Semin Diagn Pathol.* 1994;11(3):193–198.

13. Wang J, Xie X, Wang X, et al. Locoregional and distant recurrences after breast conserving therapy in patients with triple-negative breast cancer: A meta-analysis. *Surg Oncol.* 2013;22(4):247–255.

14. Turashvili G, Chou JF, Brogi E, et al. 21-Gene recurrence score and locoregional recurrence in lymph node-negative, estrogen receptor-positive breast cancer. *Breast Cancer Res Treat.* 2017;166(1):69–76.

15. Osborn JB, Keeney GL, Jakub JW, et al. Cost-effectiveness analysis of routine frozen-section analysis of breast margins compared with reoperation for positive margins. *Ann Surg Oncol.* 2011;18(11):3204–3209.

16. Houssami N, Macaskill P, Marinovich ML, et al. The association of surgical margins and local recurrence in women with early-stage invasive breast cancer treated with breast-conserving therapy: A meta-analysis. *Ann Surg Oncol.* 2014;21(3):717–730.

17. Fisher B, Anderson S, Bryant J, et al. Twenty-year follow-up of a randomized trial comparing total mastectomy, lumpectomy, and lumpectomy plus irradiation for the treatment of invasive breast cancer. *N Engl J Med.* 2002;347(16):1233–1241.

18. Moran MS, Schnitt SJ, Giuliano AE, et al. Society of Surgical Oncology-American Society for Radiation Oncology consensus guideline on margins for breast-conserving surgery with whole-breast irradiation in stages I and II invasive breast cancer. *Ann Surg Oncol.* 2014;21(3):704–716.

19. Morrow M, Van Zee KJ, Solin LJ, et al. Society of Surgical Oncology-American Society for Radiation Oncology-American Society of Clinical Oncology consensus guideline on margins for breast-conserving surgery with whole-breast irradiation in ductal carcinoma in situ. *Ann Surg Oncol.* 2016;23(12):3801–3810.

20. Turnbull L, Brown S, Harvey I, et al. Comparative effectiveness of MRI in breast cancer (COMICE) trial: A randomised controlled trial. *Lancet.* 2010;375(9714):563–571.

21. Peters NHGM, van Esser S, van den Bosch MAAJ, et al. Preoperative MRI and surgical management in patients with nonpalpable breast cancer: The MONET—randomised controlled trial. *Eur J Cancer.* 2011;47(6):879–886.

22. Hughes JH, Mason MC, Gray RJ, et al. A multi-site validation trial of radioactive seed localization as an alternative to wire localization. *Breast J.* 2008;14(2):153–157.

23. Chagpar AB, Killelea BK, Tsangaris TN, et al. A randomized, controlled trial of cavity shave margins in breast cancer. *N Engl J Med.* 2015;373(6):503–510.

24. Dupont E, Tsangaris T, Garcia-Cantu C, et al. Resection of cavity shave margins in stage 0-III breast cancer patients undergoing breast conserving surgery: A prospective multicenter randomized controlled trial. *Ann Surg.* 2021;273(5):876–881.

25. De La Cruz L, Moody AM, Tappy EE, et al. Overall survival, disease-free survival, local recurrence, and nipple-areolar recurrence in the setting of nipple-sparing mastectomy: A meta-analysis and systematic review. *Ann Surg Oncol.* 2015;22(10):3241–3249.

26. Altman AM, Nguyen DD, Johnson B, et al. Intraoperative inking is superior to suture marking for specimen orientation in breast cancer. *Breast J.* 2020;26(4):661–667.

27. Graham RPD, Jakub JW, Brunette JJ, et al. Handling of radioactive seed localization breast specimens in the pathology laboratory. *Am J Surg Pathol.* 2012;36(11): 1718–1723.

28. Schnabel F, Boolbol SK, Gittleman M, et al. A randomized prospective study of lumpectomy margin assessment with use of MarginProbe in patients with nonpalpable breast malignancies. *Ann Surg Oncol.* 2014;21(5):1589–1595.

29. Smith BL, Lanahan CR, Specht MC, et al. Feasibility study of a novel protease-activated fluorescent imaging system for real-time, intraoperative detection of residual breast cancer in breast conserving surgery. *Ann Surg Oncol.* 2020;27(6):1854–1861.

30. Krekel NMA, Haloua MH, Lopes Cardozo AMF, et al. Intraoperative ultrasound guidance for palpable breast cancer excision (COBALT trial): A multicentre, randomised controlled trial. *Lancet Oncol.* 2013;14(1):48–54.

31. Eggemann H, Costa SD, Ignatov A. Ultrasound-guided versus wire-guided breast-conserving surgery for nonpalpable breast cancer. *Clin Breast Cancer.* 2016;16(1):e1–e6.

32. Chagpar AB, Butler M, Killelea BK, et al. Does three-dimensional intraoperative specimen imaging reduce the need for re-excision in breast cancer patients? A prospective cohort study. *Am J Surg.* 2015;210(5):886–890.

33. Dauphine C, Reicher JJ, Reicher MA, et al. A prospective clinical study to evaluate the safety and performance of wireless localization of nonpalpable breast lesions using radiofrequency identification technology. *AJR Am J Roentgenol.* 2015;204(6):W720–W723.

34. Thekkinkattil D, Kaushik M, Hoosein MM, et al. A prospective, single-arm, multicentre clinical

evaluation of a new localisation technique using non-radioactive magseeds for surgery of clinically occult breast lesions. *Clin Radiol.* 2019;74(12):974.e7–974.e11.

35. Tingen JS, McKinley BP, Rinkliff JM, et al. Savi scout radar localization versus wire localization for breast biopsy regarding positive margin, complication, and reoperation rates. *Am Surg.* 2020;86(8):1029–1031.

36. Early stage breast cancer: Consensus statement. NIH consensus development conference, June 18–21, 1990. *Cancer Treat Res.* 1992;60:383–393.

37. Veronesi U, Paganelli G, Viale G, et al. A randomized comparison of sentinel-node biopsy with routine axillary dissection in breast cancer. *N Engl J Med.* 2003;349(6): 546–553.

38. Mansel RE, Fallowfield L, Kissin M, et al. Randomized multicenter trial of sentinel node biopsy versus standard axillary treatment in operable breast cancer: The ALMANAC trial. *J Natl Cancer Inst.* 2006;98(9):599–609.

39. Zavagno G, De Salvo GL, Scalco G, et al. A randomized clinical trial on sentinel lymph node biopsy versus axillary lymph node dissection in breast cancer: Results of the Sentinella/GIVOM trial. *Ann Surg.* 2008;247(2):207–213.

40. Veronesi U, Viale G, Paganelli G, et al. Sentinel lymph node biopsy in breast cancer: Ten-year results of a randomized controlled study. *Ann Surg.* 2010;251(4):595–600.

41. Krag DN, Anderson SJ, Julian TB, et al. Sentinel-lymph-node resection compared with conventional axillary-lymph-node dissection in clinically node-negative patients with breast cancer: Overall survival findings from the NSABP B-32 randomised phase 3 trial. *Lancet Oncol.* 2010;11(10):927–933.

42. Lyman GH, Temin S, Edge SB, et al. Sentinel lymph node biopsy for patients with early-stage breast cancer: American Society of Clinical Oncology clinical practice guideline update. *J Clin Oncol.* 2014;32(13):1365–1383.

43. Mamounas EP, Brown A, Anderson S, et al. Sentinel node biopsy after neoadjuvant chemotherapy in breast cancer: Results from national surgical adjuvant breast and bowel project protocol B-27. *J Clin Oncol.* 2005;23(12):2694–2702.

44. Boughey JC, Suman VJ, Mittendorf EA, et al. Sentinel lymph node surgery after neoadjuvant chemotherapy in patients with node-positive breast cancer: The ACOSOG Z1071(Alliance) clinical trial. *JAMA.* 2013;310(14):1455–1461.

45. Kuehn T, Bauerfeind I, Fehm T, et al. Sentinel-lymph-node biopsy in patients with breast cancer before and after neoadjuvant chemotherapy (SENTINA): A prospective, multicentre cohort study. *Lancet Oncol.* 2013;14(7):609–618.

46. Giuliano AE, Kirgan DM, Guenther JM, et al. Lymphatic mapping and sentinel lymphadenectomy for breast cancer. *Ann Surg.* 1994;220(3):391–398; discussion 398–401.

47. Albertini JJ, Lyman GH, Cox C, et al. Lymphatic mapping and sentinel node biopsy in the patient with breast cancer. *JAMA.* 1996;276(22):1818–1822.

48. Krag DN, Weaver DL, Alex JC, et al. Surgical resection and radiolocalization of the sentinel lymph node in breast cancer using a gamma probe. *Surg Oncol.* 1993;2(6):335–339; discussion 340.

49. Amin MB, Edge SB, Greene FL, et al., eds. *AJCC Cancer Staging Manual.* 8th ed. Springer;

2017.

50. Lyman GH, Giuliano AE, Somerfield MR, et al. American Society of Clinical Oncology guideline recommendations for sentinel lymph node biopsy in early-stage breast cancer. *J Clin Oncol.* 2005;23(30):7703–7720.

51. Giuliano AE, Hunt KK, Ballman KV, et al. Axillary dissection vs no axillary dissection in women with invasive breast cancer and sentinel node metastasis: A randomized clinical trial. *JAMA.* 2011;305(6):569–575.

52. Caudle AS, Hunt KK, Tucker SL, et al. American College of Surgeons Oncology Group (ACOSOG) Z0011: Impact on surgeon practice patterns. *Ann Surg Oncol.* 2012; 19(10):3144–3151.

53. Morrow M, Van Zee KJ, Patil S, et al. Axillary dissection and nodal irradiation can be avoided for most node-positive Z0011-eligible breast cancers: A prospective validation study of 793 patients. *Ann Surg.* 2017;266(3):457–462.

54. Weaver DL, Ashikaga T, Krag DN, et al. Effect of occult metastases on survival in node-negative breast cancer. *N Engl J Med.* 2011;364(5):412–421.

55. Giuliano AE, Hawes D, Ballman KV, et al. Association of occult metastases in sentinel lymph nodes and bone marrow with survival among women with early-stage invasive breast cancer. *JAMA.* 2011;306(4):385–393.

56. Galimberti V, Cole BF, Zurrida S, et al. Axillary dissection versus no axillary dissection in patients with sentinel-node micrometastases (IBCSG 23-01): A phase 3 randomised controlled trial. *Lancet Oncol.* 2013;14(4):297–305.

57. Galimberti V, Cole BF, Viale G, et al. Axillary dissection versus no axillary dissection in patients with breast cancer and sentinel-node micrometastases (IBCSG 23-01): 10-year follow-up of a randomised, controlled phase 3 trial. *Lancet Oncol.* 2018;19(10):1385–1393.

58. Bishop JA, Sun J, Ajkay N, et al. Decline in frozen section diagnosis for axillary sentinel lymph nodes as a result of the American College of Surgeons Oncology Group Z0011 trial. *Arch Pathol Lab Med.* 2016;140(8):830–835.

59. Maguire A, Brogi E. Sentinel lymph nodes for breast carcinoma: A paradigm shift. *Arch Pathol Lab Med.* 2016;140(8):791–798.

60. Maguire A, Brogi E. Sentinel lymph nodes for breast carcinoma: An update on current practice. *Histopathology.* 2016;68(1):152–167.

61. Van Zee KJ, Manasseh D-ME, Bevilacqua JLB, et al. A nomogram for predicting the likelihood of additional nodal metastases in breast cancer patients with a positive sentinel node biopsy. *Ann Surg Oncol.* 2003;10(10):1140–1151.

62. Stitzenberg KB, Meyer AA, Stern SL, et al. Extracapsular extension of the sentinel lymph node metastasis: A predictor of nonsentinel node tumor burden. *Ann Surg.* 2003; 237(5):607–612; discussion 612–613.

63. Gooch J, King TA, Eaton A, et al. The extent of extracapsular extension may influence the need for axillary lymph node dissection in patients with T1-T2 breast cancer. *Ann Surg Oncol.* 2014;21(9):2897–2903.

64. Wolmark N, Wang J, Mamounas E, et al. Preoperative chemotherapy in patients with operable

breast cancer: Nine-year results from national surgical adjuvant breast and bowel project B-18. *J Natl Cancer Inst Monogr*. 2001;(30):96–102.

65. Boughey JC, Ballman KV, Le-Petross HT, et al. Identification and resection of clipped node decreases the false-negative rate of sentinel lymph node surgery in patients presenting with node-positive breast cancer (T0-T4, N1-N2) who receive neoadjuvant chemotherapy: Results from ACOSOG Z1071 (Alliance). *Ann Surg*. 2016;263(4):802–807.

66. Caudle AS, Yang WT, Krishnamurthy S, et al. Improved axillary evaluation following neoadjuvant therapy for patients with node-positive breast cancer using selective evaluation of clipped nodes: Implementation of targeted axillary dissection. *J Clin Oncol*. 2016;34(10):1072–1078.

67. Shimazu K, Tamaki Y, Taguchi T, et al. Intraoperative frozen section analysis of sentinel lymph node in breast cancer patients treated with neoadjuvant chemotherapy. *Ann Surg Oncol*. 2008;15(6):1717–1722.

68. Rubio IT, Aznar F, Lirola J, et al. Intraoperative assessment of sentinel lymph nodes after neoadjuvant chemotherapy in patients with breast cancer. *Ann Surg Oncol*. 2010;17(1):235–239.

69. Mamounas EP, White JR, Bandos H, et al. NSABP B-51/RTOG 1304: Randomized phase III clinical trial evaluating the role of postmastectomy chest wall and regional nodal XRT (CWRNRT) and post-lumpectomy RNRT in patients (PTS) with documented positive axillary (AX) nodes before neoadjuvant chemotherapy (NC) who convert to pathologically negative AX nodes after NC. *J Clin Oncol*. 2014; 32:5s.

70. Alliance for Clinical Trials in Oncology (Alliance A011202). *Randomized Phase III Trial Comparing Axillary Lymph Node Dissection to Axillary Radiation in Breast Cancer Patients (cT1-3 N1) Who Have Positive Sentinel Lymph Node Disease After Neoadjuvant Chemotherapy*. 2015.

71. Lester SC, Bose S, Chen Y-Y, et al. Protocol for the examination of specimens from patients with invasive carcinoma of the breast. *Arch Pathol Lab Med*. 2009;133(10):1515–1538.

72. Brogi E, Torres-Matundan E, Tan LK, et al. The results of frozen section, touch preparation, and cytological smear are comparable for intraoperative examination of sentinel lymph nodes: A study in 133 breast cancer patients. *Ann Surg Oncol*. 2005;12(2):173–180.

73. Schnitt SJ, Collins LC. Axillary lymph nodes. In: Epstein JI (ed.). Biopsy Interpretation of the Breast. 3rd ed. Lippincott Williams & Wilkins; 2018:520–545.

74. Guarda LA, Tran TA. The pathology of breast biopsy site marking devices. *Am J Surg Pathol*. 2005;29(6):814–819.

75. Carmon M, Zilber S, Gekhtman D, et al. Hygroscopic sonographically detectable clips form characteristic breast and lymph node pseudocysts. *Mod Pathol*. 2018;31(1):62–67.

76. Roberts CA, Beitsch PD, Litz CE, et al. Interpretive disparity among pathologists in breast sentinel lymph node evaluation. *Am J Surg*. 2003;186(4):324–329.

77. Cserni G, Bianchi S, Boecker W, et al. Improving the reproducibility of diagnosing micrometastases and isolated tumor cells. *Cancer*. 2005;103(2):358–367.

78. Pinder SE, Provenzano E, Earl H, et al. Laboratory handling and histology reporting of breast specimens from patients who have received neoadjuvant chemotherapy. *Histopathology*. 2007;50(4):409–417.

79. Prieto-Granada C, Setia N, Otis CN. Lymph node extramedullary hematopoiesis in breast cancer patients receiving neoadjuvant therapy: A potential diagnostic pitfall. *Int J Surg Pathol.* 2013;21(3):264–266.

80. Symmans WF, Peintinger F, Hatzis C, et al. Measurement of residual breast cancer burden to predict survival after neoadjuvant chemotherapy. *J Clin Oncol.* 2007;25(28):4414–4422.

第 10 章

泌尿生殖系统

10.1 引言：泌尿生殖系统冰冻切片

泌尿生殖道肿瘤活检或切除标本很少需要冰冻切片评估。最好使用引导技术取得标本，通过常规 HE 制片、仔细固定标本和边缘涂墨来获得明确诊断。特别是对于活检标本，这种处理方式最大限度地保证了临床有充足的机会考虑适宜的治疗方案，包括手术切除肿瘤的最佳时机。

国际泌尿病理学会（ISUP）在共识声明中提供了处理和报告各种常规泌尿生殖道标本[1-10]的建议指南[1,2]。手术医师和病理医师均应了解在特定临床情况下冰冻切片的优点，以及技术和诊断方面的局限性，以便在手术处理所必需的信息方面达成一致。

（1）常规门诊中，在直肠超声（TRUS）引导下经粗针穿刺活检（有或没有 MRI 指导）获得的前列腺标本不需要进行冰冻切片。诊断不确定的可能性和治疗计划普遍需要患者参与的特点，决定了冰冻诊断不适用。

（2）泌尿道病变采用内镜气化电切术或冷杯活检（cold-cup biopsy），已经成为标准的诊断方式[11-15]。对低级别尿路上皮肿瘤推荐的单剂量膀胱内化疗[11]似乎不足以证明冰冻切片的合理性。

（3）直径小于 2 cm 的肾脏肿瘤，在 CT 引导下进行粗针活检后通常立即进行冷冻消融术[16-18]。若术前无组织学确诊，在肾脏肿瘤消融治疗前临床可能会要求做粗针穿刺组织的冰冻切片诊断，但不提倡这样做。对于特定细胞类型的肾脏肿瘤，如果临床实施肾切除术，那么冰冻诊断是有风险的，尤其是嗜酸细胞肿瘤。

（4）在睾丸中，很少需要术前或术中诊断分型，因为只有极少数肿瘤类型会影响手术方式。

（5）前列腺、膀胱及肾脏肿瘤采用机器人辅助手术或腔镜手术已成为标准的治疗方式[19,20]。局限于肾脏内的小肿瘤，标准的治疗方式是部分肾切除术[21]，切缘状态似乎对局部复发或转移行为影响不大[22,23]。需要冰冻切片的其他手术方式包括一些创新手术，如局灶性孤立性尿路上皮癌（UC）、憩室肿瘤或脐尿管癌的部分性膀胱切除术[24,25]；女性保留原位尿路的改道术[26-29]、保留睾丸的睾丸病变切除术[30]以及很少实施的针对膀胱癌[31]和阴茎癌[32,33]的改良淋巴结取样术。在日常实际工作中，不建议对阴茎病变进行冰冻切片，因为手术可能导致阴茎外形受损。

（6）肾上腺肿瘤很少要求冰冻切片检查，因为冰冻切片诊断不大可能改变手术方式。肾上腺皮质肿瘤要么是在根治性肾切除标本中偶然发现，要么作为原发性病变，肿瘤非常小，术前几乎不考虑恶性，不适合进行较为广泛的根治性切除，只需实施肾上腺切除术即可。对于中等大小、组织学特征不明确但可切除的皮质肿瘤，手术也不太可能进行扩大切除。最后，对于肿瘤巨大，临床上可能无法切除的患者，多选择细针穿刺活检和（或）粗针穿刺活检，通过常规石蜡切片进行诊断。嗜铬细胞瘤的临床诊断在术前已经明确，通常为局限性肿瘤，仅在特殊情况下才要求冰冻切片检查。

与其他形态学评估方法一样，冰冻切片并不完善，诊断具有一定的风险。尽管具有临床意义的指征有限，但临床可能会要求进行术中会诊，包括冰冻切片，这可能会直接影响某些手术的术式，临床可能要求解决以下问题。

（1）肿瘤切除是否充分（切缘评估）。

（2）肿瘤分期的评估（少见）。

（3）证实肿瘤，有时还需要确定肿瘤分型。

无论何种情况，是否需要冰冻切片检查，不同医疗机构之间并不一致，很大程度上取决于手术医师在实际工作中的习惯，而不是公认的指南或标准。不同手术医师对冰冻结果采取的操作或治疗方式的不一致，可能会给病理医师带来困惑。

在北岸大学医疗系统，2005—2019 年对泌尿生殖器官切除术进行冰冻切片的需求明显减少。前列腺切除术、肾切除术（包括部分切除术）和睾丸切除术的冰冻切片评估已降至零或接近零；根治性膀胱切除术的需求减少了一半（图 10.1）。芝加哥大学也出现了类似的情况。数量减少的原因很多，可能包括临床对疾病演变认识的提高、手术技术（即机器人技术）的变化、术后辅助治疗的变化以及冰冻切片结果对手术方式的影响较小。

每年进行冰冻切片的器官切除术（%）

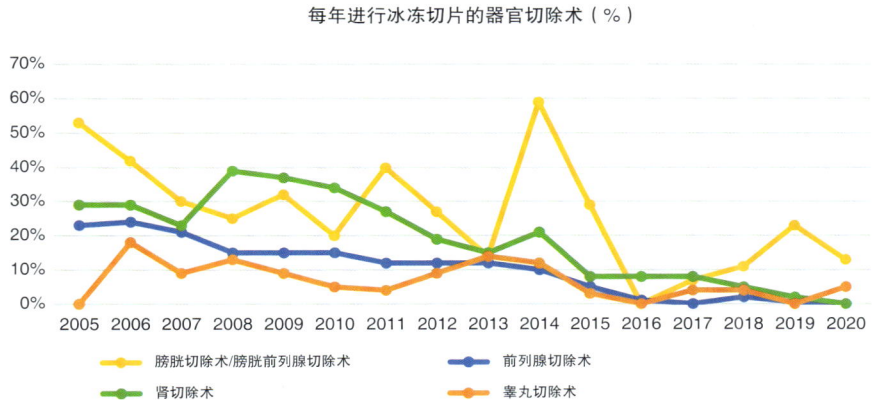

图 10.1　2005—2019 年北岸大学医疗系统的泌尿生殖道冰冻切片数据统计（Clarke-Brodber AL，Taxy JB，Alnajar H，未发表数据。）

　　本章讨论肾脏、前列腺和尿路上皮常见病变的冰冻切片，侧重于膀胱病变。睾丸、阴茎和阴囊的冰冻切片少见，本章进行简要介绍。泌尿生殖道病变术中会诊的综述可查阅近年发表的文献[34-36]。

10.2　肾脏：引言

　　肾脏原发性上皮性肿瘤占所有实体肿瘤的 4% 左右，其发病率因地区而异。美国癌症学会估计，2021 年美国大约有 76080 例肾脏原发性上皮性肿瘤，其中死亡大约 13780 例[37]，但此数据囊括了肾细胞癌和肾盂癌。SEER 数据库显示，肾细胞癌约占肾肿瘤的 80%，尿路上皮癌约占肾肿瘤的 20%；并且，肾细胞癌的年发病率呈上升趋势，从 1975 年的 2.9% 上升至 2008 年的 3.6%。然而，在 2008—2017 年期间，新发肾细胞癌和尿路上皮癌的年龄标化率一直保持稳定[38]。与肾细胞癌症状无关的患者也接受了影像学追踪检查，因此肾皮质肿瘤的发病率上升可能反映了影像学检查的偶然发现增多。通过比较1991年前后的肿瘤特征，近期发现的肾皮质肿瘤体积较小且局限于肾内生长[38]。在一项研究中，接受CT成像结肠镜筛查的无症状成人中，14%（433/3001）的人偶然发现了直径大于1.0 cm的肾肿物。其中87%的肾肿物影像学特征为良性，41例中有4例随后被诊断为肾细胞癌[39]。

临床上对肾皮质肿瘤（即腺瘤或肾细胞癌）的治疗取决于对其生物学行为差异的传统认识，以往临床上主要依据肿瘤大小来鉴别，这种鉴别比较粗略，但导致的临床后果区别很大。目前，对于任何大小的孤立性肾肿块，无论是否偶然发现，只要临床怀疑恶性就需要手术。那么这种区分不再是理论上的，而成为一个实际问题，即需要病理医师通过冰冻切片做出病理诊断。

过去五十多年里，肾细胞癌的主要治疗方式仍然是手术切除。传统手术方式为开放性根治性肾切除术，将肾脏连同肾周脂肪、肾筋膜和肾上腺进行广泛切除[40]。过去极少对肾细胞癌施行部分肾切除术[41]，历史上，部分肾切除术的指征如下[42]。

（1）在技术上可行的情况下，对影像学增强的实性或复杂性囊性肾肿块实施切除术。

（2）合并症有限的青壮年患者。

（3）肾门肿瘤患者且有消融疗法禁忌。

（4）仅有单侧功能肾（绝对指征）。

（5）患有潜在影响肾功能，并且将来可能损害对侧肾功能的疾病（如糖尿病、高血压、肾小球肾炎、反流、复发性感染）。

（6）双侧肾脏多发性肿瘤或具有复发风险的遗传性肾癌。

然而，近年来，特别是在机器人腹腔镜手术时代，开放性部分肾切除术已成为肾脏小肿瘤（直径小于或等于4 cm）的标准治疗方式，与根治性肾切除术相比，它具有围手术期并发症发生率低、可保留肾脏功能及局部复发率低等优势[21,40-44]。随着人们认识到肾脏小肿瘤的死亡率低的特点[45,46]，最近有人尝试将患者纳入类似于前列腺癌的积极监测计划。对于直径小于2 cm的可疑肿块，甚至达4 cm的肿块，均可以考虑积极监测替代手术方案[45]。

10.2.1　肾脏：术中问题

　　尽管保留肾单位的手术已被广泛应用，但对肾脏病变进行冰冻切片的要求很少见[22,23]。这种情况下，重点是上面列出的 3 个主要需求。

　　目前影像学技术很发达，肿块性病变、实性或囊性病变的术前诊断常常不成问题。经皮超声引导或 CT 引导的穿刺活检是一种安全的检查方式，可提供充分的组织用于各种检测，可以诊断肾和肾盂肾盏的肿瘤，也能诊断其中大多数组织学亚型[16,47,48]。如果通过冰冻切片检查来证实肿瘤，可能会影响手术进程，包括是否切除肾脏；诊断为尿路上皮癌则施行肾输尿管切除术。对于那些邻近肾门或累及肾盂的肿瘤，冰冻切片诊断具有更重要的临床意义，因为这些肿瘤可能不需要进行部分肾切除术。2005—2012 年，芝加哥大学进行了 29 例（7.1%）部分肾切除术的冰冻切片。21 例要求检查切缘状态，其中 19 例为阴性，1 例为阳性，1 例切缘有非典型细胞[22]。2012—2020 年，数字有所下降，近 5 年没有对部分肾切除术的切缘进行冰冻切片。这与来自北岸大学医疗系统的有关肾切除术（包括部分肾切除术）的冰冻切片数据相似（图 10.1）。

　　肿瘤较大（大于 4 cm）时也可行部分肾切除术，但只适用于一部分患者[21]。手术需要考虑的问题是复发的可能性、多灶性的可能性、复发对转移性疾病的预测程度以及复发对转移和长期总体生存率的预测程度。多灶性肾细胞癌约占散发性病例的 15%，而隐匿性多灶性肿瘤（包括遗传性肾癌）的影像学分辨率较低，无法预测[49]。尽管如此，部分肾切除术和全肾切除术的生存率非常接近[40,46,50,51]。根据对部分肾切除术的大标本研究总结的复发率数据，肿瘤多灶性或多中心性对术后复发或转移的影响很小[40]。鉴于目前对肾细胞癌生物学行为的认识，以及需要确保至少将主要病变完整切除，所以，部分肾切除术时要求冰冻切片检查是合理的。然而，随着手术经验的积累，对冰冻切片评估肾实质切缘的必要性存在争议，而且可能无法预测复发或转移。任何情况下的切缘阳性率通常都很低，因此外科医师倾向于不使用冰冻切片诊断[52-59]。

10.2.2 肾脏：冰冻切片检查

对肾切除术标本进行切缘评估时，大体检查是非常重要的。对于常见肾细胞肿瘤的肾切除术，组织学分型并不重要，但要将尿路上皮癌区分出来，因为后者还需要切除整个输尿管。肾细胞癌的典型大体病理表现为边界清楚的孤立性病变；切面颜色、囊肿、坏死和出血可能因亚型而异。详细检查大体标本可以提示其细胞学类型（图10.2）。

3种常见的肾细胞癌一般边界清晰，不同细胞类型肿瘤还有其他典型的大体特征。

- 透明细胞肾细胞癌通常呈黄色至橙色，伴出血性坏死（图10.2A）。
- 乳头状肾细胞癌呈斑驳的深棕色（由于出血）至黄色（含有巨噬细胞），有时呈多灶性（图10.2B）。
- 红褐色、局限性病变伴中央瘢痕，提示嗜酸细胞肿瘤，可能为嗜酸细胞瘤（图10.2C）。

质硬、灰白色肉质区域可能提示高级别肉瘤样改变（图10.3A）。边界不清可能为高级别肿瘤或较少见的侵袭性肿瘤，例如集合管癌、髓样癌、尿路上皮癌或转移性肿瘤（图10.3B）。位于中央（非两极）的大肿瘤通常

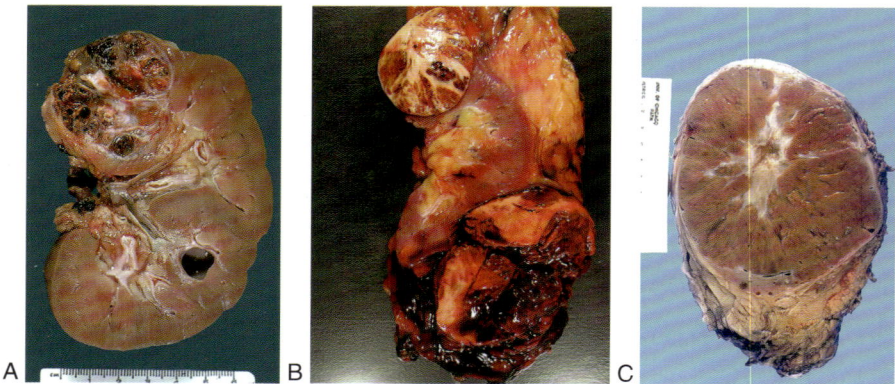

图10.2 肾细胞癌，大体检查的重要性。A.肿瘤位于肾上极，边界清楚，无包膜。部分呈囊性，切面可见出血、坏死，局灶呈橘黄色，提示含有脂肪。高度提示透明细胞癌；B.病变呈多灶性。上极肿物呈实性，边界清楚，下极坏死、出血。可见于乳头状肾细胞癌；C.边界清楚的红褐色大肿瘤，中央有瘢痕。提示嗜酸细胞瘤，但可能见于其他嗜酸性细胞变异型，如嫌色细胞癌

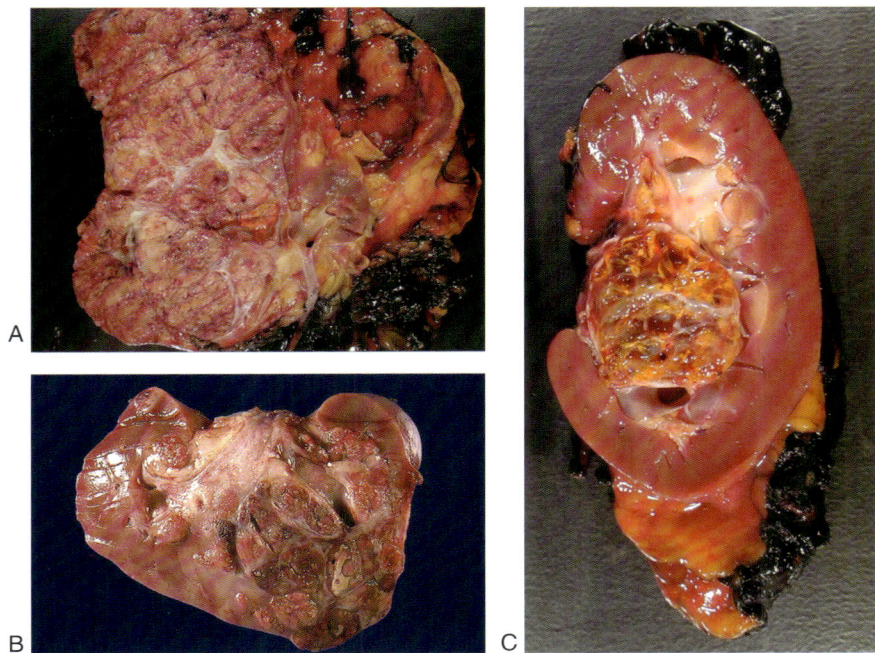

图 10.3　A. 肾细胞癌，大体表现。嫌色细胞癌表面呈鱼肉样、易碎，提示高级别；B. 肿瘤位于极端和中央，边界不清；C. 位于中央的肿瘤，不能行部分肾切除术

采用根治性肾切除术（图 10.3C）。在这种情况下，不建议术中送检小标本进行冰冻切片。理想情况下，由病理医师在大体检查室检查完整的大体标本，病灶保留在原来的位置，外科医师不要因好奇而在手术室切开标本。

　　虽然临床很少要求冰冻切片诊断识别肾脏肿瘤的特异性细胞类型，但病理医师必须具有这种辨认能力。透明细胞癌的特征可能最明显，它具有丰富的血管（鸡爪样血管），胞质透明的多角形细胞呈巢状生长（图 10.4A）。胞质透明是由于细胞内蓄积了脂肪和（或）糖原。嫌色细胞癌的特征包括胞质淡染、双染性，细胞膜明显，具有特征性核周空晕，挖空细胞样核和双核（图 10.4B）。

　　出现嗜酸性颗粒状胞质时，冰冻切片可能难以鉴别嗜酸细胞瘤与嗜酸性胞质为主的嫌色细胞癌和透明细胞肾细胞癌（图 10.4C）。此时，冰冻报告"肾嗜酸细胞肿瘤"并列举鉴别诊断，或延迟报告，都是合理的。上述任何情况下，细胞学亚型对手术进程几乎没有影响。

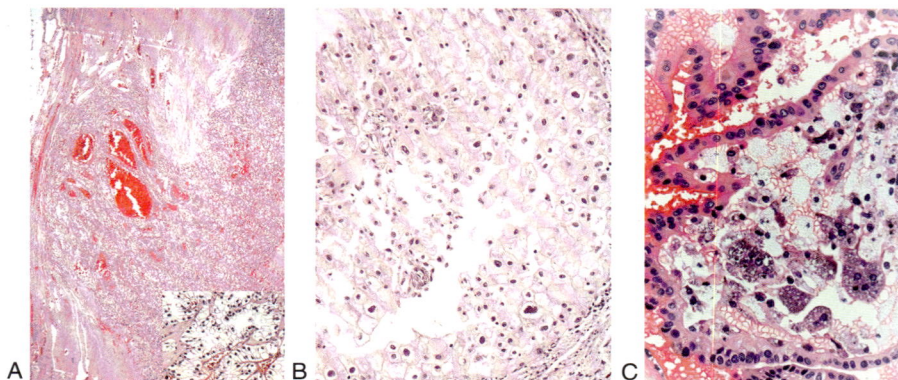

图 10.4　肾细胞癌的冰冻切片。A. 透明细胞性肾细胞癌，肿瘤穿透包膜。插图示典型的透明细胞形态；B. 嫌色细胞癌，细胞边界清晰，核轻度多形性，核周有挖空细胞样空晕；C. 嗜酸性肿瘤，局灶可见含有色素的泡沫样组织细胞

　　部分肾切除术将肿瘤与邻近肾实质进行锐性分离，肿瘤周围带一圈正常组织。但切除多少正常组织才算最佳，尚无公认数据。病理科获得完整的大体标本后，首先将切缘墨染，然后将新鲜标本切开（图 10.5A，B）。正常肾实质呈均质暗褐色，容易与大部分肾脏肿瘤区分，因此仅凭肉眼检查往往足以评估切缘。究竟是取"条状"切缘，还是在距离肿瘤最近的墨染切缘处垂直切取一块有代表性的组织，这个问题尚无定论。垂直取材可能更好，因为容易取到肉眼观察距肿瘤最近的切缘。由于多种情形都可能干扰诊断，例如取材不当、脱落的不典型细胞、挤压假象，甚至把正常肾小管误认为肿瘤[60,61]。因此，取材时带上一块安全的大体标志有助于诊断。有时，外科医师可能会决定从肿瘤床上进行单独的活检，作为部分肾切除术的切缘。然而，一项研究发现，对于阳性切缘的检测敏感性，无论是否做冰冻切片检查，完整标本的大体检查均优于瘤床活检（这两者的阳性率分别为 75% 和 25%）[62]。理想情况下，手术医师应该在真正的切缘部位做上标记，可用缝线，也可墨染。

　　冰冻切片标本应当在墨染切缘后，从离肿瘤最近的切缘部位取材。低倍镜下，显示多个囊性病变，边缘有明确的一圈正常肾实质（图 10.5C）。进一步观察，囊壁间为纤维性间隔，囊壁两侧均被覆多角形透明细胞群，形态温和。其他区域明显可见肿瘤细胞浸润纤维间隔（图 10.5D）。因此诊

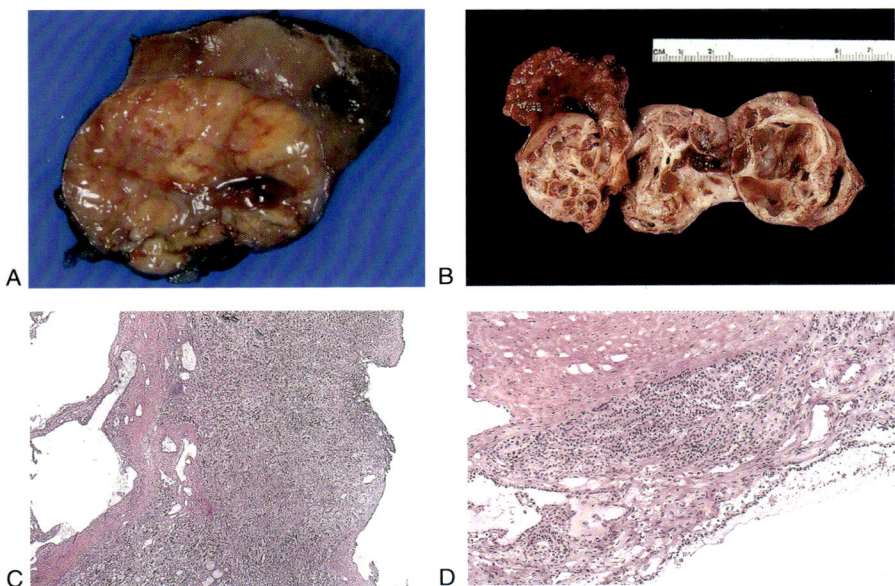

图 10.5　部分肾切除术。A. 实性肿瘤的切面，上方为薄层肾实质，下方为墨染的肾实质切缘；B. 多房性肿瘤的切面；C. 图 B 肿瘤的冰冻切片，低倍放大。墨染切缘（右）与肿瘤性囊腔之间存在未受累的肾组织条带；D. 肿瘤性囊腔的冰冻切片，高倍放大，囊腔被覆透明细胞，下方有一处浸润灶

断为透明细胞性肾细胞癌，切缘净；手术随之终止。

　　区分不同细胞类型对诊断技能具有挑战性，非肿瘤性瘤样病变的诊断同样如此。图 10.6A 是一个肾脏的大体图片，74 岁男性患者，外院初步诊断为原发性肾脏肿瘤，至少部分累及肾盂。转入我院后进行腹腔镜下肾脏切除术，因局部粘连和瘢痕形成而使手术有些困难。大体检查，将标本对剖，发现多个大小不等的灰色至淡黄色肿块，部分累及肾盂，肾盏扩张和出血，未见结石。临床要求做冰冻切片检查（图 10.6A）以除外尿路上皮癌，因为后者必须切除输尿管。肾盂区域的冰冻切片显示混合性炎症细胞浸润伴泡沫样至透明胞质的组织细胞（图 10.6B），局灶色素沉积伴罕见的微小钙化（图 10.6C），这些表现导致不能确定诊断为 RCC。鉴于其大体表现也不足以诊断恶性，冰冻切片报告了考虑黄色瘤样肉芽肿性肾盂肾炎（XGP），并在石蜡切片中证实此诊断。XGP 是一种少见但已被公认的瘤样病变，通常与结石有关，可能弥漫性累及整个肾脏并向肾外蔓延，从而被误诊为原发性 RCC。

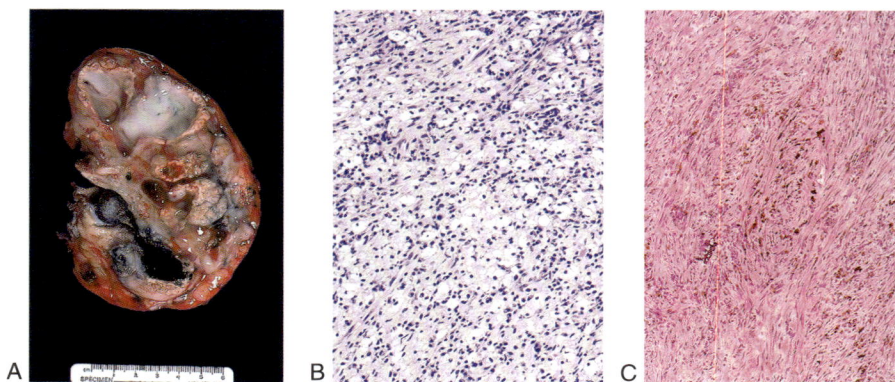

图 10.6　黄色瘤样肉芽肿性肾盂肾炎（XGP）。A. 大体图片显示肾积水，多灶边界不清的灰黄色组织沉积物，类似肾细胞癌，未见结石；B. 冰冻切片显示混合性炎细胞浸润，包括成熟淋巴细胞和泡沫样组织细胞；C. 瘢痕区域的冰冻切片，可见含铁血黄素和微小钙化

10.3　尿路上皮癌：引言

　　尿路上皮是最原始的上皮，其组织学结构和细胞学特征都很简单。细胞质内的细胞器成分简单，与液体输送的功能相适应[63]。过去，这种上皮称为"移行"上皮，也许与其运输功能相关，或因它在炎症和肿瘤环境下具有向鳞状上皮和（或）腺上皮分化的能力。现在普遍认为，这些上皮不是代表中间分化状态的过渡性上皮，而是一种独立的上皮。因此，目前将其命名为尿路上皮。

　　组织学结构特点也能体现单个细胞结构的简单性，从基底层至表层的细胞成熟现象不明显。这种组织结构的完整性及其识别对冰冻切片诊断很重要。显微镜下评估尿路上皮组织结构时，关键特征是存在基底层和基底上层（中间层）细胞。理论上基底层细胞核质比高，呈栅栏状排列。基底上层的细胞排列较松散，胞质稍增多，核略长或呈卵圆形，此层可能只有数层细胞。卵圆形核的长轴一般朝向顶端（极性）；然而，冰冻切片中其可能因组织扭曲而失去极性。大部分尿路上皮的表层存在"伞细胞"，其细胞突起膨大，胞质明显积聚。伞细胞不能可靠地提示尿路上皮的正常成熟现象，因为异型增生的尿路上皮上方可以有伞细胞持续存在，伞细胞也可能被派杰样播散的癌潜行破坏。

10.3.1　尿路上皮癌：术中问题

尿路上皮癌的病理生物学特征与其临床表现中固有的多灶性发生或"电场效应[①]"有关。尿路上皮肿瘤可发生于肾盂至尿道。原发性肾盂尿路上皮癌较皮质尿路上皮癌少见，但可能需要术前或术中确诊，因为其手术方式为根治性肾输尿管切除术。图 10.7A 示肾盂下极典型的质脆易碎的病变，伴有输尿管上段的单独病灶。虽然术中印片未被广泛应用，但对这些典型的质脆易碎的肿瘤特别有帮助（图 10.7B）。细胞学特征常有助于正确理解冰冻切片组织学特征，且与实际的冰冻切片相符合（图 10.7C）。

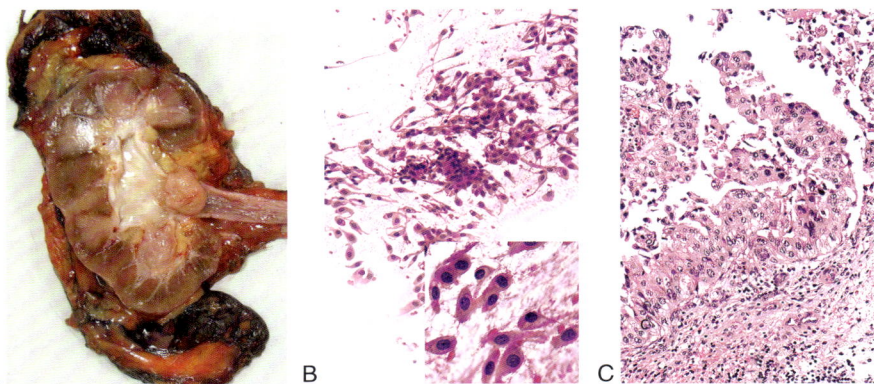

图 10.7　肾盂尿路上皮癌；A. 大体检查，多灶性质脆易碎的分叶状肿瘤，累及肾下盏和肾盂输尿管交界处；B. 术中印片，显示合胞体样恶性肿瘤细胞、胞质致密和核异型性（插图：核中度多形性和核固缩）；C. 冰冻切片，显示肿瘤呈核多形性和胞质致密，与印片相似

① 以静电场效应为例，可用一组曲线（电场线）来形象地描述电场的分布，如图。

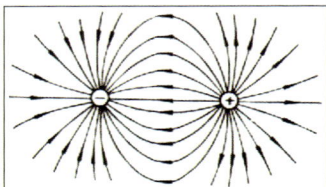

就尿路上皮癌的术中管理而言，膀胱的冰冻切片问题最有代表性。大体表现各不相同，从孤立性肿块到多灶性肿块，之间穿插着未受累的黏膜，再到弥漫性出血（图 10.8）。过去，若诊断为高级别尿路上皮癌或有肌层受累则行膀胱根治术。这些临床治疗标准可能正在改变，为了达到治愈目的，浸润未及深肌层的患者也可能实施根治性膀胱切除术[64]。

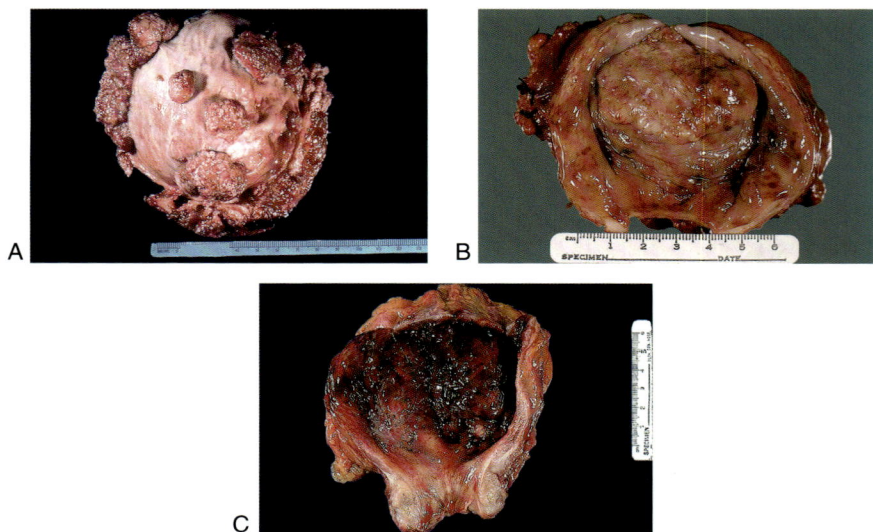

图 10.8　膀胱尿路上皮癌的大体变化。A. 膀胱切除标本，显示多灶性肿瘤，之间穿插着未受累的黏膜；B. 主要瘤体位于膀胱顶部和后壁；C. 弥漫性出血的平坦型病变

不建议在新鲜膀胱切除标本上对主体肿瘤进行冰冻切片，因为临床上没有令人信服的理由要求评估透壁性浸润，并且全层结构可能难以观察。最好在固定标本上观察膀胱癌浸润的横切面。从历史上看，与膀胱尿路上皮癌手术切除有关的主要问题是输尿管切缘有无癌累及。可以肯定地说，目前使用冰冻切片评估输尿管切缘至少是有争议的，而且可能不是适用指征[65-71]。虽然可以理解，切缘有浸润性癌属于一种手术禁忌，但输尿管切缘评估的重点是检查肉眼观察不明显的、局限于黏膜内的癌。临床上认为输尿管切缘做冰冻切片检查的要求是合理的，因为原位尿路上皮癌可以预测局部复发和上尿路肿瘤的发生。20 多年来的一些研究显示，根治性膀胱

切除术中输尿管切缘冰冻切片检查发现癌［和（或）异型增生］的比例高达 9%（或占患者数的 13%）[65-73]。

目前，输尿管切缘冰冻切片的作用受到质疑，原因如下。

（1）虽然输尿管切缘癌残留会增加上尿路肿瘤复发的风险，但是复发率不高（4.9%～17%），且与生存率无关[69,71,73]。

（2）虽然输尿管切缘的冰冻切片诊断特异性比较高（达 99%），但敏感性一般，仅有 45%～75%[67,70-72]。

（3）一些研究显示，尽管多次扩大切除，但仅有不到一半的病例切缘转阴[71,72]。

（4）吻合口的复发率较低，而近端更容易复发（远端和近端分别为 2% 和 13%）[71]。

（5）目前尚不清楚上尿路肿瘤复发的原因是切缘阳性本身所致（尿路上皮肿瘤的特性为多灶性），还是肿瘤蔓延到输尿管肌壁所致。对 1980—2008 年间包括 6300 余名患者的 9 个大标本数据进行分析，结果表明后者为一种危险因素[74]。

尽管关于输尿管切缘存在争议，但在以下情况下可能需要做输尿管切缘冰冻切片[69,70,75,76]。

（1）肿瘤累及膀胱颈。

（2）大体检查，肿瘤呈明显的多灶性。

（3）术前发现广泛的原位癌。

（4）肿瘤累及输尿管的膀胱壁内部分。

这些诊断结果会对手术进程产生何种影响，最终取决于手术医师。异型增生程度相关的额外切缘有何价值，以及阴性或阳性切缘的远期影响如何，均不确定。

输尿管切缘的冰冻切片检查曾经是常规要求，而尿道切缘则不然。膀胱切除术患者的尿道局部复发率高达 15%，很可能与前列腺局灶浸润有关，而与远端切缘存在尿路上皮异型增生 / 原位癌的关系不大[77-79]。女性患者的根治性膀胱切除术通常切除整个尿道。最近，女性患者和需要保留尿道用于吻合术的患者已经接受了原位尿路改道术，从而增加了尿道冰冻切片检查的需求[26-29]。尿道切缘阳性者，需切除整个尿道。然而，与男性患者的情形相似，这种方法对局部肿瘤控制和整体预后的影响都是未知。因此，如何正确地使用尿路上皮病变的冰冻切片检查，此检查结果如何动态地影响临床决策，目前尚不清楚。

对于孤立性局限性膀胱癌患者，可以考虑用部分性膀胱切除术来替代根治性切除术[24,25]。SEER 数据库和美国全国住院标本数据库显示，2000 年部分性膀胱切除术在非教学医院、乡村医院或小医院中施行比例较高，达到 13% ~ 17%[25,80]。最近的一项配对的病例对照研究显示，部分性膀胱切除术和根治性膀胱切除术具有相似的癌症特异性生存率[81]。脐尿管癌、憩室肿瘤和罕见的间质肿瘤（如肌纤维母细胞瘤）也可施行部分性膀胱切除术。因为这种手术方式需要切除膀胱壁全层，所以可能需要做冰冻切片检查，但尚未确定患者是否能够从中获益。

越来越多的证据表明，广泛的淋巴结清扫对膀胱癌的预后和治疗有益[31]。然而这种精细的操作很费时，可通过对闭孔淋巴结进行冰冻切片检查来确定是否需要广泛清扫淋巴结[82]。然而，到目前为止的研究数据表明，其敏感性变化范围较大，并且，冰冻切片检查结果不太可能影响术中决策淋巴结的清扫范围[83,84]。

10.3.2 尿路上皮癌：冰冻切片检查

临床可能单独送检输尿管切缘，也可能要求病理医师检查膀胱切除标本的近侧残端。根据力学机制，检查根治性膀胱切除术标本的输尿管段时，要将输尿管近端的大部分取材，正确地安放在冰冻头上。肉眼观察膀胱切除标本，很容易识别输尿管近端。如果手术医师单独送检一段输尿管并用缝线标记其远端，那么近端可能游离或受挤压，可将近端切缘离断，并正确地安放在冰冻头上。输尿管是中空管状结构，口径可变，冰冻切片时注意将组织平坦放置并将包埋剂均匀分布，使包埋剂进入管腔，这样可获得最佳的冰冻和切片效果。输尿管的完整切面应包括黏膜、肌层和周围结缔组织，修整切面时应尽可能不浪费组织。尽管如此，要求冰冻切片没有任何折叠或裂痕，或要求管壁各层均完整可见，几乎不可能做到（图 10.9）。

过去冰冻切片评估切缘时，将局限于黏膜内的癌与高级别尿路上皮异型增生视为同义词。大多数病理医师认为，即使是福尔马林充分固定的石蜡包

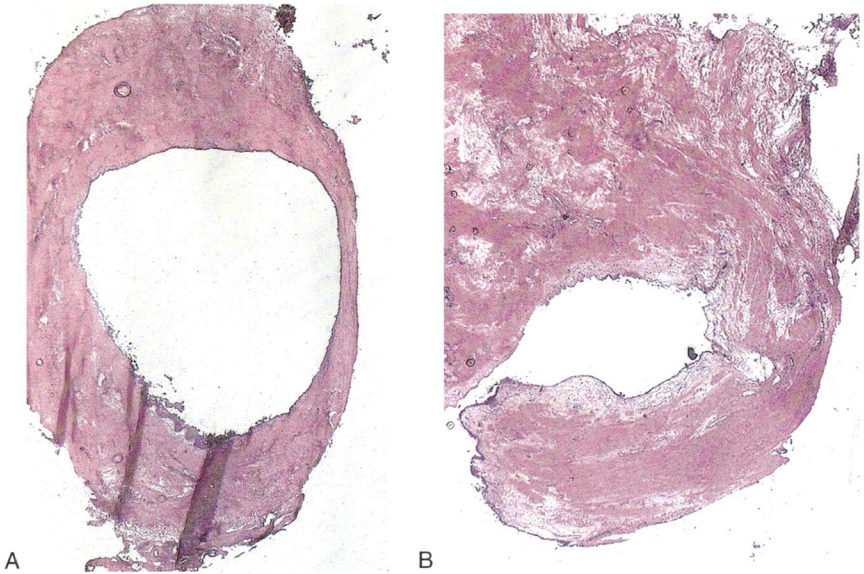

图 10.9 输尿管切缘的冰冻切片。A. 一圈结构完整。管腔扩张，管壁局灶变薄，上皮很薄；B. 一圈结构不完整。很难将标本平放在冷冻头上，上皮层也很薄

埋组织，也很难评估尿路上皮异型增生 / 原位癌，冰冻切片则更具挑战性。低于高级别的异型增生难以识别，因为基底层和细微的尿路上皮成熟化本身就很难识别。此外，也许更重要的是，若异型增生程度达不到重度 / 原位癌，则无预测意义。尿路上皮原位癌因出现较明显的核多形性、黏附性丧失和核分裂活跃而容易识别。虽然包括 CK20、CD44 或 p53 在内的一组免疫组化抗体可能有助于诊断某些原位癌病例，但显然不适用于冰冻切片[85]。

冰冻切片的组织学和细胞学的变化很大。低倍镜下，反应性增生至异型增生的特征包括可识别基底层；副基底层的厚度和胞质含量都不恒定，极性存在或轻微紊乱；表层的伞细胞可有可无（图 10.10A）。异型性程度增加时，细胞层数也是有所变化，但基底层极性消失，且胞质减少（图 10.10B）。除了胞质减少和核多形性，可能有助于诊断癌的线索包括细胞黏附性丧失和核分裂活跃（图 10.10C，D）。虽然切缘很少出现浸润性尿路上皮癌，但仍可发生。低倍镜即可见到肿瘤细胞及炎症浸润肌层而导致的肌层结构紊乱（图 10.11）。

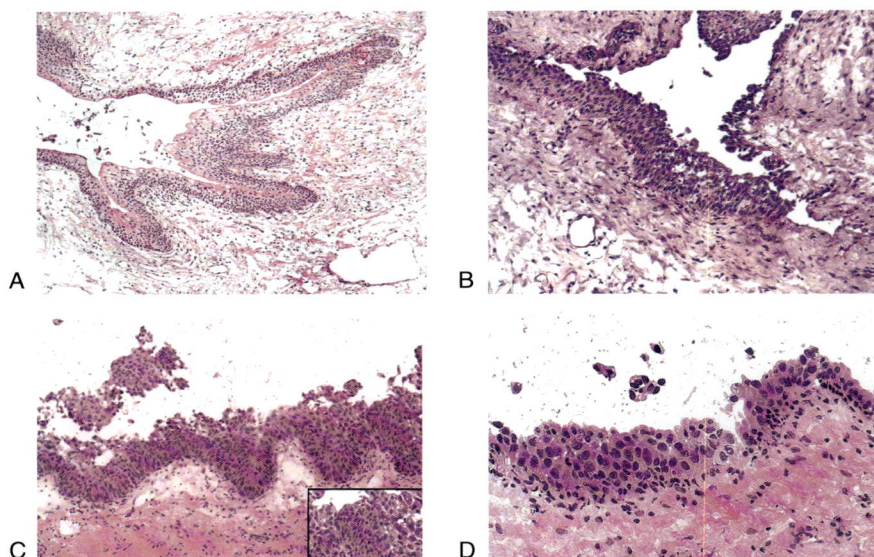

图 10.10　输尿管切缘的冰冻切片，形态学变化谱系。A. 轻度增生，也可能为低级别异型增生。基底层保存完好，上皮成熟，细胞质堆积，核异型性轻微，无核分裂象或坏死；B. 高级别异型增生，极性丧失，胞质减少，无核分裂象或坏死；C. 与图 B 相似的高级别异型增生，局灶细胞黏附性丧失（插图示细胞未成熟，顶层和底层细胞完全相同）；D. 高级别异型增生，高倍镜

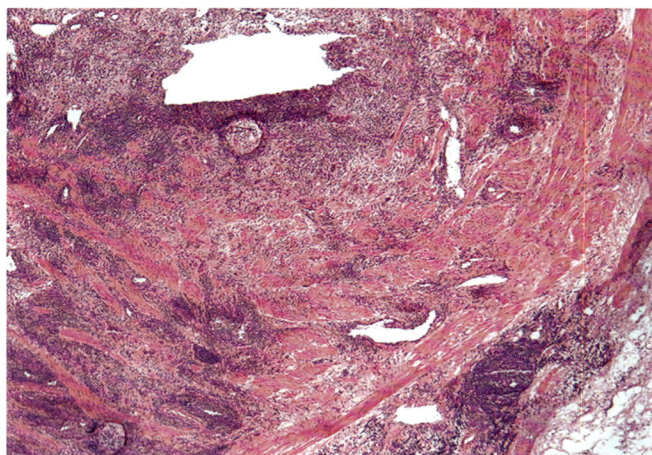

图 10.11　浸润性尿路上皮癌的输尿管切缘冰冻切片。肿瘤透壁性浸润并伴有炎症

10.4　前列腺癌：引言

前列腺癌是男性第二常见肿瘤，居男性癌症死因的第六位，美国 2012 年大约有 191930 新发病例和 33330 死亡病例[37,86]。美国自 20 世纪 90 年代以来广泛开展前列腺特异性抗原（PSA）检测，可检出早期前列腺癌，使有症状的前列腺癌发病率大幅下降了 75%，前列腺癌死亡率大幅下降了 40%[87]。如果采取前列腺根治手术，那么主要目标至少是长期控制局部复发，这与是否充分切除密切相关，同时取决于切缘的状态，包括：周边切缘、尖部切缘和底部切缘。对于评估肿瘤的潜在进展，切缘情况是主要预测因素[88-90]。据报道，耻骨后根治性前列腺切除术、腹腔镜下根治性前列腺切除术和机器人辅助的腹腔镜下前列腺切除术的手术切缘阳性率分别为 11%～38%、12%～31% 和 9%～29%[88]，但这些不同的手术方法目前还没有随机对照研究。一项针对约 7300 例大标本的调查显示，将病例平均分为两组，一组保留神经，另一组广泛切除，两组的切缘阳性率（大部分是尖部和后部）和无进展生存率几乎相同[91]。因此，如果手术时触及异常，见到前列腺尖部、底部或被膜鼓胀凸起，即可能需要做冰冻切片检查。

根治性前列腺切除术最重要的并发症是尿失禁和阳痿。后者可能与以下因素有关：前列腺癌通常发生于外周带，肿瘤可能穿透边界不清的"被膜"，肿瘤常浸润外周神经。若切除神经血管束，则导致阳痿。保留神经的前列腺切除术，目前在腹腔镜下由机器人协助完成，试图在切除肿瘤时保留性功能，并且不影响局部复发。对于无临床禁忌证、活检标本 Gleason 评分为中级、术前性功能正常的患者，最好采取这种手术方式[91,92]。而术前 Gleason 评分高或高风险的局限性病变，也可以采用该手术方式[14,15,20,93]。

腹腔镜下机器人手术有助于泌尿科医师在术中辨认解剖学标志[19]。然而，由于手术医师缺乏触觉反馈，且视野有限，可能注意不到被膜是否已被切除，因此腹腔镜手术能否充分切除前列腺令人质疑。冰冻切片检查可以协助判断前列腺是否已被切除干净，并评估切除标本中是否有肿瘤[94,95]。如果肿瘤切缘可疑阳性，要进行扩大切除，切除范围可能包括神经血管束。保留神经的手术做冰冻切片检查时，切缘阳性率为 15%～42%；但是在扩大切除组织中，发现肿瘤者仅占切缘阳性病例的 14%～25%[94,95]。

　　术前分期不可能始终 100% 准确，对于已有转移的患者，根治性前列腺切除术的作用是有争议的。为此，需要筛选出哪些患者不能获益于手术。过去，通常采取常规切除双侧盆腔淋巴结，做冰冻切片检查，淋巴结若有转移，则放弃手术。不幸的是，淋巴结检查的标准方法一直缺失，据报道，其假阴性率高达 70%[96]，敏感性也很低。近年来，泌尿科手术医师开始采用一组临床和病理学参数来筛选这些患者，接受根治性前列腺切除术而不需要同时清扫淋巴结。这些参数包括临床分期小于或等于 T2 期，活检标本 Gleason 评分小于或等于 6 分，和血清 PSA 水平低于 10 ng/ml[14]。据估计这些患者中仅有不到 6% 的患者发现存在区域淋巴结转移[97]。目前，大部分参数也是筛选接受监测而不进行前列腺切除术患者的标准[98]。因此，常规清扫淋巴结是否仅限于应用在较少的中、高危患者仍有争议[13-15]。

10.4.1　前列腺切缘和盆腔淋巴结：术中问题

　　前列腺腺癌冰冻切片有两种用途：切缘评估和区域淋巴结评估。一般认为冰冻切片可以准确地判断是否保留了神经血管束和最终切缘状况[94,95,99]，然而，其生化复发和阳性切缘状况可能类似于未做冰冻切片的前列腺切除患者[94,95]。前列腺根治术后，对尿道残端/切缘、膀胱颈和膀胱侧韧带进一步取样检查不能可靠地预测阳性手术切缘[100,101]。如果冰冻切片结果不会改变手术进程，那就不应该做冰冻切片[88,102]；既然如此，当然有理由质疑冰冻切片使用的合理性。最近的一项大型研究表明，使用特殊技术对整个神经血管束相邻的周围组织做冰冻切片检查（称为"神经安全"，neuroSAFE），二次切缘转阴者与首次切缘阴性者具有相似的无生化复发生存率[103]。

　　目前，开放性前列腺切除术已被腹腔镜手术所取代，通常由机器人控制完成。而在过去，在开放性手术中遇到了切缘相关的问题，腹腔镜下前列腺切除术很少需要冰冻切片。目前，对于哪些患者应当做冰冻切片评估切缘，没有既定标准[104]。最近，冰冻切片需求却急剧减少，这可能是因为临床和病理都认识到冰冻切片检查不能使患者获益，并且手术医师做机器人辅助手术的经验在逐渐增加。有时，手术医师会在担心阳性切缘的部位再取一块组织送检，但不要求做冰冻切片，而是常规 HE 染色诊断。在整个研究时间段内没有出现过假阳性，只有 5 例假阴性。

　　与前列腺切除术有关的第二个主要问题是区域淋巴结状况。在根治性前列腺切除术的早期，只要发现淋巴结有转移就终止手术。现在情况已经不同了。文献中关于淋巴结冰冻切片的数据差异很大，可能与取材有关。在没有明显的转移性疾病的情况下，病理分析不同于以往，原来是将全部淋巴结冰冻或取最大淋巴结的一部分做冰冻切片，现在是将全部淋巴结做印片细胞学检测。在过去，淋巴结转移是终止手术的一个原因[105]，至今对高风险患者而言仍然如此，发现转移就改用非手术治疗。如前所述，用冰冻切片检测淋巴结转移不是标准程序，若肉眼观察未见淋巴结累及，则假阴性率可能很高。根据我们的经验，349 例双侧盆腔淋巴结清扫术病例中共有 28 例阳性，其中冰冻切片检出率仅 39%[106]。转移灶大小是影响检测敏感性的重要决定因素，大于或等于 5 mm 的转移灶敏感性达 100%，而小于 5 mm 的转移灶敏感性只有 10%[106]。一些研究中，即使冰冻切片发现淋巴结转移也不终止手术[90]。一些研究表明，临床低风险患者不需要进行常规的盆腔淋巴结清扫[96,107,108]。虽然切除盆腔淋巴结能提供预后信息，广泛的淋巴结清扫还有治疗作用[109]，但在提供这些信息方面，淋巴结冰冻切片检查没有石蜡切片有优势。

　　这种情形下检测淋巴结转移癌所需的技能与上文所述的乳腺前哨淋巴结相同（见第 9 章），不需要特殊的专门技巧。但前列腺癌尚无前哨淋巴结的概念。手术医师将含有淋巴结的组织整块切除，送到病理科。盆腔淋巴结常有多个，常见硬化和微小钙化，淋巴结往往很大，被大量脂肪包裹着，取材时无法完全剔除脂肪。试图将整个淋巴结做冰冻切片是不切实际的。除了这些问题之外，与常规盆腔淋巴结清扫相关的两个因素是费用增加和术后并发症增高。前者可能高达数千美元，后者包括分离导致的神经和血管损伤、出血、感染、瘘管形成以及生殖器和下肢水肿。

　　目前，不提倡对每个病例的盆腔淋巴结都常规做冰冻切片检查。在冰冻切片的作用和替代方法出现之前，很可能需要继续做冰冻切片，但其需求量可能不平衡。是否申请冰冻切片将根据各个病例的实际情况而定。如果外科病理医师对此有所准备，将会从中获益。

10.4.2 前列腺切缘和盆腔淋巴结：冰冻切片检查

开放性前列腺切除术标本的切缘评估指征，存在令人担忧的可触及异常。然而，即使是在触及可疑异常的部位，前列腺癌的肉眼评估也很困难，因为一部分良性前列腺增生也可以表现为质硬的局部融合的结节，并且常与恶性区域并存。前列腺癌生长形成的弥漫的、边界不清的质硬区域通常呈黄色（图 10.12）。冰冻切片取材时，若怀疑外周区为腺癌，最好先在标本表面涂抹墨汁，再将前列腺尖连同前列腺被膜做楔形切断，再将其

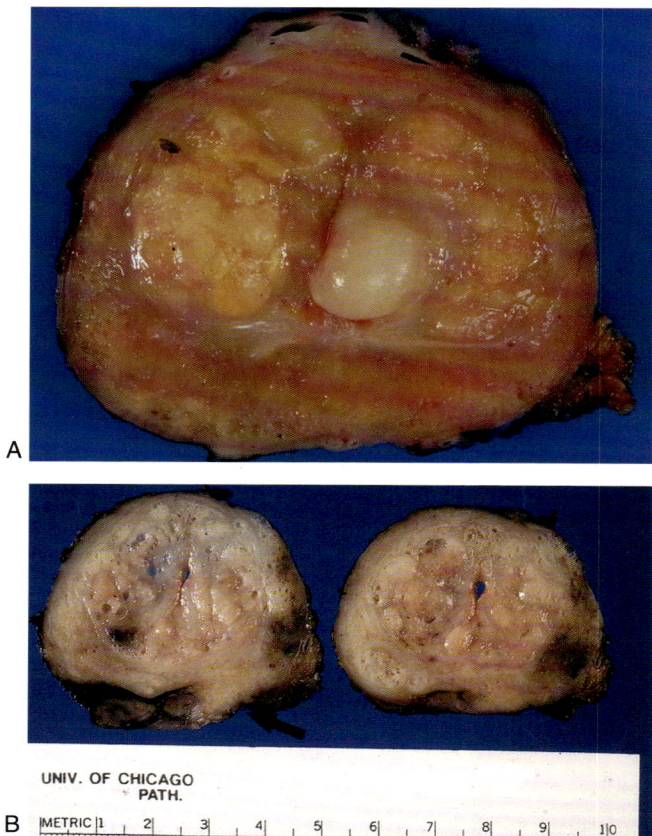

图 10.12　前列腺癌。A. 根治性前列腺切除术标本，横切面显示中央为灰白色膨出的良性结节，周围为移行区融合的黄色肿瘤结节。外周边缘几乎无肿瘤；B. 根治性前列腺切除术标本，中央良性结节，但外周区有癌细胞穿透外周区被膜（箭头）

余前列腺横向连续切开。将楔形标本沿长轴平行切开并取材，这样，结节或质硬区和墨染被膜组织就都包括在取材块内了（图 10.13 ）。

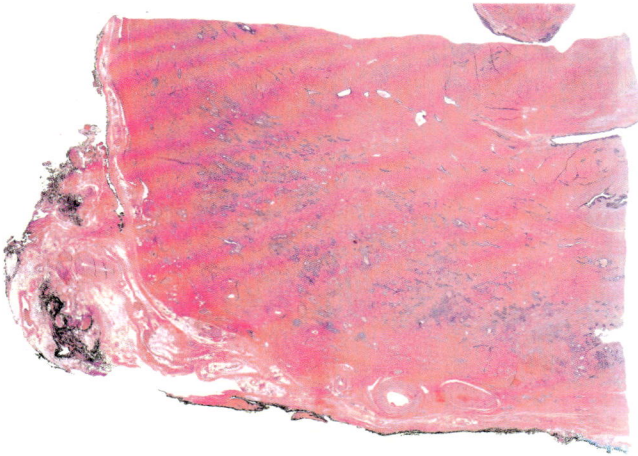

图 10.13　**冰冻切片时，前列腺外周区的正确定位。从标本主体切除被膜组织之前，应先在被膜（见下方）涂抹墨汁**

对于腹腔镜手术标本，无法触及边缘区域。送检标本为无法定位的活检碎组织，因此，所有组织均应取材做冰冻切片。若有明显的神经周围浸润，则容易诊断腺癌（图 10.14 ）；然而，人为假象导致肿瘤细胞挤压变形时，很难辨认神经浸润，因而难以诊断腺癌（图 10.15 ）。这种人为假象可能只有在前列腺切除标本的石蜡切片才能诊断。诊断为"不典型病变"可能会使手术医师处于进退两难的尴尬境地。若前列腺被膜与盆腔侧壁明显粘连且难以切除，临床会怀疑浸润性癌，但也要考虑肉芽肿性前列腺炎的可能性（图 10.16 ）。

冰冻切片检查盆腔淋巴结时，除非术中观察或病理医师肉眼观察高度怀疑淋巴结转移，否则冰冻切片诊断的阳性淋巴结可能是随机事件。肿瘤灶可能很小，位于小的淋巴结中，而不是出现在预期的大淋巴结中。术中印片可能有助于诊断（图 10.17 ）。做淋巴结冰冻切片时，最好结合术前活检的 Gleason 分级。低级别肿瘤相对更容易确认，高级别肿瘤（如 Gleason 评分 5 分，呈单个细胞浸润）的转移癌细胞可能难以察觉地隐藏在淋巴结的淋巴细胞中。

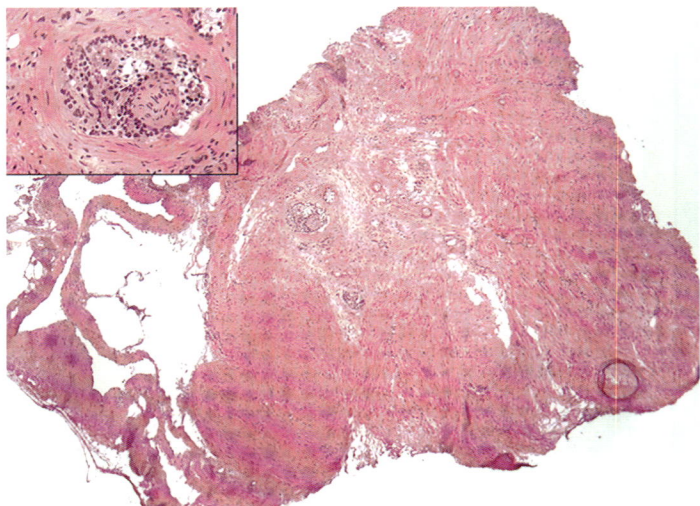

图 10.14　腹腔镜前列腺切除术，单独送检的碎组织做冰冻切片。纤维肌性组织，少数腺体围绕在神经周围（插图：神经周围浸润病灶的冰冻切片）

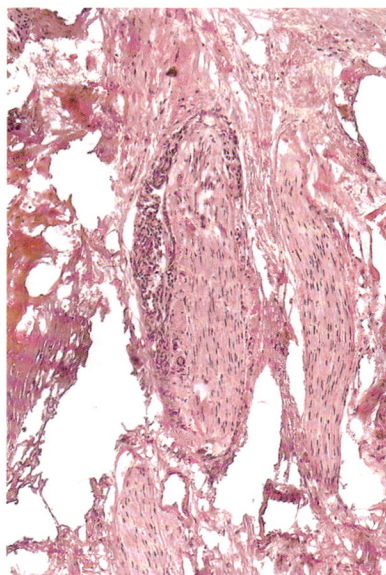

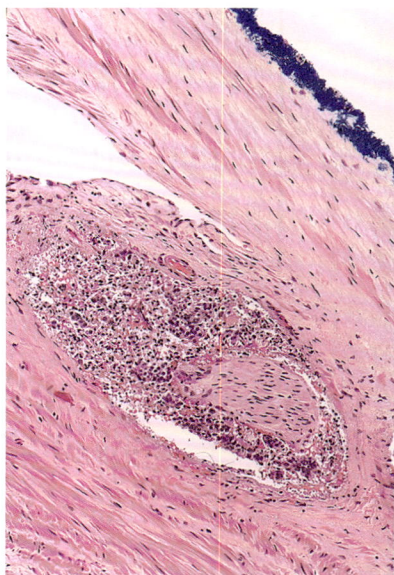

A　　　　　　　　　　　　　　　　　B

图 10.15　冰冻切片中可能被误认为浸润性前列腺癌的人为假象。A. 挤压变形的细胞，提示神经周围有腺体形成；B. 挤压的、失黏附的小细胞围绕神经。这两个图像都很像腺癌

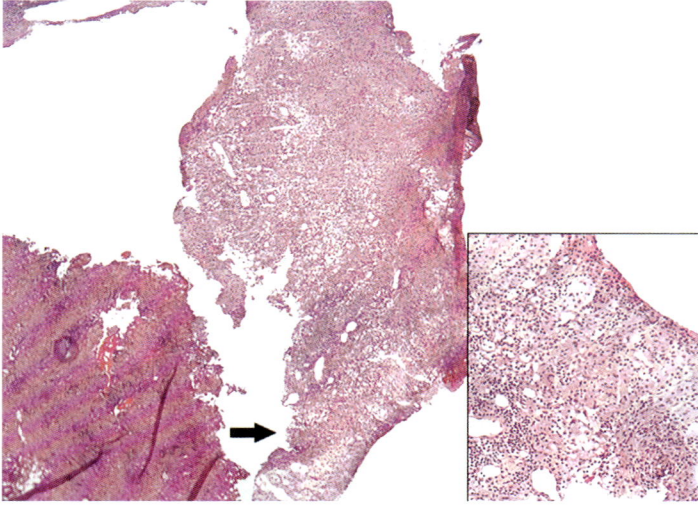

图 10.16　肉芽肿性前列腺炎，冰冻切片。腹腔镜前列腺切除术，送检盆腔侧壁粘连处，肉眼观察怀疑肿瘤。纤维肌组织伴有弥漫性炎症浸润，形成不清楚的结节，提示肉芽肿（插图：显微镜下结节，高倍放大显示肉芽肿形成）

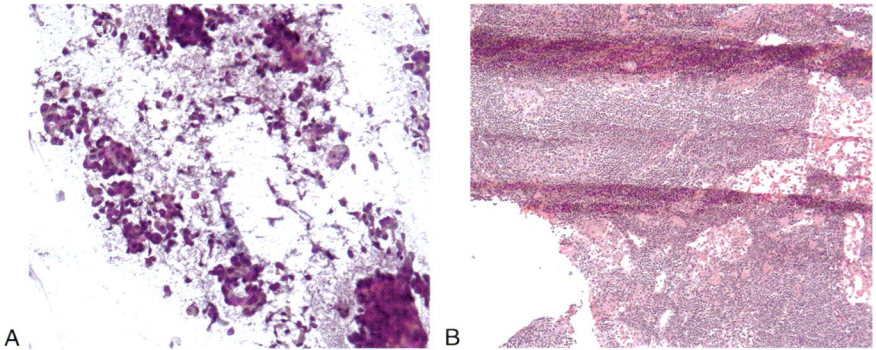

图 10.17　A. 前列腺腺癌，淋巴结术中印片；B. 盆腔淋巴结冰冻切片，具有散在的前列腺腺癌转移灶

10.5　睾丸：引言

　　手术医师很少要求做睾丸肿瘤的冰冻切片检查。睾丸癌症罕见，2020年美国大约有 9610 例新发病例和 440 例死亡病例[37]。根据临床和影像学标准即可诊断睾丸肿瘤，超过 90% 的临床触及肿块的病例为（恶性）生殖细胞肿瘤。睾丸肿瘤的标准治疗方法是根治性睾丸切除术，无须术前活检（包括冰冻切片）。随着影像学和外科技术的进步以及肿瘤疗效的提高，临床对癌症患者的生存和生活质量的关注度日益增强，考虑到睾丸切除术给患者带来的心理和情感压力，越来越多的手术医师选择为一部分患者实施保留睾丸手术[30,110-119]。

　　目前提倡的保留睾丸手术或部分性睾丸切除术适用于以下情况。

（1）睾丸肿块小或不可触及（通常直径小于 2.5 cm）。

（2）非同时发生的单侧睾丸肿瘤，或同时发生的双侧睾丸肿瘤。

（3）单侧睾丸的孤立性肿瘤（小于 30%）[30,110,113,114,117-121]。

　　这种保留睾丸的方法是考虑到一侧睾丸患有生殖细胞肿瘤，其对侧睾丸肿瘤可能是良性[110]，部分睾丸切除术可以保留激素功能和生育能力[30,112,116,118,122-124]。在这些情况下，需要做冰冻切片证实肿瘤存在并对肿瘤分型[110,113-115,117,118,121,125]。若诊断为恶性肿瘤，则会施行睾丸根治术，或者进行实时的、延迟的或按医院惯例化疗[30,110,119]。与睾丸根治术相比，保留睾丸手术是否有益，目前尚无随机对照研究。

10.5.1　睾丸肿瘤：术中问题

　　睾丸肿瘤冰冻切片的适用情形如下。

（1）保留睾丸手术，证实有肿瘤存在。

（2）病灶小，术中未见肿瘤，要求冰冻切片证实肿瘤存在。

（3）切缘评估。

　　应对患有早期非精原细胞性生殖细胞肿瘤的男性行积极监测、短期化疗或腹膜后淋巴结清扫（RPLND）。RPLND 是识别微转移的唯一可靠方法，对一些患者很重要，有望受益于术后化疗的患者可以选择进行[120]。不应要求对 RPLND 标本进行冰冻切片，因为淋巴结转移不会改变手术方式。然而，治疗后淋巴结清扫术有可能残留转移性肿瘤时，手术医师可能要求对可疑肿块或残留肿瘤做冰冻切片。

10.5.2　睾丸肿瘤：冰冻切片检查

最重要的问题是区分良性肿瘤和恶性肿瘤，即使常规石蜡切片也具有挑战性。冰冻切片不需要鉴别单纯性或混合性生殖细胞肿瘤。良性肿瘤通常较小，病变有局限性（图 10.18），恶性肿瘤的直径一般超过 5 cm。北美的一项研究显示，23 名（中位年龄 34 岁）先前罹患生殖细胞肿瘤的患者，在其残留的一侧睾丸中，63% 患有恶性肿瘤，包括精原细胞瘤、畸胎瘤、胚胎性癌和原位生殖细胞瘤（GCNIS）[110]。

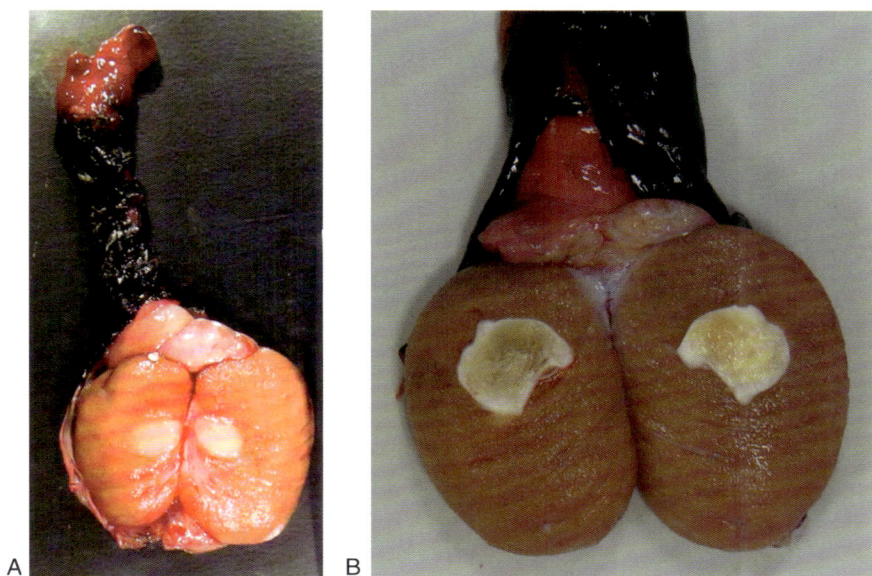

图 10.18　睾丸切除术。大体照片，未做冰冻切片的两个孤立的睾丸小肿瘤。A. 纤维瘤；B. 皮样囊肿（婴儿）。为了保留睾丸实质，可以对这些病变进行冰冻切片检查

精原细胞瘤通常呈灰白色、质软、鱼肉状，边界不清，无坏死或出血。组织学检查，主要特征包括纤维间隔、成熟淋巴浆细胞或肉芽肿样背景、胞质透明的大细胞伴空泡状染色质和显著核仁（图 10.19）。术中印片在识别细胞学特征方面非常有用。精原细胞瘤和胚胎性癌（一种同样以核

多形性为特征的肿瘤）在冰冻切片上可能很难区分（图 10.20）。有人提议将直接酶促碱性磷酸酶反应应用于鉴定睾丸生殖细胞肿瘤（ITCGN）[126]，但这种诊断方法在冰冻切片上具有争议。畸胎瘤，包括发生在儿童的畸胎瘤，通常容易诊断（图 10.20）。在评估转移部位时，仔细观察主要睾丸肿瘤的冰冻切片可能更加重要。

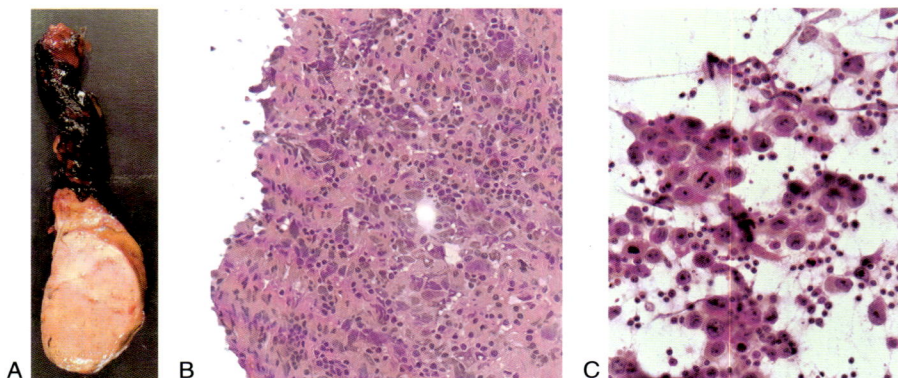

图 10.19　**精原细胞瘤。A. 大体照片，一个大肿瘤几乎取代了睾丸。切除睾丸则最终手术已完成，所以不需要进行冰冻切片；B. 另一名患者，腹膜后病灶冰冻切片显示，大的恶性肿瘤细胞聚集成簇，肿瘤细胞具有特征性空泡状染色质、显著的中央核仁和淋巴样浸润背景。可见肉芽肿（未提供图片）；C. HE 染色的术中印片，突出显示典型的核特征和明显的核分裂象**

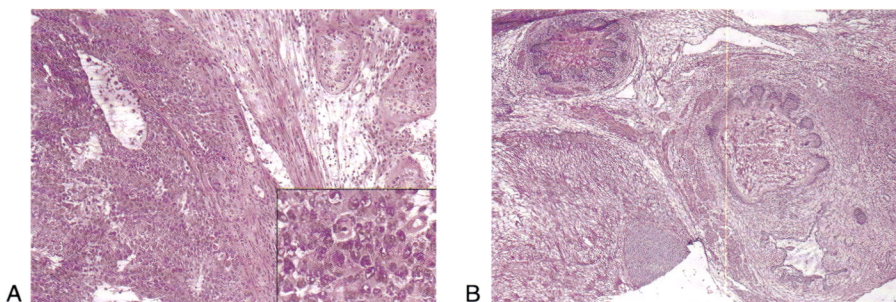

图 10.20　**冰冻切片可能难以区分精原细胞瘤和其他细胞类型的肿瘤。A. 胚胎性癌（常规石蜡切片）。具有与精原细胞瘤相似的核多形性和显著的核仁；B. 畸胎瘤。包括腺样和软骨样特征在内的多向分化**

10.6　阴茎和阴囊

据估计，2020 年美国有 2200 名男性患有阴茎癌[35]，术中会诊病例很少。95% 以上阴茎恶性肿瘤为鳞状细胞癌，其中 60%～65% 是普通的角化型；少数为黑色素瘤和基底细胞癌。阴茎肿块最好的诊断方法是切开活检[127,128]，强烈反对用冰冻切片进行初始诊断。相反，在部分性或根治性阴茎切除术中，偶尔需要进行冰冻切片评估切缘。要求用冰冻切片进行初始诊断时，如果有任何组织学的不确定性，都应该延迟诊断。例如，临床表现为"看似恶性"的巨大尖锐湿疣，可能貌似疣状癌，良性鳞状上皮增生或假上皮瘤样增生也可能与常见的鳞状细胞癌很难区分，特别是常见的冰冻切片假象使得诊断更加困难。

阴茎切除术有两种切缘评估方式，从切除部位再取一块组织作为切缘送检或取阴茎切除术标本近端切缘。部分性阴茎切除术通常希望保留1.5～2.0 cm 宽的阴性切缘[129]。如有额外切除送检的切缘，应当使用缝线或墨水标记真切缘，切缘侧表面朝上包埋。在阴茎切除术大标本上取切缘时，应当切取近端切缘，也要表面朝上确保包含整个尿道切缘[24]。如果尿道回缩，确定其切缘并送检很重要。可将尿道和尿道环周放在同一个包埋盒中，皮肤和含有海绵体的筋膜放在另一个包埋盒中。阴茎切除术的阳性切缘常常累及阴茎筋膜、尿路上皮和黏膜固有层（图 10.21）[130]。

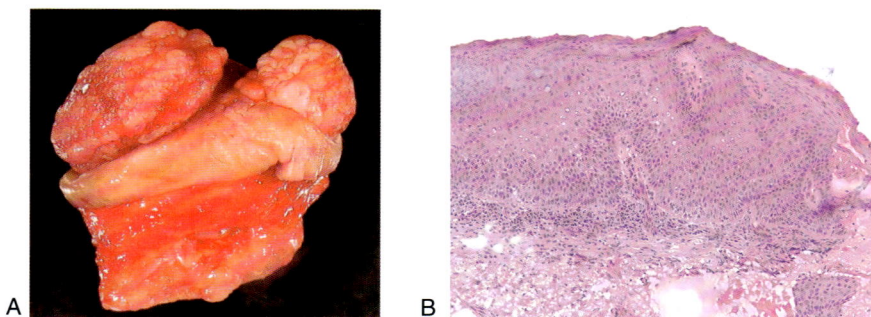

图 10.21　鳞状细胞癌的部分性阴茎切除术标本。A. 龟头菜花状肿瘤被尿道和尿道周围海绵体包围。虽然大体检查没有肿瘤，但是否进一步手术与冰冻切片上的上皮异型增生程度有关；B. 尿道近端切缘鳞状细胞中度异型增生

　　腹股沟淋巴结清扫是淋巴结阳性的阴茎癌的可选治疗方式，也适用于未触及淋巴结的高风险疾病[32,33,131]。在清扫淋巴结之前，触及腹股沟淋巴结的患者首选细针穿刺活检以确定有无转移，因此不需要做冰冻切片。少数情况下，临床上淋巴结阴性的患者先做改良的淋巴结清扫术[132]，如果冰冻切片发现转移，再将手术改为经典的患侧淋巴结切除术[32,33,132]。

　　阴茎包皮和阴囊的佩吉特病在美国极其罕见，而在亚洲的老年男性中较常见[133-136]。肛肠和生殖器的佩吉特病与潜在的内脏恶性肿瘤相关。最佳治疗方式为保留 3 cm 宽切缘的广泛切除术，并且适用于复发病例[134,135,137]。肿瘤通常表现为干燥的红斑或斑块，但肿瘤可播散至看似正常的周围区域，因此仅凭肉眼检查不能可靠地评估切缘。佩吉特病的特征是上皮内出现大的、胞质透明的肿瘤细胞。一项研究显示，肉眼检查时，宽 1 ~ 2 cm 的手术切缘的阳性率为 74%[136]，冰冻切片可降低切缘阳性率[138]。另一项研究显示，广泛切除术后冰冻切片检查切缘阳性率为 32%，但是最终组织学发现高达 13% 的假阴性率[139]。尽管冰冻切片检查和扩大切除的切缘均为阴性，但肿瘤的复发率仍然高达 16%[139]。而且，11% 的病例在冰冻切片的阴性切缘之外能检测到肿瘤。因此，目前尚不清楚保证切缘阴性的努力是否有助于控制肿瘤复发。

（TATJANA ANTIC，JEROME B. TAXY　著；魏建国　译）

参考文献

1. Samaratunga H, Montironi R, True L, et al. International Society of Urological Pathology (ISUP) Consensus Conference on Handling and Staging of Radical Prostatectomy Specimens. Working group 1: Specimen handling. *Mod Pathol*. 2011;24(1):6–15.

2. Egevad L. Handling of radical prostatectomy specimens. *Histopathology*. 2012;60(1): 118–124.

3. Velazquez EF, Amin MB, Epstein JI, et al. Protocol for the examination of specimens from patients with carcinoma of the penis. *Arch Pathol Lab Med*. 2010;134(6):923–929.

4. Srigley JR, Amin MB, Delahunt B, et al. Protocol for the examination of specimens from patients with invasive carcinoma of renal tubular origin. *Arch Pathol Lab Med*. 2010;134(4):e25–e30.

5. McKenney JK, Amin MB, Epstein JI, et al. Protocol for the examination of specimens from

patients with carcinoma of the urethra. *Arch Pathol Lab Med.* 2010;134(3):345–350.

6. Srigley JR, Humphrey PA, Amin MB, et al. Protocol for the examination of specimens from patients with carcinoma of the prostate gland. *Arch Pathol Lab Med.* 2009;133(10): 1568–1576.

7. Amin MB, Srigley JR, Grignon DJ, et al. Updated protocol for the examination of specimens from patients with carcinoma of the urinary bladder, ureter, and renal pelvis. *Arch Pathol Lab Med.* 2003;127(10):1263–1279.

8. Association of Directors of Anatomic and Surgical Pathology. Recommendations for the reporting of surgically resected specimens of renal cell carcinoma. *Am J Clin Pathol.* 2009;131(5):623–630.

9. Higgins JP, McKenney JK, Brooks JD, et al. Recommendations for the reporting of surgically resected specimens of renal cell carcinoma: The Association of Directors of Anatomic and Surgical Pathology. *Hum Pathol.* 2009;40(4):456–463.

10. Epstein JI, Srigley J, Grignon D, et al. Recommendations for the reporting of prostate carcinoma: Association of Directors of Anatomic and Surgical Pathology. *Am J Clin Pathol.* 2008;129(1):24–30.

11. Flaig TW, Spiess PE, Agarwal N, et al. Bladder Cancer, Version 2.2020, NCCN Clinical Practice Guidelines in Oncology. *J Natl Compr Canc Netw.* 2020;18(3):329–354.

12. Kamat AM, Hegarty PK, Gee JR, et al. ICUD-EAU International Consultation on Bladder Cancer 2012: Screening, diagnosis, and molecular markers. *Eur Urol.* 2013;63(1):4–15.

13. Heidenreich A, Bellmunt J, Bolla M, et al. EAU guidelines on prostate cancer. Part 1: Screening, diagnosis, and treatment of clinically localized disease. *Eur Urol.* 2011;59(1): 61–71.

14. Thompson I, Thrasher JB, Aus G, et al. Guideline for the management of clinically localized prostate cancer: 2007 update. *J Urol.* 2007;177(6):2106–2131.

15. Mohler JLA, Antonarakis ES, Armstrong AJ, et al. Prostate Cancer, Version 2.2019, NCCN Clinical Practice Guidelines in Oncology. *J Natl Compr Canc Netw.* 2019;17(5): 479–505.

16. Remzi M, Marberger M. Renal tumor biopsies for evaluation of small renal tumors: Why, in whom, and how? *Eur Urol.* 2009;55(2):359–367.

17. Karam JA, Ahrar K, Matin SF. Ablation of kidney tumors. *Surg Oncol Clin N Am.* 2011; 20(2):341–353.

18. Kunkle DA, Egleston BL, Uzzo RG. Excise, ablate or observe: The small renal mass dilemma—a meta-analysis and review. *J Urol.* 2008;179(4):1227–1233; discussion 1233–1234.

19. Tosoian JJ, Loeb S. Radical retropubic prostatectomy: Comparison of the open and robotic approaches for treatment of prostate cancer. *Rev Urol.* 2012;14(1–2):20–27.

20. Montorsi F, Wilson TG, Rosen RC, et al. Best practices in robot-assisted radical prostatectomy: Recommendations of the pasadena consensus panel. *Eur Urol.* 2012; 62(3):368–381.

21. Ljungberg B, Albiges L, Abu-Ghanem Y, et al. EAU guidelines on renal cell carcinoma: The 2019 update. *Eur Urol.* 2019;75(5):799–810.

22. Antic T, Taxy JB. Partial nephrectomy for renal tumors: A lack of correlation between margin status and local recurrence. *Am J Clin Pathol.* 2015;143(5):645–651.

23. Bertolo R, Nicolas M, Garisto J, et al. Low rate of cancer events after partial nephrectomy for renal cell carcinoma: Clinicopathologic analysis of 1994 cases with emphasis on definition of

"recurrence." *Clinical Genitourinary Cancer*. 2019;17(3):209–215.

24. Kassouf W, Swanson D, Kamat AM, et al. Partial cystectomy for muscle invasive urothelial carcinoma of the bladder: A contemporary review of the M. D. Anderson Cancer Center experience. *J Urol*. 2006;175(6):2058–2062.

25. Gakis G, Efstathiou J, Lerner SP, et al. ICUD-EAU International Consultation on Bladder Cancer 2012: Radical cystectomy and bladder preservation for muscle-invasive urothelial carcinoma of the bladder. *Eur Urol*. 2013;63(1):45–57.

26. Yang G, Whitson JM, Breyer BN, et al. Oncological and functional outcomes of radical cystectomy and orthotopic bladder replacement in women. *Urology*. 2011;77(4):878–883.

27. Kubler H, Gschwend JE. Ileal neobladder in women with bladder cancer: Cancer control and functional aspects. *Curr Opin Urol*. 2011;21(6):478–482.

28. Stein JP, Penson DF, Wu SD, et al. Pathological guidelines for orthotopic urinary diversion in women with bladder cancer: A review of the literature. *J Urol*. 2007;178(3 pt 1): 756–760.

29. Wu SD, Simma-Chang V, Stein JP. Pathologic guidelines for orthotopic urinary diversion in women with bladder cancer: A review of the literature. *Rev Urol*. 2006;8(2):54–60.

30. Giannarini G, Dieckmann KP, Albers P, et al. Organ-sparing surgery for adult testicular tumours: A systematic review of the literature. *Eur Urol*. 2010;57(5):780–790.

31. Zehnder P, Desai M. Extended lymph node dissection: Bladder, kidney. *Curr Opin Urol*. 2011;21(2):110–114.

32. Margulis V, Sagalowsky AI. Penile cancer: Management of regional lymphatic drainage. *Urol Clin North Am*. 2010;37(3):411–419.

33. Protzel C, Alcaraz A, Horenblas S, et al. Lymphadenectomy in the surgical management of penile cancer. *Eur Urol*. 2009;55(5):1075–1088.

34. Shen SS, Truong LD, Ro JY, et al. Use of frozen section in genitourinary pathology. *Pathology*. 2012;44(5):427–433.

35. Truong LD, Krishnan B, Shen SS. Intraoperative pathology consultation for kidney and urinary bladder specimens. *Arch Pathol Lab Med*. 2005;129(12):1585–1601.

36. Algaba F, Arce Y, López-Beltrán A, et al. Intraoperative frozen section diagnosis in urological oncology. *Eur Urol*. 2005;47(2):129–136.

37. Siegel R, Miller KD, Fuchs HE, et al. Cancer statistics, 2021. *CA Cancer J Clin*. 2021; 71(1):7.

38. Nepple KG, Yang L, Grubb RL 3rd, et al. Population based analysis of the increasing incidence of kidney cancer in the United States: Evaluation of age specific trends from 1975 to 2006. *J Urol*. 2012;187(1):32–38.

39. O'Connor SD, Pickhard PJ, Kim DH, et al. Incidental finding of renal masses at unenhanced CT: Prevalence and analysis of features for guiding management. *AJR Am J Roentgenol*. 2011;197(1):139.

40. Uzzo RG, Novick AC. Nephron sparing surgery for renal tumors: Indications, techniques and outcomes. *J Urol*. 2001;166(1):6–18.

41. Marshall FF, Taxy JB, Fishman EK, et al. The feasibility of surgical enucleation for renal cell carcinoma. *J Urol*. 1986;135(2):231–234.

42. Volpe A, Cadeddu JA, Cestari A, et al. Contemporary management of small renal masses. *Eur*

Urol. 2011;60(3):501–515.

43. Pahernik S, Roos F, Hampel C, et al. Nephron sparing surgery for renal cell carcinoma with normal contralateral kidney: 25 years of experience. *J Urol.* 2006;175(6):2027–2031.

44. Porpiglia F, Volpe A, Billia M, et al. Laparoscopic versus open partial nephrectomy: Analysis of the current literature. *Eur Urol.* 2008;53(4):732–742; discussion 742–743.

45. Campbell S, Uzzo RG, Allaf ME, et al. Renal mass and localized renal cancer: AUA guideline. *J Urol.* 2017;198(3):520–529.

46. Pierorazio PM, Johnson MH, Patel HD, et al. Management of renal masses and localized renal cancer: Systematic review and meta-analysis. *J Urol.* 2016;196(4):989–999.

47. Volpe A, Mattar K, Finelli A, et al. Contemporary results of percutaneous biopsy of 100 small renal masses: A single center experience. *J Urol.* 2008;180(6):2333–2337.

48. Shannon BA, Cohen RJ, de Bruto H, et al. The value of preoperative needle core biopsy for diagnosing benign lesions among small, incidentally detected renal masses. *J Urol.* 2008;180(4):1257–1261; discussion 1261.

49. Shuch B, Singer EA, Bratslavsky G. The surgical approach to multifocal renal cancers: Hereditary syndromes, ipsilateral multifocality, and bilateral tumors. *Urol Clin North Am.* 2012;39(2):133–148.

50. Lesage K, Joniau S, Fransis K, et al. Comparison between open partial and radical nephrectomy for renal tumours: Perioperative outcome and health-related quality of life. *Eur Urol.* 2007;51(3):614–620.

51. Lee CT, Katz J, Shi W, et al. Surgical management of renal tumors 4 cm or less in a contemporary cohort. *J Urol.* 2000;163(3):730–736.

52. Kubinski DJ, Clark PE, Assimos DG, et al. Utility of frozen section analysis of resection margins during partial nephrectomy. *Urology.* 2004;64(1):31–34.

53. Duvdevani M, Laufer M, Kastin A, et al. Is frozen section analysis in nephron sparing surgery necessary? A clinicopathological study of 301 cases. *J Urol.* 2005;73(2):385–387.

54. Berdjis N, Hakenberg OW, Zastrow S, et al. Impact of resection margin status after nephron-sparing surgery for renal cell carcinoma. *BJU Int.* 2006;97(6):1208–1210.

55. Timsit MO, Bazin JP, Thiounn N, et al. Prospective study of safety margins in partial nephrectomy: Intraoperative assessment and contribution of frozen section analysis. *Urology.* 2006;67(5):923–926.

56. Breda A, Stepanian SV, Liao J, et al. Positive margins in laparoscopic partial nephrectomy in 855 cases: A multi-institutional survey from the United States and Europe. *J Urol.* 2007;178(1):47–50; discussion 50.

57. Lopez-Costea MA, Fumadó L, Lorente D, et al. Positive margins after nephron-sparing surgery for renal cell carcinoma: Long-term follow-up of patients on active surveillance. *BJU Int.* 2010;106(5):645–648.

58. Raz O, Mendlovic S, Shilo Y, et al. Positive surgical margins with renal cell carcinoma have a limited influence on long-term oncological outcomes of nephron sparing surgery. *Urology.* 2010;75(2):277–280.

59. Marszalek M, Carini M, Chlosta P, et al. Positive surgical margins after nephron-sparing surgery.

Eur Urol. 2012;61(4):757–763.

60. McHale T, Malkowicz SB, Tomaszewski JE, et al. Potential pitfalls in the frozen section evaluation of parenchymal margins in nephron-sparing surgery. *Am J Clin Pathol.* 2002;118(6):903–910.

61. Krishnan B, Lechago J, Ayala G, et al. Intraoperative consultation for renal lesions. Implications and diagnostic pitfalls in 324 cases. *Am J Clin Pathol.* 2003;120(4):528–535.

62. Hagemann IS, Lewis JS Jr. A retrospective comparison of 2 methods of intraoperative margin evaluation during partial nephrectomy. *J Urol.* 2009;181(2):500–505.

63. Battifora H, Eisenstein R, McDonald JH. The human urinary bladder mucosa. An electron microscopic study. *Invest Urol.* 1964;1:354–361.

64. Klaassen Z, Kamat AM, Kassouf W, et al. Treatment strategy for newly diagnosed T1 High-grade Bladder Urothelial Carcinoma: New insights and updated recommendations. *Eur Urol.* 2018;74(5):597–608.

65. Johnson DE, Wishnow KI, Tenney D. Are frozen-section examinations of ureteral margins required for all patients undergoing radical cystectomy for bladder cancer? *Urology.* 1989;33(6):451–454.

66. Lee SE, Byun SS, Hong SK, et al. Significance of cancer involvement at the ureteral margin detected on routine frozen section analysis during radical cystectomy. *Urol Int.* 2006;77(1):13–17.

67. Osman Y, El-Tabey N, Abdel-Latif M, et al. The value of frozen-section analysis of ureteric margins on surgical decision-making in patients undergoing radical cystectomy for bladder cancer. *BJU Int.* 2007;99(1):81–84.

68. Schoenberg MP, Carter HB, Epstein JI. Ureteral frozen section analysis during cystectomy: A reassessment. *J Urol.* 1996;155(4):1218–1220.

69. Schumacher MC, Scholz M, Weise ES, et al. Is there an indication for frozen section examination of the ureteral margins during cystectomy for transitional cell carcinoma of the bladder? *J Urol.* 2006;176(6 pt 1):2409–2413; discussion 2413.

70. Touma N, Izawa JI, Abdelhady M, et al. Ureteral frozen sections at the time of radical cystectomy: Reliability and clinical implications. *Can Urol Assoc J.* 2010;4(1):28–32.

71. Raj GV, Tal R, Vickers A, et al. Significance of intraoperative ureteral evaluation at radical cystectomy for urothelial cancer. *Cancer.* 2006;107(9):2167–2172.

72. Gakis G, Schilling D, Perner S, et al. Sequential resection of malignant ureteral margins at radical cystectomy: A critical assessment of the value of frozen section analysis. *World J Urol.* 2011;29(4):451–456.

73. Tollefson MK, Blute ML, Farmer SA, et al. Significance of distal ureteral margin at radical cystectomy for urothelial carcinoma. *J Urol.* 2010;183(1):81–86.

74. Volkmer BG, Schnoeller T, Kuefer R, et al. Upper urinary tract recurrence after radical cystectomy for bladder cancer—who is at risk? *J Urol.* 2009;182(6):2632–2637.

75. Lebret T, Hervé JM, Barré P, et al. Urethral recurrence of transitional cell carcinoma of the bladder. Predictive value of preoperative latero-montanal biopsies and urethral frozen sections during prostatocystectomy. *Eur Urol.* 1998;33(2):170–174.

76. Stein JP, Clark P, Miranda G, et al. Urethral tumor recurrence following cystectomy and urinary diversion: Clinical and pathological characteristics in 768 male patients. *J Urol*. 2005;173(4):1163–1168.

77. Freeman JA, Esrig D, Stein JP, et al. Management of the patient with bladder cancer. Urethral recurrence. *Urol Clin North Am*. 1994;21(4):645–651.

78. Osman Y, Mansour A, El-Tabey N, et al. Value of routine frozen section analysis of urethral margin in male patients undergoing radical cystectomy in predicting prostatic involvement. *Int Urol Nephrol*. 2012;44(6):1721–1725.

79. Kassouf W, Spiess PE, Brown GA, et al. Prostatic urethral biopsy has limited usefulness in counseling patients regarding final urethral margin status during orthotopic neobladder reconstruction. *J Urol*. 2008;180(1):164–167; discussion 167.

80. Capitanio U, Isbarn H, Shariat SF, et al. Partial cystectomy does not undermine cancer control in appropriately selected patients with urothelial carcinoma of the bladder: A population-based matched analysis. *Urology*. 2009;74(4):858–864.

81. Knoedler JJ, Boorjian SA, Kim SP, et al. Does partial cystectomy compromise oncologic outcomes for patients with bladder cancer compared to radical cystectomy? A matched case-control analysis. *J Urol*. 2012;188(4):1115–1119.

82. Baltaci S, Adsan O, Ugurlu O, et al. Reliability of frozen section examination of obturator lymph nodes and impact on lymph node dissection borders during radical cystectomy: Results of a prospective multicentre study by the Turkish Society of Urooncology. *BJU Int*. 2011;107(4):547–553.

83. Ugurlu O, Adsan O, Tul M, et al. Value of frozen sections of lymph nodes in pelvic lymphadenectomy in patients with invasive bladder tumor. *Int J Urol*. 2006;13(6):699–702.

84. Adsan O, Baltaci S, Cal C, et al. Reliability of frozen section examination of external iliac, hypogastric, and obturator lymph nodes during radical cystectomy: A multicenter study. *Urology*. 2007;69(1):83–86.

85. McKenney JK, Desai S, Cohen C, et al. Discriminatory immunohistochemical staining of urothelial carcinoma in situ and non-neoplastic urothelium: An analysis of cytokeratin 20, p53, and CD44 antigens. *Am J Surg Pathol*. 2001;25(8):1074–1078.

86. National Cancer Institute. SEER stat fact sheets: Prostate. 2020. http://seer.cancer.gov/statfacts/html/prost.html.

87. Etzioni R, Tsodikov A, Mariotto A, et al. Quantifying the role of PSA screening in the US prostate cancer mortality decline. *Cancer Causes Control*. 2008;19(2):175–181.

88. Yossepowitch O, Bjartell A, Eastham JA, et al. Positive surgical margins in radical prostatectomy: Outlining the problem and its long-term consequences. *Eur Urol*. 2009; 55(1):87–99.

89. Epstein JI, Partin AW, Sauvageot J, et al. Prediction of progression following radical prostatectomy. A multivariate analysis of 721 men with long-term follow-up. *Am J Surg Pathol*. 1996;20(3):286–292.

90. Swindle P, Eastham JA, Ohori M, et al. Do margins matter? The prognostic significance of positive surgical margins in radical prostatectomy specimens. *J Urol*. 2008;179(5 Suppl):S47–S51.

91. Ward JF, Zincke H, Bergstralh EJ, et al. The impact of surgical approach (nerve bundle preservation versus wide local excision) on surgical margins and biochemical recurrence following radical prostatectomy. *J Urol*. 2004;72(4 pt 1):1328–1332.

92. Palisaar RJ, Noldus J, Graefen M, et al. Influence of nerve-sparing (NS) procedure during radical prostatectomy (RP) on margin status and biochemical failure. *Eur Urol*. 2005;47(2):176–184.

93. Donohue JF, Bianco FJ Jr, Kuroiwa K, et al. Poorly differentiated prostate cancer treated with radical prostatectomy: Long-term outcome and incidence of pathological downgrading. *J Urol*. 2006;176(3):991–995.

94. Goharderakhshan RZ, Sudilovsky D, Carroll LA, et al. Utility of intraoperative frozen section analysis of surgical margins in region of neurovascular bundles at radical prostatectomy. *Urology*. 2002;59(5):709–714.

95. Eichelberg C, Erbersdobler A, Haese A, et al. Frozen section for the management of intraoperatively detected palpable tumor lesions during nerve-sparing scheduled radical prostatectomy. *Eur Urol*. 2006;49(6):1011–1016; discussion 1016–1018.

96. Beissner RS, Stricker JB, Speights VO, et al. Frozen section diagnosis of metastatic prostate adenocarcinoma in pelvic lymphadenectomy compared with nomogram prediction of metastasis. *Urology*. 2002;59(5):721–725.

97. Heidenreich A, Ohlmann CH, Polyakov S. Anatomical extent of pelvic lymphadenectomy in patients undergoing radical prostatectomy. *Eur Urol*. 2007;52(1):29–37.

98. National Comprehensive Cancer Network. NCCN Clinical Practice Guidelines in Oncology. Prostate cancer. Accessed September 1, 2020. https://www.nccn.org/professionals/physician_gls/default.aspx#prostate .

99. Fromont G, Baumert H, Cathelineau X, et al. Intraoperative frozen section analysis during nerve sparing laparoscopic radical prostatectomy: Feasibility study. *J Urol*. 2003;170(5):1843–1846.

100. Gillitzer R, Thüroff C, Fandel T, et al. Intraoperative peripheral frozen sections do not significantly affect prognosis after nerve-sparing radical prostatectomy for prostate cancer. *BJU Int*. 2011;107(5):755–759.

101. Ye H, Kong X, He TW, et al. Intraoperative frozen section analysis of urethral margin biopsies during radical prostatectomy. *Urology*. 2011;78(2):399–404.

102. Soloway MS. Frozen sections for positive margins? *Eur Urol*. 2006;49(6):950–951.

103. Schlomm T, Tennstedt P, Huxhold C, et al. Neurovascular structure-adjacent frozen-section examination (NeuroSAFE) increases nerve-sparing frequency and reduces positive surgical margins in open and robot-assisted laparoscopic radical prostatectomy: Experience after 11,069 consecutive patients. *Eur Urol*. 2012;62(2):333–340.

104. Ramirez-Backhaus M, Rabenalt R, Jain S, et al. Value of frozen section biopsies during radical prostatectomy: Significance of the histological results. *World J Urol*. 2009;27(2):227–234.

105. Link RE, Morton RA. Indications for pelvic lymphadenectomy in prostate cancer. *Urol Clin North Am*. 2001;28(3):491–498.

106. Song J, Li M, Zagaja GP, et al. Intraoperative frozen section assessment of pelvic lymph nodes during radical prostatectomy is of limited value. *BJU Int*. 2010;106(10):1463–1467.

107. Schumacher MC, Burkhard FC, Thalmann GN, et al. Is pelvic lymph node dissection necessary

in patients with a serum PSA<10 ng/ml undergoing radical prostatectomy for prostate cancer? *Eur Urol*. 2006;50(2):272–279.

108. Sivalingam S, Oxley J, Probert JL, et al. Role of pelvic lymphadenectomy in prostate cancer management. *Urology*. 2007;69(2):203–209.

109. Ordon M, Nam RK. Lymph node assessment and lymphadenectomy in prostate cancer. *J Surg Oncol*. 2009;99(4):215–224.

110. Lawrentschuk N, Zuniga A, Grabowksi AC, et al. Partial orchiectomy for presumed malignancy in patients with a solitary testis due to a prior germ cell tumor: A large North American experience. *J Urol*. 2011;185(2):508–513.

111. Giannarini G, Mogorovich A, Fabris FM, et al. Long-term follow-up after elective testis sparing surgery for Leydig cell tumors: A single center experience. *J Urol*. 2007;178(3 pt 1): 872–876; quiz 1129.

112. Powell TM, Tarter TH. Management of nonpalpable incidental testicular masses. *J Urol*. 2006;176(1):96–98; discussion 99.

113. Shilo Y, Zisman A, Raz O, et al. Testicular sparing surgery for small masses. *Urol Oncol*. 2012;30(2):188–191.

114. De Stefani S, Isgrò G, Varca V, et al. Microsurgical testis-sparing surgery in small testicular masses: Seven years retrospective management and results. *Urology*. 2012;79(4): 858–862.

115. Subik MK, Gordetsky J, Yao JL, et al. Frozen section assessment in testicular and paratesticularlesions suspicious for malignancy: Its role in preventing unnecessary orchiectomy. *Hum Pathol*. 2012;43(9):1514–1519.

116. Trobs RB, Krauss M, Geyer C, et al. Surgery in infants and children with testicular and paratesticular tumours: A single centre experience over a 25-year-period. *Klin Padiatr*. 2007;219(3):146–151.

117. Passman C, Urban D, Klemm K, et al. Testicular lesions other than germ cell tumours: Feasibility of testis-sparing surgery. *BJU Int*. 2009;103(4):488–491.

118. Leroy X, Rigot JM, Aubert S, et al. Value of frozen section examination for the management of nonpalpable incidental testicular tumors. *Eur Urol*. 2003;44(4):458–460.

119. Yossepowitch O, Baniel J. Role of organ-sparing surgery in germ cell tumors of the testis. *Urology*. 2004;63(3):421–427.

120. Gilligan T, Lin DW, Aggarwal R, et al. Testicular cancer, version 2.2020, NCCN clinical practice guidelines in oncology. *J Natl Compr Canc Netw*. 2019;17(12):1529–1554.

121. Steiner H, Höltl L, Maneschg C, et al. Frozen section analysis-guided organ-sparing approach in testicular tumors: Technique, feasibility, and long-term results. *Urology*. 2003;62(3):508–513.

122. Hallak J, Cocuzza M, Sarkis AS, et al. Organ-sparing microsurgical resection of incidental testicular tumors plus microdissection for sperm extraction and cryopreservation in azoospermic patients: Surgical aspects and technical refinements. *Urology*. 2009;73(4):887–891; discussion 891–892.

123. Agarwal PK, Palmer JS. Testicular and paratesticular neoplasms in prepubertal males. *J Urol*. 2006;176(3):875–881.

124. Hopps CV, Goldstein M. Ultrasound guided needle localization and microsurgical exploration

for incidental nonpalpable testicular tumors. *J Urol*. 2002;168(3):1084–1087.

125. Connolly SS, D'Arcy FT, Bredin HC, et al. Value of frozen section analysis with suspected testicular malignancy. *Urology*. 2006;67(1):162–165.

126. Stoop H, Kirkels W, Dohle GR, et al. Diagnosis of testicular carcinoma in situ '(intratubular and microinvasive)' seminoma and embryonal carcinoma using direct enzymatic alkaline phosphatase reactivity on frozen histological sections. *Histopathology*. 2011;58(3):440–446.

127. Pizzocaro G, Algaba F, Horenblas S, et al. EAU penile cancer guidelines 2009. *Eur Urol*. 2010;57(6):1002–1012.

128. Heyns CF, Mendoza-Valdes A, Pompeo AC. Diagnosis and staging of penile cancer. *Urology*. 2010;76(2 Suppl 1):S15–S23.

129. Solsona E, Bahl A, Brandes SB, et al. New developments in the treatment of localized penile cancer. *Urology*. 2010;76(2 Suppl 1):S36–S42.

130. Velazquez EF, Soskin A, Bock A, et al. Positive resection margins in partial penectomies: Sites of involvement and proposal of local routes of spread of penile squamous cell carcinoma. *Am J Surg Pathol*. 2004;28(3):384–389.

131. Heyns CF, Fleshner N, Sangar V, et al. Management of the lymph nodes in penile cancer. *Urology*. 2010;76(2 Suppl 1):S43–S57.

132. Colberg JW, Andriole GL, Catalona WJ. Long-term follow-up of men undergoing modified inguinal lymphadenectomy for carcinoma of the penis. *Br J Urol*. 1997;79(1):54–57.

133. Zhang N, Gong K, Zhang X, et al. Extramammary Paget's disease of scrotum—report of 25 cases and literature review. *Urol Oncol*. 2010;28(1):28–33.

134. Hatta N, Yamada M, Hirano T, et al. Extramammary Paget's disease: Treatment, prognostic factors and outcome in 76 patients. *Br J Dermatol*. 2008;158(2):313–318.

135. Wang Z, Lu M, Dong GQ, et al. Penile and scrotal Paget's disease: 130 Chinese patients with long-term follow-up. *BJU Int*. 2008;102(4):485–488.

136. Yang WJ, Kim DS, Im YJ, et al. Extramammary Paget's disease of penis and scrotum. *Urology*. 2005;65(5):972–975.

137. Li B, Li L, Wang X, et al. Frozen section-guided wide local excision in the treatment of recurrent scrotal extramammary Paget's disease. *Dermatology*. 2012;224(3):231–235.

138. Xu K, Fang Z, Zheng J, et al. Intraoperative frozen biopsy in wide surgical excision of Paget's disease of the scrotum. *Urol Oncol*. 2009;27(5):483–485.

139. Zhu Y, Ye DW, Chen ZW, et al. Frozen section-guided wide local excision in the treatment of penoscrotal extramammary Paget's disease. *BJU Int*. 2007;100(6):1282–1287.

第 11 章

头颈部

11.1　引言

　　头颈部恶性肿瘤的术中会诊涉及肿瘤诊断、正确的组织处理、切缘评估和淋巴结状况等方面，其中一项或多项有助于确定手术范围。本章将结合头颈部最常见的肿瘤——黏膜鳞状细胞癌和涎腺肿瘤，来阐述这些问题。同时也会讨论冰冻切片常见的组织假象和（新）辅助治疗的组织学改变，这两者都可能导致诊断陷阱。还会简要讨论鼻腔鼻窦常见的冰冻问题。急性侵袭性真菌性鼻窦炎应用冰冻切片来指导外科清创术，已成为治疗该病必不可少的部分，其内容已在第 3 章讨论，本章不再涉及。头颈部肿瘤的冰冻切片准确率为 98%，敏感性和特异性分别为 89% 和 99%[1,2]，说明头颈部肿瘤进行冰冻切片诊断是可靠的。

11.2　头颈部的黏膜病变

11.2.1　原发性病变的快速诊断

　　大部分鳞状细胞癌根据常规内镜活检或手术切除标本来做出初始诊断，需要冰冻切片进行快速评估的患者可能具有特殊的临床情况。对于未治疗的原发性黏膜病变或治疗后的持续性 / 复发性病变，可能需要术中诊断鳞状细胞癌，以便获得明确诊断并有助于适当的组织分检，或确保立即治疗（术中广泛切除，或在严重的情况下立即进行术后化疗）的合理性。如果冰冻切片是为了评估切除范围是否足够，那么剩余组织应进行石蜡切片评估。这样，病理医师就可以获得冰冻组织，可以更好地进行形态学观察，必要时还可以进行辅助检查。冰冻切片不仅可以提供术中诊断，还能在发现原位癌时证实病变是原发性（图 11.1）。在缺乏临床或影像学可疑淋巴结的情况下，如果冰冻切片中出现明显的浸润深度（depth of invasion，DOI），应立即进行颈部淋巴结清扫术。

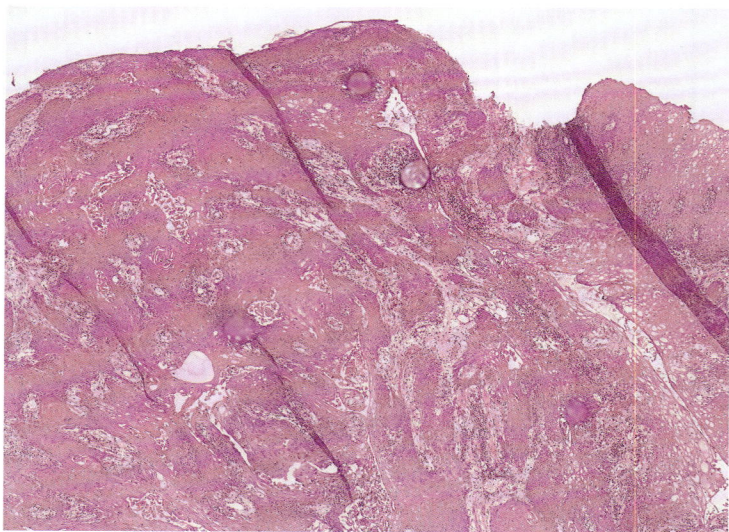

图 11.1　冰冻切片显示浸润性角化型癌从增厚的上皮（右上）向间质内浸润。发现原位病变有助于确认病变为原发性肿瘤

随着技术的进步，临床医师能够采用经口激光显微手术（TLM）来治疗早期喉癌，同时进行喉和声带小活检（显微喉镜活检）[3]。由于方法相对新颖，所以相关研究有限。目前，这种治疗方法越来越普遍，因此在这里提及。在 TLM 时，采用活检来诊断疾病的严重程度（仅限于表面或浸润性）和（或）评估解剖学上狭小空间内的切缘。据报道，冰冻切片的准确性在识别良恶性时是可接受的，但对于异型增生的分级具有一定的局限性，这不仅与观察者有关，还与采用标准的冰冻技术难以对小组织碎片进行定位、包埋和切片有关[4]。鉴于组织小，可能在冰冻包埋剂内丢失，病理医师可以在冰冻之前加一滴伊红进行染色。按照我们的经验，在冰冻切片时切多个层面很有帮助。可能有人担心在常规石蜡切片处理之前会耗尽组织，但获得更精确的冰冻切片诊断比等待石蜡切片诊断更加重要（图 11.2）。此外，根据我们的观察，解冻少量剩余组织并将其重新进行福尔马

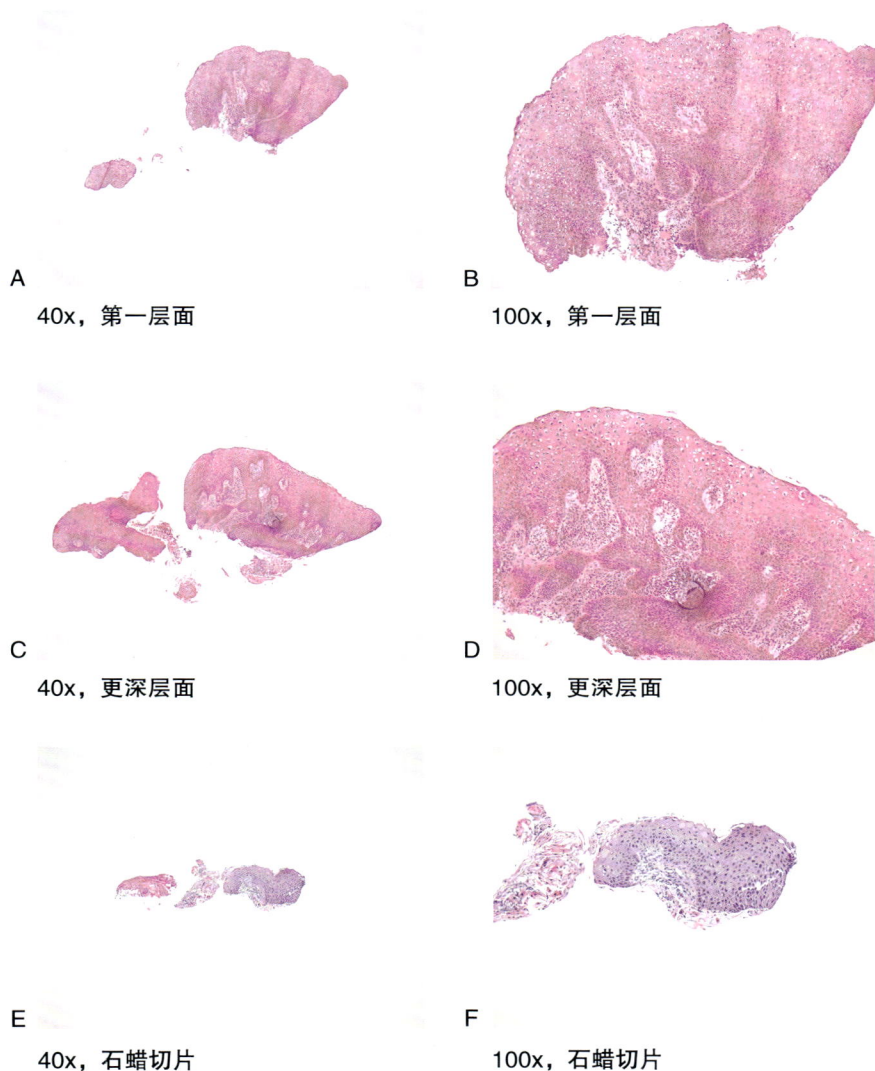

A
40x，第一层面

B
100x，第一层面

C
40x，更深层面

D
100x，更深层面

E
40x，石蜡切片

F
100x，石蜡切片

图 11.2　由于只能获取很小的组织碎片，显微喉镜活检诊断可能困难。第一层面 HE 切片（A，B）显示定位较好的鳞状上皮黏膜，伴有上皮内异型增生的迹象。冰冻切片时可以再深切几张切片（C，D），以便更好地评估异型增生的程度，并为外科医师提供更准确的答案。本例显示结构异型性、大量角化不良细胞以及深染核到达上皮表层，最符合高级别异型增生的诊断。剩余组织的石蜡切片（E，F）仅残留少许组织。在这种情况下，推荐冰冻切片时切多个层面，以便最大限度地评估组织，并防止在解冻、包埋和再切时组织丢失

林固定和石蜡包埋（FFPE），常常导致组织完全破碎，只留下很少或没有组织供石蜡切片诊断。总之，这些病例可能具有挑战性，往往需要与外科医师讨论，以确定具体的术中问题 / 需求。推荐在冰冻切片时切多个层面（如果需要精确组织学诊断）。

11.2.2　口咽部病变

　　口咽部属于黏膜相关淋巴组织咽淋巴环（Waldeyer 环）的一部分。它位于特殊的解剖学部位，其功能和诊断考虑不同于前舌和喉。口咽部包括腭扁桃体、舌扁桃体（通常称为舌根）、舌扁桃体沟，以及悬雍垂和部分软腭。这些部位的表面被覆假复层鳞状上皮，然而，扁桃体隐窝被覆一种特殊的淋巴上皮，称为网状上皮。该上皮基底层不完整，基底膜不连续[5]。许多口咽癌是非角化性 HPV 相关鳞状细胞癌，起源于扁桃体隐窝的深部而不是起源于表面上皮。由于这些恶性肿瘤的性质和解剖学部位具有特殊性，冰冻切片诊断和石蜡切片诊断均需要特别考虑。

　　这些癌常见于 50 ~ 70 岁的男性，由于隐窝网状上皮和淋巴管之间的密切联系，经常（估计 50% 或更多）出现颈部转移。许多患者通过颈部转移灶取样（细针穿刺、粗针穿刺或切除）获得鳞状细胞癌的诊断，通过临床、影像学和内镜检查来寻找原发灶。这些肿瘤对放化疗反应强烈，许多患者在没有最终手术切除的情况下接受药物治疗。确定疾病的原发部位将指导随后的放射治疗。因此，在冰冻切片诊断中，病理医师进行口咽活检以确认疾病的原发部位，并确保获得足够的组织进行 HPV 检测。

　　活检可能显示起伏的恶性上皮条带和边界清楚的细胞巢，这些特征可以解读为非角化性原位癌的斜切面。然而，由于网状扁桃体隐窝内生长的特殊性质，这些肿瘤全部都有转移潜能，应该将其视为可能的浸润性鳞状细胞癌。因此，隐窝异型增生或口咽病变的非角化性原位癌的概念并不准确，应该简单诊断为"鳞状细胞癌"[6]。由于这些病变呈非角化性或低角化性，肿瘤在扁桃体内似乎显得"蓝上加蓝"——多边形上皮样细胞伴增大的卵圆形至有褶皱的核，核分裂活跃，偶见凋亡小体，这些细胞形成"蓝色"细胞巢，背景为成片的"蓝色"淋巴细胞伴小圆核（图 11.3）。此外，冰冻室偶尔收到切除的口咽组织，以确认阴性切缘，类似于其他头颈部癌症。切除标本切缘状态的术中评估方法详见下文。最后，美国病理医师协会（CAP）对这些病变的最终报告方式和 HPV 检测有几项建议[7]，重点包括：①原发性口咽鳞状细胞癌需检测高危型 HPV（如 p16），但非原发者不检测；② HPV 阳性 /p16 阳性口咽鳞状细胞癌不提供肿瘤分级或分化状态。

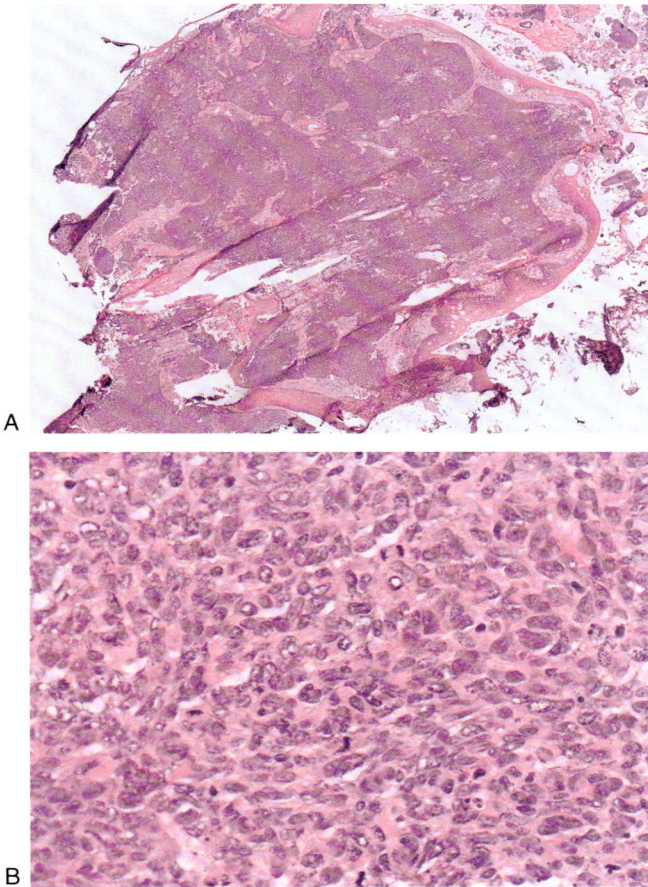

图 11.3　A. 舌基底部活检。图右侧，可见组织碎片的表面被覆完整的非异型性表面鳞状上皮。病变表现为蓝色细胞呈巢状增生，位置深，边缘起伏。在这个解剖学特殊部位（口咽），这种生长模式不应判读为表面异型增生的斜切面，而应判读为具有转移潜能的鳞状细胞癌；B. 舌肿瘤基底部，更高倍观察，显示细胞具有高度核质比，核皱缩，细胞边界不清和大量核分裂象，符合口咽部非角化性（可能与 HPV 相关）癌的特征

11.2.3　先前治疗引起的复杂改变

　　黏膜活检冰冻切片分析的最大困难在于区分恶性肿瘤和反应性病变。后者绝大多数是类似异型增生的平坦型病变，但由于合并感染或先前治疗的反应而影响诊断。另外，假上皮瘤样增生可能合并溃疡甚或某些良性肿瘤性病变。挤压假象，特别是在重度炎症区域或者带有少量扁桃体组织的区域，可能会引起混淆，解读镜下形态时要避开这些区域（图 11.1）。引起混淆的黏膜改变包括水肿、慢性炎症（图 11.4）以及溃疡伴明显非典型（反应性）间质细胞和肉芽组织（图 11.5）等表现，可能是先前治疗的继发改

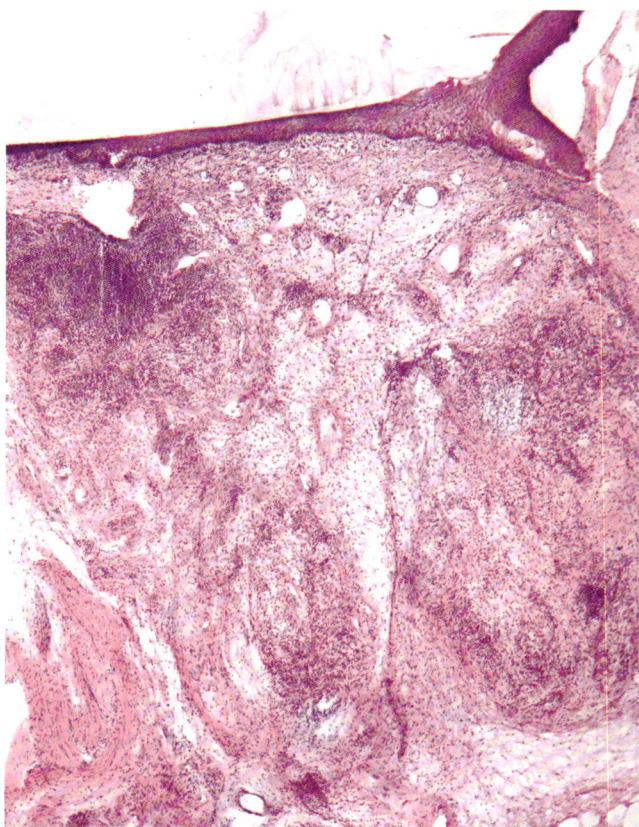

图 11.4　**治疗后的腭黏膜冰冻切片。表面上皮变薄，细胞有些拥挤，但没有多形性，核分裂活跃。黏膜下组织水肿、发炎。没有发现肿瘤**

变。除了这些特征可能同时出现孤立性鳞状上皮巢，强烈提示浸润性癌。这些区域是治疗后反应性改变，还是残留的 / 持续存在的孤立性癌灶？冰冻切片可能难以确诊。病理医师可能不愿意根据如此孤立的病灶而诊断恶性肿瘤，特别是诊断后可能导致根治手术。这种不确定的情况很常见，最好的处理方法可能是延迟诊断待石蜡切片，或者描述性报告，将"不典型"情形告知临床，并提醒手术医师再取标本用于石蜡切片诊断。这样，病理医师将有时间研究石蜡标本，从而安心地做出最终诊断。

癌症的诊断可能因邻近部位出现手术相关或治疗相关的改变而有所不

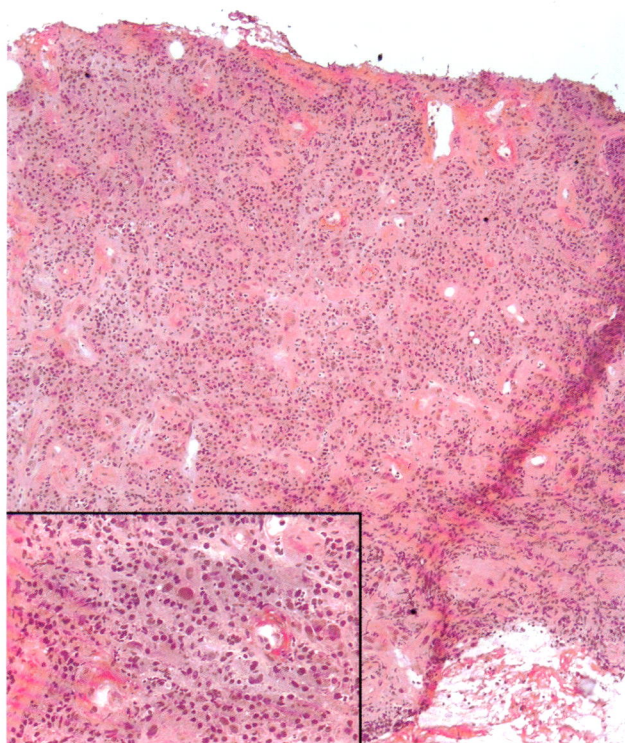

图 11.5 治疗后扁桃体的冰冻切片。表面（顶部）完全溃烂。组织被大量的慢性炎症细胞和活跃的肉芽组织所取代，肉芽组织内小血管内衬纤维性碎片。这是治疗反应的早期表现（插图：治疗效果）。高倍镜显示肉芽组织血管内衬纤维素样物，伴炎症细胞浸润。注意散在的大细胞

同，因此在出现这些改变的情况下，"反应性"上皮非典型性的容许程度可能会增加。这些改变包括溃疡、瘢痕、明显的血管 / 肉芽组织增生、奇异形间质纤维母细胞和涎腺化生（图 11.6 和 11.7）。这些主要的形态学表现如下。

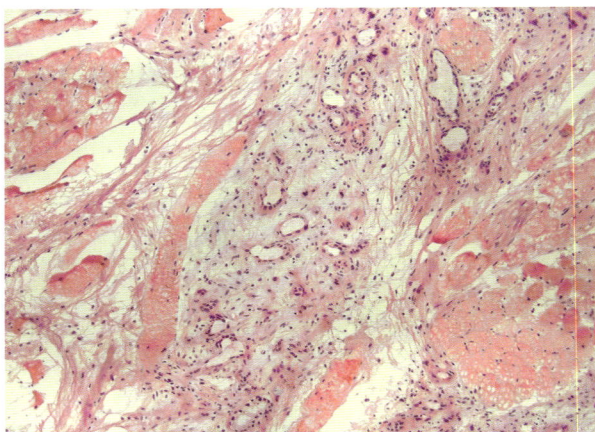

图 11.6　腭部黏膜下组织的冰冻切片，显示小涎腺组织伴部分小叶萎缩。可见间质水肿和早期纤维化。少数上皮细胞核增大。这是治疗相关性涎腺化生的早期表现

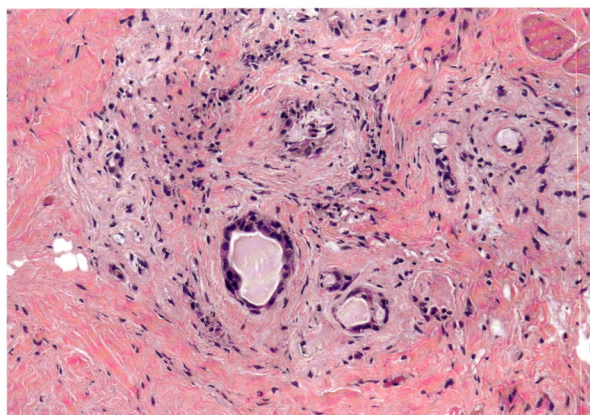

A

图 11.7　A. 治疗之后的冰冻切片。仍有小叶萎缩，间质纤维化更明显，残留导管 / 腺泡的上皮有更明显的非典型性，部分细胞呈鳞状化生。不能把这些形态解读为假腺样鳞状细胞癌

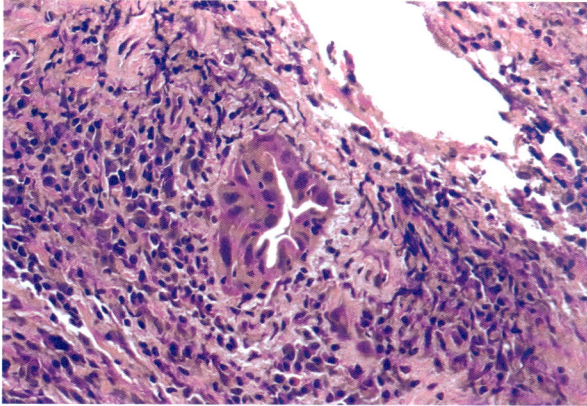

图 11.7（续） B. 冰冻切片。一个残留的涎腺导管周围有明显的炎症，导管上皮细胞核非典型性显著，并有鳞状化生的迹象

（1）溃疡和上皮增生。尽管溃疡的形态学没有特异性，但相邻的上皮细胞可能表现出令人担忧的特征，包括基底层增生且栅栏状排列不规整，细胞质嗜酸性变，部分细胞核增大伴核仁，结构不规则（出芽），偶见表面上皮巢似乎被"拉"进纤维性溃疡床从而貌似癌。代偿性鳞状上皮增生，偶尔呈假上皮瘤样增生，表现为细胞层次增多但仍然保持有序成熟（图 11.8）。提示反应性或再生性非典型性的改变包括：核分裂象局限于基底 / 副基底层，细胞间水肿（海绵水肿），"规则性的不规则"核改变（在大多数细胞中都有相似程度的卵圆形核增大伴小核仁）。主要的诊断困境是真正的异型增生：基底层极性丧失，成熟性（越向表面越成熟）丧失，高位（基底层以上）核分裂，角化不良，"不规则的规则性"核改变（个别细胞核增大、核深染、核形不规则或核仁大而红）。这种不确定情况应该促使病理医师评估更深层面的切片、延迟诊断和（或）要求获得更多的组织。低级别（轻度）异型增生一般不需要再次送检切缘标本或扩大切除。

（2）血管改变出现在放射性损伤的早期，特征是毛细血管的增生、扩张和不对称，管腔内有纤维素样物（图 11.5）。血管内膜增生导致管腔狭窄，内膜下区域出现泡沫样巨噬细胞，这些都是放射性损伤最常见的迟发反应（图 11.9）。在治疗后数周的冰冻切片中很容易看到晚期改变。肉芽组织中圆胖的内皮细胞偶尔会貌似癌细胞（图 11.5）。然而，血管腔（如果受挤压，则仅有双层内皮细胞）、规则的卵圆形细胞核以及缺乏致密的鳞状细胞质有助于识别这些细胞为内皮。

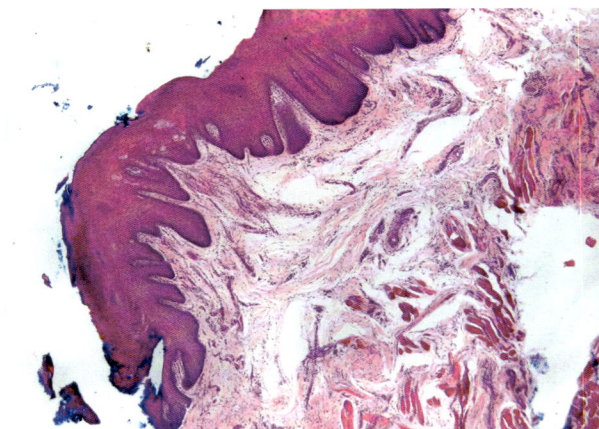

图 11.8　一个切缘出现上皮细胞增生，表皮突 / 上皮脚明显伸长，形态学类似假上皮瘤样增生。上皮下方的间质水肿，横纹肌纤维之间的分隔很明显。没有肿瘤

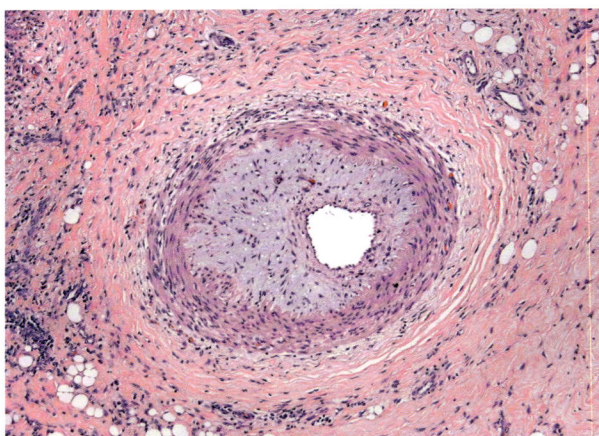

图 11.9　软组织出现影响血供的治疗反应性晚期改变。注意明显的动脉壁增厚，内膜下纤维组织增生，管腔狭窄。这些因素引起临床上缺血性组织改变（溃疡和水肿），并且可能导致组织学所见的涎腺化生

（3）间质改变表现为单个细胞或成团细胞出现不同程度的非典型性（图
11.10）。这些细胞主要是纤维母细胞（所谓的"放射性"纤维母
细胞），特征是细胞增大，有丰富的双染性胞质，外形呈不规则的
星芒状。核可能增大，伴深染、污浊、粗糙的染色质，或偶见圆
形核仁和核内空泡。这些改变可能伴有透明变性、纤维化和纤维
素沉积。识别出放射性纤维母细胞可能会提醒病理医师该患者具
有治疗史，因此可能存在其他相似病变，如涎腺化生。

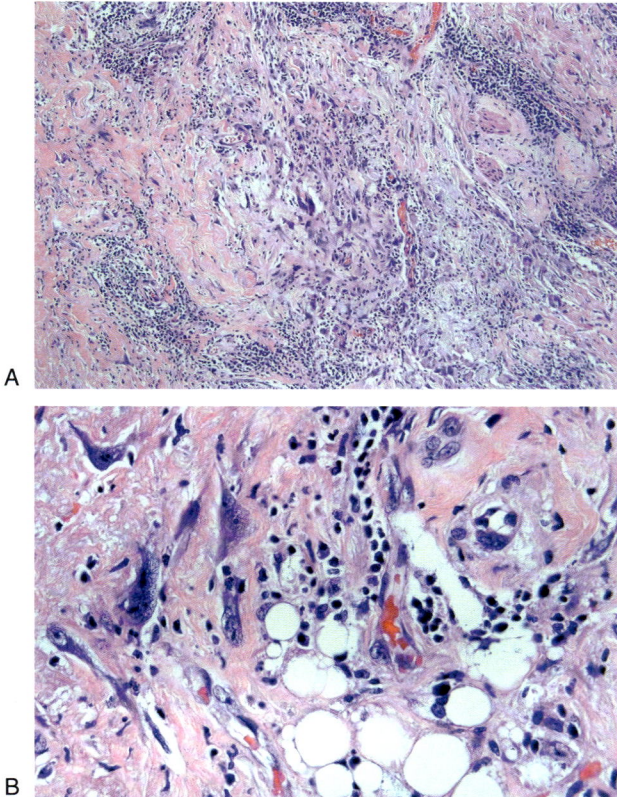

图 11.10 A. 软组织冰冻切片，显示治疗后间质改变。
在炎症性和纤维性背景中，出现水肿、肉芽组织、成簇
的星形细胞，这些细胞有明显的非典型性，核增大、深染。
这些细胞之间没有黏附性；B. 几个异型细胞，呈星形，
核深染，有核内空泡以及纤维炎症性背景。这些细胞可
能被误认为恶性

（4）治疗相关的涎腺化生（图 11.6 和 11.7）。涎腺化生的主要特征是结构正常的涎腺组织中出现导管和腺泡的鳞状上皮化生，仍然保留小叶生长模式。化生性小叶大小不一，周围围绕肉芽组织和局灶性重度急慢性炎症。小叶结构可能得以维持，也可能因治疗相关的炎症和纤维化而变形。这些病灶含有边界圆形的巢状结构，导管腔内常有分泌物，偶见残留的含黏液的杯状细胞。可能出现核分裂象、单个细胞坏死、核增大和明显核仁。这种对小涎腺损伤的形态并不一定是特异于放疗或某种特别的细胞毒性药物，其机制可能是受到缺血的影响，而缺血相关的血管改变与直接的细胞毒性效应有关。鉴于潜在的后果，只能在出现不规则、成角的浸润巢和促结缔组织增生性间质反应时，冰冻切片才能明确诊断浸润性癌（图 11.11）。

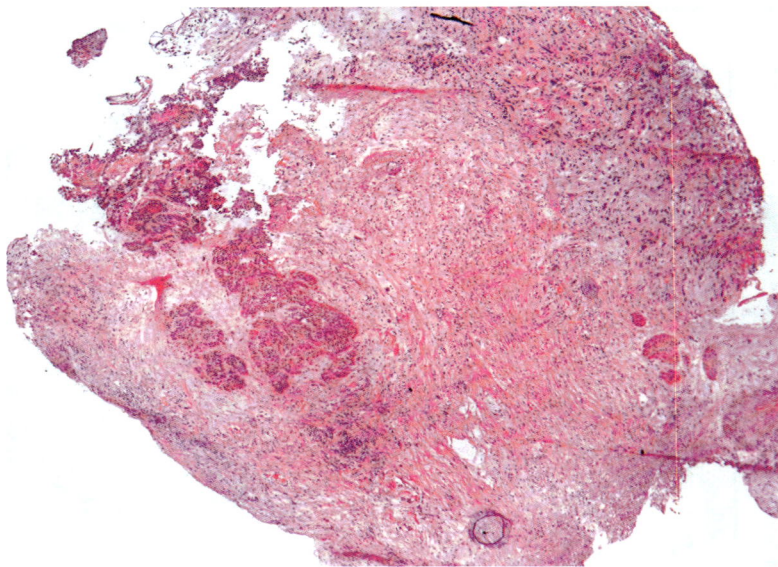

图 11.11　舌切除标本切缘的冰冻切片，显示鳞状细胞癌的一个促纤维结缔组织增生的浸润灶（左）。应将这些特征性形态学表现作为冰冻切片诊断时的参照点。图右侧和上方是治疗相关的改变，表现为舌横纹肌萎缩和核拥挤

11.2.4　黏膜切除标本的切缘状况

当切缘的组织学变化类似于上文描述的原发性黏膜病表现时，紧要问题是：如果切缘被累及，是否需要扩大切除？而更深入的问题应该是：累及切缘的什么结构（是表面还是间质）？多宽的切缘才算合适？这些问题的答案可能并不统一，因外科医师和患者的情况而异[8]。

由于上呼吸道消化道鳞状细胞癌及其前驱病变（异型增生）具有多灶性（"电场效应"）特点，异型增生分级存在观察者之间的差异性，异型增生进展为浸润性癌的预测价值具有不确定性，以及对切缘受累（"阳性"）的定义缺乏共识，这些因素使得切缘评估更加复杂。头颈部浸润性鳞状细胞癌可能不伴有原位癌。然而，对于切缘表面的重度（高级别）异型增生/原位癌［但不适用于轻度至局灶中度（低级别）异型增生］；或浸润性癌存在于距离深层或外周间质切缘 1 ~ 5 mm 的任何地方，建议尽可能切除更多组织。同样，在头颈部皮肤鳞状细胞癌中，对于光化性角化病一般不会建议再切除，但会建议切除切缘的原位癌或浸润性癌。了解这些治疗原则对于诊断这些标本是至关重要的。在不确定情况下，应该与外科医师进行讨论。

切缘取材通常可以细分为两种主要策略：从"主体标本"取材（由病理医师取材，也称为"标本驱动的"方法）和从"肿瘤床"取材（由外科医师在初始切除后，在手术残腔取材，也称为"残腔驱动的"方法）[9]。至于首选哪种方法，文献中的证据是混杂的，通常由外科医师根据偏好以及患者/肿瘤/解剖特征或局限性自行选择。如 Kubik 等[10] 和 Kain 等[11] 所述，标本驱动的方法要求病理医师将标本切缘涂墨，连续切开，并向外科医师报告任何肉眼看到的近边缘。然后外科医师可以从这些区域取出更多的组织。如果外科医师有兴趣确认组织学诊断、肿瘤 DOI 或最近边缘的更准确距离，可以采用冰冻切片评估。

残腔驱动的方法要求外科医师从患者"残腔"的边缘获取组织条，包括外周鳞状上皮黏膜和深层结缔组织。残腔驱动的方法的主要问题是：外科医师取下组织条的实际解剖位置与病理医师取材的主体标本切缘之间的相关性存在差异[12]。一项研究评估了冰冻切片标本与残腔的相关性，结果显示 32% 的病例差异超过 1 cm[13]。因此，评估来自主体标本的切缘状态有助于明确患者治疗，并推荐用于所有病例，无论术中是否取材并另送瘤床切缘。最近的数据支持标本驱动的方法优于残腔驱动的方法[10,14,15]。

在主体标本送往术中评估的情况下，病理医师应尽可能地参与大体标本的检查和选取冰冻组织（如果适用）。Spiro 等[16]报道了口腔癌冰冻切片的诊断准确率为 89%，而不管切缘是取自患者还是取自手术标本。然而，最近的证据支持，如果病理医师从大体标本选取具有代表性的近切缘做冰冻切片，那么可以进一步优化评估和结果[9]。鉴于头颈部解剖学结构本来就很复杂，有必要请手术医师亲自用画图方式或缝线标明手术标本的方向。

当需要评估 DOI 和（或）必须检查病变到外周切片和深部切缘的距离时，手术医师可能要求做黏膜切除标本的冰冻切片检查。一般来说，DOI 大于或等于 3 mm（相邻正常基底膜到浸润性肿瘤最深处的距离）可能需要进行颈部清扫。黏膜切缘出现原位癌（或重度异型增生），或靠近（范围 1 ~ 5 mm）深部切缘或外周切缘出现浸润性癌可能需立即再次切除切缘。在这些情况下，不建议在完全切开标本以显示最近的外周切缘之前，采取垂直切开的取材方法；也不建议盲目切开标本的中部以确定最近的深部切缘的取材方法。应当连续切开整个标本（类似于石蜡切片取材），这样就能评估每个组织薄片中的所有相关切缘，从而确保冰冻切片组织学评估时可以观察到最近的外周切缘和深部切缘。此外，在术中冰冻完成后，大部分工作就已经完成了，应尽快进行石蜡切片取材。然而，对于刀功不熟练的取材员来说，新鲜黏膜切除标本的取材有难度。这可能导致组织块太厚、太薄或没有取到墨染切缘。为此，将黏膜切除标本在液氮（如果有条件）中轻轻冷冻一下，有助于将黏膜、肌肉和脂肪变硬，从而可以更精确地切开。将组织在液氮中冷冻的程序如下。

（1）将液氮放置在非密封的隔热容器中，如聚苯乙烯泡沫塑料或橡胶容器，这样就有足够的空间浸没标本。

（2）在测量标本和涂墨（可选不同的墨水）之后（图 11.12），将标本慢慢浸入液氮中，根据标本的厚度使其静置 5 ~ 10 秒。

（3）用镊子从容器中取出标本并将其放置在用于切片的平面上。从液氮

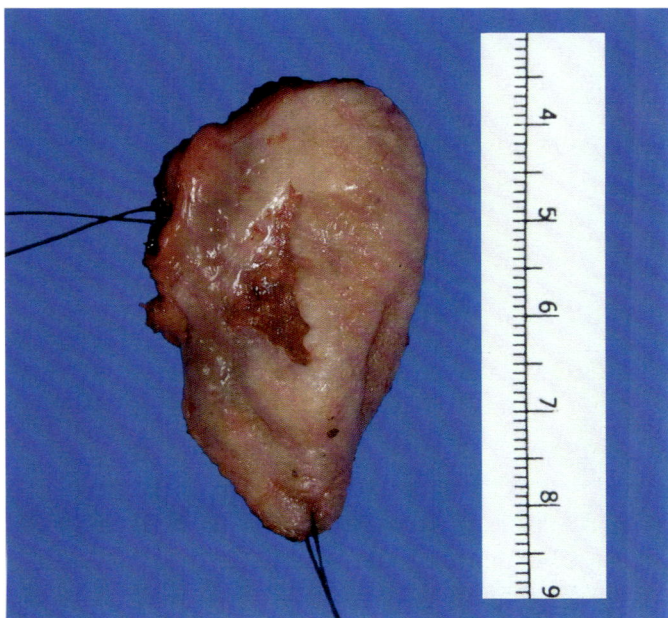

图 11.12　椭圆形黏膜切除标本，由外科医师用缝线进行定向并送检，缝线表示两个解剖学参考点（短线为前侧，长线为外侧）。最初的大体检查是至关重要的；注意位于中心的、呈红色的不规则黏膜溃疡，除了测量整体标本的大小，也要测量溃疡大小。接下来，将切缘涂墨，然后垂直于标本长轴连续切开

中取出标本时，不能用戴着手套的手直接操作，手可能会被冻住！

（4）然后垂直于长轴连续切开标本，切开的组织薄片按顺序摆放。

（5）标本会很快解冻，这样就可以观察到病变及其与边缘的距离。在冰冻前拍摄这种状态的组织薄片，有助于后续建立切缘状态的大体 – 组织学相关性。在选取组织薄片做冰冻切片之前，还应做好测量和（或）标本示意图。

（6）评估肿瘤到所有外周切缘和深部切缘的距离（图 11.13）。距切缘约 5 mm 以内的任何肿瘤都要做冰冻切片评估。如果肿瘤至切缘距离大于 1 cm，可能不需要冰冻切片，病理医师可以尝试提供"仅大体检查"的术中诊断。一般来说，主体标本切缘的垂直评估优于平行切面评估，因为它能提供更准确的距离测量。

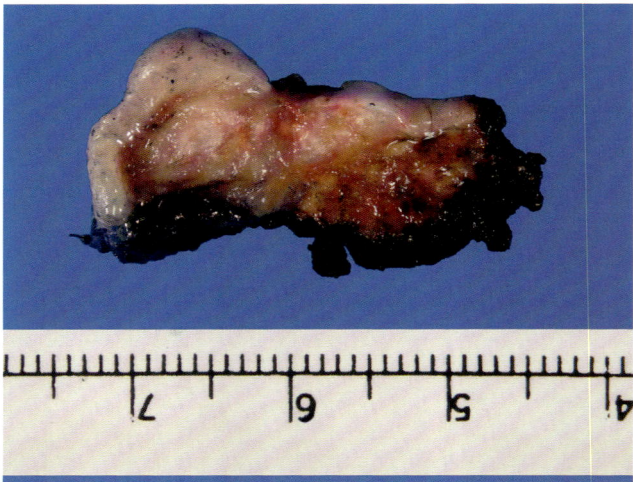

图 11.13　应进行仔细的切面大体检查，以评估病变的性质、大小和范围。注意这个不规则的珍珠白浸润性肿瘤。根据肿瘤靠近或中断于切缘处，来识别肿瘤的最近切缘，或任何肉眼可见的受累切缘。根据确定诊断、DOI、受累切缘或近切缘的需要，选取具有代表性的冰冻切片，并根据这些发现做术中报告

另外，外科医师可以从手术残腔周围（"瘤床"切缘）切取单独的标本，这样就可把大量标本同时送到病理科并要求立即检查。在这种情况下，需要识别这些小片组织的黏膜面和标本摆放方向，切片刀要垂直于黏膜面。如果外科医师指定了"真正的"切缘面，应表面朝上放置，以便首先进行评估。在大多数情况下，没有指定这些黏膜组织条的切缘面，可以任意包埋。

假设组织标本已经正确取材且已经获取组织块的最大切面，但是需要切片检查几个层面，没有标准。我们的经验是每个组织块都切两张冰冻切片，这两个切面来自同一组织块的比较接近的层面但不是同一层面。必要时再深切片。切两个层面降低了取样错误的可能性，也能避免在不慎脱片或盖玻片放在反面而导致组织被擦掉的情况下浪费时间。应该将大体组织的形状 / 大小与 HE 片进行对比，以确保最大组织切面。如果不是，应该再切片。冰冻切片时将组织块全部切片在少数情况下是合理的，但这不是实践标准[17]。即使不必在石蜡切片（"冰冻对照"）上见到冰冻切片的诊断区域才能确保石蜡切片和冰冻切片的诊断相符，但将标本全部制作成冰

冻切片仍可能影响到其后的石蜡切片（对照）诊断。

　　一旦相关组织薄片做过冰冻，就应向外科医师报告以下情况。

（1）出现在正面切缘的重度异型增生或原位癌，或垂直取材组织块内墨染的黏膜边缘的重度异型增生或原位癌。

（2）出现在正面切缘的浸润性癌，或垂直取材组织块内墨染的软组织边缘 5 mm 内的浸润性癌。距离数值（5 mm 内）应报告，因为外科医师要依据临床情况决定是否需要再送切缘。如上文所述，如果肿瘤至切缘距离大于 1 cm，"仅大体检查"的术中诊断可以接受（图 11.14）。

（3）如果外科医师要求术中评估 DOI 以指导随后的颈部清扫术，那么应该按照以下方式测量：在肿瘤附近的正常基底膜上画一条"水平线"，从水平线到肿瘤浸润最深点画一条"垂直线"。这种测量方法不适用于生长在黏膜表面以上（即基底膜以上）的外生性肿瘤，测量值表示真正的深度而不是厚度。深度大约 3 mm 或更深，可能需要行颈部清扫术[18]。已证实术中冰冻切片在识别最大 DOI 方面相当准确，与最终深度有很强的相关性[19,20]。有趣的是，术中超声评估 DOI 也是准确的，可能足以让一些外科医师决定是否进行选择性颈部清扫术[21]。

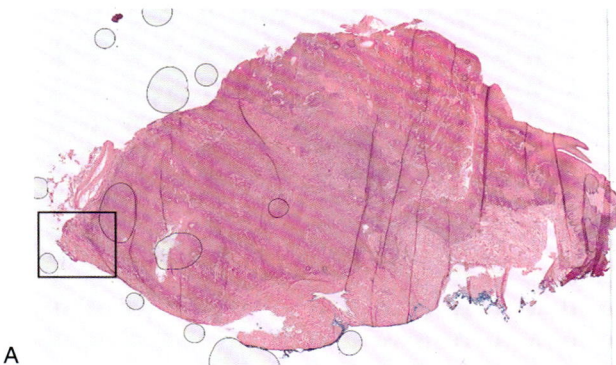

A

图 11.14　**A. 椭圆形口腔黏膜，术中评估切缘。可见一个大肿瘤从黏膜表面向下生长。标本涂墨，连续切开，并将大体检查肿瘤最近切缘所在的组织薄片做冰冻。黑框示一个令人感兴趣的区域，B 图为其更高倍放大**

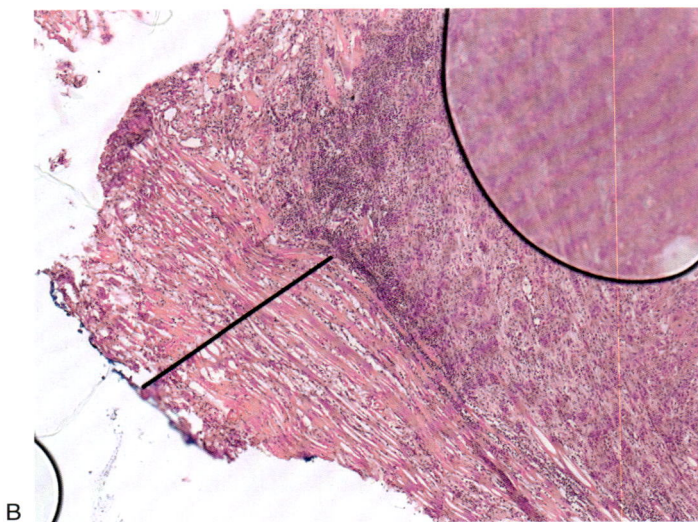

B

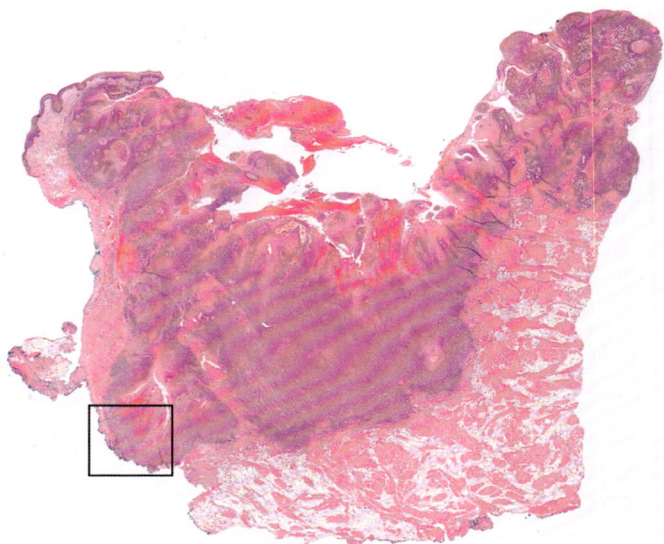

C

图 11.14（续） B. 肿瘤距离蓝色墨染切缘不到 1 mm（黑线所示距离），应如实报告。在这种情况下，报告为"阴性切缘"会造成外科切除充分的错误印象。近切缘（1 ~ 5 mm 之间）应尽可能在显微镜下测量并如实报告；C. 椭圆形口腔黏膜的石蜡切片，取自最近切缘侧方的组织薄片。同样，肿瘤非常接近墨染切缘，黑框示令人感兴趣区域

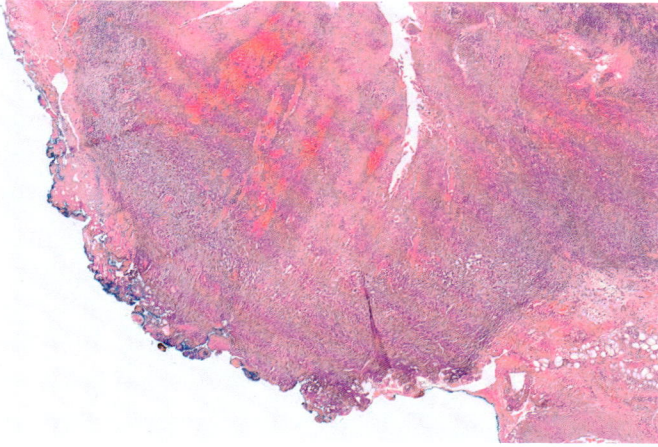

D

图 11.14（续）　D. 高倍镜，烧灼性鳞状细胞癌出现在蓝染切缘。本例说明了报告近切缘的重要性，以及冰冻切片和石蜡切片之间普遍存在的取材差异所造成的令人尴尬的不一致情形。本例深切缘需要再次切除。如果术中报告为近切缘，则外科医师可能立即再取切缘。如果直到石蜡切片评估才报告近切缘 / 阳性切缘，患者可能需要再次手术

11.2.5　淋巴结转移的确认

对于临床分期为 cT1～2N0 的原发性鳞状细胞癌，一些治疗中心会进行前哨淋巴结评估。大多数患者淋巴结为阴性，只有少数患者淋巴结阳性，预后不佳[22,23]。因此，识别淋巴结阳性或阴性（不需要行颈淋巴结清扫术）的患者，是非常重要的。术中实时识别淋巴结是否转移，手术医师可以决定是否行颈淋巴结清扫术及其范围[24]。淋巴结内癌的冰冻诊断大部分是没有问题的[25-27]。然而，与评估其他器官系统的淋巴结一样，发现小转移灶、假阳性、假阴性等问题都很重要。许多阳性前哨淋巴结为小癌灶或微转移，一个代表性的切面可能是不够的。因此，推荐的方法是：①剔除淋巴结周围脂肪，以便冰冻和切片；②平行于长轴连续切开，切成 2 mm 厚的薄片[27-29]。如果组织学检查发现小病变，用笔在该区域打点，可提醒其他观察者，特别是它在石蜡切片上消失的情况下（图 11.15）。放化疗史

患者的非前哨淋巴结可能见到治疗影响，表现为黄色肉芽肿和（或）纤维化。总体而言，评估早期口腔和口咽鳞状细胞癌术中冰冻前哨淋巴结检查的研究显示，与最终的石蜡诊断相比，敏感性为 64%～93%，特异性高达 100%，阴性预测值高达 94%[26,30,31]。即使敏感性不完美，冰冻发现阳性前哨淋巴结也是有帮助的，因为它会促使立即进行颈部清扫术，避免在术后几周再次手术[32]。然而，在石蜡切片中发现阳性前哨淋巴结只会导致再次手术（颈部清扫术）。前哨淋巴结石蜡切片评估的推荐方案通常涉及多个 HE 切片和细胞角蛋白免疫染色。最后，怀疑淋巴组织增生性病变的病例，不宜做淋巴结冰冻切片，因为不需要立即治疗，而且浪费组织。但是，需要送检新鲜组织，用于分检（流式细胞术、细胞遗传学和印片）。

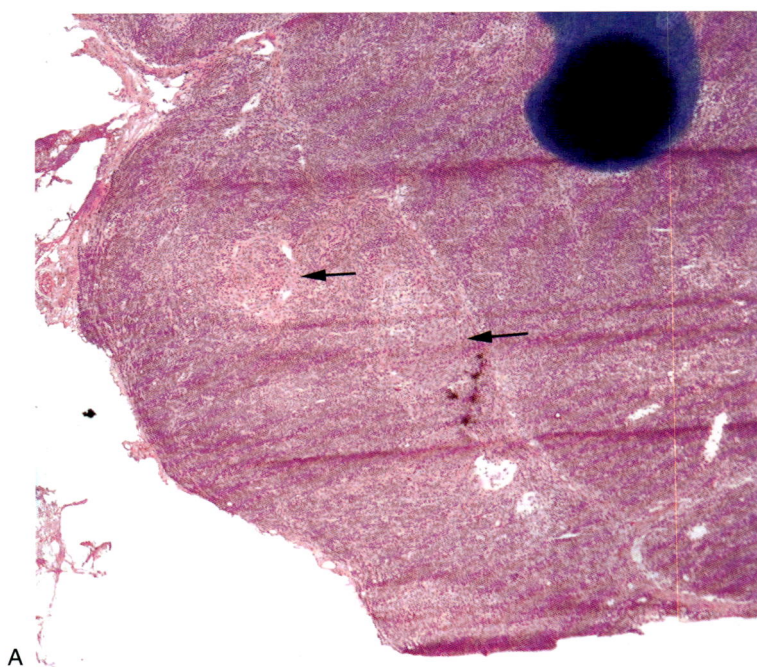

图 11.15　A. 病理医师做冰冻切片时用蓝点标记异常区域的淋巴结。镜下，肿瘤灶（箭头）与淋巴结反应性生发中心相混合

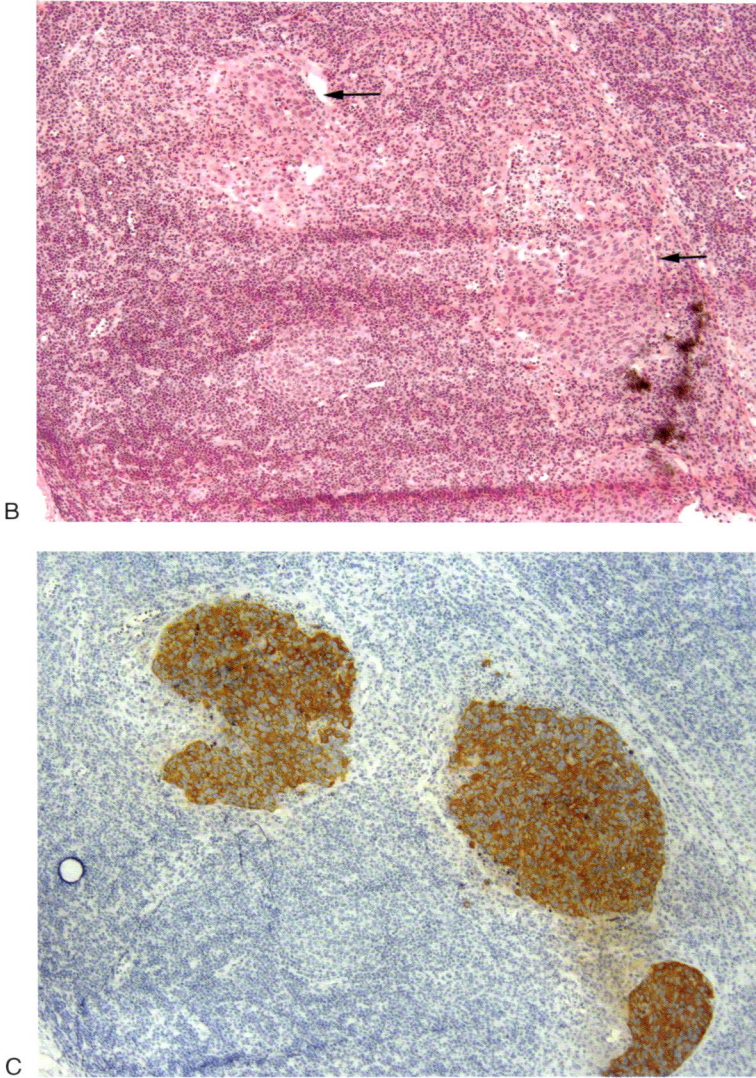

图 11.15（续）　B. A 图中的肿瘤灶局部放大。图中色素假象可作为定位标记。这个组织块的石蜡切片中没有肿瘤，这是在所有淋巴结冰冻切片中都可能遇见的风险。C. 为了解决这个问题，将一张 HE 染色的冰冻切片做褪色处理，然后做细胞角蛋白免疫染色，证实了原诊断是没有问题的。石蜡切片上具有诊断意义的病灶"消失"不能否定原诊断

11.3　涎腺肿瘤

术中评估涎腺病变的主要指征包括肿瘤识别和切缘状态评估。正如其他场合，除非冰冻诊断直接影响手术方式，否则不应当做冰冻切片。最常见的实际问题为证实恶性肿瘤，如果是高级别，可能会促使立即行颈部清扫术。良性或低度恶性肿瘤不太可能导致立即行颈部清扫术。此外，恶性肿瘤的切缘阳性可能促使立即再次切除切缘。因此，术中情况下允许涎腺肿瘤分类的准确性方面有些宽松，首要任务是识别良性 / 低级别与高级别恶性病变。

许多良恶性涎腺肿瘤的详细组织病理学特征在外科病理学标准教科书或头颈部病理学专著中都有很好的阐述，不属于本书讨论的范围。有人提议，主要肿瘤类型（良性和恶性）的详细组织病理学特征在冰冻诊断中是必不可少的，但是注意生长模式、细胞学异型性和其他可能提示高级别癌的特征（如核分裂活跃、非典型核分裂象、坏死、神经浸润或脉管浸润）可能更重要。术中细胞学涂片有助于评估核特征。

最常见的涎腺肿瘤是腮腺原发性肿瘤，多为良性。80% 的腮腺肿瘤、50% 的颌下腺和舌下腺肿瘤以及 20% 的小涎腺肿瘤是良性的。在美国，涎腺恶性肿瘤少见，占所有头颈部癌症的 6%，占所有恶性肿瘤的 0.3%。最常见的良性肿瘤是多形性腺瘤，其次是沃辛瘤（Warthin 瘤）。最常见的恶性肿瘤包括黏液表皮样癌、腺泡细胞癌和腺样囊状癌[33]。冰冻切片识别涎腺肿瘤的准确性不等，可能与这些肿瘤相对少见及组织学异质性有关。

11.3.1　标本处理

包括涎腺病变在内的头颈部肿块多采用细针穿刺活检（FNA），因为 FNA 具有微创、几乎没有并发症和门诊可操作等优点，因而广泛用于一线诊断。外科医师在切除标本之前可能已经获知明确的诊断或者至少是大致的诊断。FNA 的准确性可能与术中冰冻切片的准确性相当[34]；这两种技术均有助于手术治疗。因此，对于病理医师来说，在冰冻诊断时知晓 FNA 结果，或者冰冻时复阅 FNA 涂片有利于诊断。

涎腺肿瘤的大体检查很重要。如果标本由外科医师定向，应该在标本上适当地涂墨。解剖学方面，腮腺以面神经为界，分为外侧（浅叶）和内侧（深叶）。大多数腮腺肿瘤位于外侧，因此腮腺浅叶切除术标本最常见。舌下腺和颌下腺肿瘤通常进行完全切除术；口腔内小涎腺病变切除术类似于黏膜鳞状病变。

大涎腺切除标本可以垂直于长轴连续切开，或者将涎腺平行于长轴沿最大面对剖，以便保留肿瘤切缘和邻近的涎腺组织。一旦连续切开或对剖，取材者即可检查肿瘤浸润邻近涎腺的区域，并检查肿瘤与切缘的关系。很可惜大涎腺肿瘤的大体表现与其生物学行为并不总是相符，特别是在肿瘤边界和局部浸润方面。有边界的肿瘤可能代表腺瘤或低度恶性肿瘤（图 11.16），高度侵袭性肿瘤更可能是高度恶性（图 11.17 和 11.18）。然而，良性肿瘤（如多形性腺瘤，尤其是复发）可能表现为多个分叶状或假浸润性生长。在肿瘤边缘和相邻腺体的交界处选取具有代表性的切片，最有助于确定浸润范围。涂片更有助于评估核特征。可以直接印片或接触印

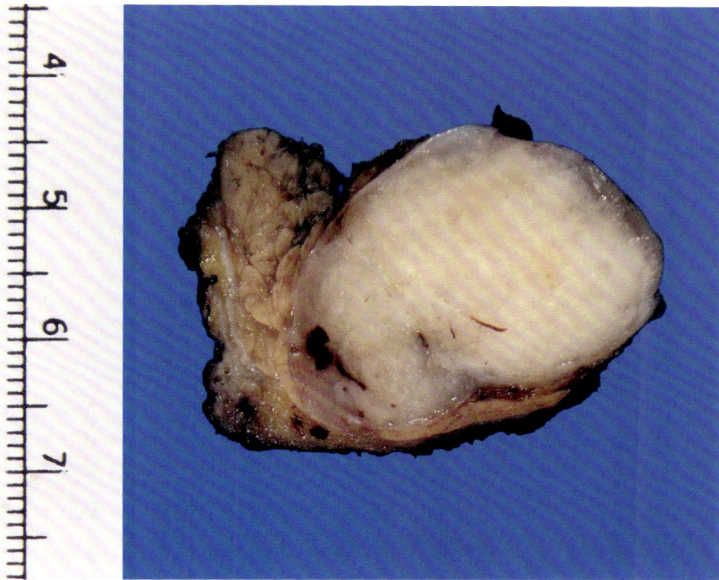

图 11.16　低级别涎腺肿瘤。注意最重要的大体特征是边界清楚，提示低级别肿瘤（良性或低度恶性）；即使局灶性呈分叶状也是如此。注意均质的白褐色切面伴局灶性出血，可能继发于先前的 FNA 或活检

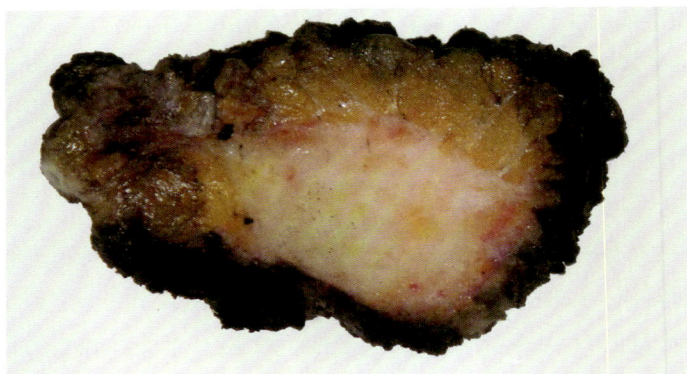

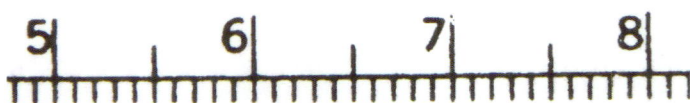

图 11.17　边界不清的浸润性白色肿块接近墨染切缘，提示高度恶性。根据临床、手术和解剖学情况，必要时做冰冻切片证实诊断，可能需要进一步行扩大切除

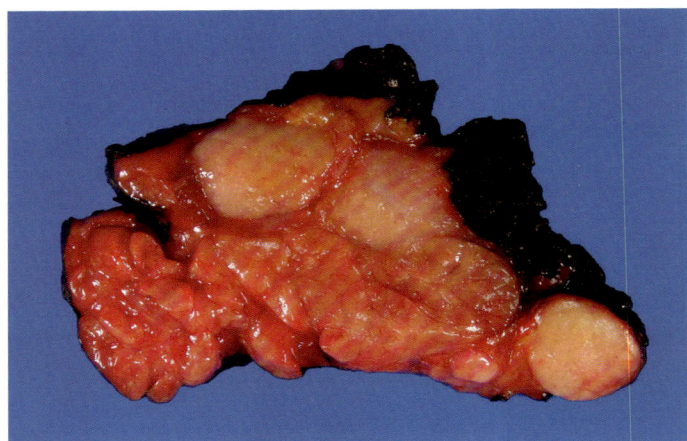

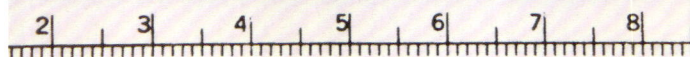

图 11.18　这例发现多个（至少4个）肿瘤结节，提示腮腺内多结节性扩散或腮腺外原发并向腮腺内淋巴结转移。由于所有结节的大体表现是相似的，可以选取一个代表性结节做冰冻切片

片，但是玻片上获取的组织量不如涂片上那样多。涂片前，先拭去肿瘤切面上多余的血液或液体。然后，使用手术刀片或载玻片的边缘刮擦肿瘤表面。如果使用载玻片，接着用这张载玻片将刮下的液体 / 组织混合物压在第二张载玻片上，然后均匀、快速地将两张载玻片拉开。如果使用手术刀片，将刮下的液体 / 组织混合物转移到一张载玻片上，再将第二张载玻片按在第一张载玻片的表面，然后均匀、快速地将两张载玻片拉开。最后，风干并进行罗曼诺夫斯基染色，或立即浸泡在乙醇福尔马林溶液中进行 HE 染色。每种操作都制备两张涂片进行镜下观察。

冰冻检查之后：如果将涎腺平行于长轴对剖，如果标本不能立即取材，则应将标本切面朝下用大头针固定以保持平整。该操作不影响后续切开，即将每一半已被两等分的组织均垂直于长轴连续切开。

11.3.2　良性肿瘤

最常见的大小涎腺肿瘤是多形性腺瘤，占所有良性涎腺肿瘤的 60%。肿块生长缓慢、质硬、无痛，最常见于腮腺浅叶，主要风险是外源性压迫面神经。大体检查，腮腺多形性腺瘤常有包膜，而小涎腺发生者不然。切面呈白褐色且均匀一致。局部复发通常与以前尝试的摘除术有关。尽管复发后组织学良性，但常呈多灶性，在残余的涎腺及邻近软组织中随机分布。

多形性腺瘤的细胞形态变化多端，含有上皮和肌上皮两种细胞成分。肌上皮细胞产生纤维胶原、黏液样和软骨样基质。冰冻切片中，各种成分所占比例变化很大，可能导致诊断困难。冰冻切片取材时，可能取不到肿瘤的两种细胞成分。但应努力寻找两种细胞成分，以确认良性或低级别恶性肿瘤。

需要术中确诊多形性腺瘤或其他良性及低级别恶性涎腺肿瘤的主要原因是限制手术范围，腮腺肿瘤只需要浅叶切除术，小涎腺肿瘤只需要单纯切除。术前未做 FNA 时尤其如此，其次是术前 FNA 诊断不确定（如意义不明的非典型）的情形，或将术中诊断作为 FNA 的辅助手段[35,36]。诊断为恶性肿瘤，特别是具有高级别特征者，可能导致范围更广的手术、切除面神经以及颈部清扫术。高度富于细胞的肿瘤会造成诊断困难，需要与癌鉴别。偶尔出现筛状结构，提示腺样囊性癌的可能性。出现明显的浸润性生长模式应提高对癌的怀疑程度。然而，众所周知多形性腺瘤如果复发，偶有伪足样浸润邻近组织或表现为多灶性肿瘤。多形性腺瘤中出现非典型改变（细胞密度增加、核仁明显、核分裂增多）时，可报告为非典型腺瘤——临床行为通常类似于良性肿瘤。

大涎腺第二常见肿瘤是沃辛瘤。最常见于腮腺，大体表现为边界不清、质软、内含液体的棕色至棕褐色肿瘤（图 11.19）。印片细胞学（图 11.20A）通常易见特征性表现，即成熟淋巴细胞和嗜酸细胞混合。冰冻切片（图 11.20B）也容易见到典型的组织学表现。这些肿瘤中偶见鳞状上皮化生或黏液性化生，可能导致冰冻切片诊断困难[37]。鳞化可能是自发性的，也可能继发于囊液外渗或先前 FNA 操作。鳞化可能很广泛，不要误诊为鳞状细胞癌（图 11.21）。黏液性化生可能会提示嗜酸细胞性黏液表皮样癌的可能性，在这种情况下可以诊断为低级别黏液性 / 嗜酸细胞肿瘤，因为这些病例通常需要免疫染色和（或）分子遗传学的支持才能最终确诊。

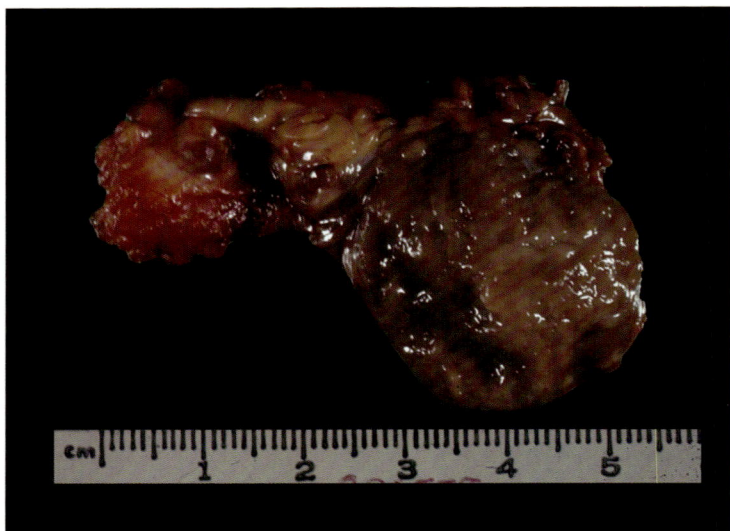

图 11.19　沃辛瘤的大体照片。黄白色分叶状涎腺旁边可见一个棕色肿块，质软，边界清楚

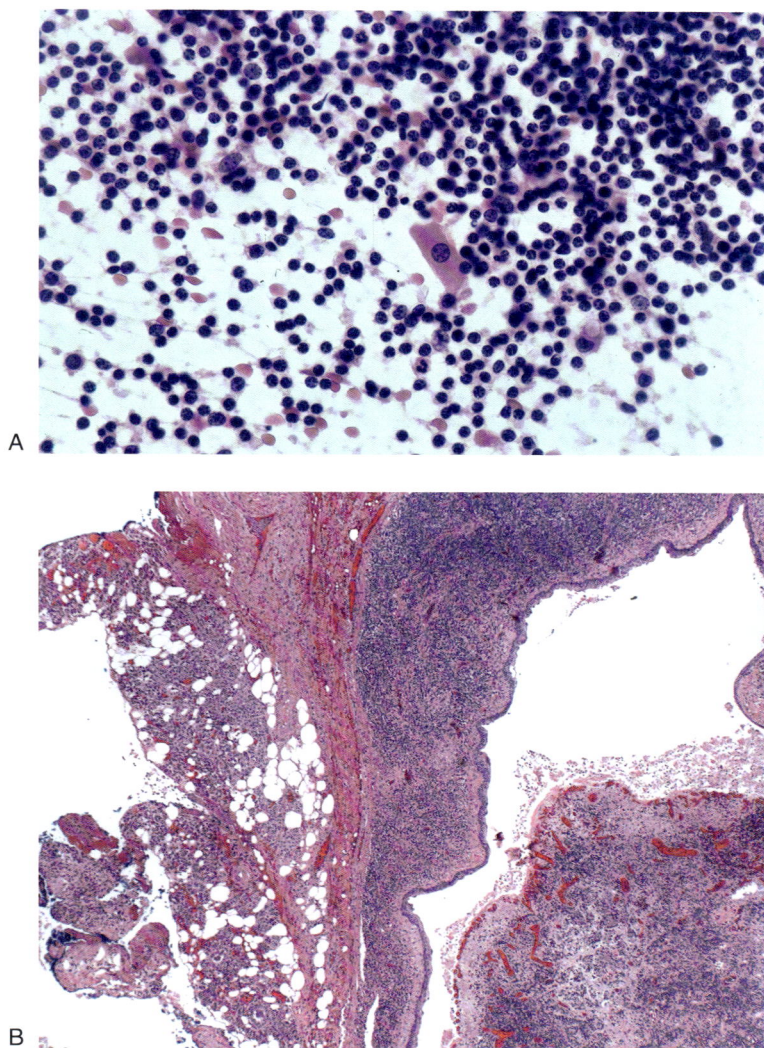

图 11.20　A. 沃辛瘤的印片，可见成熟的小淋巴细胞构成致密的背景，视野中央有一个嗜酸细胞；B. 典型沃辛瘤的冰冻切片。肿瘤与未受累的涎腺组织（左侧）相邻，肿瘤部分呈囊性，囊壁被覆嗜酸细胞，周围为密集的淋巴组织。蓝色墨水标示切缘

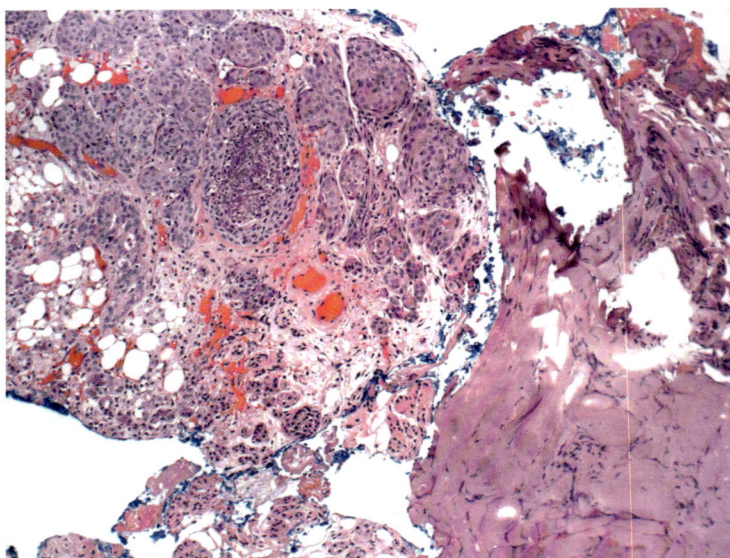

图 11.21　另一例沃辛瘤的冰冻切片。标本切缘可见墨水和烧灼假象。中心部位可见化生的鳞状上皮巢紧邻着小涎腺腺泡。沃辛瘤和嗜酸细胞瘤中常见鳞状化生。切勿误诊为鳞状细胞癌

11.3.3　恶性肿瘤

　　冰冻切片对涎腺肿瘤临床管理的重要作用在于评估切缘情况，并区分良性/低级别与高级别恶性肿瘤。总体而言，在各种研究、机构和实践环境中，冰冻切片对良性与恶性的分类准确性高[38-41]，分级准确性也高[42]。冰冻切片的切缘评估应从大体检查确定的切缘取材。对于切缘足够或近切缘的定义，并没有统一的特定数值，因此应如实报告实际测量值。肿瘤出现在墨染边缘才能称为阳性切缘。图 11.22 示组织学检查，腺样囊性癌延伸至墨染切缘。在这种情况下，良好的大体检查才有正确的取材。形态学检查也容易识别肿瘤类型。

　　一旦确认高级别恶性肿瘤，就要向外科医师报告，因为随后可能进行颈部清扫术。在这种情况下，高级别癌的组织学分型就不那么重要了。例如，一名患者在 13 年前切除黏液表皮样癌，冰冻切片检出上颌部复发，送检了颈部软组织活检。无法复查以前的切片，在这种情况下，只要识别高

级别恶性肿瘤即可（图 11.23）。高度恶性的涎腺肿瘤通常表现为局部浸润性生长、坏死、血管或神经浸润。警惕这些生长方式和恶性肿瘤的细胞学特征是术中诊断的关键（图 11.9）。肿瘤的最终分型可以等待石蜡切片。

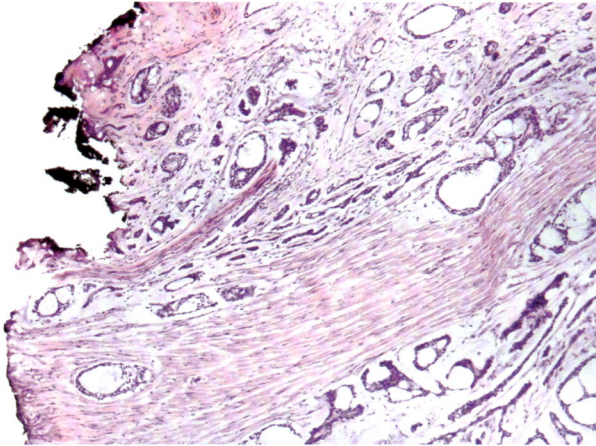

图 11.22　墨染切缘的冰冻切片。有腺样囊性癌的典型结构特征和神经周围浸润，所以肿瘤类型明确。显而易见，肿瘤延伸至墨染切缘

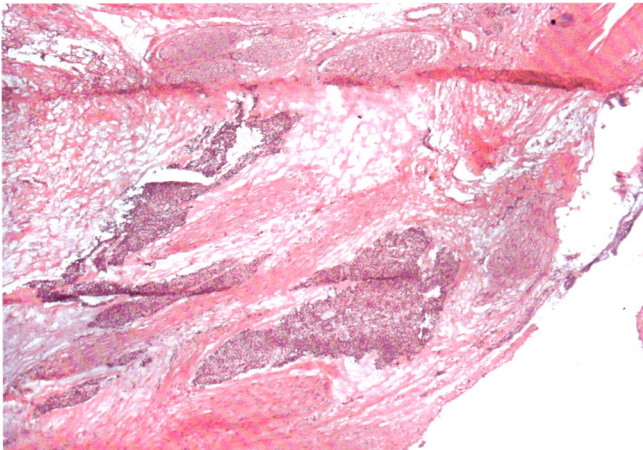

图 11.23　具有高度恶性黏液表皮样癌病史的患者的颈部软组织冰冻切片。冰冻诊断时，无法复阅以前肿瘤的切片。可见明显的不规则的恶性肿瘤细胞巢浸润软组织和神经。冰冻诊断时无法明确肿瘤的具体类型，但在这种情况下也无须明确

11.4　鼻腔鼻窦病变

关于鼻腔鼻窦冰冻切片病理的文献有限。临床要求对鼻腔鼻窦未知肿瘤做术中活检的主要作用是证实其肿瘤性质，并获得诊断性组织。由于鼻腔鼻窦病变往往具有诊断挑战性和多样性组织学起源（上皮、间质、黑素细胞），直到明确诊断临床才能进行最终治疗。鼻腔鼻窦病变的更广泛讨论，读者可以参考综述[43,44]。在常规鼻腔鼻窦手术中遇到的最常见肿瘤之一是鼻腔鼻窦乳头状瘤［旧称施耐德（Schneiderian）乳头状瘤］。一旦诊断鼻腔鼻窦乳头状瘤，外科医师会尽可能地切除全部病变，获得阴性切缘，并烧灼病变的基底 /起源部位，以尽量减少局部复发的风险[45]。有时，鼻腔鼻窦乳头状瘤类似于或发生于背景中的水肿性或炎性息肉。提醒病理医师可能是传统型内翻性乳头状瘤的特征包括：增厚的移行样上皮，常常有一定程度的内生性生长（即使程度轻微），上皮内中性粒细胞浸润或形成微脓肿，偶尔表面衬覆单层呼吸道柱状上皮细胞（图 11.24）。在慢性鼻腔鼻窦炎背景中，可能见到极少量的移行样上皮，但是这些区域通常是局灶性的，相对较薄，并且局限于表面。鼻腔鼻窦乳头状瘤嗜酸细胞变异型的上皮通常较薄，嗜酸细胞呈丛状生长，上皮内有中性粒细胞。可见上皮外生性和（或）内生性生长方式（图 11.25）。

偶尔会遇到鼻腔鼻窦黑色素瘤，在这种情况下，外科医师也会尝试切除所有肉眼可见的病变。一旦诊断黏膜黑色素瘤或小圆蓝细胞肿瘤，就提示临床应再送组织用于石蜡诊断和辅助研究。诊断淋巴细胞病变或考虑淋巴瘤，应再送新鲜组织用于流式细胞术或细胞遗传学研究，这和其他解剖学部位一样。侵袭性真菌性鼻窦炎的术中评估已在第 3 章讨论。

11.5　头颈部冰冻切片的禁忌证

（1）冰冻切片评估的结果不直接影响患者的即刻手术处理。

（2）临床怀疑原发性恶性黑色素瘤的皮肤病变。

（3）疑似或已知的造血系统疾病。但是应送检新鲜的淋巴结，用于适当的组织分检（例如，流式细胞术、细胞遗传学、印片、微生物学）。

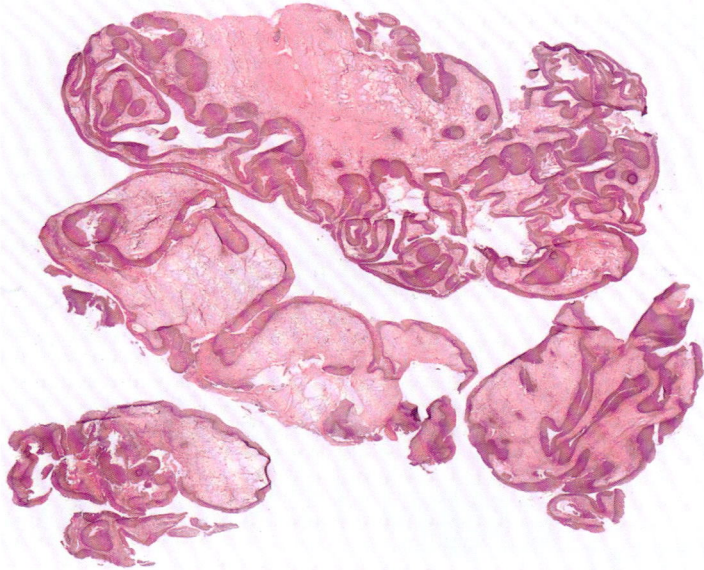

A

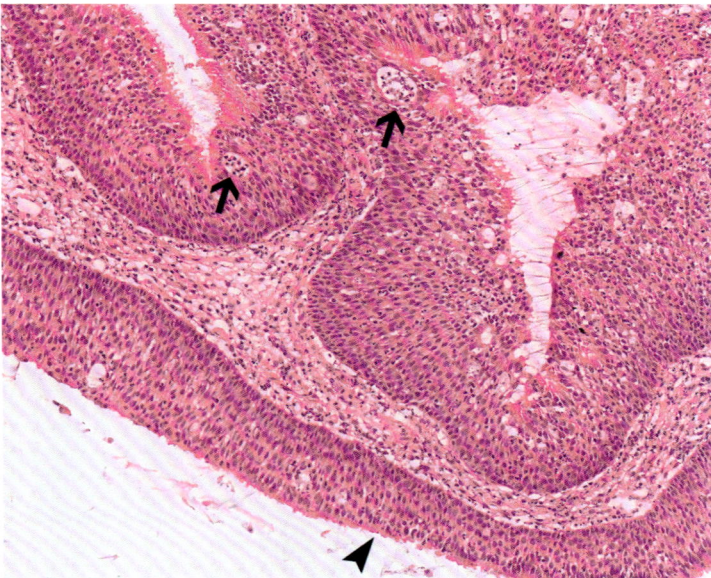

B

图 11.24　A. 低倍镜下的经典型鼻腔鼻窦乳头状瘤，有着不同寻常的外观。间质因水肿而扩张，可能给人非肿瘤性炎性息肉的印象，然而，上皮增厚多提示肿瘤性质；B. 高倍镜，证实增厚的移行样上皮伴上皮内微脓肿（细箭头）和少量表面呼吸道柱状上皮（粗箭头）

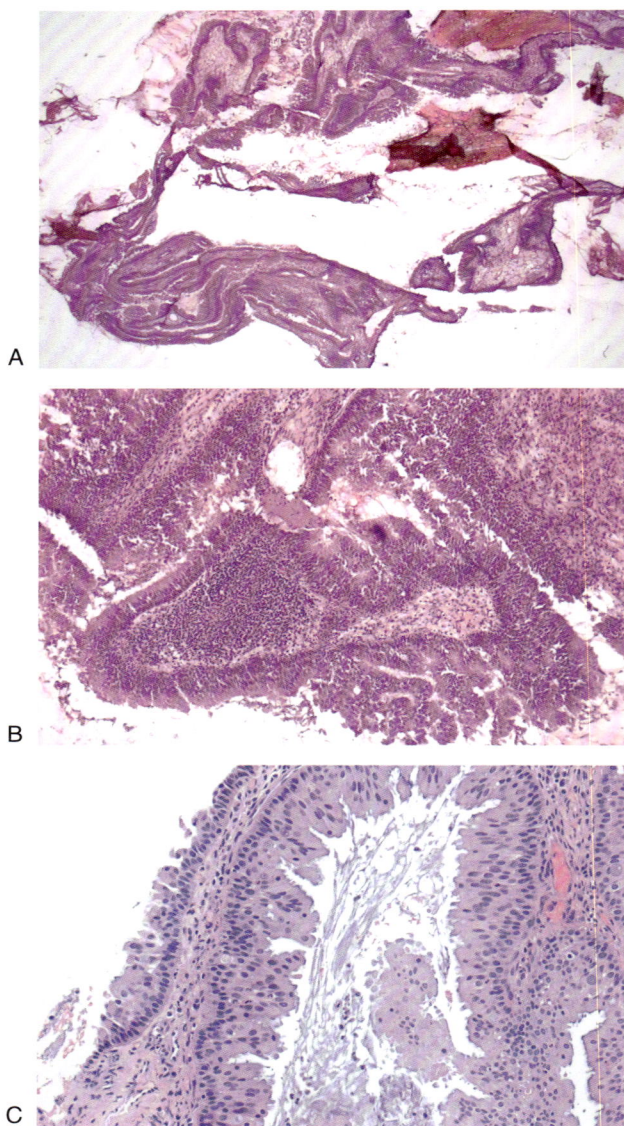

图 11.25　A. 低倍镜下的嗜酸细胞型鼻腔鼻窦乳头状瘤，显示增多的起伏的上皮。与经典型肿瘤相比，嗜酸细胞型肿瘤可能具有更明显的外生性或乳头状形态；B. 高倍镜，显示呼吸道上皮细胞轻度增厚，并有一些细胞呈丛状生长（图下方）。尽管这些特征不明显，仍应考虑嗜酸细胞型鼻腔鼻窦乳头状瘤的可能性；C. 石蜡切片HE 染色，证实被覆于内生性区域和外生性乳头轴心的细胞为嗜酸细胞性质。再次强调，该亚型有明显的上皮丛状特征

（4）脂肪、重度钙化或骨化的组织。

头颈部与其他部位一样，病理医师需要警惕冰冻切片应用不当，其潜在风险包括可能造成对有限组织的滥用，误以为冰冻切片可以替代固定良好和处理良好的组织，或对诊断性标本进行不适当的组织分检。一味要求做冰冻切片并不值得推崇。作为病理医师，我们必须结合临床，我们传递的信息必须使患者最大限度地获益。在这方面，头颈部肿瘤是个挑战，需要我们和外科医师紧密合作。

（DANIEL N. JOHNSON，CORY NASH，NICOLE A. CIPRIANI 著；李旻 译）

参考文献

1. Jones AS, Bin Hanafi Z, Nadapalan V, et al. Do positive resection margins after ablative surgery for head and neck cancer adversely affect prognosis? A study of 352 patients with recurrent carcinoma following radiotherapy treated by salvage surgery. *Br J Cancer*. 1996;74(1):128–132.

2. Demir B, Incaz S, Uckuyulu EI, et al. Accuracy of frozen section examination in oral cavity cancers. *Ear Nose Throat J*. 2020;145561320967334.

3. Baird BJ, Sung CK, Beadle BM, et al. Treatment of early-stage laryngeal cancer: A comparison of treatment options. *Oral Oncol*. 2018;87:8–16.

4. Jin YJ, Jeong WJ, Paik JH, et al. Role of frozen biopsy in glottic premalignant lesions. *Pathol Oncol Res*. 2017;23(3):519–523.

5. Westra WH. The morphologic profile of HPV-related head and neck squamous carcinoma: Implications for diagnosis, prognosis, and clinical management. *Head Neck Pathol*. 2012;6(suppl 1):S48–S54.

6. Lewis JS Jr. Morphologic diversity in human papillomavirus-related oropharyngeal squamous cell carcinoma: Catch Me If You Can! *Mod Pathol*. 30(s1):S44–S53.

7. Lewis JS Jr, Beadle B, Bishop JA, et al. Human papillomavirus testing in head and neck carcinomas: Guideline from the college of American pathologists. *Arch Pathol Lab Med*. 2018;142(5):559–597.

8. Brandwein-Gensler M, Teixeira MS, Lewis CM, et al. Oral squamous cell carcinoma: Histologic risk assessment, but not margin status, is strongly predictive of local diseasefree and overall survival. *Am J Surg Pathol*. 2005;29(2):167–178.

9. Chiosea SI. Intraoperative margin assessment in early oral squamous cell carcinoma. *Surg Pathol Clin*. 2017;10(1):1–14.

10. Kubik MW, Sridharan S, Varvares MA, et al. Intraoperative margin assessment in head and neck cancer: A case of misuse and abuse? *Head Neck Pathol*. 2020;14(2): 291–302.

11. Kain JJ, Birkeland AC, Udayakumar N, et al. Surgical margins in oral cavity squamous cell carcinoma: Current practices and future directions. 2020;130(1):128–138.

12. Prabhu AV, Sturgis CD, Lai C, et al. Improving margin revision: Characterization of tumor bed margins in early oral tongue cancer. *Oral Oncol.* 2017;75:184–188.

13. Kerawala CJ, Ong TK. Relocating the site of frozen sections—is there room for improvement? *Head Neck.* 2001;23:230–232.

14. Maxwell JH, Thompson LDR, Brandwein-Gensler MS, et al. Early oral tongue squamous cell carcinoma: Sampling of margins from tumor bed and worse local control. *JAMA Otolaryngol Head Neck Surg.* 2015;141(12):1104–1110.

15. Aaboubout Y, Hove IT, Smits RWH, et al. Specimen-driven intraoperative assessment of resection margins should be standard of care for oral cancer patients. *Oral Dis.* 2021; 27(1):111–116.

16. Spiro RH, Guillamondegui O Jr, Paulino AF, et al. Pattern of invasion and margin assessment in patients with oral tongue cancer. *Head Neck.* 1999;21(5):408–413.

17. Cooley ML, Hoffman HT, Robinson RA. Discrepancies in frozen section mucosal margin tissue in laryngeal squamous cell carcinoma. *Head Neck.* 2002;24(3):262–267.

18. Seethala RR, Weinreb I, Bullock MJ, et al. Protocol for the examination of specimens from patients with cancers of the lip and oral cavity. College of American Pathologists. Version: 4.0.0.1. June 2017.

19. Moe J, McHugh JB, Udager AM, et al. Intraoperative depth of invasion is accurate in early-stage oral cavity squamous cell carcinoma. *J Oral Maxillofac Surg.* 2019;77(8): 1704–1712.

20. Mehta R, Yadav R, Malhotra M. Comparison of intra-operative depth of invasion measurement by frozen section with post-operative histopathology in patient of oral cavity squamous cell carcinoma. *Indian J Otolaryngol Head Neck Surg.* 2020. https://doi.org/10.1007/s12070-020-02272-3

21. Yoon BC, Bulbul MD, Sadow PM, et al. Comparison of intraoperative sonography and histopathologic evaluation of tumor thickness and depth of invasion in oral tongue cancer: A pilot study. *AJNR Am J Neuroradiol.* 2020;41(7):1245–1250.

22. de Bree R, de Keizer B, Civantos FJ, et al. What is the role of sentinel lymph node biopsy in the management of oral cancer in 2020? *Eur Arch Otorhinolaryngol.* 2021;278(9): 3181–3191.

23. Sloan P. Head and neck sentinel lymph node biopsy: Current state of the art. *Head Neck Pathol.* 2009;3(3):231–237.

24. Vassiliou LV, Acero J, Gulati A, et al. Management of the clinically N0 neck in early-stage oral squamous cell carcinoma (OSCC). An EACMFS position paper. *J Craniomaxillofac Surg.* 2020;48(8):711–718.

25. Luna MA. Uses, abuse and pitfalls of frozen section diagnoses of diseases of the head and neck. In: Barnes L, ed. *Surgical Pathology of the Head and Neck.* Marcel Dekker; 2000:2–12.

26. Asthana S, Deo SVS, Shukla NK, et al. Intraoperative neck staging using sentinel node biopsy and imprint cytology in oral cancer. *Head Neck.* 2003;25(5):368–372.

27. Tschopp L, Nuyens M, Stauffer E, et al. The value of frozen section analysis of the sentinel lymph node in clinically N0 squamous cell carcinoma of the oral cavity and oropharynx. *Otolaryngol Head Neck Surg.* 2005;132(1):99–102.

28. Seethala RR. Current state of neck dissection in the United States. *Head Neck Pathol.*

2009;3(3):238–245.

29. Garrel R, Poissonnet G, Temam S, et al. Review of sentinel node procedure in cN0 head and neck squamous cell carcinomas. Guidelines from the French evaluation cooperative subgroup of GETTEC. *Eur Ann Otorhinolaryngol Head Neck Dis.* 2017;134(2):89–93.

30. Garrel R, Poissonnet G, Plana AM, et al. Equivalence randomized trial to compare treatment on the basis of sentinel node biopsy versus neck node dissection in operable T1-T2N0 oral and oropharyngeal cancer. *J Clin Oncol.* 2020;38(34):4010–4018.

31. Vishnoi JR, Kumar V, Gupta S, et al. Outcome of sentinel lymph node biopsy in early-stage squamous cell carcinoma of the oral cavity with methylene blue dye alone: A prospective validation study. *Br J Oral Maxillofac Surg.* 2019;57(8):755–759.

32. Stoeckli SJ, Pfaltz M, Ross GL, et al. The second international conference on sentinel node biopsy in mucosal head and neck cancer. *Ann Surg Oncol.* 2005;12(11):919–924.

33. Boukheris H, Curtis RE, Land CE, et al. Incidence of carcinoma of the major salivary glands according to the WHO classification, 1992 to 2006: A population-based study in the United States. *Cancer Epidemiol Biomarkers Prev.* 2009;18(11):2899–2906.

34. Wong DSY. Frozen section during parotid surgery revisited: Efficacy of its applications and changing trend of indications. *Head Neck.* 2002;24(2):191–197.

35. Pastorello RG, Rodriguez EF, McCormick BA, et al. Is there a role for frozen section evaluation of parotid masses after preoperative cytology or biopsy diagnosis? *Head Neck Pathol.* 2021;15(3):859–865.

36. Seethala RR, LiVolsi VA, Baloch ZW. Relative accuracy of fine-needle aspiration and frozen section in the diagnosis of lesions of the parotid gland. *Head Neck.* 2005;27(3):217–223.

37. Taxy JB. Necrotizing squamous/mucinous metaplasia in oncocytic salivary gland tumors. A potential diagnostic problem. *Am J Clin Pathol.* 1992;97(1):40–45.

38. Heller KS, Attie JN, Dubner S. Accuracy of frozen section in the evaluation of salivary tumors. *Am J Surg.* 1993;166(4):424–427.

39. Schmidt RL, Hunt JP, Hall BJ, et al. A systematic review and meta-analysis of the diagnostic accuracy of frozen section for parotid gland lesions. *Am J Clin Pathol.* 2011;136(5): 729–738.

40. Mostaan LV, Yazdani N, Madani SZ, et al. Frozen section as a diagnostic test for major salivary gland tumors. *Acta Med Iran.* 2012;50(7):459–462.

41. Marzullo A, Serio G, Madami L, et al. Intraoperative frozen section as a reliable ancillary technique in salivary gland surgery: A cross sectional study. *F1000Research.* 2018;7:231.

42. Olsen KD, Moore EJ, Lewis JE. Frozen section pathology for decision making in parotid surgery. *JAMA Otolaryngol Head Neck Surg.* 2013;139(12):1275–1278.

43. Slootweg PJ, Ferlito A, Cardesa A, et al. Sinonasal tumors: A clinicopathologic update of selected tumors. *Eur Arch Otorhinolaryngol.* 2013;270(1):5–20.

44. Stelow EB, Bishop JA. Update from the 4th edition of the World Health Organization Classification of head and neck tumours: Tumors of the nasal cavity, paranasal sinuses and skull base. *Head Neck Pathol.* 2017;11(1):3–15.

45. Miglani A, Hoxworth JM, Zarka MA, et al. Use of intraoperative negative margins reduces inverted papilloma recurrence. *Am J Rhinol Allergy.* 2018;32(1):57–60.

第 12 章
甲状腺和甲状旁腺

12.1　甲状腺

　　最近几年，在甲状腺结节的外科治疗中，冰冻切片的术中会诊一直被临床用于建立明确的诊断。这种临床实践的理由是一旦冰冻切片诊断恶性肿瘤，外科医师可以立即完成甲状腺切除术，从而避免再次手术。然而，根据最新版美国甲状腺学会（ATA）分化型甲状腺癌治疗指南的建议，甲状腺细胞病理学 Bethesda 报告系统（TBSRTC）已经提高了细针穿刺活检（FNA）在甲状腺结节术前分类中的准确性，荟萃分析和大量个体研究都认为，术中评估甲状腺结节几乎没有用处[1-4]。

　　FNA 细胞病理学的进步改变了甲状腺结节的处理方式。ATA 指南认为，在甲状腺结节的处理中，FNA 是最准确、成本效益最佳的方法[5]。FNA 对某些甲状腺恶性肿瘤［如甲状腺乳头状癌（PTC）和髓样癌］和大多数良性滤泡性病变（如腺瘤性结节和甲状腺炎）的识别最准确，因此可能避免手术[5,6]。FNA 诊断良性（Bethesda Ⅱ）或恶性（Bethesda Ⅵ）的准确性很高（小于 5% 的假阴性率或假阳性率），因此不应提倡冰冻切片[7]。对于不确定（Bethesda Ⅲ~Ⅳ）或可疑（Bethesda Ⅴ）的 FNA 类别，大多数病例加做术中评估也没有改变可疑程度或获得明确诊断[8-10]。在冰冻切片时，困扰 FNA 诊断的问题仍然存在，并且有许多情况下冰冻是禁忌的。

　　（1）在滤泡性肿瘤或嗜酸细胞肿瘤［通常是 FNA 类别中意义不明确的滤泡性病变（FLUS）或可疑滤泡性肿瘤 / 嗜酸细胞肿瘤］中，冰冻诊断时无法彻底评估边界 / 包膜是否存在浸润[11-13]。

　　（2）在核特征不明确的肿瘤中［通常是 FNA 类别中意义不明确的非典

型性病变（AUS）或可疑恶性肿瘤（SFM）］，核特征在冰冻切片上不太可能变得明确，而冰冻切片假象会使核特征更难评估。制作印片（接触印片）或涂片可能有助于评估核细节，但它们几乎只是 FNA 细胞学的重复，不会比 FNA 获得更多信息，除非先前的 FNA 判读受限于细胞量不足。

（3）即使存在可疑的 PTC 核特征，但存在滤泡模式的生长方式，提示非浸润性甲状腺滤泡性肿瘤伴乳头状核特征（NIFTP）的可能性，而确定 NIFTP 的诊断需要在石蜡切片上对结节进行全面评估。同样，术中无法进行这种彻底的评估。此外，最终诊断为 NIFTP 并不提示需要根治性或完全性甲状腺切除。

（4）FNA 类别中诊断不确定的结节越来越多地使用分子检测，其更加有助于甲状腺结节的诊断和处理。例如，存在 *RAS* 家族基因突变提示滤泡性肿瘤（滤泡性腺瘤、滤泡性癌、NIFTP）——出现了上文第 1 点和第 3 点中讨论的问题。存在 *BRAF* V600E 或 *RET* 等癌特异性突变分别从本质上证实了 PTC 或髓样癌的诊断。

（5）术中诊断时，对新鲜甲状腺进行切开和物理操作，可能会产生貌似包膜侵犯或血管侵犯的结构假象，从而人为地增加了石蜡切片诊断的难度。

（6）即使可以在冰冻切片时诊断为高分化癌，但在许多不需要放射性碘治疗的低风险癌症中，甲状腺全切术仍然不适用[5]。例如，小范围的甲状腺内 PTC 和无血管侵犯的低分期滤泡性癌通常只需要临床观察和监测。

（7）至于良性甲状腺疾病，也可能选择甲状腺全切除术或近全切除术，特别是对于大的、双侧的、有症状的结节[14-16]，这种情况再次降低了冰冻切片可能具有的额外价值。对于药物治疗失败的弥漫性疾病，如格雷夫斯病（又称毒性弥漫性甲状腺肿）或甲状腺炎，一次手术即可完成甲状腺全切术，不需要冰冻切片。

尽管有压倒性的相反证据，在实际工作中仍然有冰冻切片申请。本章不会解决这种争议，而是讨论甲状腺和甲状旁腺病变在术中检查中遇到的适应证、局限性和诊断挑战。

12.1.1　甲状腺手术中的问题

甲状腺疾病的冰冻切片涉及以下主要领域，将在下文对其进行详细讨论。

（1）证实临床发现的甲状腺肿块和组织诊断，最适用于未经术前FNA诊断的患者。术中会诊期间可能识别的恶性肿瘤包括传统型PTC、显著的浸润性滤泡性或低分化癌、间变性癌和髓样癌[9,12,13,17]。术中环境不适用于边界清楚的滤泡性肿瘤的诊断，如滤泡性腺瘤、滤泡性癌或NIFTP。

（2）检查区域淋巴结，特别是德尔斐淋巴结（即喉前淋巴结）或气管前组织是否存在转移性病变。在这种情况下，通常应考虑桥本甲状腺炎中出现类似阳性淋巴结的外生结节的可能性。

（3）识别术中意外发现的颈部肿块；例如，胸腺残留、甲状旁腺功能异常或淋巴结肿大。

以上3条都可能改变手术方式。一旦证实了大体积、高级别或高分期的甲状腺原发性恶性肿瘤，则可能进行甲状腺全切术。区域性淋巴结转移可以说不那么紧迫，因为临床/影像学检出的淋巴结阴性的甲状腺癌不需要颈部清扫，但淋巴结转移与否可证实恶性诊断或改变手术策略，取决于临床情况。非预期肿块的识别可以进一步促使个性化手术。

12.1.2　甲状腺大体标本处理

大体检查是最好的初步检查。术前未获得FNA诊断或不确定诊断的甲状腺肿块，最常见的手术方法是诊断性甲状腺叶切除术。对大体标本应进行测量、涂墨和称重。为了更好地保持任何可能的肿瘤包膜以及周围腺体的完整性，可以沿冠状方向（纵向）对剖甲状腺叶，而不是横向连续切开。每一次切开都会加大结构假象的可能性；因此，应最大限度地减少切开次数。可能指导取材的重要大体特征包括：病变的大小、颜色和质地；边界清楚或浸润；存在囊性变、出血或坏死。例如，孤立的、边界清楚的棕褐色肿块提示滤泡性肿瘤（图12.1和12.2）；实性橙色至褐色病变，有时伴有中央瘢痕，提示嗜酸细胞肿瘤（图12.3）。星芒状、砂砾感、灰白色肿块，有或无包膜，偶尔体积较小，提示 PTC（图 12.4）。这种大体表现也可能类似于甲状腺髓样癌。大肿块伴不均质切面（包括潜在的不明显的坏死）、不规则边界和多个卫星结节，提示高级别癌的可能性（图 12.5）。类似背景甲状腺的单个或多个隆起性、光泽性胶样结节通常是良性大滤泡性腺瘤性结节（图 12.6）。冰冻切片研究的标本最好包括肿瘤 – 实质界面和周围的外表面（如果可能的话）。

此外，细胞学制片对于保存细胞形态学特征至关重要[17,18]。在大多数

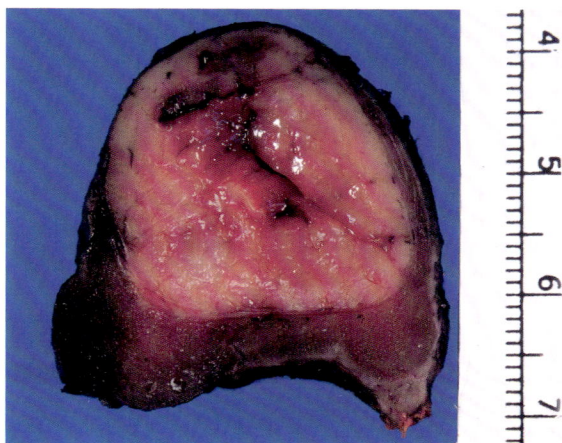

图 12.1 轮廓清晰、有部分包膜的滤泡性肿瘤，切面呈褐红色，主要为实性，没有大体浸润的证据。中央的红色出血可能提示先前的活检 /FNA 部位发生的改变

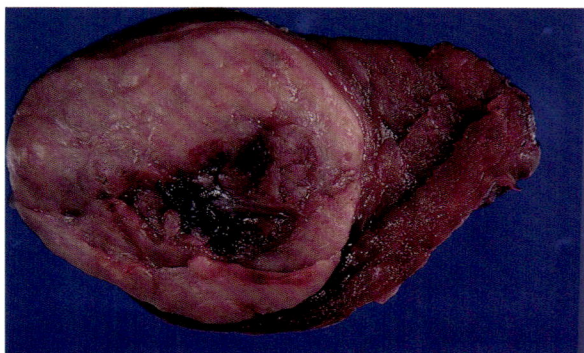

图 12.2 滤泡性肿瘤（腺瘤）。孤立的、局限界清的、有部分包膜的肿块，中央出血可能继发于先前的 FNA

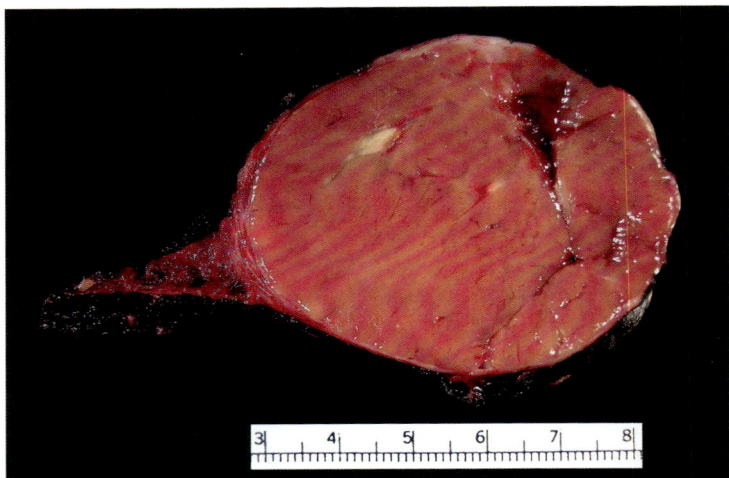

图 12.3　边界清楚的肿瘤，切面呈均质棕橙色，有一个偏心的褐白色瘢痕，提示嗜酸细胞肿瘤

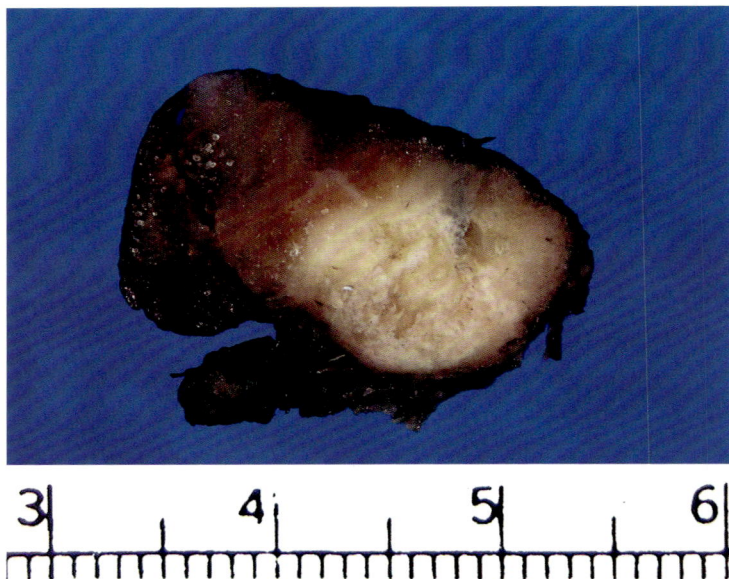

图 12.4　乳头状甲状腺癌表现为不规则、毛刺状或星芒状、质硬的白色肿块，伴有潜在的坚硬白色钙化和明显的甲状腺内浸润

病例中，为了节省时间，可以同时制备涂片和冰冻切片。可以考虑直接印片；然而，这些技术向载玻片转移的组织量不如涂片那么多。制备涂片，先从肿瘤切面吸掉多余的血液或液体。然后，用手术刀片或载玻片的边缘在肿瘤表面刮取。如果使用载玻片，将带有刮取物的载玻片压在第二张载玻片上，并以平稳、快速的动作将两张载玻片拉开。如果使用手术刀片，将刮取物转移到载玻片上，将第二个载玻片按压到第一张载玻片的表面，并以平稳、快速的动作将两张载玻片拉开。风干两张载玻片以备进行罗氏染色，或立即浸入乙醇福尔马林固定液中以备进行 HE 染色。上述两种涂片方法都会产生两张含有组织的玻片，以用于显微镜检查。HE 染色能最佳地保持核细节，染色效果与冰冻切片相似。罗曼诺夫斯基型染色的核细节略差；但保留了非细胞性背景物质，如胶质和淀粉样蛋白。

术中评估如下：如果甲状腺被纵向对剖，如果标本不能立即取材，则应将标本的切面向下固定，以保持平整。该操作不影响后续切开，即将每一半标本垂直于长轴连续切开。也可以将肿瘤的"尖端"或"帽"类似于椭圆形皮肤的尖端进行垂直切片，以便全面地评估肿瘤包膜 / 外周。

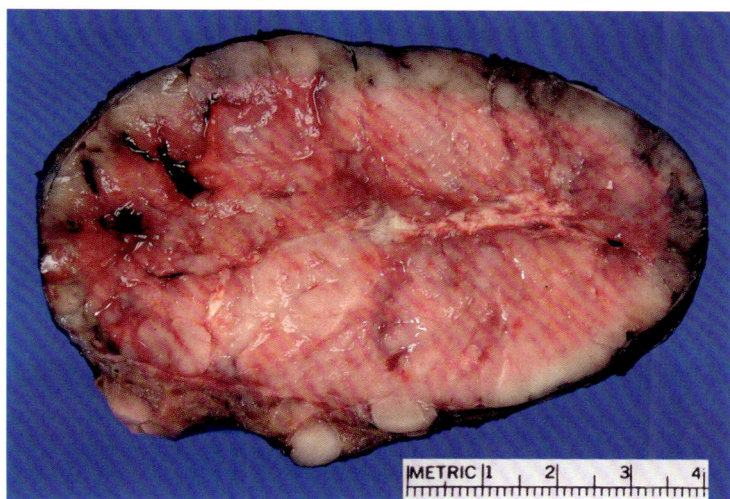

图 12.5　大的实性褐白色肿块，线性不透明区域提示坏死，肿瘤包膜外肉眼可见明显的卫星结节，考虑浸润

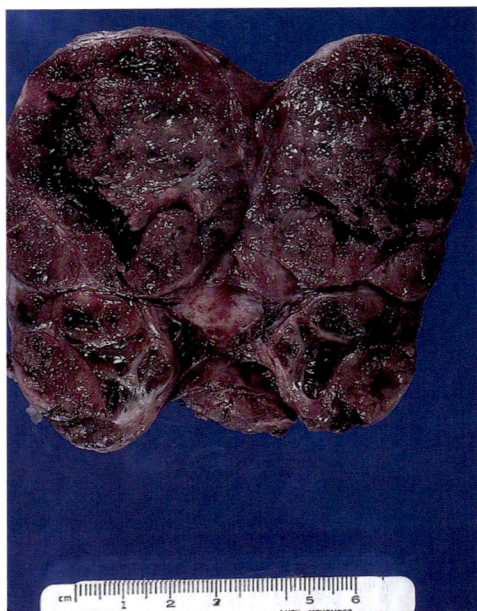

图 12.6 　腺瘤性结节。甲状腺叶切除术标本，纵向对剖，在增大的腺体中有多个大小不等的结节，边界清楚

12.1.3　甲状腺显微镜检查

涂片检查在确认或排除甲状腺乳头状癌（PTC）方面最有帮助，尤其是当浸润不明显或以滤泡生长为主时。涂片显示形态学温和的圆核，可以降低对 PTC 的怀疑程度。也就是说，微滤泡的组成细胞呈圆形至椭圆形核、染色质呈点彩状且较分散，支持滤泡性肿瘤（图 12.7）。相反，核增大、核轮廓不规则（尤其是核内假内含物）和丰富致密的细胞质可能提示 PTC。然而，对于以滤泡为主的病变伴 PTC 样核特征（尤其是仅有轻微不规则核的病变）应谨慎，因为最终诊断可能是 NIFTP，其不需要进行甲状腺全切除术。这种病例可以术中诊断为滤泡性肿瘤，并将最终诊断延迟到石蜡切片。除非具有高度侵袭性，否则可能被考虑为 PTC 滤泡亚型的任何肿瘤都应延迟诊断[19-21]。

涂片有助于诊断一些少见类型的癌，如甲状腺髓样癌、低分化甲状腺癌

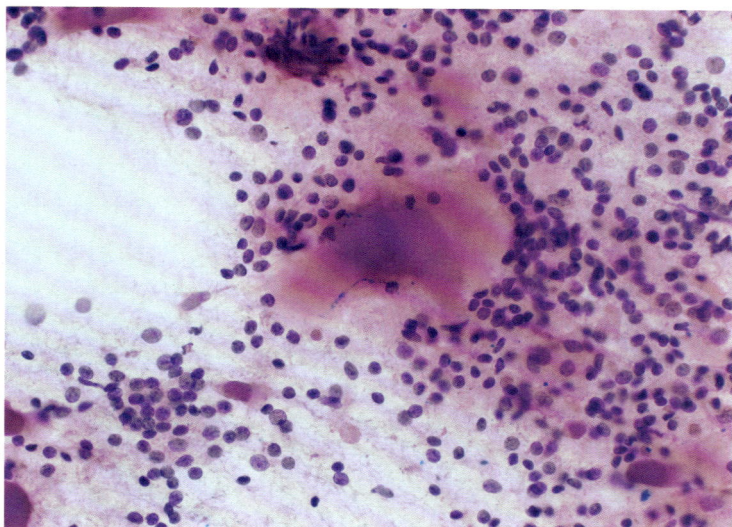

图 12.7　有些结节的涂片显示滤泡细胞伴温和的细胞形态，包括圆形至椭圆形核伴相对均匀分散的染色质，并与背景中有一些胶质相混杂，支持诊断为滤泡性病变，排除乳头状癌

和间变性甲状腺癌。甲状腺髓样癌的细胞形态学特征见下文。低分化甲状腺癌的涂片中细胞量非常丰富，细胞呈原始形态，包括胞质稀少、核深染和染色质粗糙。坏死、实性生长和核分裂活性是有帮助的特征，但由于取材的差异，在涂片和具有代表性的冰冻切片上仅是偶尔出现[22]。间变性甲状腺癌的涂片中应出现明显增大的细胞，细胞形态呈上皮样、鳞状或肉瘤样。原发性甲状腺肿瘤中明显的鳞状细胞癌应高度怀疑间变性癌。可能遇到奇异形和非典型核分裂象以及炎症浸润。由于纤维丰富，涂片和切片中偶尔细胞量稀少[22]。

12.1.4　腺瘤性结节和滤泡性肿瘤

　　腺瘤性结节通常是多发性，可能导致甲状腺增大或甲状腺肿，大体检查通常能够识别。在横切面上，结节可能有部分包膜（图 12.6）。常见退行性改变，包括出血、钙化、囊性变和纤维化。冰冻切片取材应避开这些区域[15,16]。印片显示滤泡细胞相对稀少、形态温和，背景中胶质丰富（图12.8）。常见混杂的少量化生性嗜酸细胞，能进一步确认该病变为良性（图12.9）。组织学图像变化多样，并且往往由于组织褶皱或胶质而出现"颤刀"假象，这些技术因素使形态变得更加复杂。扩张的滤泡（被覆扁平的萎缩细胞）与较小滤泡（被覆更丰满的细胞）交替排列（图 12.10）。偶有良性的内生小结节（形成乳头样结构）（译注：即所谓的 Sanderson 小结），向着囊性扩张的滤泡中突入（图 12.11A）。细胞复层化的病灶可能提示PTC；然而，缺乏典型的 PTC 核特征（图 12.11B）。这些形态学特征反映了甲状腺对 TSH 波动的反应，TSH 波动是腺瘤性结节的发生因素之一。

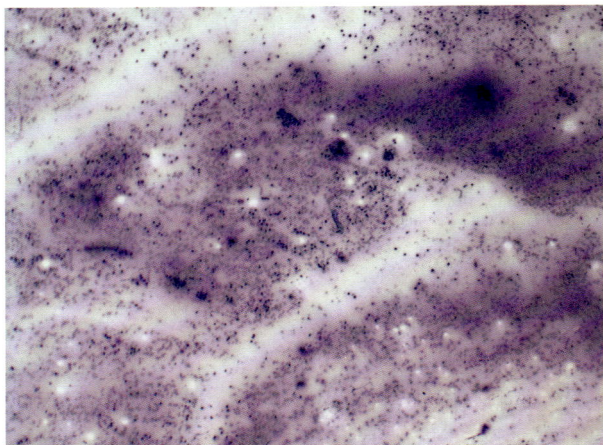

图 12.8 腺瘤性结节（快速瑞氏染色印片）。丰富的背景胶质和有限的细胞成分，类似 FNA 特征

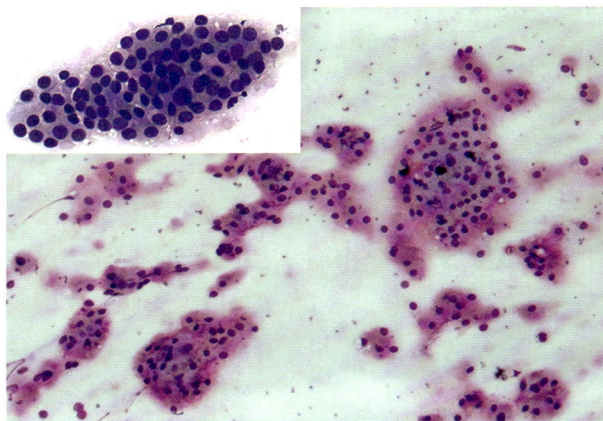

图 12.9 腺瘤性结节（快速瑞氏染色印片）。具有嗜酸细胞特征的细胞簇

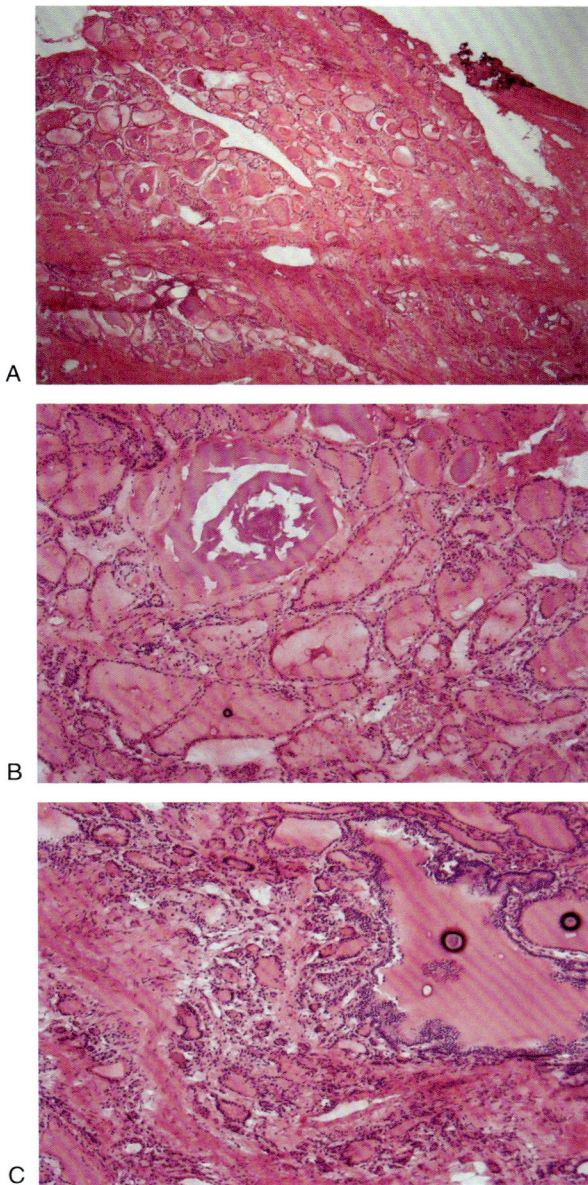

图 12.10　腺瘤性结节。A. 冰冻切片，可见不同大小的扩张滤泡，含有胶质，由纤维组织条带分隔；B. 冰冻切片显示含有胶质的滤泡，衬覆扁平上皮；C. 冰冻切片显示大小不等的滤泡，其中一个滤泡扩张并有细胞复层化

在没有克隆性遗传学分析的情况下，区分腺瘤性结节和真正的滤泡性肿瘤之间的组织学可能很困难，但滤泡性肿瘤通常是孤立性并有包膜（图 12.1 和 12.2）。滤泡性肿瘤的印片中细胞丰富，背景胶质稀少，有大量微滤泡，滤泡细胞呈温和的形态到轻微的细胞非典型性。组织学检查，肿瘤性滤泡往往较小，排列较密集拥挤，管腔内胶质稀少或缺失。由于随机出现的核多形性（内分泌异型性）不是甲状腺滤泡性恶性肿瘤的可靠特征，因此需要证明跨包膜和（或）血管侵犯才能诊断癌（图 12.12）。尽管冰冻切片很少遇到这种现象，但一旦发现这种现象就需要从包膜和未受累甲状腺之间的界面取材。在大多数情况下[23]，孤立性滤泡性病变的冰冻切片要么诊断为良性（符合腺瘤性、腺瘤样或增生性结节），要么可能延迟诊断（最终诊断取决于充分固定后对病变的彻底检查）。充分固定对于准确评估包膜、血管和核特征（未充分固定可能容易发生人工假象）至关重要。新鲜组织的切割和冰冻也增加了结构性人工假象的可能性；切割、挤压和污染可能会将肿瘤物理性地带入血管腔隙（图 12.13）。

由于这些原因，滤泡性癌很少通过冰冻切片建立诊断[23,24]，因此，术前 FNA 识别的滤泡性病变，反对做冰冻切片检查，这种观点是合理的。要求对滤泡性病变进行冰冻切片检查的外科医师应该明白，大体看起来被包膜包裹的滤泡肿瘤在显微镜下可能只显示出部分穿透包膜，从而在术中条件下形成诊断难题。经验表明，很容易错过血管侵犯区域。增加冰冻切片取材量以确定是否存在包膜血管侵犯既不实用，也没有性价比。此外，必须考虑石蜡切片中冰冻切片假象的潜在复杂影响。在任何情况下，滤泡性腺瘤和微小浸润性滤泡性癌之间的大体差异都很细微，那么甲状腺滤泡性病变的冰冻切片评估很可能无法明确诊断为恶性，而且在手术中区分这两者的实用性也微乎其微[4]。目前低风险甲状腺癌采取最低限度的治疗，即使是微小浸润性滤泡性癌（仅局限于包膜侵犯）也可能不需要完全性甲状腺切除术和放射性碘治疗。根据目前的 ATA 指南，仅凭临床观察就足以处理腺瘤和一些微小浸润性滤泡性癌[5]。

冰冻切片的其他复杂因素包括有包膜的甲状腺肿瘤，包膜内和包膜周围血管呈退变或血管增生性改变，貌似血管侵犯。特别是腺瘤性结节，常有 FNA 诱发的或自发的出血而导致的各种变化，可表现为内皮增生引起的血管

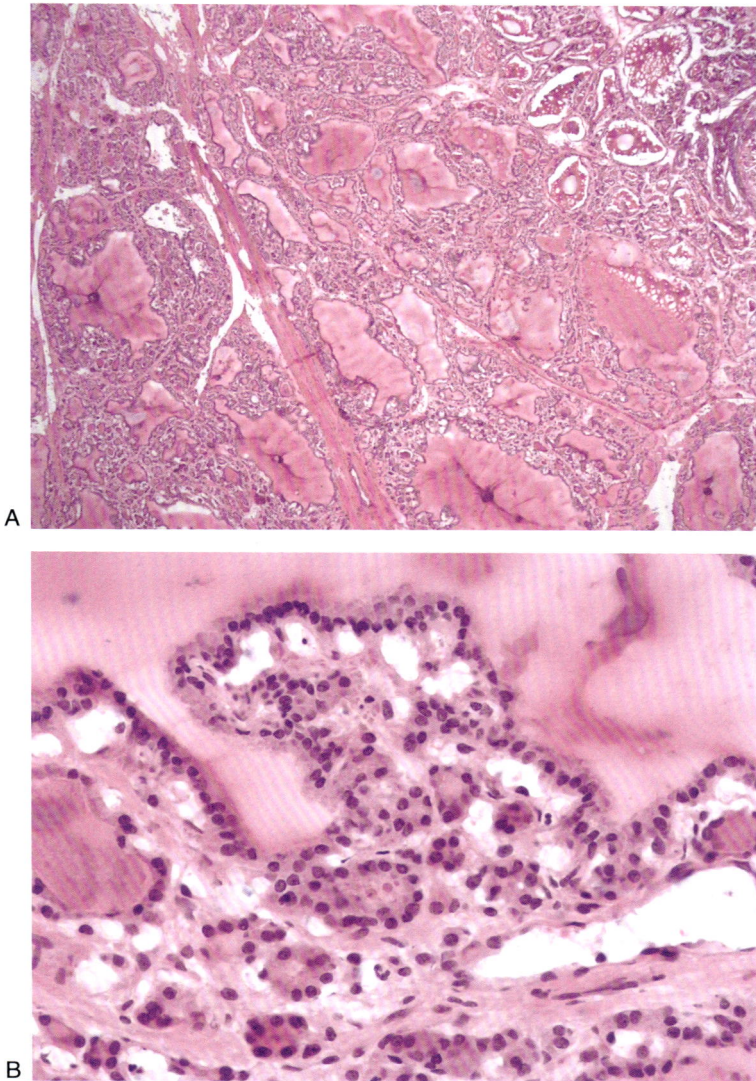

图 12.11　A. 格雷夫斯病或增生结节中出现增生性甲状腺组织，可显示明显的乳头状结构，这可能令人担心甲状腺乳头状癌（PTC），尤其是在低倍观察时；B. 大多数情况下，仔细检查滤泡细胞就能排除PTC——形态温和的圆形至椭圆形核，染色质分布正常，而不是 PTC 核特征（即核增大、核膜不规则和空泡状染色质）

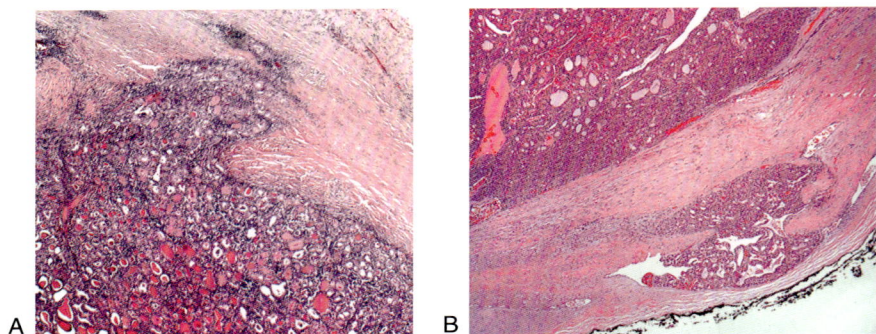

图 12.12　滤泡性癌。A. 穿透包膜；B. 侵犯血管，这两种情况在术中很少遇到

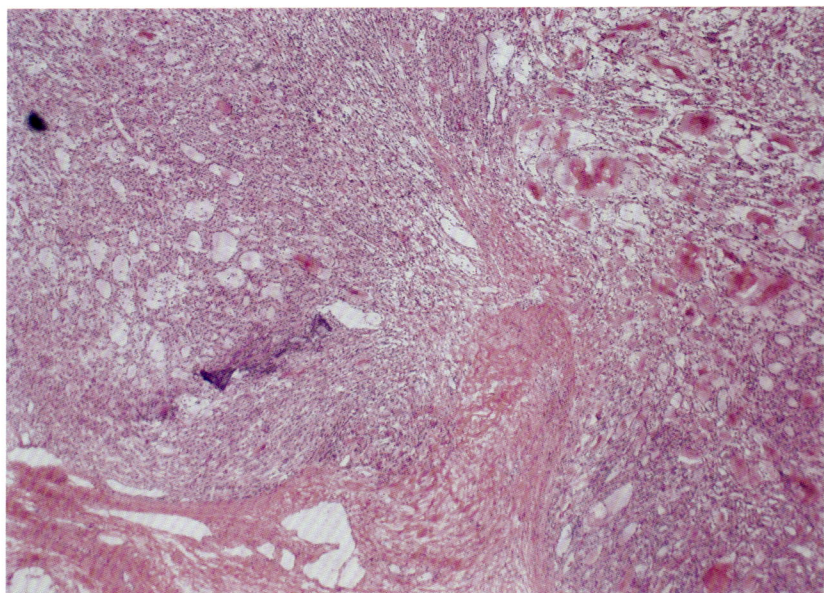

图 12.13　切割甲状腺切除术新鲜标本中的结节可能会有问题，尤其是很小的结节。本例为 1.3 cm 的小结节，大体检查和超声检查结节呈圆形，但在新鲜切片和冰冻切片中，显示人为导致的不规则小叶状边界（假浸润）

腔扩张[25,26]。考虑到固有的制片困难、潜在的技术性人工假象（组织褶皱、刀痕等）以及可能的包膜破裂，即使是石蜡切片诊断也可能受到严重影响。

在广泛浸润性癌的病例中（图 12.5），术中诊断问题较小，因为它在临床和（或）影像学上也很明显。组织学检查，有广泛的包膜侵犯，在大血管中常见血管浸润。这种情况下，术中要求可能是记录诊断组织情况，因为患者可能不适合潜在的治疗程序。

12.1.5　淋巴细胞性甲状腺炎

因为持续的炎症、实质破坏和纤维化，慢性甲状腺炎常形成结节或肿块。然而，甲状腺炎的诊断可能不需要组织学检查。通常由于影像学发现主要结节（即使在甲状腺炎的背景下）才进行术前 FNA。鉴于淋巴样聚集灶和淋巴滤泡呈散在分布，其诊断条件可能不充分。FNA 检查，结节可能表现为滤泡细胞、嗜酸细胞以及数量不等的淋巴浆细胞混合物。在某些病例中，炎症甚至可能导致细胞异型性，进而导致不确定性 FNA 诊断（AUS/FLUS）。在甲状腺炎的情况下确实可能发生真正的肿瘤，为了进一步明确肿块的性质，或缓解炎症结局，或减轻气管、食管的压迫症状，可能需要手术探查。

大体检查，甲状腺弥漫性增大，可能不对称增大，有多个局灶性融合的假结节，由纤维条带分隔（图 12.14）。印片检查，除了散在分布的淋巴

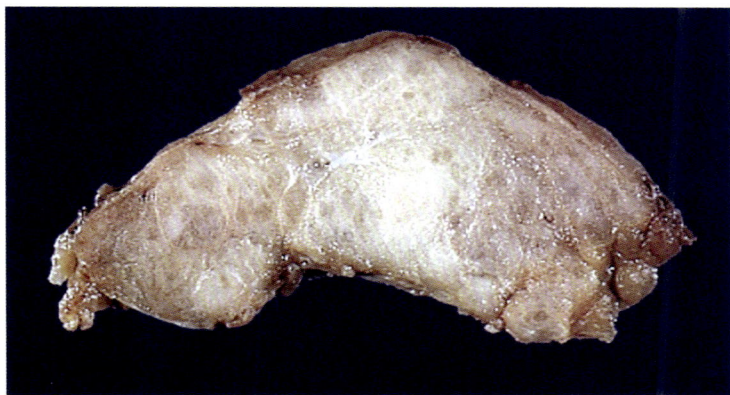

图 12.14　淋巴细胞性甲状腺炎。固定标本的大体照片，显示多个小结节和大片致密的白色纤维组织区域

浆细胞背景外，滤泡上皮可能呈现嗜酸性改变，伴核增大和显著核仁。组织学检查，主要成分是具有不同程度核异型性的滤泡上皮、单个分布或成簇的嗜酸细胞，以及成熟淋巴细胞浸润伴少量生发中心形成（图 12.15 和

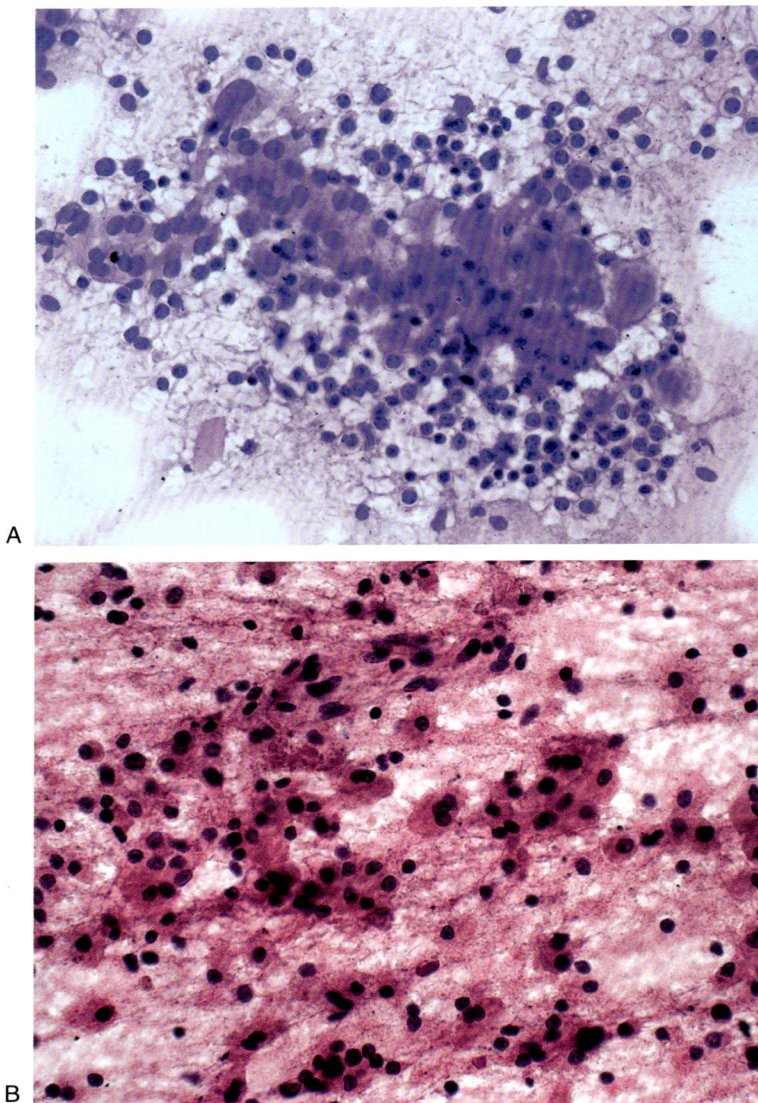

A

B

图 12.15 淋巴细胞性甲状腺炎。A. 快速瑞氏染色印片，显示滤泡细胞、嗜酸细胞和成熟的小淋巴细胞背景；B. HE 染色印片，显示形态温和的嗜酸细胞簇和成熟的小淋巴细胞背景

12.16）。结构扭曲通常更难评估是否存在肿瘤，尤其是区分增生性结节、
嗜酸细胞结节和肿瘤。

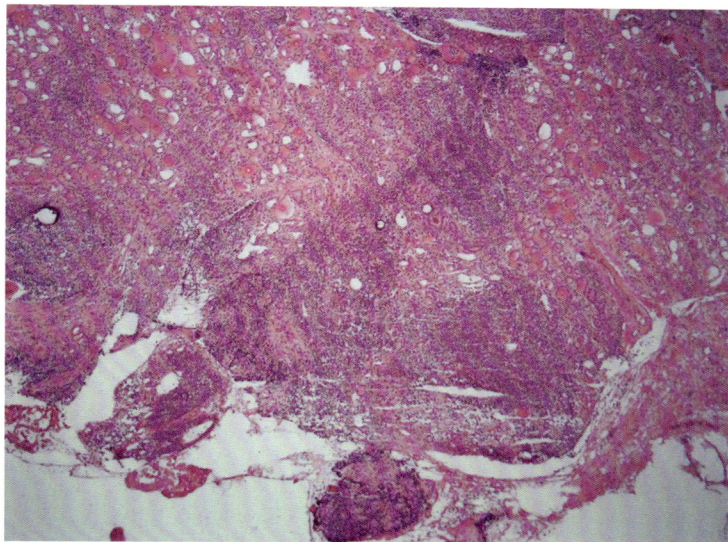

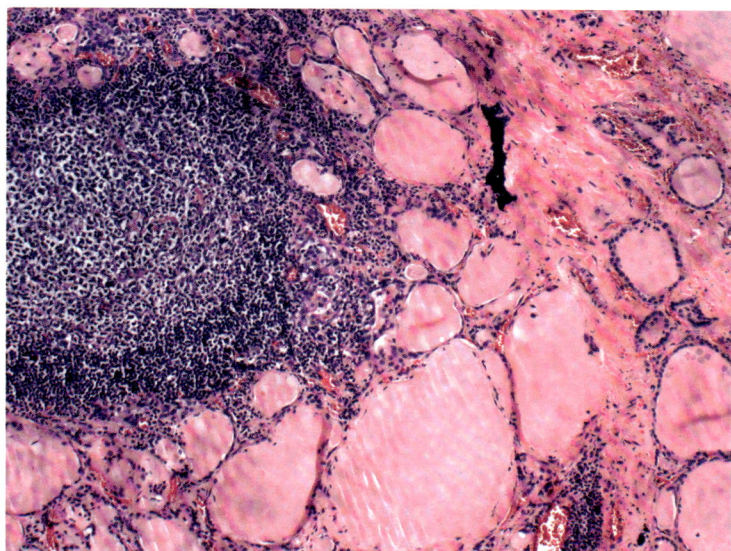

图 12.16 淋巴细胞性甲状腺炎。A. 冰冻切片，显示甲状腺实质伴密
集的淋巴细胞浸润；B. 冰冻切片，显示明显的生发中心

12.1.6 外生性甲状腺结节、淋巴结转移与颈外侧迷离甲状腺

甲状腺癌常见淋巴结转移。超过50%的PTC患者诊断时发现淋巴结转移。一些研究表明，55岁及55岁以上PTC患者出现淋巴结转移是将来发生局部和区域复发的重要预后指标[27]。如果要探查淋巴结，一般在初次手术时进行，并将淋巴结送检做冰冻切片检查，特别是甲状腺周围淋巴结、气管前淋巴结或颈前淋巴结。本书的其他章节中有关淋巴结假阴性检查结果的相关注意事项在这里也适用，尤其是隐匿性转移。众所周知，隐匿性原发性PTC或髓样癌可出现临床上明显的转移。淋巴结中形态完好的明显的PTC病灶一般容易诊断；然而，有3种情况，淋巴组织和甲状腺组织的组合可能会造成诊断困境：①淋巴结中所谓的"良性颈外侧迷离甲状腺"；②广泛滤泡性生长的PTC发生真正的淋巴结转移；③慢性甲状腺炎背景下发生的外生性或寄生性结节。

关于颈部淋巴结或软组织内是否存在组织学良性的甲状腺包涵物，仍存在一些分歧[28]。历史上认为"颈外侧迷离甲状腺"来自异常部位的胚胎残余，理想情况下仅限于小灶的被膜内滤泡且核形态温和。然而，大多数学者认为这些小灶是甲状腺癌转移，尤其是已有甲状腺结节的患者（图12.17和12.18）。不管是几级颈部淋巴结，其内出现任何甲状腺组织都应报告可能为转移性疾病。同样，淋巴结内存在砂砾体应报告为符合转移性PTC[29]。

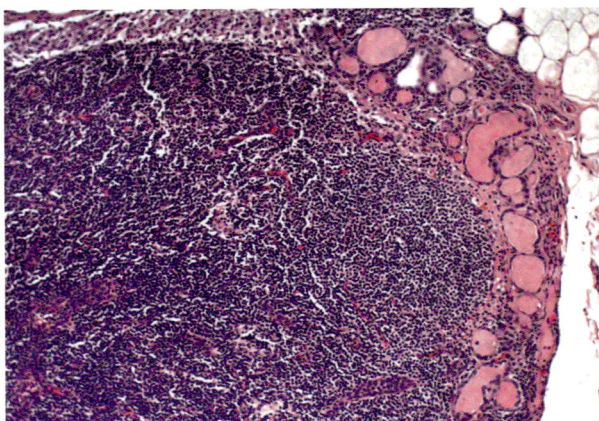

图 12.17 颈部淋巴结转移性甲状腺乳头状癌。尽管组织学形态温和，但应该认为它是转移性疾病

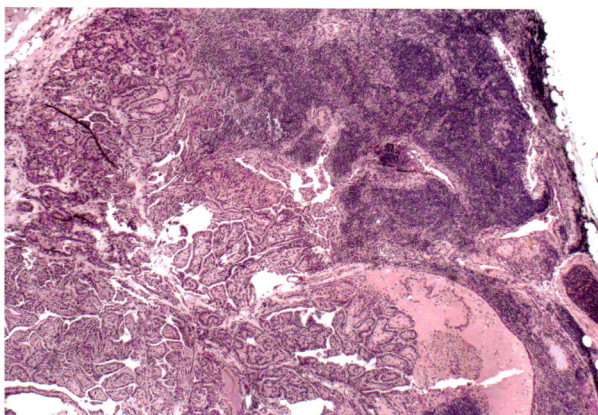

图 12.18　**甲状腺乳头状癌广泛累及颈部淋巴结，结构典型**

　　兼有淋巴组织和甲状腺滤泡的标本，鉴别诊断还包括慢性淋巴细胞性甲状腺炎患者的外生性、寄生性或"离断的"结节[30]。大体检查，持续的炎症和纤维化使其似乎成为空间上与甲状腺分离的淋巴结（对外科医师和病理医师来说）。理想情况下，了解完整甲状腺的形态学特征有助于诊断这些病例；在没有慢性甲状腺炎的情况下，不倾向外生性结节。当面对"淋巴结"而不知道下方甲状腺情况时，有必要对淋巴组织和甲状腺组织的细胞形态学特征进行关键性评估。在某些病例中，可能仅有一小灶弧形淋巴组织（图 12.19A），提示其为淋巴结的可能性。缺乏被膜下窦／窦组织细胞可能提示该组织不是真正的淋巴结，存在单一滤泡并衬覆扁平细胞，核小而圆且深染，倾向良性外生性结节（图 12.19B）。出现大小不等的滤泡，衬覆较丰富的嗜酸性细胞质，核呈卵圆形、有核沟或核膜皱褶，应该增加PTC 的怀疑程度（图 12.20）。识别真正的核内细胞质假包涵体符合 PTC。真正的假包涵体应衬覆核膜，应含有嗜酸性内容物并类似于核外细胞质的质地和染色。相反，一些"淋巴结"富含淋巴细胞并有生发中心，低倍镜下就像真正的淋巴结（图 12.21A）。仔细检查就会发现散在的滤泡，由嗜酸性细胞组成，含有丰富的嗜酸性颗粒状细胞质，核大，核仁显著，偶有膜褶皱（图 12.21B）。慢性淋巴细胞性（桥本）甲状腺炎发生外生性结节的可能性大。在这种情况下，与外科医师沟通，了解患者甲状腺状况可能很有用。最后，这种现象和转移性甲状腺癌很难区分，冰冻切片可能不容

易解决。偶尔，淋巴结内存在由恶性细胞衬覆的形态完好的分支状乳头，
具有明显的 PTC 特征（图 12.22）。

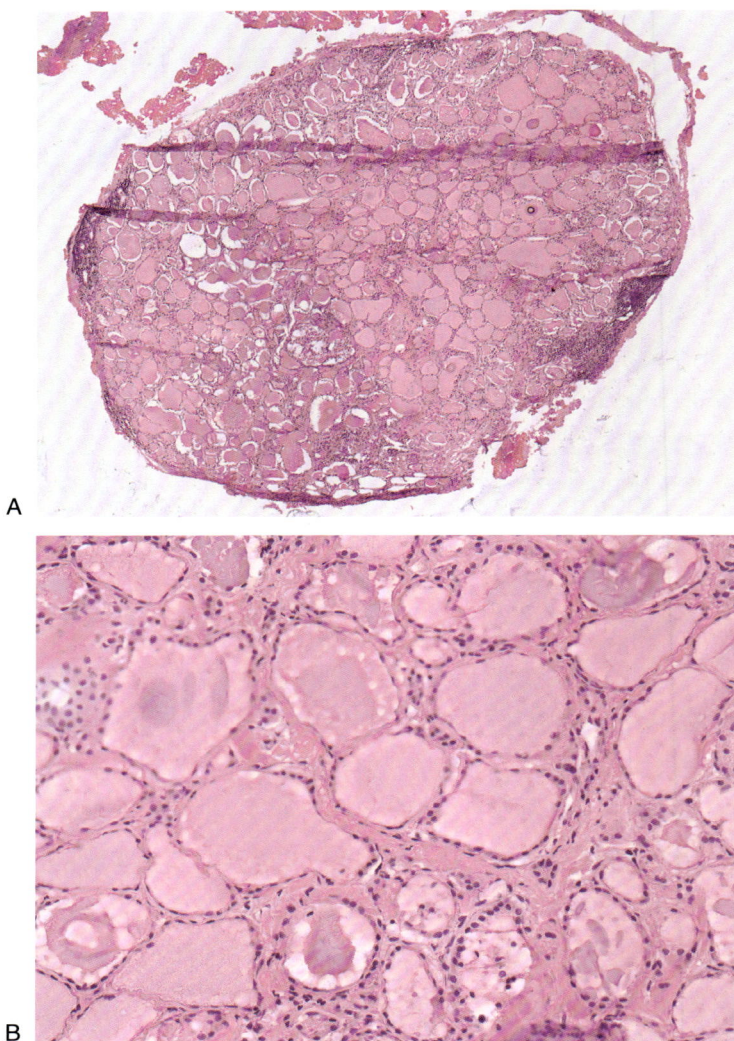

A

B

图 12.19　A. 具有大量甲状腺大滤泡的卵圆形结节，外周与横纹肌
相邻处只有少量淋巴组织。纤维性甲状腺炎患者的甲状腺附近可能
会出现这样的外生性结节，貌似淋巴结转移性甲状腺癌。缺乏窦组
织细胞有助于排除淋巴结。B. 甲状腺滤泡显示温和的细胞形态，
有低立方上皮和小圆核，这些与甲状腺乳头状癌不同

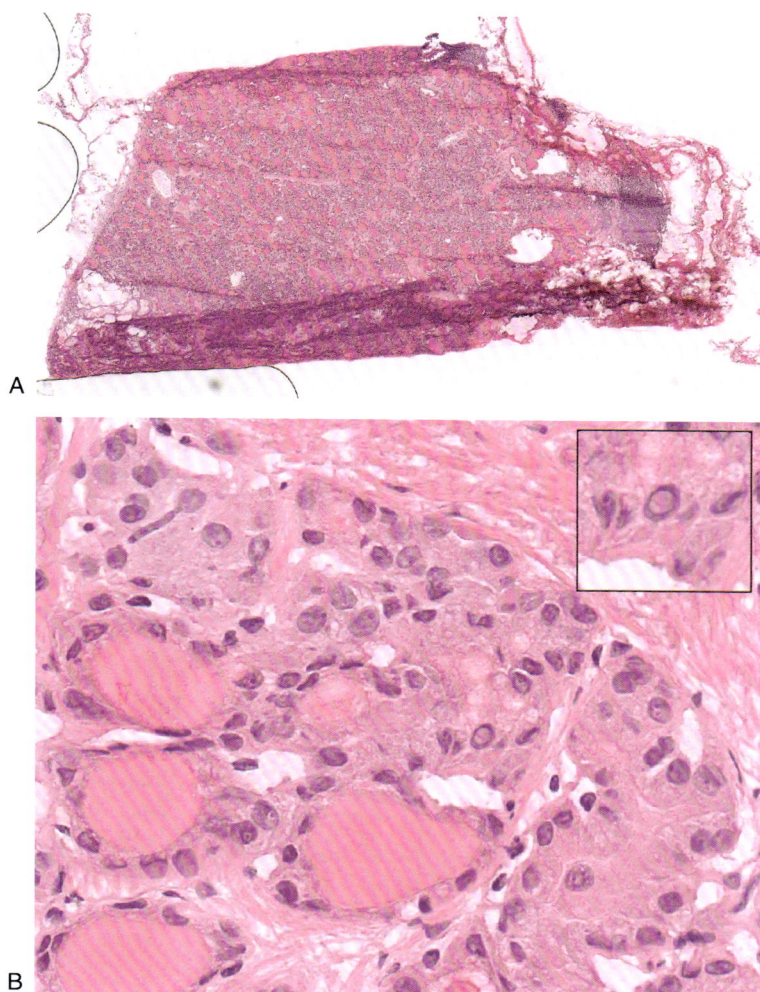

图 12.20　A. 广泛累及淋巴结的转移性甲状腺乳头状癌（PTC），显示大量滤泡形成，低倍镜下可能类似于良性外生性结节。然而，右侧可见少量残留淋巴结和窦组织细胞；B. 高倍镜下，证实转移性 PTC。此例可见褶皱的核和真正的核内细胞质假包涵体（插图），有助于诊断。真正的假包涵体衬覆致密的蓝色核膜，其内含物类似于细胞质的颜色和质地

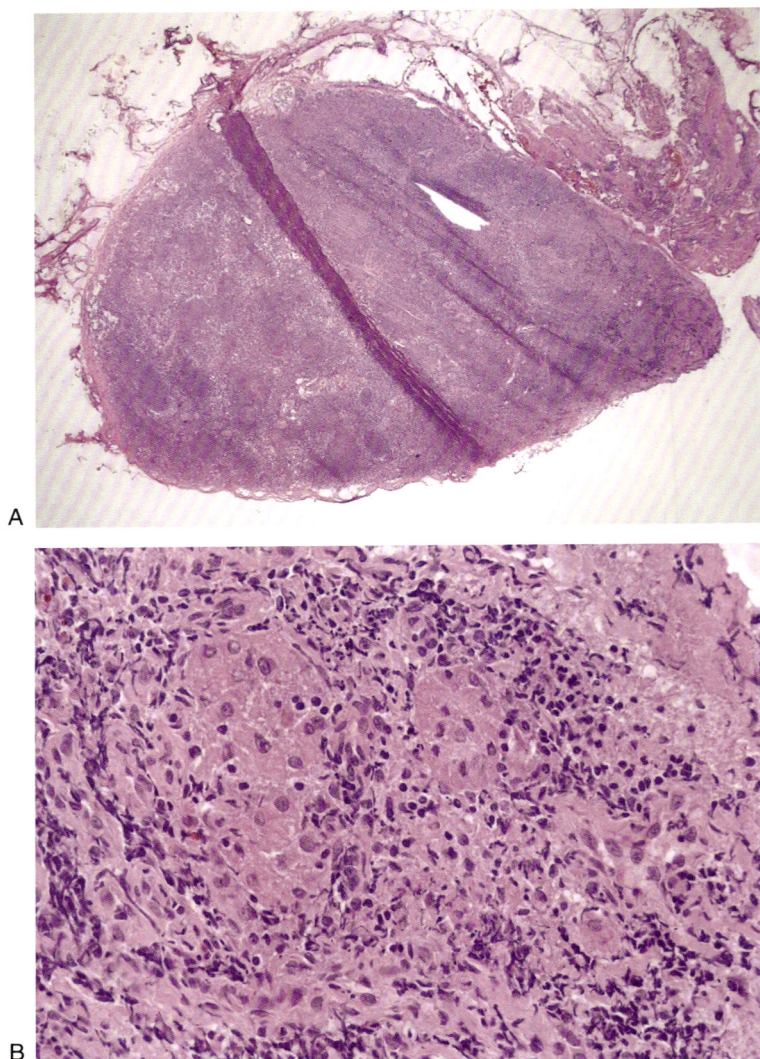

图 12.21　A. 其他外生性结节的例子，表现为以淋巴组织为主，具有明显的生发中心，只有少量上皮成分；B. 上皮可以显示嗜酸性细胞的特征，包括嗜酸性细胞质、核仁和一些不规则的核轮廓，使得其与甲状腺乳头状癌的区分更困难。然而，伴有密集炎症的嗜酸性滤泡是慢性淋巴细胞性（桥本）甲状腺炎的一个特征。因此，在鉴别方面，外生性结节的可能性仍然很高

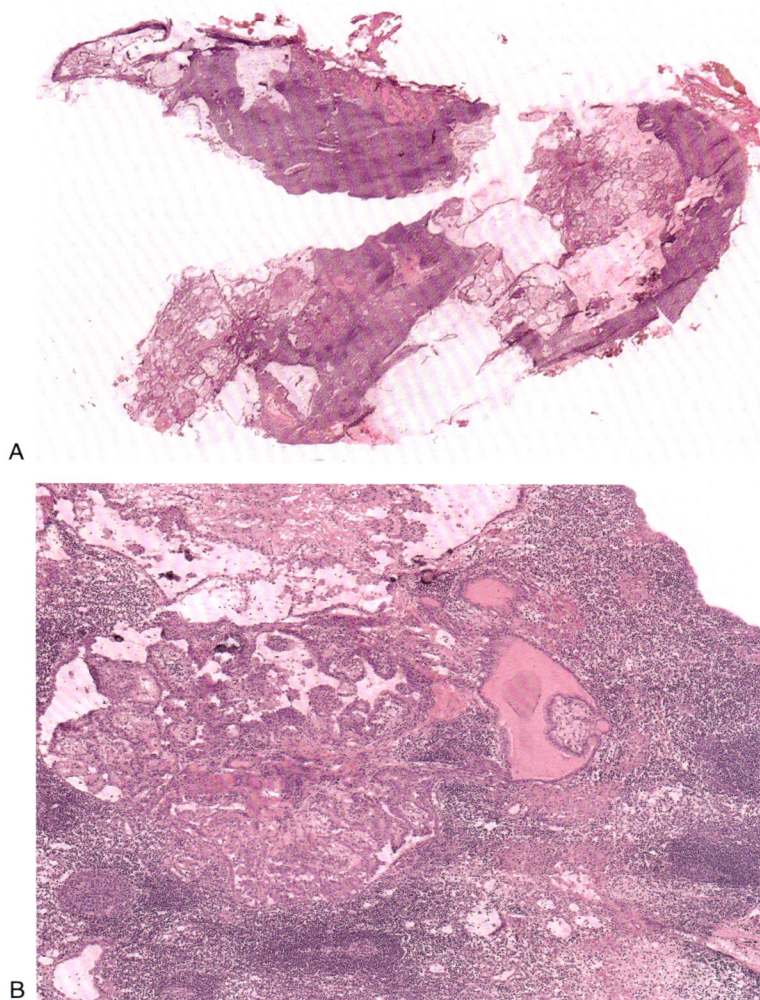

图 12.22　A. 更典型的淋巴结转移性甲状腺乳头状癌（PTC），显示滤泡和乳头；B. 转移性 PTC，表现为典型的乳头状结构，具有细胞形态学特征（增大的栅栏状核和致密细胞质）

12.1.7 甲状腺乳头状癌

甲状腺乳头状癌（PTC）是最常见的甲状腺恶性肿瘤，典型的大体表现从星芒状无包膜的小结节到明显的、边界不清的灰白色和砂砾感肿块（图 12.4）。较大病变伴有纤维化，因而触之坚硬，切之有砂砾感。较大的 PTC 可有不完整的边界，通常术前 FNA 就能确诊。偶然发现的病变（与临床上明显的肿块无关的术中发现）通常很小（直径小于 1 cm），伴有致密的纤维化。在一项研究中，直径小于或等于 1 cm 的 PTC（微小癌）约占所有甲状腺恶性肿瘤的 34%[23]。尽管敏锐的观察者能肉眼识别微小癌甚至更隐匿的 PTC，但其公认的生物学潜能是惰性的。小病变确实引起了双侧性和多灶性的问题，这是 PTC 公认的特征[23]。这种特征使得临床治疗进退两难，要求术中诊断就变得更加困难。冰冻切片诊断 PTC 后，无论肿瘤大小，是否需要进行完全性甲状腺切除术的治疗决策就有了指征。对于单个偶然发现的微小癌，目前认为完全性甲状腺切除术不是必须的[5]。

PTC 的诊断依据包括从结构到核形态的一系列特征[31]。尽管没有单个特征具有诊断特指性，但印片（图 12.23）和冰冻切片（图 12.24）的联合使用有助于识别尽可能多的特征。乳头状生长和砂砾体这两种组织学特征并不总是存在。纤维化是一项重要特征，参与形成肿瘤表面的纤维性假包膜或肿瘤内部的纤维性间隔，但纤维化具有潜在的诊断风险，因为腺瘤样结节也存在这两种纤维模式。另外，硬化也可能导致组织学诊断问题，因为硬化导致滤泡或肿瘤细胞团的数目减少和分隔。

尽管在组织切片中可以通过乳头或滤泡的核拥挤和重叠来观察核增大，但细胞学技术能更好地显示其他核特征，包括术前 FNA 和术中印片。排列紧密的细胞团形成乳头簇，核明显重叠。光镜下核膜不规则，表现为核沟和（或）核内假包涵体。实际上这些特征在冰冻切片中因冰冻切片假象而不明显（图 12.24）。一些核特征，如染色质透明（"孤儿安妮眼"样核），最好在印片上或在未冰冻过的组织石蜡切片上观察，而不是在冰冻切片上，但对 PTC 的诊断特异性不如其他核特征。具有乳头状核特征的非浸润性滤泡性甲状腺肿瘤（NIFTP）不会显示乳头状结构，但可有 PTC 核特征，特别是染色质透明，使术中诊断更加复杂[20,32]。这些肿瘤在冰冻切片

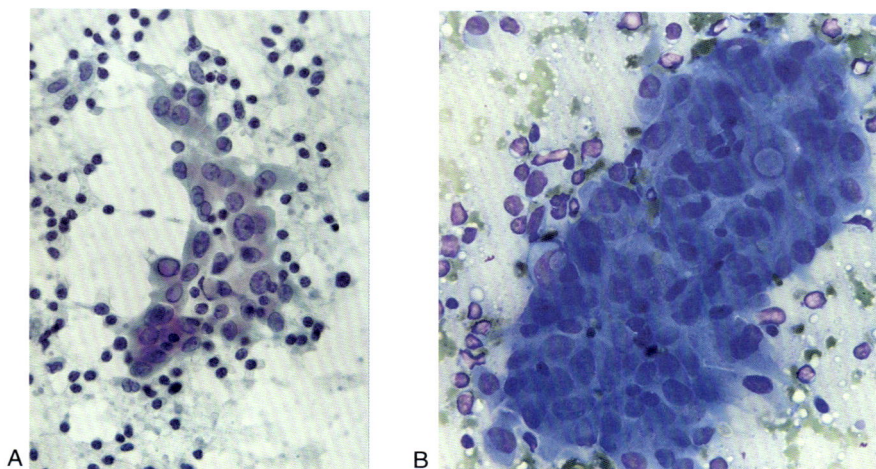

图 12.23　甲状腺乳头状癌。FNA（A）和快速瑞氏染色的印片（B）显示核拥挤、重叠和大量核内细胞质假包涵体

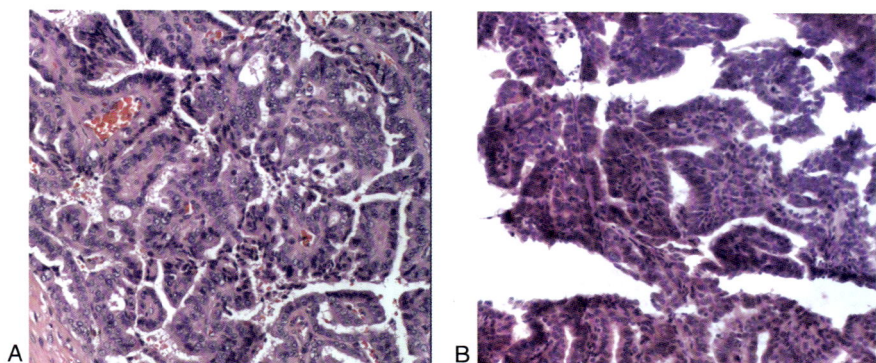

图 12.24　甲状腺乳头状癌。A. 石蜡切片 HE 染色很容易观察结构特征和核特征；B. 冰冻切片显示乳头状结构和核拥挤，但通常无法显示核膜改变的特征

上应归类为"滤泡性肿瘤"，并采用与上述滤泡性肿瘤类似的处理方式延迟至石蜡切片诊断。

　　冰冻切片中的人工假象很像乳头状癌的一些结构特征和细胞学特征。例如，在嗜酸细胞肿瘤和其他滤泡性肿瘤中因冰晶假象而产生核内空泡（假的包涵体）或假砂砾体。假砂砾体是滤泡腔内钙化的胶质或胶质浓缩，相反，真正的砂砾体则位于滤泡外间质中，继发于乳头退化[33,34]。另外，良性疾病可出现结节性增生伴乳头状结构（腺瘤性结节或格雷夫斯病），如果伴有甲状腺炎相关的核增大，可能会导致与 PTC 相混淆（图 12.25）[15]。使用涂片或印片，注意典型的核特征，同时与背景甲状腺相比，注意结构特征和生长模式，有助于避免误诊。

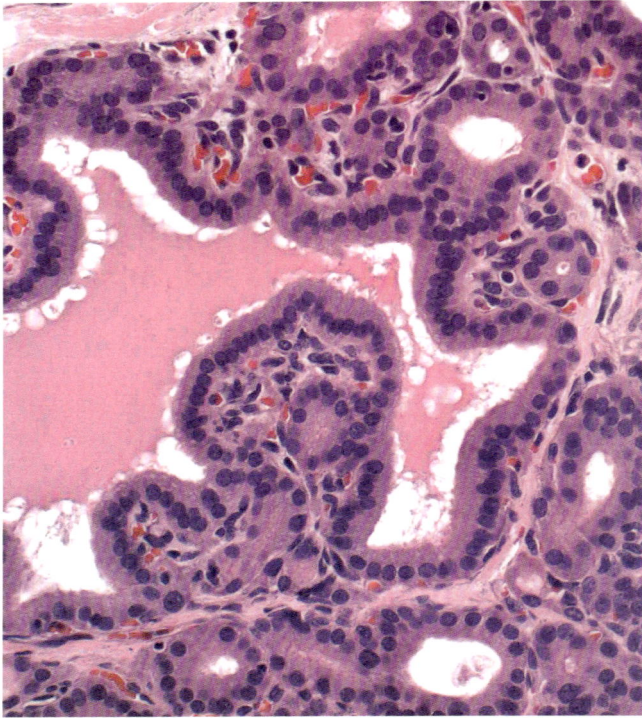

图 12.25　**格雷夫斯病（冰冻切片），具有假乳头状结构和核拥挤，但不是典型的甲状腺乳头状癌的核特征**

12.1.8　甲状腺髓样癌

甲状腺髓样癌（MTC）在组织学和细胞形态学上变化多端，有时呈侵袭性，可能造成诊断困难。大体检查，肿瘤主体的大小范围从隐匿性病变到明显肿块，后者可占据部分或全部甲状腺。在一项研究中，大约 1/3 的髓样癌病例为多灶性和双侧性，常见于综合征患者[23]。肿瘤质硬，通常呈浅褐色或灰色，类似于侵袭性 PTC（图 12.26）。即使有包膜也不是主要特征。疾病（髓样癌）最重要的临床表现可能是颈部转移，起源于小的或隐匿的原发性肿瘤。转移性病变适合 FNA，或切除并通过冰冻切片评估其充分性。

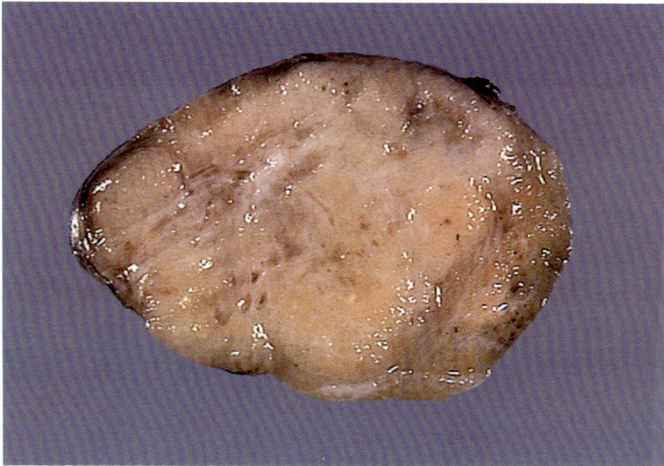

图 12.26　髓样癌。质硬，无包膜，切面呈褐色

　　肿瘤细胞呈多角形、浆细胞样、梭形或多种形态的混合。在细胞印片和冰冻切片上可见颗粒状、嗜酸性胞质，核染色质呈"椒盐样"均匀分布，核仁不明显（图 12.27）。组织学检查，髓样癌通常表现为巢状或小梁状结构，至少具有局灶性促结缔组织增生或富含淀粉样蛋白的背景。在甲状腺内的原发病灶中，包膜可能不完整，浸润至邻近的甲状腺实质中（图 12.28）。偶尔出现散在分布的大而深染的细胞，提示内分泌型非典型性。也会出现滤泡性、间变性、色素性和甚至含有黏液的亚型。较大的病变可能出现坏死、出血和钙化。在石蜡切片中容易找到由致密的嗜酸性物质形成的透明条带，提示淀粉样物[35]，但这一特征在冰冻切片和涂片中不太明显。可能需要石蜡切片和降钙素免疫组化染色才能确诊髓样癌，因此术中识别恶性肿瘤足以达到初步治疗的目的。有时，髓样癌在滤泡周围浸润或形成貌似滤泡的蛋白性物质，貌似滤泡性肿瘤，或甚至貌似其他肿瘤，包括 PTC，因为髓样癌可有多样性组织学表现或"亚型"，包括假乳头状、嗜酸细胞样、浆细胞样和梭形细胞亚型[36-38]。

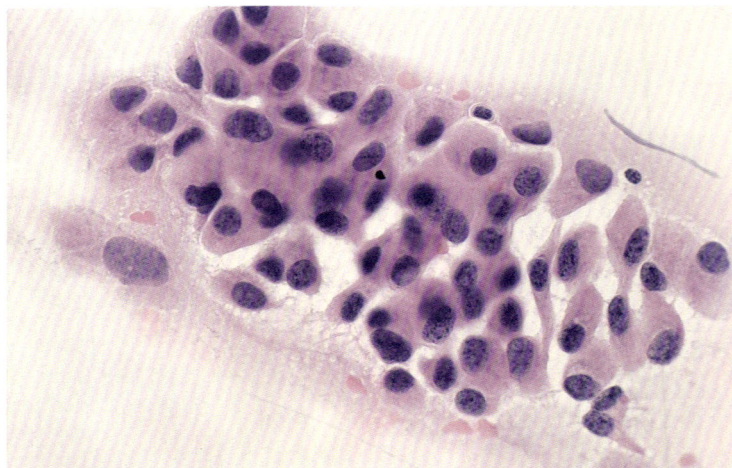

图 12.27　髓样癌表现为细腻的颗粒状胞质和特征性的"椒盐样"核染色质，核仁不明显（印片，HE 染色）

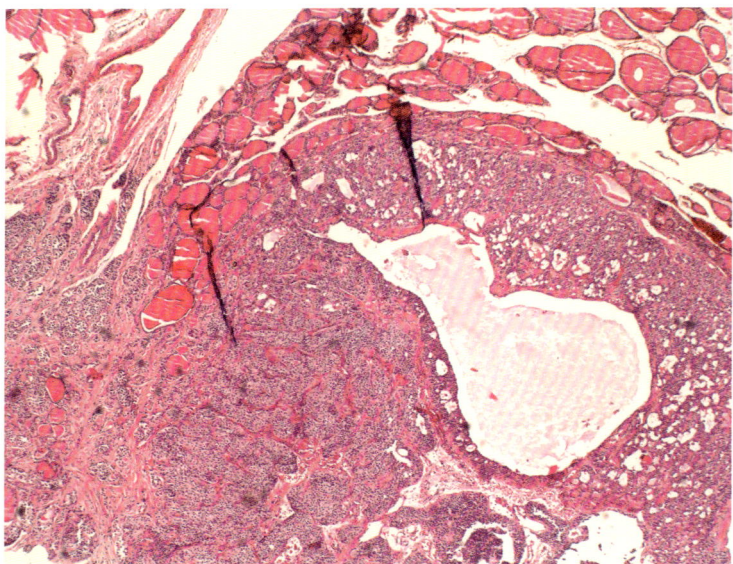

图 12.28　髓样癌（冰冻切片）表现为器官样（巢状）生长和局灶性促结缔组织增生性反应（左侧）。与甲状腺移行区之间没有纤维性包膜

12.1.9　甲状腺总结

　　病理医师应该意识到甲状腺结节和颈部淋巴结术中评估的局限性和挑战性，以便知道何时只做大体检查，向外科医师提出什么问题可以相对确定地做出什么诊断，以及何时应该延迟诊断。评估甲状腺结节应考虑病变的边界（规则或不规则、局限性或侵袭性）以及核特征和组织学生长模式（如果做了涂片或冰冻切片）。在评估核特征时，涂片是必要的。熟知高分化甲状腺癌以外的疾病实体，如甲状腺髓样癌、甲状腺低分化癌、甲状腺间变性癌和慢性淋巴细胞性甲状腺炎也很重要。其中许多疾病之间存在形态学重叠，因此准确诊断不能仅凭单个特征。任何不确定性都应与外科医师讨论，以便在术中进行适当的处理。

12.2　甲状旁腺

12.2.1　甲状旁腺大体标本处理

　　正常甲状旁腺的平均重量约为 35 mg，在一些研究中正常上限可高达 80 mg[39]。在日常工作中，若腺体重量超过 40 mg 则被认为属于病理性[40]。应剔除黏附的脂肪，进行仔细的大体检查，包括颜色、均一性和外观（图 12.29A 和 12.30）。建议用分析天平称重，保留三位有效数字。通常将甲状腺肿对剖切开（如果体积大，则连续切开），并检查大体表面，纤维化、坏死或异质性等是增加癌症可能性的特征。切除的甲状旁腺不用常规涂墨，除非临床或大体检查怀疑恶性。冰冻取材应包括外表面在内的代表性切面。

　　术中检查的目的主要是识别甲状旁腺。大体上，甲状旁腺可能与甲状腺结节、小淋巴结、异常胸腺组织或脂肪组织相混淆。简单的组织学检查就能解决问题。通常需要冰冻切片和（或）细胞学印片，对甲状旁腺组织进行组织学和（或）细胞学确认。在一些临床实践中，术中快速检测甲状旁腺激素（PTH）水平，可提供证据，表明在冰冻切片切开、检查和报告之前，涉及的甲状旁腺已被切除[41]。在其他临床实践中，两者是同时进行的。有时很难区分微囊型或实体型甲状旁腺组织与甲状腺组织，因为它们具有类似的细胞形态，包括点彩状的"神经内分泌"染色质、圆形至椭圆形核和少量细胞质。一个显著特征是在滤泡样腔隙内识别胶质内草酸钙晶体，可证实真正的甲状腺滤泡起源。甲状旁腺可形成小的假滤泡，但不含草酸钙。此外，甲状旁腺组织往往具有更典型的"煎蛋"形态，核非常一致、小、圆、深染，周围是淡染至透明的细胞质，细胞边界清晰（图 12.29 ~ 12.31）[42]。

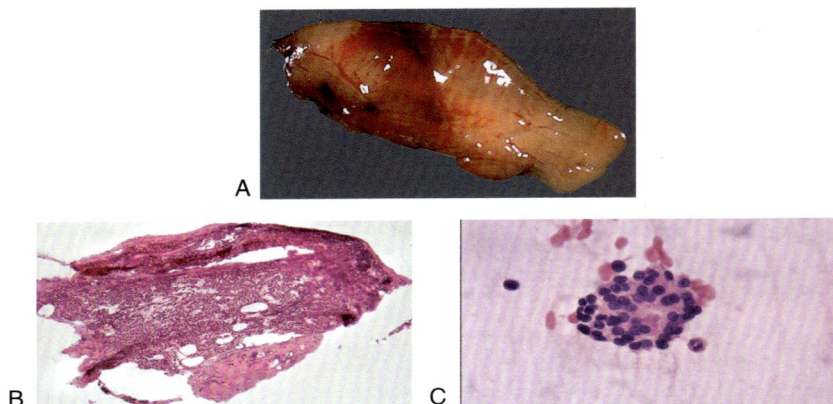

图 12.29　甲状旁腺组图。A. 大体照片，甲状旁腺重 300 mg，浅棕色，质软。局灶被膜有薄层出血，其他部位被膜透明；B. 低倍镜下冰冻切片，显示典型的小滤泡结构；C. HE 染色的印片，取自一个肿大的甲状旁腺，显示主细胞形成一个滤泡结构

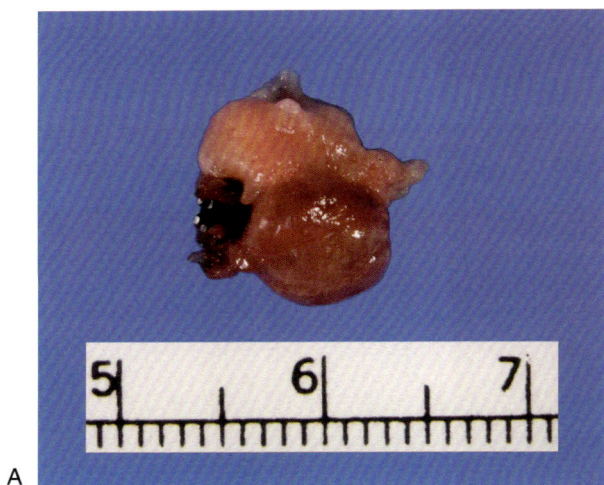

图 12.30　A. 甲状旁腺上附着脂肪，结节的顶部为红色腺体

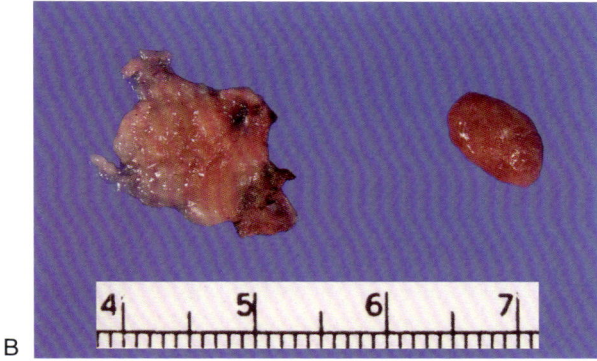

图 12.30（续） B. 称重前应将甲状旁腺（右侧）上的脂肪（左侧）剔除

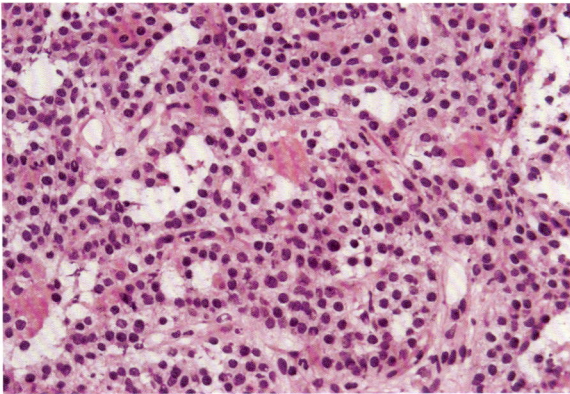

图 12.31 甲状旁腺。来自一个肿大甲状腺的冰冻切片，示主细胞构成的小滤泡和实性巢，核一致深染，双染性或空泡状胞质

12.2.2 甲状旁腺显微镜检查

甲状旁腺功能亢进症的手术处理要求进行颈探查术，切除肿大的甲状旁腺。由于甲状旁腺癌非常罕见，常见的术中问题是增大的腺体是否为病变（增生或腺瘤）。理想情况下，腺瘤涉及单个腺体（反映肿瘤过程），增生涉及所有 4 个腺体（反映全身性疾病，如慢性肾功能不全）。一些外科医师可能会要求对腺瘤和增生进行形态学区分。然而，这些疾病实体的临床

印象和形态学特征可能并不简单。偶尔，患者可能有涉及多个腺体的腺瘤或涉及少于 4 个腺体的增生。假定的组织学参数为：①腺瘤中存在相邻的正常细胞"环形组织"；②腺瘤或增生中的腺体内 / 细胞内脂肪减少（油红O 染色）（非典型脂肪染色模式）[43]；③腺瘤和增生组织中的细胞量增多。这些参数在每个疾病都无法统一表示，没有可重复性，并且诊断实用性值得怀疑。在实践中，需要向外科医师报告的 3 个最显著的特征包括：①腺体的重量，单位为"毫克（mg）"；②细胞量，如果能够确定（高细胞量、正常细胞量）；③是否存在任何对恶性的担忧。

首先，如果只提供活检组织，那么其重量可能不代表整个腺体。尽管如此，应记录并提供所有甲状旁腺或候选甲状旁腺组织的重量，以便将其添加到切除腺体的最终重量中。其次，甲状旁腺细胞量是可变的，可能在正常组织和病变组织之间重叠，并且在报告中受到观察者间差异的影响。据报道，正常甲状旁腺的间质脂肪含量占甲状旁腺的 25% ~ 50%[44,45]。间质脂肪可能不是确定正常腺体与异常腺体的可靠特征，因为它随系统疾病或压力而变化。归根结底，这是一个定性评估。再次，细胞内脂肪含量也不是一个可靠的特征，因为没有定量参数来指导评估。有些实验室在冰冻切片时使用苏丹IV染色、油红 O 染色或铌卡红染色，以突出显示病变腺体细胞内脂肪含量的降低[46]。不常规建议在术中会诊时使用这些技术，而且已证明这些技术费时费力且依赖于操作者技术[47]。最后，不同腺瘤中边缘组织的存在并不一致，并且腺瘤和增生都可能存在边缘组织[48]。仅有30% ~ 50% 的冰冻切片中可见正常甲状旁腺组织的环形边缘[48-50]。

单个腺体是腺瘤还是增生，几乎不可能做出一致的和准确的组织学区分。由于影像学技术不断进步，有助于术前定位可疑的异常腺体。如果外科医师指出有一个优势腺体，其余腺体很难找到或非常小，以及切除优势腺体后，术中血清 PTH 显著降低，则可以确立腺瘤的临床诊断。不应尝试在冰冻切片上对甲状旁腺腺瘤和增生进行组织学区分。

在某些病例中，临床和（或）组织学印象可能倾向非典型甲状旁腺腺瘤或甲状旁腺癌。纤维化、手术粘连到颈部其他组织、坏死、实性生长、粗糙染色质伴有大核仁或核分裂增加可能提示癌[51]。明显的组织学浸润到邻近的甲状腺或纤维脂肪组织、神经侵犯或血管侵犯可以证实癌的诊断

（图 12.32A）。否则，可以诊断为"非典型甲状旁腺肿瘤"，将最终诊断延迟到石蜡切片（图 12.32B）。非典型腺瘤和癌之间的区分通常很难，即使是常规切片联合免疫组织化学染色也是如此[52]。术中怀疑甲状旁腺癌可能导致周围组织的整体切除，包括甲状腺叶。因此，应与外科医师讨论有关临床和组织学相结合的怀疑指数。

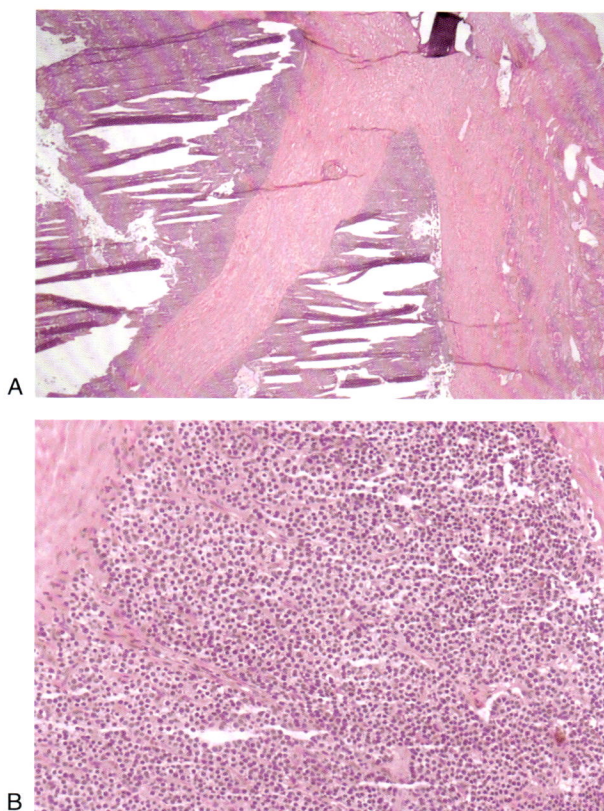

图 12.32　A. 黏附在甲状腺上的单形性甲状旁腺肿瘤（右），具有粗大的交叉纤维束。这一发现可能代表病变内纤维化、穿透包膜的浸润、包膜卷曲或浸润至邻近组织内，提示甲状旁腺癌的可能性；B. 细胞呈单形性的片状生长。术中至少应诊断为非典型甲状旁腺肿瘤。与外科医师讨论可能导致整体切除。最终组织学发现与称重、临床特征和实验室结果相结合，可用于确认假定的癌

甲状旁腺瘤病的诊断最为罕见，这通常是甲状旁腺组织机械移位到颈部的结果，与既往的甲状旁腺功能亢进手术有关。组织学检查可能显示多个被脂肪包围的富细胞性甲状旁腺组织小结节，没有侵袭性浸润模式[53-55]。

12.2.3　甲状旁腺总结

甲状旁腺的术中评估通常有助于确认或排除甲状旁腺组织，有助于记录重量和高细胞量的病理性增大，并有助于确定临床关注腺体的非典型组织学特征（纤维化、坏死、核分裂）。然而，在缺乏完整的临床病理综合信息的情况下，腺瘤与增生的诊断存在局限性，术中快速 PTH 检测已进一步减轻了病理医师进行这种区分的负担。

（DANIEL N. JOHNSON，CORY NASH，NICOLE A. CIPRIANI　著；李国生　译）

参考文献

1. Grisales J, Sanabria A. Utility of routine frozen section of thyroid nodules classified as follicular neoplasm. *Am J Clin Pathol*. 2020;153(2):210–220.

2. Sanabria A, Zafereo M, Thompson LDR, et al. Frozen section in thyroid gland follicular neoplasms: It's high time to abandon it! *Surg Oncol*. 2021;36:76–81.

3. Cotton TM, Xin J, Sandyhya J, et al. Frozen section analysis in the post-Bethesda era. *J Surg Res*. 2016;205(2):393–397.

4. Bollig CA, Lesko D, Gilley D, et al. The futility of intraoperative frozen section in the evaluation of follicular thyroid lesions. *Laryngoscope*. 2018;128(6):1501–1505.

5. Haugen BR, Alexander EK, Bible KC, et al. 2015 American Thyroid Association Management Guidelines for Adult Patients with Thyroid Nodules and Differentiated Thyroid Cancer: The American Thyroid Association Guidelines Task Force on Thyroid Nodules and Differentiated Thyroid Cancer. *Thyroid*. 2016;26(1):1–133.

6. Bahn RS, Castro MR. Approach to the patient with nontoxic multinodular goiter. *J Clin Endocrinol Metab*. 2011;96(5):1202–1212.

7. Cibas ES, Ali SZ. The 2017 Bethesda system for reporting thyroid cytopathology. *Thyroid*. 2017;27(11):1341–1346.

8. Abboud B, Allam S, Chacra LA, et al. Use of fine-needle aspiration cytology and frozen section in the management of nodular goiters. *Head Neck*. 2003;25(1):32–36.

9. Lumachi F, Borsato S, Tregnaghi A, et al. Accuracy of fine-needle aspiration cytology and frozen-section examination in patients with thyroid cancer. *Biomed Pharmacother*.2004;58(1):56–60.

10. Ye Q, Woo JS, Zhao Q, et al. Fine-needle aspiration versus frozen section in the evaluation of malignant thyroid nodules in patients with the diagnosis of suspicious for malignancy or malignancy by fine-needle aspiration. *Arch Pathol Lab Med*. 2017;141(5):684–689.

11. Alonso N, Lucas A, Salinas I, et al. Frozen section in a cytological diagnosis of thyroid follicular neoplasm. *Laryngoscope*. 2003;113(3):563–566.

12. LiVolsi VA, Baloch ZW. Use and abuse of frozen section in the diagnosis of follicular thyroid lesions. *Endocr Pathol*. 2005;16(4):285–293.

13. Callcut RA, Selvaggi SM, Mack E, et al. The utility of frozen section evaluation for follicular thyroid lesions. *Ann Surg Oncol*. 2004;11:94–98.

14. Kon YC, Degroot LJ. Painful Hashimoto's thyroiditis as an indication for thyroidectomy: Clinical characteristics and outcome in seven patients. *J Clin Endocrinol Metab*. 2003;88(6):2667–2672.

15. Ho TWT, Shaheen AA, Dixon E, et al. Utilization of thyroidectomy for benign disease in the United States: A 15-year population-based study. *Am J Surg*. 2011;201(5):570–574.

16. Barczyński M, Konturek A, Stopa M, et al. Total thyroidectomy for benign thyroid disease: Is it really worthwhile? *Ann Surg*. 2011;254(5):724–729; discussion 729–730.

17. Basolo F, Ugolini C, Proietti A, et al. Role of frozen section associated with intraoperative cytology in comparison to FNA and FS alone in the management of thyroid nodules. *Eur J Surg Oncol*. 2007;33(6):769–775.

18. Taneri F, Poyraz A, Salman B, et al. Using imprint and frozen sections in determining the surgical strategies for thyroid pathologies. *Endocr Regul*. 2001;35(2):71–74.

19. Cancer Genome Atlas Research Network. Integrated genomic characterization of papillary thyroid carcinoma. *Cell*. 2014;159(3):676–690.

20. Nikiforov YE, Seethala RR, Tallini G, et al. Nomenclature revision for encapsulated follicular variant of papillary thyroid carcinoma: A paradigm shift to reduce overtreatment of indolent tumors. *JAMA Oncol*. 2016;2(8):1023–1029.

21. Johnson DN, Furtado LV, Long BC, et al. Noninvasive follicular thyroid neoplasms with papillary-like nuclear features are genetically and biologically similar to adenomatous nodules and distinct from papillary thyroid carcinomas with extensive follicular growth. *Arch Pathol Lab Med*. 2018;142(7):838–850.

22. Ali SZ, Cibas ES. *The Bethesda System for Reporting Thyroid Cytopathology: Definitions, Criteria, and Explanatory Notes*. 2nd ed. Springer International Publishing; 2018.

23. Antic T, Taxy J. Thyroid frozen section: Supplementary or unnecessary? *Am J Surg Pathol*. 2013;37(2):282–286.

24. Leteurtre E, Leroy X, Patttou F, et al. Why do frozen sections have limited value in encapsulated or minimally invasive follicular carcinoma of the thyroid? *Am J Clin Pathol*. 2001;115(3):370–374.

25. Baloch ZW, LiVolsi VA. Cytologic and architectural mimics of papillary thyroid carcinoma. Diagnostic challenges in fine-needle aspiration and surgical pathology specimens. *Am J Clin Pathol*. 2006;125(suppl):S135–S144.

26. Tse LL, Chan I, Chan JK. Capsular intravascular endothelial hyperplasia: A peculiar form of vasoproliferative lesion associated with thyroid carcinoma. *Histopathology*. 2001;39(5): 463–468.

27. Amin MB, Edge SB, Greene FL, et al., eds. *AJCC Cancer Staging Manual*. 8th ed. Springer International Publishing: American Joint Commission on Cancer; 2017.

28. Rosai J, Kuhn E, Carcangiu ML. Pitfalls in thyroid tumour pathology. *Histopathology*. 2006; 49(2):107–120.

29. Hunt JL, Barnes EL. Non-tumor-associated psammoma bodies in the thyroid. *Am J Clin Pathol*. 2003;119(1):90–94.

30. Barbieri A, Prasad ML, Gilani SM. Thyroid tissue outside the thyroid gland: Differential diagnosis and associated diagnostic challenges. *Ann Diagn Pathol*. 2020;48:151584.

31. Barnes L, ed. *Surgical Pathology of the Head and Neck*. Vol. 3. Marcel Dekker Inc.; 2001.

32. Nikiforov YE, Baloch ZW, Hodak SP, et al. Change in diagnostic criteria for noninvasive follicular thyroid neoplasm with papillarylike nuclear features. *JAMA Oncol*. 2018;4(8):1125–1126.

33. Cracolici V, Krausz T, Cipriani NA. Ubiquitin immunostaining in thyroid neoplasms marks true intranuclear cytoplasmic pseudoinclusions and may help differentiate papillary carcinoma from NIFTP. *Head Neck Pathol*. 2018;12(4):522–528.

34. Petrilli G, Fisogni S, Rosai J, et al. Nuclear bubbles (nuclear pseudo-pseudoinclusions): A pitfall in the interpretation of microscopic sections from the thyroid and other human organs. *Am J Surg Pathol*. 2017;41(1):140–141.

35. LiVolsi VA. *Surgical Pathology of the Thyroid*. Vol. 1. Saunders; 1990:422.

36. Thomas CM, Asa SL, Ezzat S, et al. Diagnosis and pathologic characteristics of medullary thyroid carcinoma-review of current guidelines. *Curr Oncol*. 2019;26(5):338–344.

37. Cemeselle-Teijeiro JM, Eloy C, Sobrinho-Simoes M. Pitfalls in challenging thyroid tumors: Emphasis on differential diagnosis and ancillary biomarkers. *Endocr Pathol*. 2020;31(3):197–217.

38. Green I, Ali SZ, Allen EA, et al. A spectrum of cytomorphologic variations in medullary thyroid carcinoma. Fine-needle aspiration findings in 19 cases. *Cancer*. 1997;81(1):40–44.

39. Saffos RO, Rhatigan RM, Urgulu S. The normal parathyroid and the borderline with early hyperplasia: A light microscopic study. *Histopathology*. 1984;8(3):407–422.

40. Elliott DD, Monroe DP, Perrier ND. Parathyroid histopathology: Is it of any value today? *J Am Coll Surg*. 2006;203(5):758–765.

41. Carneiro-Pla D. Contemporary and practical uses of intraoperative parathyroid hormone monitoring. *Endocr Pract*. 2011;17(suppl 1):44–53.

42. Westra WH, Pritchett DD, Udelsman R. Intraoperative confirmation of parathyroid tissue during parathyroid exploration: A retrospective evaluation of the frozen section. *Am J Surg Pathol*. 1998;22(5):538–544.

43. Clarke MR, Hoover WW, Carty SE, et al. Atypical fat staining patterns in hyperparathyroidism. *Int J Surg Pathol*. 1996;3(3):163–168.

44. Dufour DR, Wilkerson SY. The normal parathyroid revisited: Percentage of stromal fat. *Hum Pathol*. 1982;13(8):717–721.

45. Obara T, Fujimoto Y, Aiba M. Stromal fat content of the parathyroid gland. *Endocrinol Jpn.* 1990;37(6):901–905.

46. Roth SI, Gallagher MJ. The rapid identification of "normal" parathyroid glands by the presence of intracellular fat. *Am J Pathol.* 1976;84(3):521–528.

47. Richards ML, Thompson GB, Farley DR, et al. An optimal algorithm for intraoperative parathyroid hormone monitoring. *Arch Surg.* 2011;146(3):280–285.

48. Guilmette J, Sadow PM. Parathyroid pathology. *Surg Pathol Clin.* 2019;12(4):1007–1019.

49. Farnebo LO, von Unge H. Peroperative evaluation of parathyroid glands using fat stain on frozen sections. Advantages and limitations. *Acta Chir Scand Suppl.* 1984;520:17–24.

50. Lawrence DA. A histological comparison of adenomatous and hyperplastic parathyroid glands. *J Clin Pathol.* 1978;31(7):626–632.

51. Schulte JJ, Pease G, Taxy JB, et al. Distinguishing parathyromatosis, atypical parathyroid adenomas, and parathyroid carcinomas utilizing histologic and clinical features. *Head Neck Pathol.* 2021;15:727–736.

52. Ippolito G, Palazzo FF, Sebag F, et al. Intraoperative diagnosis and treatment of parathyroid cancer and atypical parathyroid adenoma. *Br J Surg.* 2007;94(5):566–570.

53. Lee PC, Mateo RB, Clarke MR, et al. Parathyromatosis: a cause for recurrent hyperparathyroidism. *Endocr Pract.* 2001;7(3):189–192.

54. Miller MJ, Agrawal N, Katz G, et al. Parathyromatosis with a papillary architecture. *Histopathology.* 2019;75(4):598–602.

55. Fernandez-Ranvier GG, Khanafshar E, Jensen K, et al. Parathyroid carcinoma, atypical parathyroid adenoma, or parathyromatosis? *Cancer.* 2007;110(2):255–264.

第 13 章

胃肠道

13.1　引言

只有少数胃肠道疾病的评估适合进行术中冰冻检查，其中包括评估切缘，以确定肿瘤播散的范围和肿瘤切除的范围，有时术中发现少见现象也需要冰冻诊断。如果手术医师对标本有疑问，病理医师应仔细地检查大体标本，通常可以解答。因此，只有手术医师与病理医师紧密交流，标本才能获得理想的评估，患者才能获得最佳的治疗。

内镜活检标本不能做冰冻切片检查，因为冰冻过程会产生假象，这可能会导致病理医师无法准确诊断。而且冰冻制片可能会把这少量的组织全部切光。此外，内镜医师不会仅根据内镜活检标本的冰冻诊断而立刻进行临床处理。另外，急诊病例的活检小标本可进行快速处理程序，内镜检查数小时后，就能得到明确的病理诊断。如果怀疑内镜检查引起内脏穿孔，应根据症状决定是否将患者送去手术室治疗，而不是根据冰冻检查的结果，因为冰冻诊断往往不是最终诊断，有时会引起误导。

13.2　食管

13.2.1　术中冰冻的主要问题

食管切除标本的冰冻切片评估只有少数适用指征。其中大多数是要求病理医师判断食管肿瘤或食管胃交界肿瘤的切除范围是否充分。在最近发表的一项胸外科医师调查中，85% 受访者报告使用术中冰冻切片评估切缘来指导食管切除术期间的手术决策[1]。少数情况下，要求对黏膜下层或食管壁内的肿物做出明确诊断。

13.2.2 冰冻切片解读

13.2.2.1 切缘评估

食管或食管胃交界处浸润性鳞状细胞癌或腺癌可使用食管切除术或食管胃切除术来治疗。Barrett 食管发生的高级别异型增生过去也采用食管切除术来治疗，但这种激进的处理方式目前很少使用，因为浸润前或早期浸润性 Barrett 相关肿瘤的临床治疗已经取得重大进展，微创内镜技术可以达到同样的治疗效果[2-4]。

对于食管切除或食管胃切除标本，大多数情况下要求病理医师评估切缘是否充分。这些标本的胃部切除通常足够，肿瘤离切缘足够远，所以远端切缘可能只需要大体评估。在一组 189 例食管癌或食管胃交界癌的研究中，12.7% 的病例远端切缘显微镜下阳性[5]。阳性切缘至肿瘤的中位距离是 1 cm，范围为 0.5 ~ 4.5 cm。作者提出大体检查肿瘤与远端切缘的距离为 5 cm 时，足以确保切缘阴性。

食管的近端切缘通常更靠近肿瘤，因此通常需要冰冻切片评估。食管鳞状细胞癌的近端切缘建议至少 3 cm[6]。值得注意的是，食管鳞状细胞癌可能为多灶性，因此，仅凭大体检查不足以判断切缘无癌[7,8]。另外，切缘偶见鳞状细胞异型增生，而大体检查无法辨认。

研究提示，食管胃交界腺癌的患者应切除阳性近侧食管 5 ~ 8 cm[9,10]。腺癌偶尔会沿着黏膜下层向近侧食管蔓延，而表面的鳞状上皮保持完好（图 13.1）。这种黏膜下层浸润方式可能延伸相当长的一段距离，有 1 例报道称，癌延伸长达 8 cm[11]。这样的黏膜下蔓延在大体检查时无法识别，因此，如果不做冰冻切片检查很容易漏诊。一些研究提示，表浅病变近端切缘阳性的风险很低，其风险随着原发肿瘤浸润深度的增加而显著增加，只有原发癌有深层浸润（T3 或 T4）的病例才需要进行冰冻切片检查[12]。然而，食管切除术前接受内镜下黏膜切除术（EMR）的患者越来越多。所谓"埋入性 Barrett 黏膜"或"埋入性癌"是发生在完好的鳞状上皮黏膜下方，由 EMR 区域的重新上皮化形成的。因此，切缘附近有 EMR 手术史或消融术史的患者，食管切除术标本的切缘评估只做大体检查可能是不妥当的。

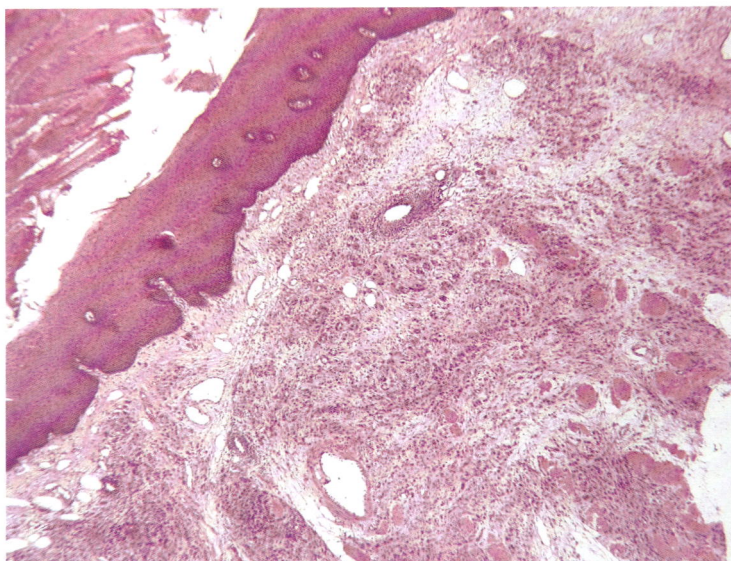

图 13.1　食管下段腺癌或食管胃交界腺癌常在鳞状上皮黏膜下方向近端蔓延。本图示浸润性腺癌上方的鳞状上皮黏膜保持完好，使得黏膜表面的大体检查看似正常。这种病例如果不做冰冻切片检查而只是进行大体检查，可能会漏诊阳性切缘

　　评估 Barrett 相关性腺癌的切缘时，不仅需要确定切缘没有浸润性癌，而且还要确定是否存在 Barrett 相关性异型增生。大多数 Barrett 相关癌切除术的目标，除了切除肿瘤之外，还要切除所有的 Barrett 黏膜，它具有发生肿瘤性转化的风险。现在，大多数食管鳞状细胞癌和腺癌患者使用术前放射治疗。因此，冰冻切片评估切缘常见放射损伤的迹象。患者的放疗史往往未告知病理医师，可能导致冰冻切片诊断时将放射性异型性误认为肿瘤性（图 13.2）。另外，处理不彻底的、位置深的肿瘤病灶可能残留在重新上皮化的看似非肿瘤性黏膜的下方（图 13.3）。

　　放化疗相关食管炎会出现大的奇异形鳞状上皮细胞，胞质丰富，核增大。黏膜固有层亦常见奇异形（放疗性）纤维母细胞及血管变化，提示术前曾做过新辅助放疗（图 13.2）。糜烂或溃疡处的重新上皮化导致上皮细胞增生，黏膜层的核分裂活性可能高于正常，再生上皮可显示类似异型增生的特点。

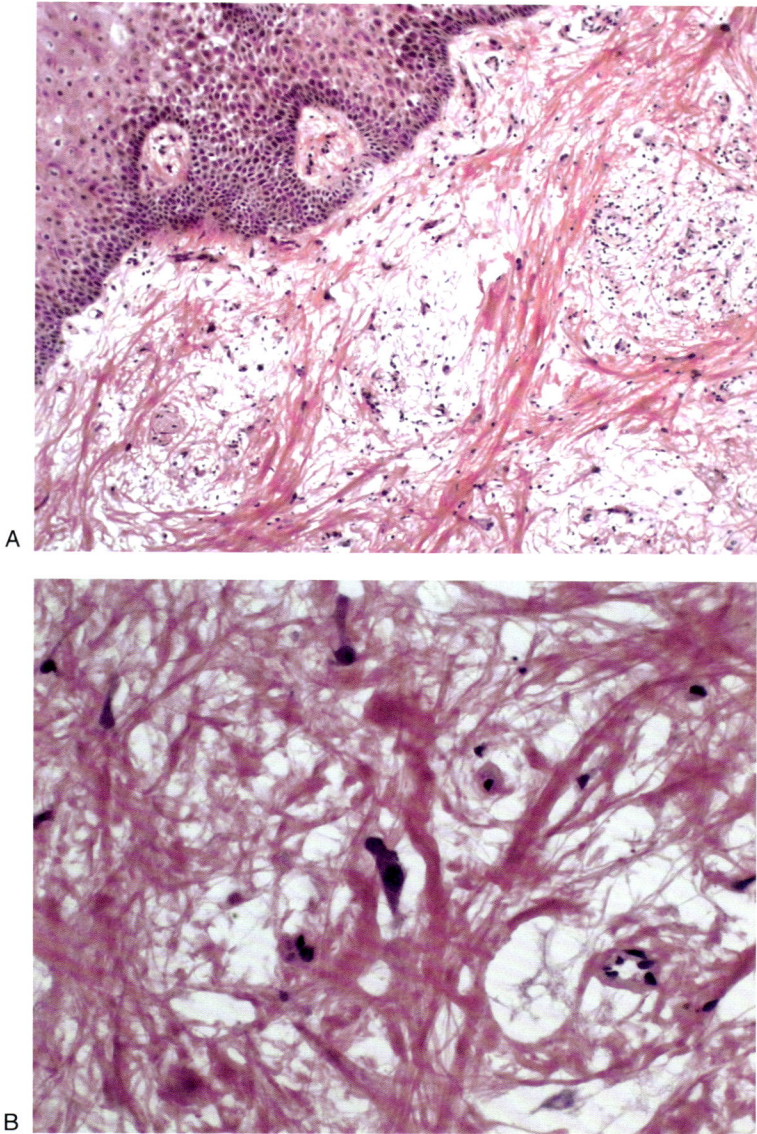

图 13.2　放射性异型性。A. 术前放疗的患者，低倍镜下显示大的非典型间质细胞散在分布；B. 高倍镜下显示所谓的放射性纤维母细胞

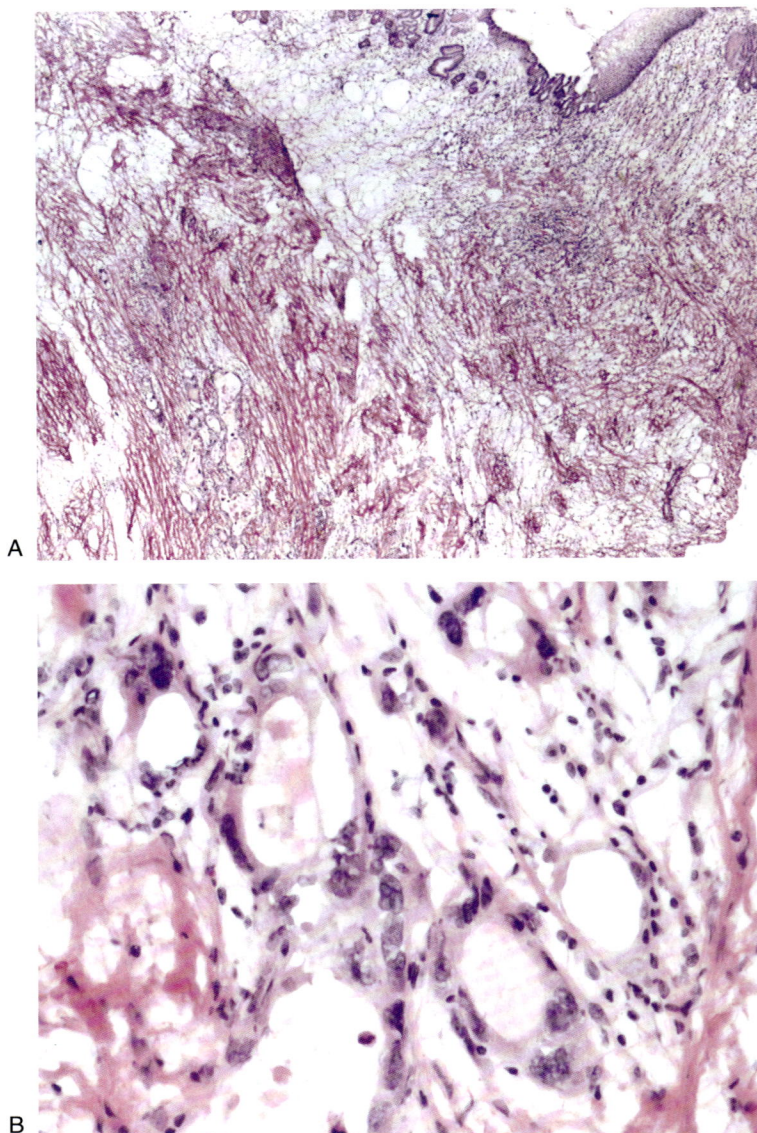

图 13.3　新辅助放疗后食管切除标本远端切缘见残留的浸润性肿瘤细胞岛。A. 低倍镜下显示完好的黏膜，黏膜下有明显的放疗反应。注意图左下角深染、不规则的腺体；B. 高倍镜下显示不规则腺体，可见残留腺癌伴放疗反应的组织学特征

放射损伤后期组织学表现为棘层肥厚、角化不全、角化过度、血管透明变性、黏膜下层及肌层纤维化、肌层变性。纤维化和变性累及食管深层组织，而黏膜层不受影响。肌层神经丛炎性改变和纤维化，固有肌层变性，非典型纤维母细胞陷于致密胶原组织中。黏膜下腺体萎缩，腺泡减少、扩张，腺管内容物浓缩。这些腺体导管的鳞状化生以及放射引起的异型性可能类似浸润性鳞状细胞癌。

13.2.2.2　肿瘤识别与鉴别诊断

冰冻切片很少用于诊断食管上皮性肿瘤，因为大多数上皮性肿瘤采取术前内镜活检确诊。然而，间质或黏膜下层的肿瘤有时需要冰冻切片来确定肿瘤类型，预测其生物学行为（良恶性），从而指导手术医师采取适当的手术方式。

食管最常见的间叶性肿瘤是平滑肌瘤。该肿瘤通常发生于成人，常在手术时偶然发现。大体检查，平滑肌瘤通常呈淡粉红色，质硬或橡皮样，可呈分叶状。形状一般呈圆形或卵圆形，切面像子宫平滑肌瘤那样呈旋涡状。镜下，平滑肌瘤轻至中度细胞密度，形态温和的梭形平滑肌细胞呈束状交错分布，核通常拉长或呈雪茄形，常无明显的多形性，核分裂象少或无。

相比之下，食管发生的胃肠道间质瘤（GIST）罕见，此部位的 GIST 大多数为恶性。大体检查，肿瘤可位于食管壁内或呈息肉样，常类似平滑肌肿瘤。镜下，表现为细胞丰富的梭形细胞生长方式，或部分区域呈上皮样分化。组织学排列方式不一，细胞可成片分布，部分区域的细胞核呈栅栏状排列，黏液样变性。食管的 GIST 常类似于其他梭形细胞肿瘤，所以冰冻切片常不能明确诊断。这种情况下，应诊断"梭形细胞肿瘤，待石蜡切片进一步诊断"，因为大多数 GIST 与良性平滑肌瘤的生物学行为有显著差别。

颗粒细胞瘤（GCT）也可发生于食管。大体检查，肿瘤通常呈光滑、无蒂、黄白色或灰白色病变。GCT 位于黏膜下层或固有肌层，表面通常衬覆完好的正常黏膜。食管 GCT 类似于身体其他部位发生的 GCT（图13.4）。跟其他部位的 GCT 一样，表面被覆的鳞状上皮呈假上皮瘤样增生。部分病例中，可见广泛的浸润性生长方式。GCT 可为恶性，但较为罕见。提示恶性 GCT 的特征包括体积大（直径大于 5 cm）、细胞密度增加、肿瘤性坏死、肿瘤细胞呈梭形、核增大、核多形性、大核仁以及核分裂象大于 2/10 HPF[13]。GCT 组织学上可类似黑色素瘤、癌或 GIST[14]（图 13.5）。当肿瘤主要由梭形细胞构成时，冰冻切片上与 GIST 或其他梭形细胞肿瘤无法区分，可能需要延迟至石蜡切片诊断。假上皮瘤样增生区域加上临床印象为肿块，如果仅送检少量表浅的组织，可能导致将 GCT 误诊为鳞状细胞癌。假上皮瘤样增生的上皮细胞通常缺乏细胞异型性，而在浸润性鳞状细胞癌中，上皮与结缔组织界面的复杂程度远远超过假上皮瘤样增生。

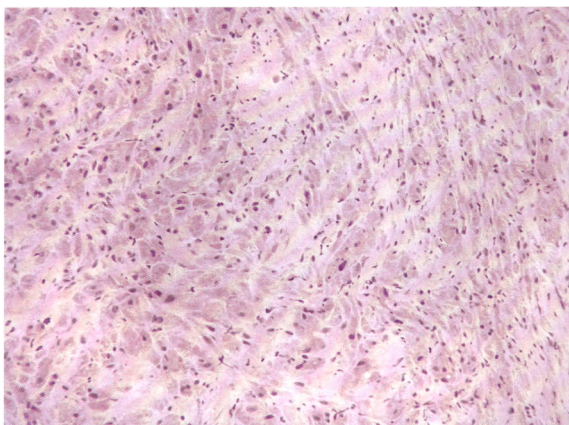

图 13.4　颗粒细胞瘤。肿瘤由多角形细胞构成，细胞边界不清，胞质丰富、嗜酸性、颗粒状，核小，轻微多形性，未见核分裂象

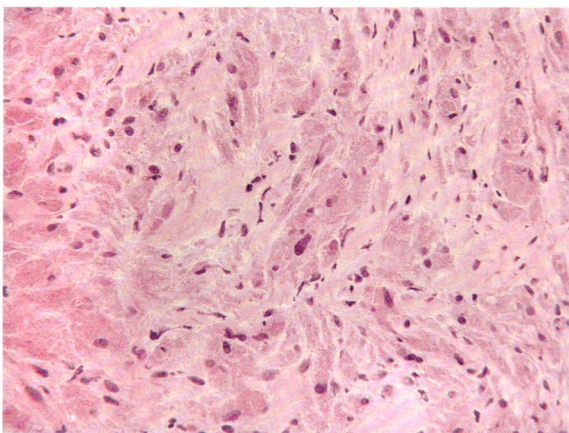

A

图 13.5　食管颗粒细胞瘤。A. 高倍镜，肿瘤细胞的大小和形状不一，胞质呈颗粒状

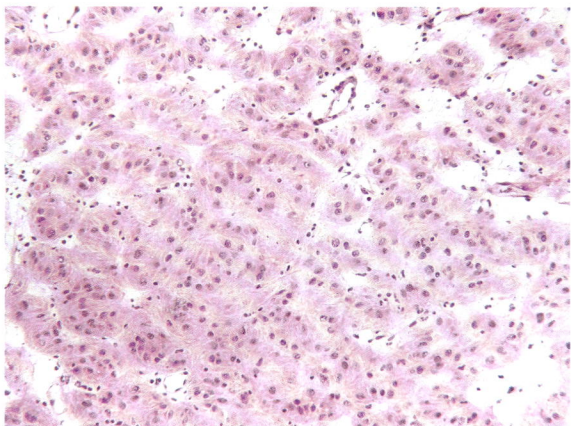

图 13.5（续）　B. 上皮样 GIST 的冰冻切片，与图 A 比较。肿瘤细胞形态更一致、黏附性更强，没有颗粒细胞瘤那样的颗粒状胞质

13.3　胃

13.3.1　术中冰冻的主要问题

同食管一样，行部分胃或全胃切除术时，手术医师有时会要求做冰冻切片评估切缘。与食管癌切除术相似，近端或远端胃癌切除术可以进行冰冻切片来评估边缘。在远端胃腺癌的病例中，已经显示近端 3 cm 切缘的预后与 I 期癌症 5 cm 切缘相当。在更晚期的阶段，近端切缘长度与生存无关[15]。然而，对于近端胃腺癌的腹部入路切除术，近端切缘大体评估为阴性是足够的，可能没有必要改用远端食管切除术以改善近端边缘状态[16]。

虽然相对少见，对于萎缩性自身免疫性胃炎或高胃泌素血症相关性胃内分泌肿瘤，评估切缘以确定胃窦切除是否充分，可能也是冰冻切片的指征。

除了评估切缘状态，当内镜下活检呈阴性时，可要求冰冻切片以在切除前确认疑似胃癌病例。内镜活检取不到的胃壁内病变或胃溃疡穿孔的患者也可行术中冰冻检查以明确诊断。

最近的一些研究提示，胃癌尤其是早期胃癌，根据前哨淋巴结的转移情况，可以尽量减少外科手术或给予患者个体化治疗[17,18]。因此，要求术中评估前哨淋巴结的胃癌患者病例可能越来越多，可用冰冻切片检查也可用印片细胞学检查[19]。虽然乳腺癌和黑色素瘤的前哨淋巴结活检已经成为标准治疗程序，但在胃癌诊断中，其有效性尚未确认，因此，到目前为止，除临床试验外很少使用。

13.3.2　冰冻切片解读

13.3.2.1　切缘评估

冰冻切片判读切缘一般很简单。然而，切除弥漫性胃腺癌或印戒细胞癌时可能会遇到困难。这些病变的肿瘤细胞有时很小，不显眼，类似组织细胞、浆细胞或淋巴细胞（图 13.6）。重要的是，病理医师首先要知道正在切除的癌的组织学形态，然后才能确定切除是否足够。冰冻切片判读弥漫性胃癌时，有人建议行细胞角蛋白快速免疫染色或快速黏液染色，来辅助诊断[20-23]。然而，在实际日常工作中这些染色的应用有待探讨。

遗传性弥漫性胃癌（HDGC）患者可以采取预防性全胃切除术。HDGC 是一种与致病性种系 CDH1 突变相关的遗传性癌症风险综合征。种系 CDH1 突变者终身发生弥漫性胃癌的风险预计高达 87%[24]。黏膜内弥漫性胃癌的多个显微病灶是 HDGC 患者的常见表现，而肉眼可见的肿瘤常常不存在，使得检测早期胃癌发展的现有内镜监测方案难以发现病灶[25]。目前推荐对于携带种系 CDH1 突变的患者进行预防性全胃切除术，以降低发生 HDGC 的风险，全胃切除术是内镜监测期间检测到的确诊胃癌患者的标准治疗。术中冰冻切片建议确认所有的手术切除胃黏膜。胃切除标本的近端和远端边缘均应切除全部冰冻，以确认存在完整的鳞状黏膜环（近端边缘）和十二指肠黏膜（远端边缘）[26]。如果不完整，将再切除组织以确保所有胃黏膜已被切除。

判读自身免疫性胃炎的切缘时，可能也会遇到困难。该病并发高胃泌素血症，常发展成类癌。胃酸的缺乏刺激胃窦 G 细胞释放胃泌素，随着时间的推移，逐渐发展成胃窦 G 细胞增生。胃泌素对胃体的肠嗜铬样细胞有营养作用，可引起肠嗜铬样细胞增生，最终形成肉眼可见的类癌，称为Ⅰ型类癌。Ⅰ型类癌相对惰性，很少浸润深层或转移[27-30]。Ⅰ型类癌患

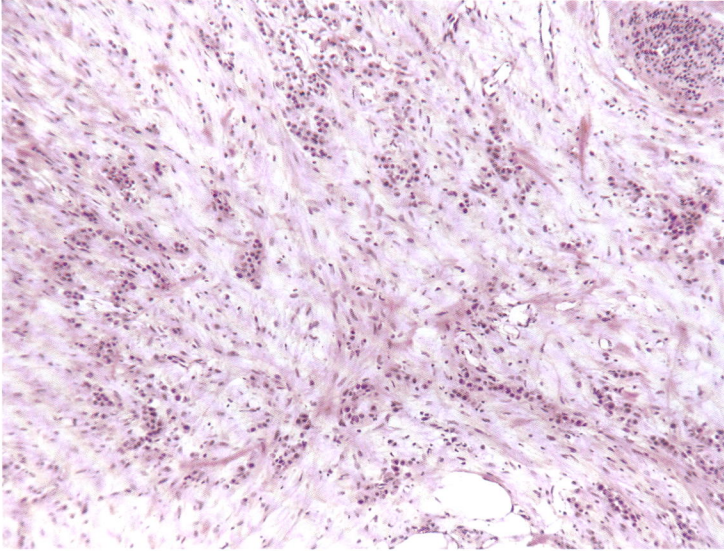

A

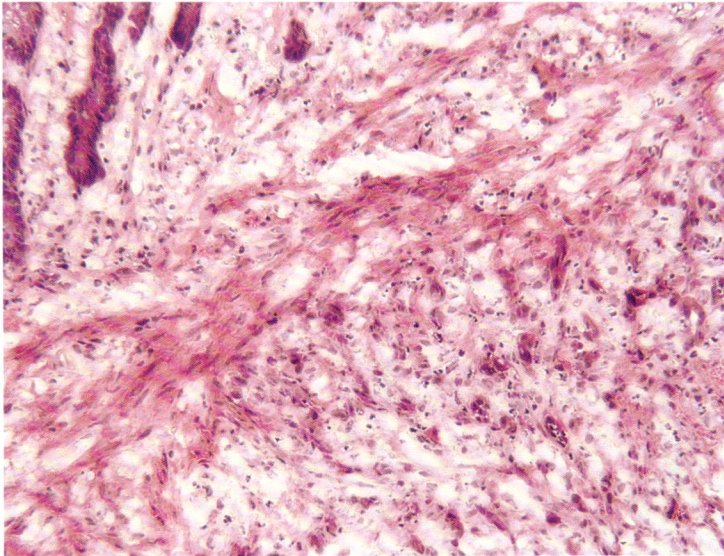

B

图 13.6　弥漫性胃癌。A. 因低分化腺癌行胃切除术的患者，其胃周肿块的冰冻切片。低倍镜下，肿瘤细胞类似炎症细胞或组织细胞；B. 冰冻切片上，反应性血管有时看似胃低分化腺癌中见到的浸润性小腺体。如果存在明显炎症，血管衬覆的内皮细胞甚至出现细胞非典型性

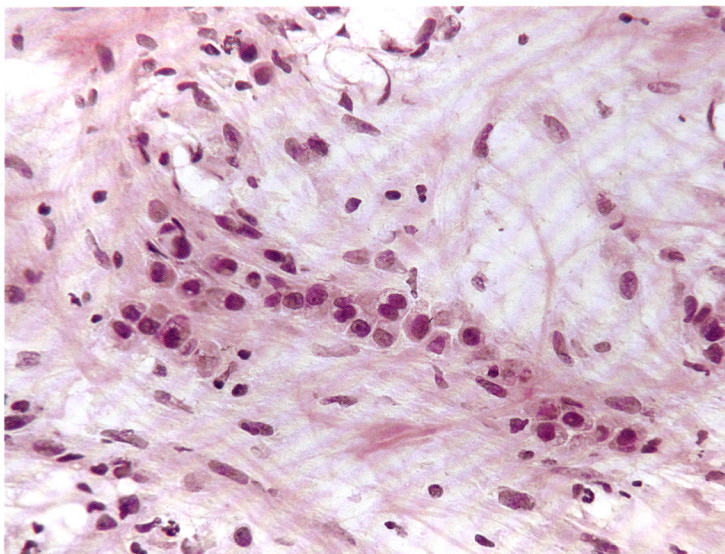

C

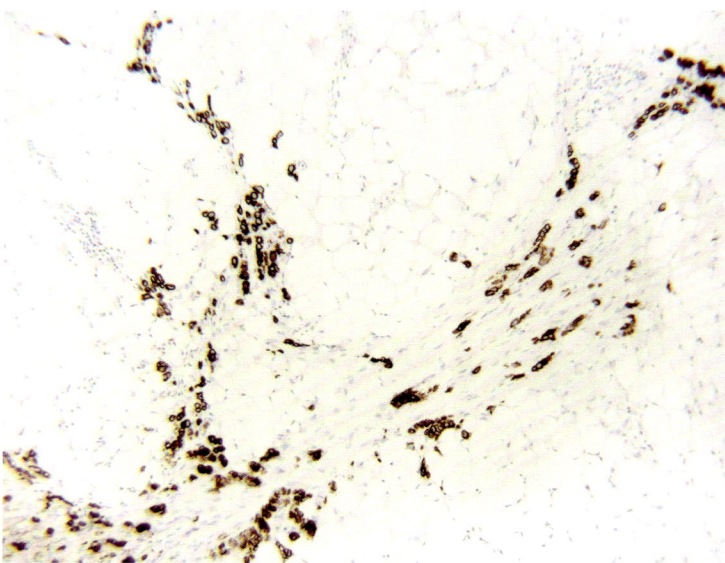

D

图 13.6（续） 弥漫性胃癌。C.高倍镜下显示胃腺癌细胞呈浆细胞样;
D. 细胞角蛋白染色显示浸润性肿瘤细胞

者的治疗方案是内镜下切除病变。然而，因肿瘤太大而不能在内镜下完全切除，以及复发或多发的患者，可行胃窦切除术[31]。

手术治疗 I 型类癌的目的是去除胃窦所有分泌胃泌素的 G 细胞，从而消除患者的高胃泌素血症[31-32]。血清胃泌素水平回归正常可使胃体类癌消退[33-35]。

因此，通常要求病理医师检查胃窦切除标本的切缘，确定切除是否足够。远端切缘应只含有十二指肠组织，近端切缘应只含有泌酸性黏膜；然而，因患有萎缩性胃底胃炎，正常的胃壁细胞缺如。切缘可显示萎缩性胃底胃炎的特征，包括黏膜固有层浆细胞、淋巴细胞浸润和肠化生。患者的胃窦组织中应当没有这些改变，因此，存在萎缩性胃炎证实切除已达胃体。缺乏明确的萎缩性胃炎证据时，病理医师应寻找胃腺体颈部 G 细胞增生的证据，并通过常规石蜡切片做胃泌素免疫组织化学染色加以证实。近端切缘存在类癌无关紧要，因为术后会消退。

13.3.2.2 肿瘤识别与诊断

当胃癌组织学类型呈低分化、弥漫性或印戒细胞癌（如前所述）时，冰冻诊断困难。冰冻切片上，胃间叶性肿瘤也不容易鉴别，因为许多肿瘤可以

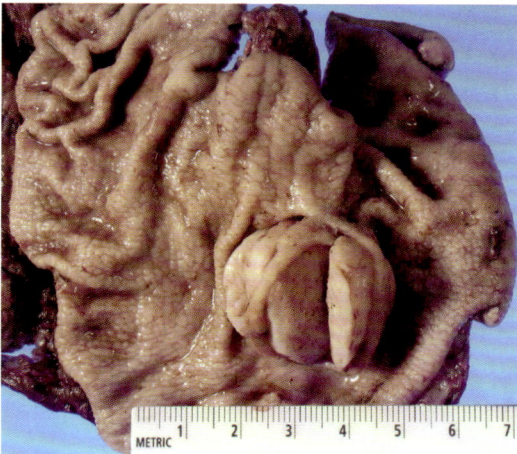

图 13.7 **黏膜下胃肠道间质瘤（GIST）。病变边界清楚，切面肉色。大体检查常见灶性坏死、出血和（或）囊性变，但本例未见**

表现为温和的梭形细胞病变。胃是 GIST 最常见的发生部位（图 13.7），有两种主要形态学表型：第一种是富于细胞的梭形细胞肿瘤，特征是梭形细胞呈束状排列，常有显著的栅栏状排列，核形态均匀一致，核周有空泡并使核受挤压（图 13.8）。偶有大核。核呈栅栏状排列类似外周神经鞘瘤，并可能成为 GIST 的主要组织学特点（图 13.9）。透明变性、间质钙化、黏液样变性或液化坏死也很常见（图 13.10）。第二种是上皮样 GIST，也常见于胃。肿瘤细胞呈圆形，上皮样，胞质透明并有核周空泡。在冰冻切片和 HE 染色的常规石蜡切片上可类似肝细胞癌或颗粒细胞瘤（图 13.5B）。细胞成片或成簇分布，不成束状，倾向于围绕血管周围分布。

梭形细胞型 GIST 必须与胃的其他梭形细胞肿瘤相鉴别，后者包括平滑肌瘤、平滑肌肉瘤、外周神经鞘肿瘤和炎症性纤维性息肉。通常需要使用一组抗体做免疫染色才能鉴别，因此，冰冻切片上很难区分甚至无法区分。所以，这些病变最好诊断为"梭形细胞增生性病变"，延迟诊断，待常规石蜡切片。部分病例出现丰富的核分裂象和明显的核多形性时，病理医师也许能够诊断为"恶性梭形细胞增生性病变"。无论如何，不要在冰冻切片上将胃梭形细胞病变明确归类为"良性"，因为常规多取材可能会出现更具侵袭性生物学行为的特征。

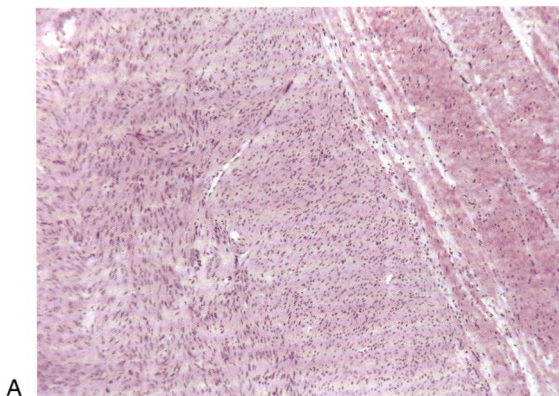

图 13.8　**梭形细胞型 GIST。A. 低倍镜下显示 GIST 源于固有肌层，肿瘤细胞（左侧）比邻近平滑肌（右侧）更丰富，胞质嗜酸性更弱**

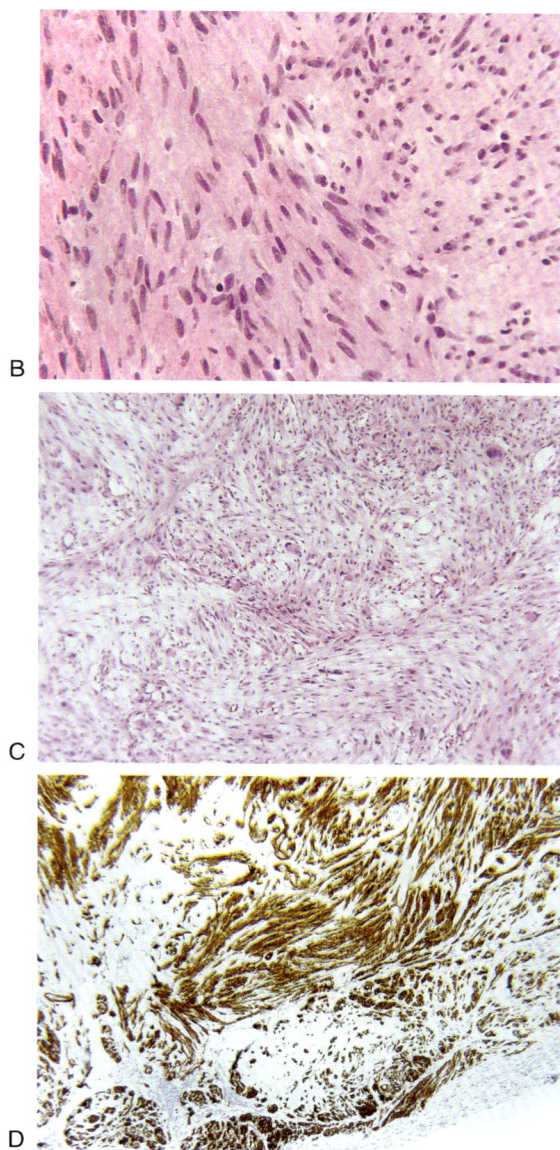

图 13.8（续）　梭形细胞型 GIST。B. 梭形细胞型 GIST 通常由单一细胞构成，核多形性轻微；C. 明显的核异型性更常见于平滑肌肉瘤；D. CD117 染色，GIST 呈弥漫强阳性。通常必须做免疫组织化学染色才能明确诊断 GIST。冰冻切片最好诊断为"梭形细胞肿瘤"

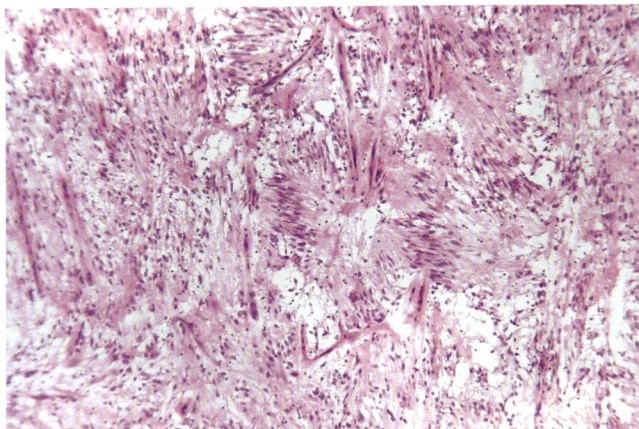

图 13.9　该例 GIST 显示明显的栅栏状排列，类似外周神经鞘肿瘤。GIST 中常见这一特征，在冰冻切片上不能将其误诊为神经鞘瘤或其他神经肿瘤

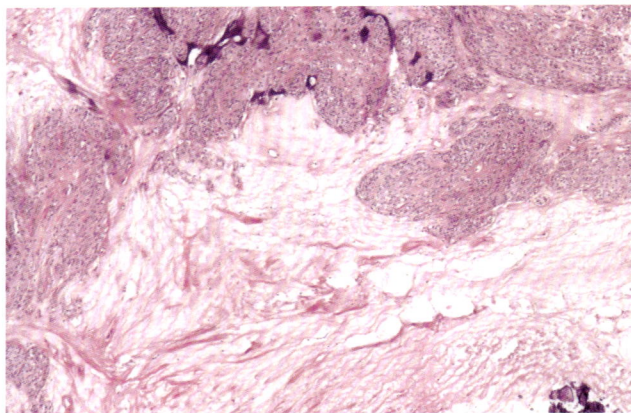

图 13.10　GIST 伴间质退变，包括显著钙化和间质液化。这些特征常见于 GIST，在冰冻切片上不要将其误诊为黏液样肿瘤

13.4　小肠

13.4.1　术中冰冻主要问题

小肠的大多数冰冻切片是为了评估肿块性病变。小肠最常见的原发性肿瘤

包括神经内分泌肿瘤、GIST、腺癌和淋巴瘤。有小肠转移性肿瘤的患者，也可能要求进行冰冻切片检查。涉及小肠肿瘤的切缘很少通过冰冻切片进行评估。

非肿瘤性小肠疾病的标本偶尔要求病理医师进行术中冰冻检查，如憩室病或炎症性肠病，这种做法常用于排除肠节段性狭窄部位或穿孔性憩室区域发生癌或异型增生的可能性。这些病例的鉴别诊断包括炎症性肿块和浸润性肿瘤。

炎症性肠病的切缘不应做冰冻切片检查，因为没有临床意义。大量研究证明，显微镜下切缘呈活动性克罗恩（Crohn）病，对以后的疾病复发风险没有影响[36-41]。但是，手术医师要求病理医师评估小肠切除标本的切缘有无肉眼可见的疾病是合理的，因为它影响手术结局。

13.4.2　冰冻切片解读

小肠切除标本的冰冻检查没有太大的诊断困难，但有时很难将穿孔性憩室相关的纤维化、克罗恩病患者的瘘道或其他炎症性肿块性病变与梭形细胞肿瘤相区分，后者包括 GIST、硬纤维瘤病和平滑肌肿瘤（图13.11～13.13）。病变中存在明显的炎症，提示病变本质很可能是炎症性的。然而有些病例有必要延迟诊断，等待石蜡切片，因为存在性质不确定的非典型性或取样限制。

小肠病变的冰冻切片评估，最常见的指征是鉴定肿块性病变。非肿瘤性和肿瘤性病变均可发生，通常不难诊断。最常见的小肠非梭形细胞肿瘤包括神经内分泌肿瘤、腺癌和淋巴瘤。小肠神经内分泌肿瘤患者常伴有肠系膜肿块，但未发现原发性病变，因此可对肠系膜肿块进行冰冻诊断。一般而言，基于巢状或小梁生长模式，颗粒性细胞质和具有粉尘状染色质的圆形细胞核，在冰冻切片上可以容易地识别高分化的神经内分泌肿瘤（图13.14）。在这些情况下，对小肠任何切除节段的切除标本进行仔细的大体检查，通常会显示一个经典的黏膜下局限性黄褐色肿块，有时，上覆黏膜可有溃疡。冰冻切片诊断时，具有广泛假腺结构的神经内分泌肿瘤可能难以与腺癌鉴别，但是，神经内分泌型的核特征通常有助于鉴别诊断。冰冻诊断神经内分泌癌可能是相当困难的，在这种情况下，可以报告为：癌，具有神经内分泌分化特征。

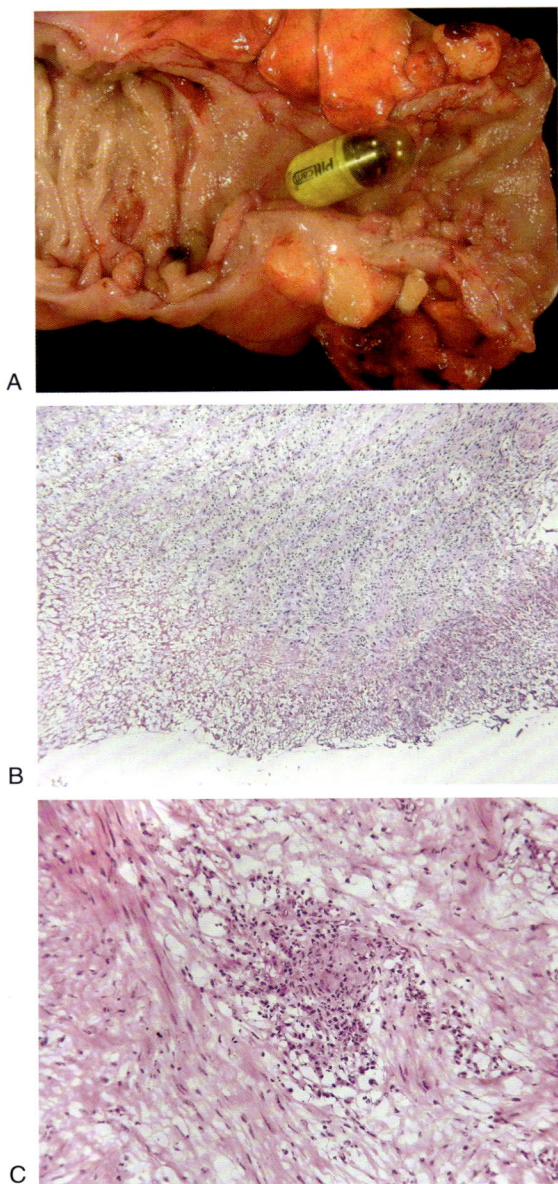

图 13.11　克罗恩病狭窄患者放置无线胶囊内镜后发生小肠梗阻。A. 大体检查发现狭窄区域，胶囊停留于此处。注意狭窄区的息肉样黏膜以及邻近的正常黏膜；B. 低倍镜下的狭窄段小肠，显示纤维化、坏死和慢性炎症；C. 高倍镜下显示致密的单个核炎症细胞浸润。这些细胞必须与印戒细胞癌的浸润性恶性细胞相鉴别。识别肉芽肿有助于确诊克罗恩病

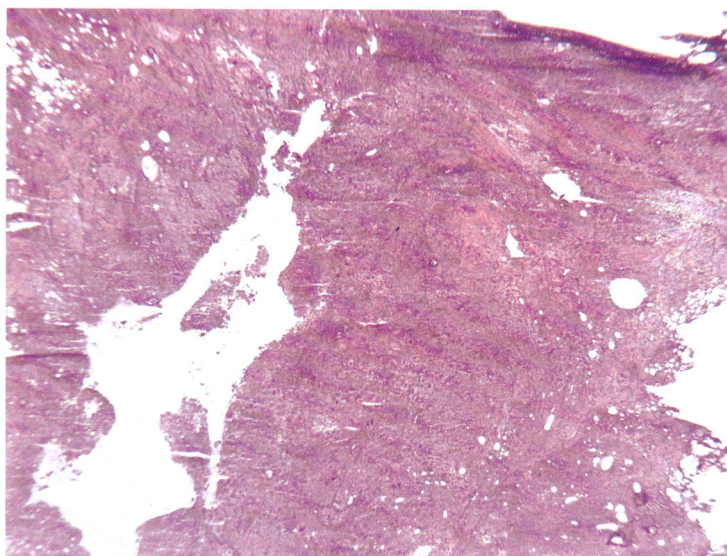

A

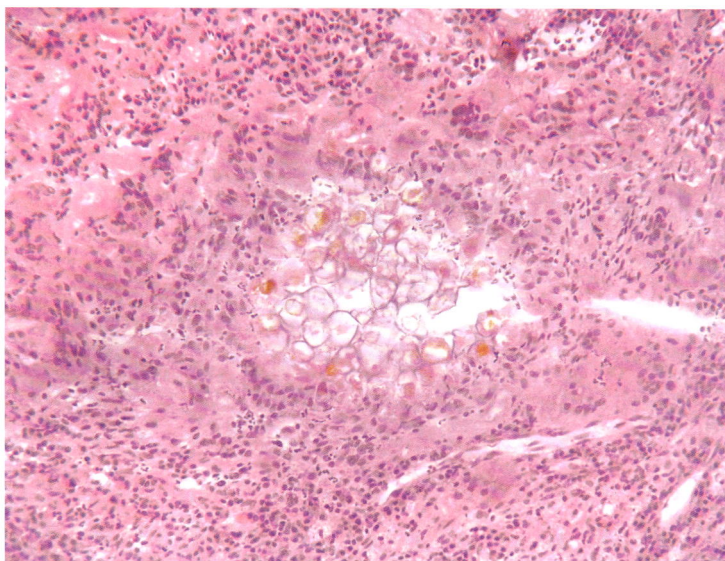

B

图 13.12　穿孔性憩室。因肿块性病变疑为肿瘤，故送检做冰冻切片检查。A. 低倍镜下显示细胞密集的炎性肿块；B. 高倍镜下可见植物性物质，提示穿孔

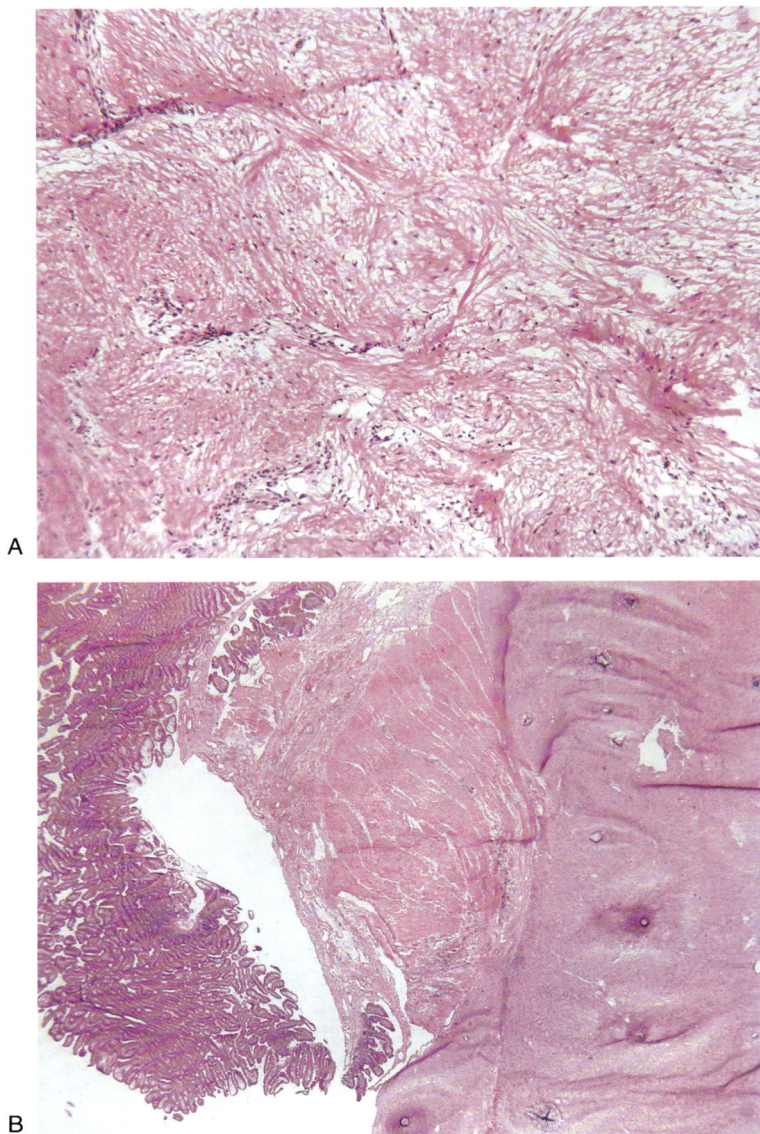

A

B

图 13.13 小肠的梭形细胞病变。A. 肠系膜纤维瘤病（硬纤维瘤）。该病变细胞稀少，主要由胶原构成，纤维母细胞样细胞散布。细胞稀少的特征，不支持诊断 GIST，然而，治疗过的 GIST 可以表现为细胞稀少；B. 小肠 GIST。低倍镜下可见起源于小肠固有肌层的梭形细胞病变

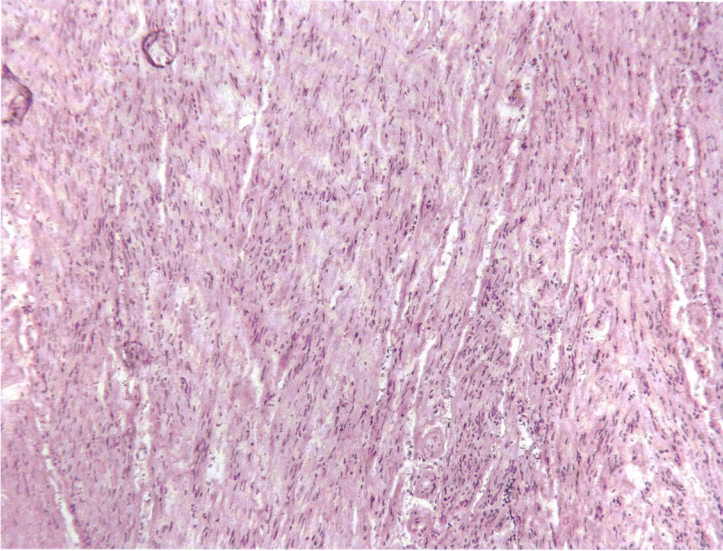

C

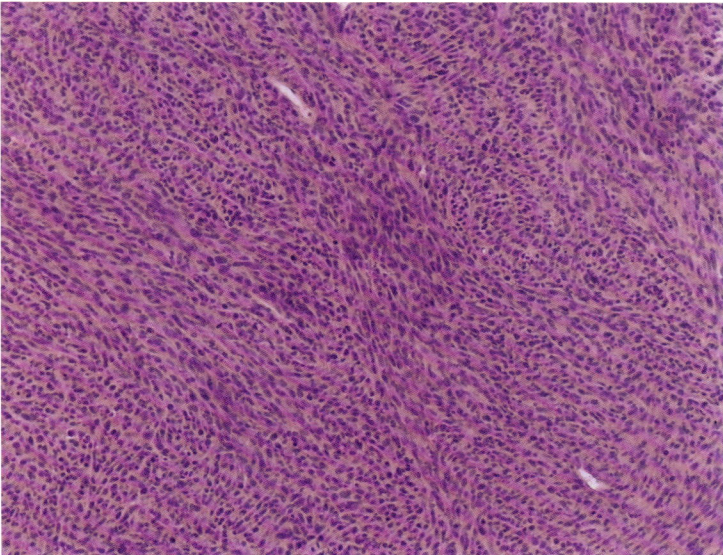

D

图 13.13（续）　小肠的梭形细胞病变。C. 高倍镜下显示中等密度的梭形细胞增生，细胞异型性轻微，良性和恶性 GIST 都有这一特征；D. 平滑肌肉瘤。这种梭形细胞病变表现为肿瘤细胞束状分布，细胞核两端较钝，胞质嗜酸性。病变富于细胞，核分裂象易见。石蜡切片免疫组织化学染色证实细胞来源于平滑肌

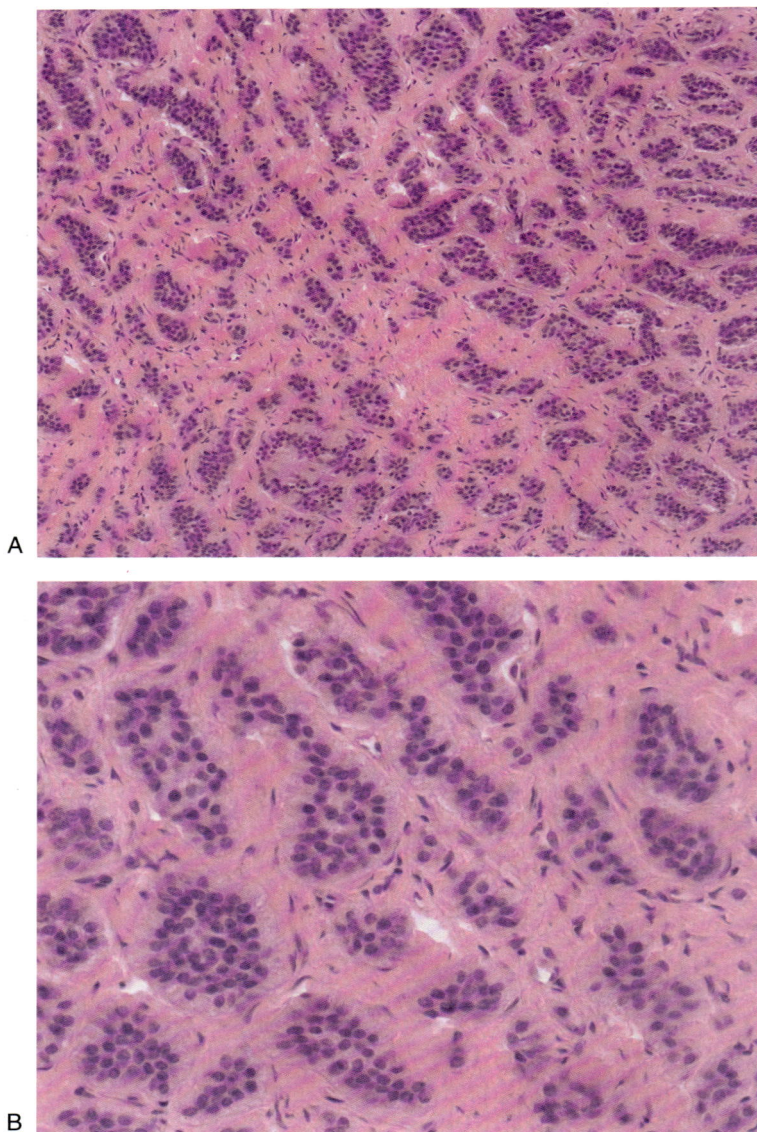

图 13.14　高分化神经内分泌肿瘤。A. 肠系膜结节的冰冻切片显示位于透明基质中的肿瘤细胞巢；B. 高倍镜下显示：细胞匀一，核圆形，染色质斑点状，符合高分化神经内分泌肿瘤特征

　　虽然腺癌的组织学诊断通常是容易的，但在冰冻切片上确定病变是小肠原发还是转移性则是困难的。首先要记住，转移性肿瘤比小肠原发恶性肿瘤更常见。提示病变为原发性的特征包括存在前体病变（腺瘤），以及病变以肠壁表层（黏膜层）为中心。而多发性病灶、病灶主体位于肠壁外层者，很可能为转移瘤（图 13.15）。

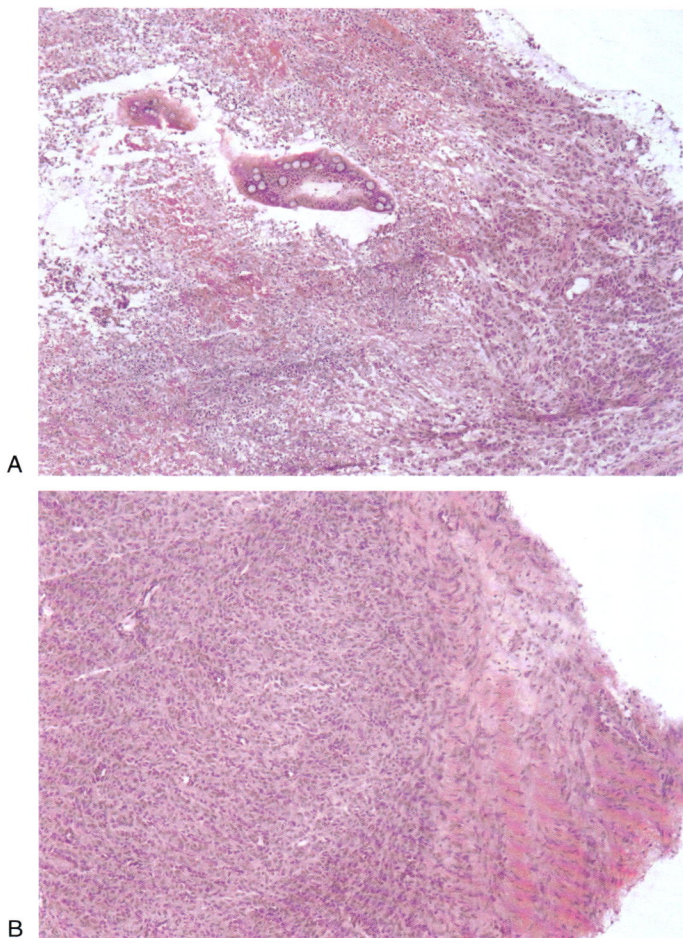

图 13.15　**小肠转移瘤。A.** 可见表面溃疡形成，只残留少量黏膜碎片；**B.** 肿瘤主体位于肠壁深层，图片右下方可见少量固有肌层的平滑肌。肿瘤细胞为未分化型，石蜡切片诊断为转移性黑色素瘤

偶尔，非肿瘤性肿块含有腺体成分，可能与腺癌相混淆。这类病变包括异位胰腺和深在性囊性肠炎。

大体检查，异位胰腺通常边界清楚，切面呈实性、囊性或分叶状，取决于胰管是否扩张。病变可位于黏膜层、黏膜下层或浆膜层，有时是透壁性的。镜下，胰腺腺泡、导管或胰岛单独出现或相互混杂分布（图 13.16）。然而，导管周围两层肌束排列整齐，可区别这两种病变。与腺癌不同，异位胰腺的导管排列成小叶结构，低倍镜下容易识别。高倍镜下，

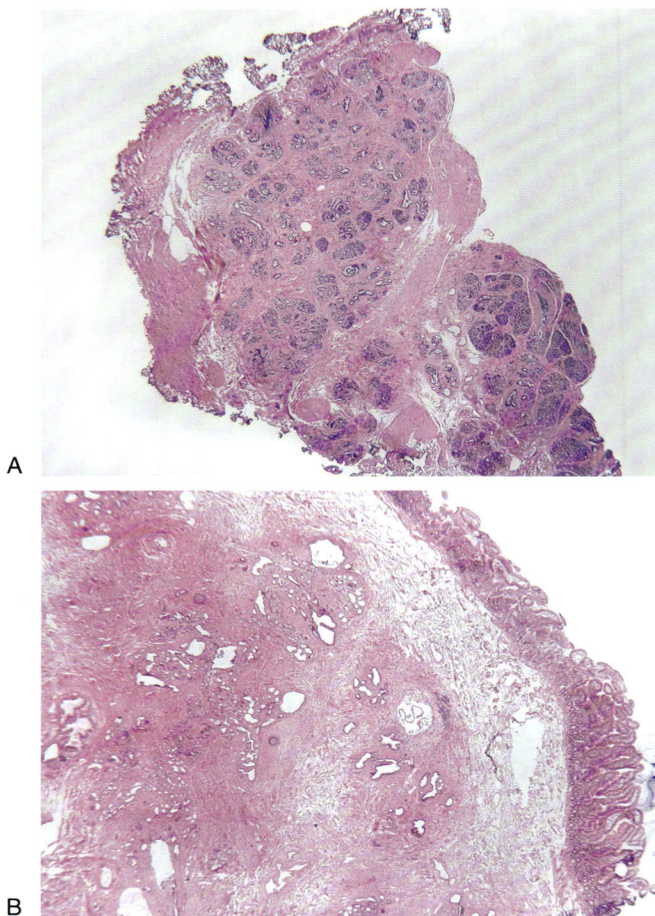

图 13.16　异位胰腺。A. 异位胰腺通常显示明显的小叶状结构，类似于固有胰腺；B. 部分病例腺泡组织稀疏，主要由导管构成，但仍然保持小叶结构

病变缺乏大多数腺癌特征性的细胞异型性。然而，要牢记的是，极少数情况下异位胰腺可发生炎症或肿瘤转化。

　　最后，可以联合冰冻切片和印片细胞学来诊断高级别淋巴瘤，但是低级别病变可能需要延迟诊断，等待石蜡切片。然而，一旦确认为淋巴瘤，便可以在标本被放置到福尔马林溶液固定之前进行适当的分检处理，用于特殊的辅助检查（图 13.17）。

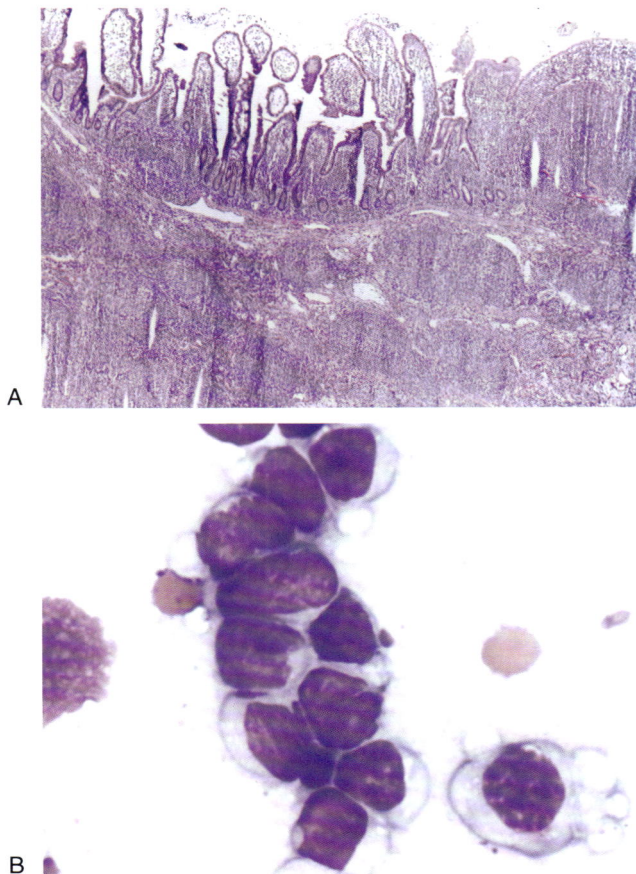

图 13.17　小肠淋巴瘤。A. 小肠肿块性病变的全层切片，显示致密细胞的病变，浸润肠壁全层；B. 同一标本印片的高倍图。印片本身就是快速确认单一淋巴细胞浸润的方法，以便留出新鲜组织去做流式细胞术、细胞遗传学和（或）分子学检测

13.5　阑尾

13.5.1　术中冰冻的主要问题

　　大多数阑尾切除是因为有阑尾炎的症状，有时在这种情况下会偶然发现肿瘤。因此，阑尾增粗或有肿块性病变，可以送冰冻切片检查。此外，由于阑尾肿瘤倾向于腹膜扩散，腹膜疾病患者经常被怀疑有原发性阑尾病变，因此可能需要在这些患者中进行阑尾术中评估。腹膜受累的阑尾肿瘤（导致临床诊断为腹膜假性黏液瘤或腹膜癌病）患者通常接受多轮细胞减灭术和高温腹腔化疗（CRS/HIPEC），这会在术中冰冻评估这些肿瘤时造成诊断困难。

　　进行冰冻切片检查的病理医师应该了解《WHO 胃肠肿瘤分类》（第 5 版）中引入的阑尾肿瘤的命名变化[42]。阑尾黏液性肿瘤分为阑尾低级别黏液性肿瘤（LAMN）、阑尾高级别黏液性肿瘤（HAMN）和黏液腺癌，分类依据是浸润成分的类型（LAMN 和 HAMN 为推挤式浸润，而黏液腺癌为侵袭性浸润）和细胞异型性程度（LAMN 为低级别异型性，HAMN 为高级别异型性）。术语"杯状细胞类癌"和"杯状细胞腺类癌"也被"杯状细胞腺癌"取代，相关分级为 1～3，分级依据是管状或簇状生长的肿瘤百分比。

13.5.2　冰冻切片解读

　　描述性术语"黏液囊肿"是大体描述，指腔内充满黏液，阑尾扩张膨胀，这可能是由反应性过程（阻塞）或肿瘤性病变（锯齿状病变、LAMN、HAMN 或黏液腺癌）引起的（图 13.18）。有时需要冰冻切片来描述这种黏液囊肿的原因；然而，如果可能的话，应该尽量避免在固定之前对这些标本进行切开，因为这样将导致黏液溢出，并且如果肿瘤存在，将妨碍分期。相反，将完整的标本在 37% 甲醛溶液过夜固定，是推荐的最好的组织保存和病理评估方法。事实上，阑尾黏液性肿瘤的形态学谱系评估并不简单，浸润深度、外渗黏液中的细胞成分和细胞学异型性程度，最好留待石蜡切片对整条阑尾进行组织学评估之后来明确。

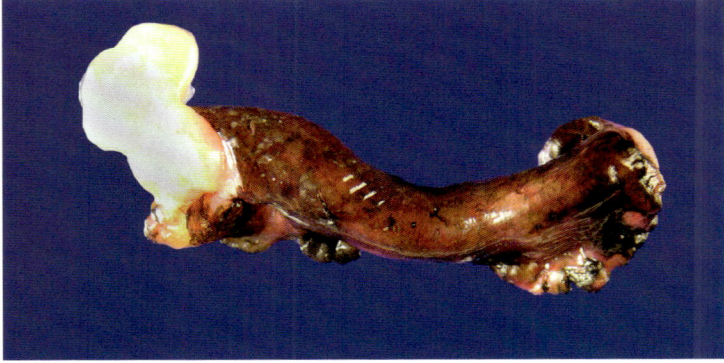

A

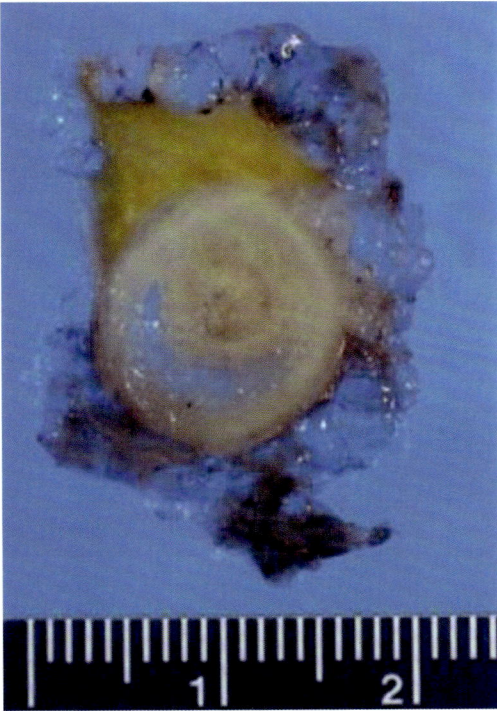

B

图 13.18 阑尾低级别黏液性肿瘤伴卵巢受累。A. 阑尾切除标本显示"黏液囊肿"的大体特征。注意丰富的黏液从阑尾腔内溢出；B. 另一阑尾固定和连续切片后的大体照片。注意阑尾壁和周围软组织中有黏液存在（由病理医师助理 Laura Fleming 提供图片）

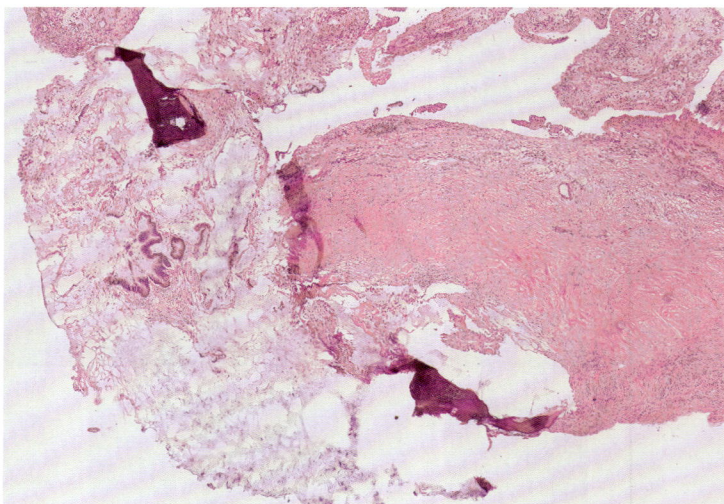

C

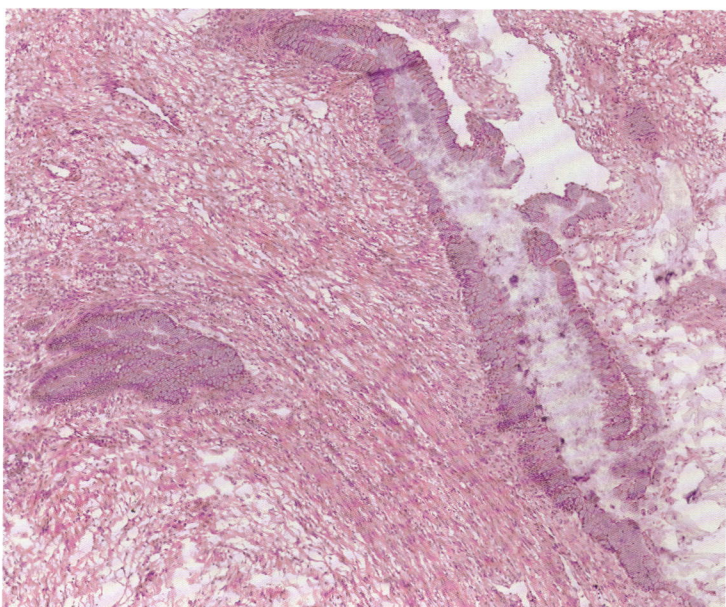

D

图 13.18（续） 阑尾低级别黏液性肿瘤伴卵巢受累。C. 另一个术中破裂阑尾冰冻切片的低倍视图。组织学上可见黏液池，偶尔可见形态温和的黏液性上皮条。阑尾壁纤维化，导致正常肠壁结构丧失。符合阑尾低级别黏液性肿瘤（LAMN）的诊断；D. 患者还有一个右侧卵巢肿块。这个肿块的冰冻切片也显示了低级别黏液性上皮和卵巢间质内的黏液池

当遇到疑似阑尾黏液性肿瘤的腹膜沉积物时，可要求术中冰冻会诊。在这种情况下，应报告有无浸润性（侵袭性）生长方式和高级别结构或细胞学特征（包括印戒细胞），因为侵袭性高级别肿瘤对 CRS/HIPEC 没有反应，因此这些发现可能影响手术方式。值得注意的是，阑尾原发性肿瘤常以卵巢肿瘤为首发表现。当病理医师在冰冻时发现卵巢黏液性肿瘤时，应该向临床医师询问阑尾的状态（图 13.18D）。当遇到这样的肿瘤时，许多外科医师会例行切除阑尾。

杯状细胞腺癌是另一种阑尾肿瘤，经常伴卵巢和腹膜疾病（图 13.19）。这种肿瘤的冰冻切片诊断很复杂，可出现多种组织学模式，包括杯状细胞、内分泌细胞和潘氏细胞混合的小管和巢状，复杂的吻合与筛状腺样结构，鉴于在这些肿瘤中可见到如此复杂的组织学表现，提供明确的冰冻切片诊断可能相当困难，但是如果经典（低级别）特征明显，则可以提出这样的诊断。由于术中诊断的取样限制，应在石蜡切片上进行明确分级，但冰冻切片上出现单个浸润性印戒细胞和（或）肿瘤细胞片应报告。由于这些标本的细胞很少，且常有掩盖病变性质的治疗相关变化，因此，先前治疗过的阑尾肿瘤（包括杯状细胞腺癌）伴疑似腹膜转移的病例不推荐使用冰冻切片（图 13.20）[43]。

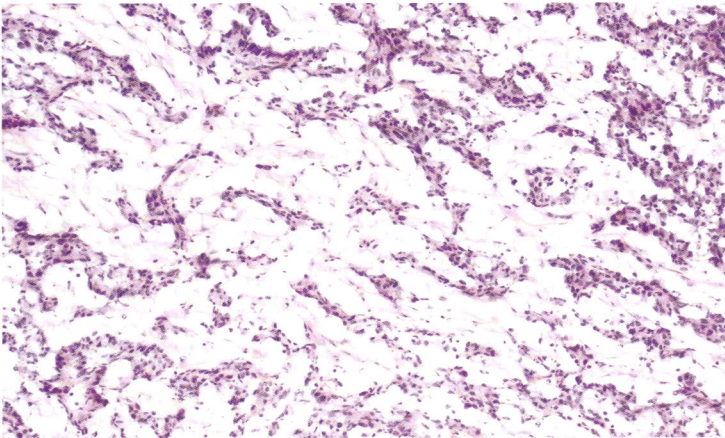

图 13.19　**杯状细胞腺癌伴有卵巢转移。A. 患者表现为双侧卵巢肿块。高倍镜下显示卵巢肿瘤由相互吻合的小梁和腺样结构组成。建议手术医师探查阑尾**

B

C

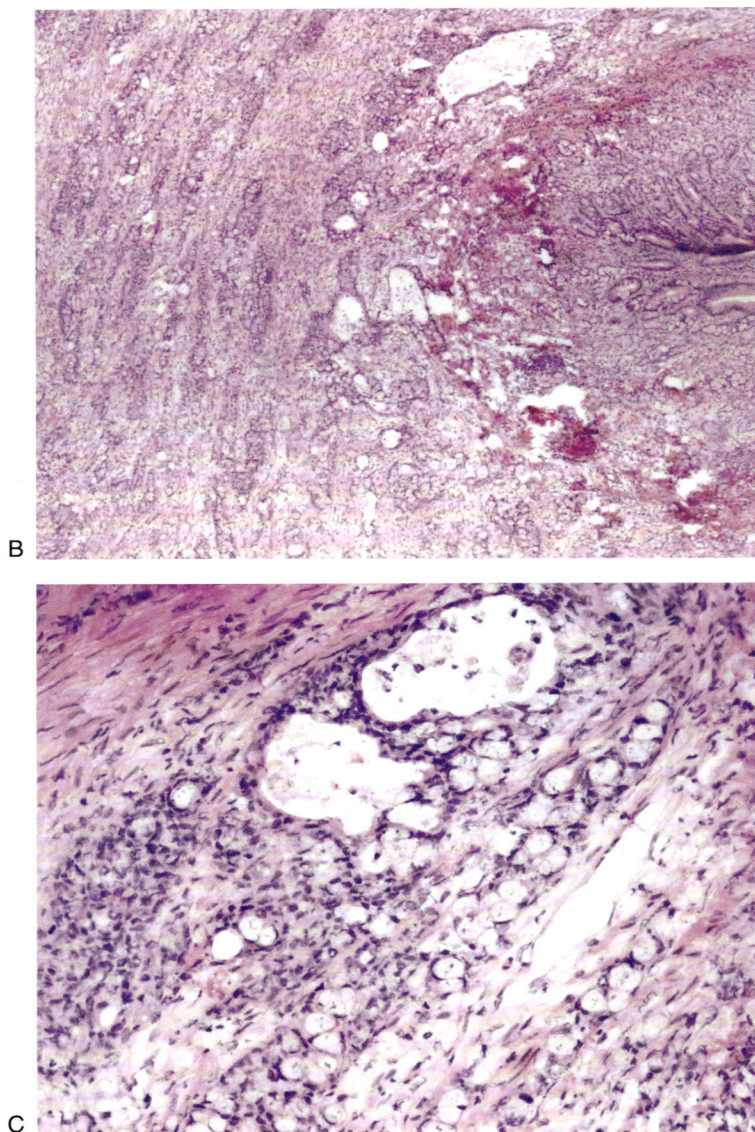

图 13.19（续） 杯状细胞腺癌伴有卵巢转移。B.阑尾横切面的低倍镜图，显示阑尾壁内环状侵袭的肿瘤细胞；C.高倍镜下显示腺体结构与印戒细胞簇混合，如高级杯状细胞腺癌所见

分化良好的神经内分泌肿瘤通常是在阑尾切除术中偶然发现的。如果肿瘤大到足以肉眼可见，可要求术中诊断。阑尾高分化神经内分泌肿瘤的切面

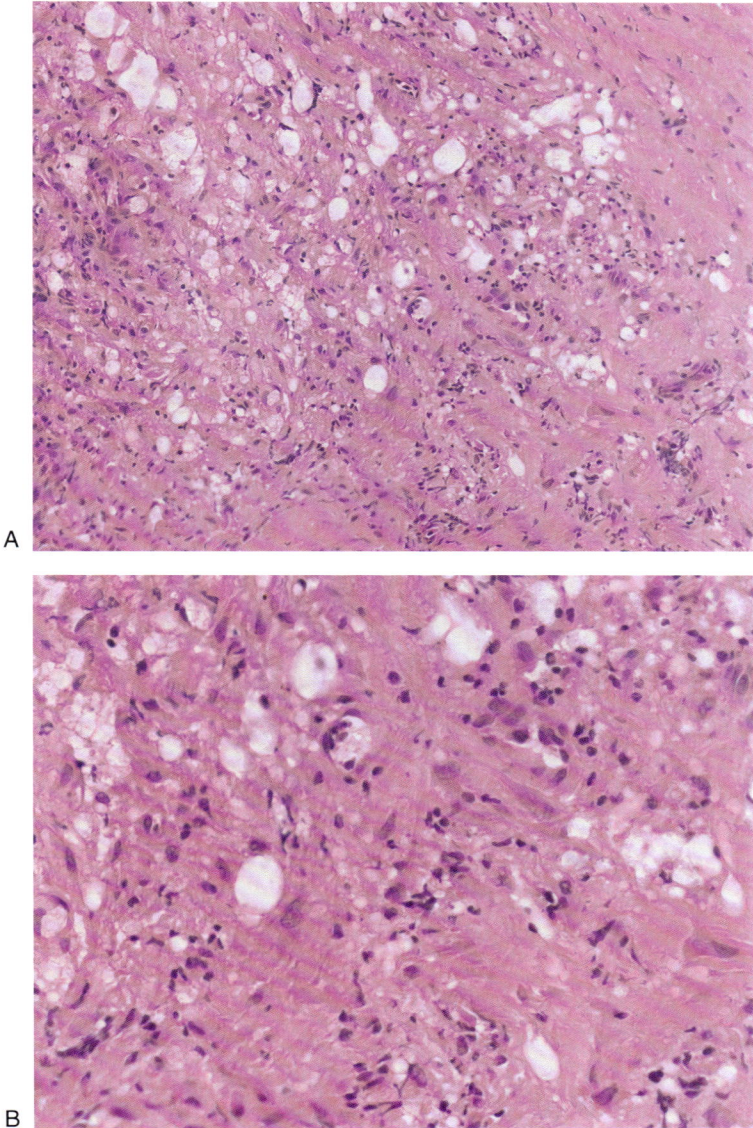

图 13.20　阑尾杯状细胞腺癌伴有腹膜癌病的患者，之前采用 CRS/HIPEC 治疗过，这是其腹膜结节的冰冻切片。A. 低倍镜下显示结节呈纤维化和脂肪坏死，伴有炎症细胞和散在的非典型细胞；B. 高倍镜下可见非典型细胞，细胞核拉长，呈角状凸起，核仁较小。在石蜡切片上，这些细胞被确定为间质细胞，标本中未发现肿瘤细胞

通常边界清楚，呈黄褐色（图 13.21），组织学特征与其他部位相似（参见小肠部分中的讨论和图 13.14）。然而，在罕见的以管状高分化神经内分泌肿瘤为主的病例中，必须注意不要将广泛的管状形成误认为腺管型腺癌。此外，当术中诊断为高分化神经内分泌肿瘤时，可能需要对切缘进行冰冻切片评估，因为对于大多数这类肿瘤，切缘阴性的阑尾切除术就足够。阑尾冰冻切片可能会遇到其他肿块，包括子宫内膜异位症、憩室和转移癌。

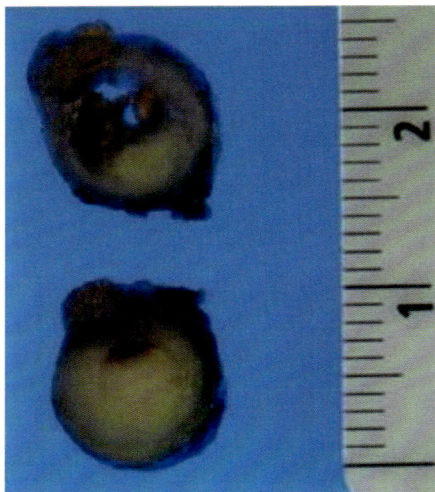

图 13.21 　阑尾分化良好的神经内分泌肿瘤（NET）。注意切面呈黄色结节状，阑尾切缘未见 NET 累及，未进一步手术（图片由病理医师助理 Laura Fleming 提供）

13.6　结直肠

13.6.1　术中冰冻主要问题

结肠切除标本要求冰冻切片评估最常见的原因是要对肠壁深层病变或浆膜病变做出诊断，或区分炎症性肿块与肿瘤性肿块。因原发性结肠肿瘤行结肠切除的患者，很少需要冰冻切片评估切缘。大多数情况下，切缘离肿瘤主体足够远，不需要术中冰冻切片检查。偶尔，直肠下段紧邻肛管的腺癌，可能会要求大体评估并测量肿瘤至远端切缘的距离。

13.6.2　冰冻切片解读

13.6.2.1　切缘评估

大体检查就可以评估原发性结直肠肿瘤的切除是否充分，不需要行冰冻切片检查。原发性结直肠腺癌的远端切缘至肿瘤的距离至少 2 cm。在一些新辅助治疗过的低位直肠癌中，1 cm 的边缘是可以接受的，但是肿瘤肉眼延伸至远端边缘 1 ~ 2 cm 的病例中，可能需要冰冻切片以确保远端边缘阴性[44]。然而，一些研究提示，对于全直肠系膜切除术的直肠腺癌，至少一部分病例的局部复发与肿瘤至远端切缘的距离无关[45]。近端切缘距原发肿瘤至少 5 cm，手术医师不难做到，因此，手术医师几乎不会要求病理医师评估结肠切除标本的近端切缘。

13.6.2.2　肿块性病变

大多数结直肠切除术是在内镜诊断结直肠腺癌之后进行的；在这种情况下，术中会诊极为罕见，但可能需要评估术中检测到的肠壁内或浆膜病变。如上所述，结肠壁和浆膜病变的鉴别诊断与小肠相似，区分炎性病变和肿瘤性病变可能也很困难。炎性肿块或狭窄通常发生在憩室病和炎症性肠病的患者中，但也可能由于其他原因继发于子宫内膜异位症或结肠穿孔（图 13.22 和 13.23）。

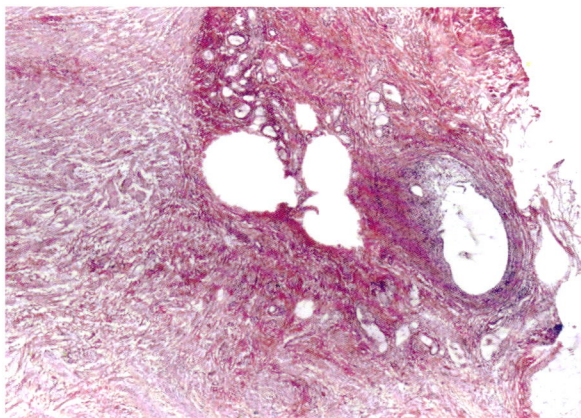

图 13.22　结肠的子宫内膜异位症。怀疑转移性肿瘤的浆膜结节，行冰冻切片检查。低倍镜下显示良性腺上皮和深蓝色子宫内膜间质，均为子宫内膜异位症的特征

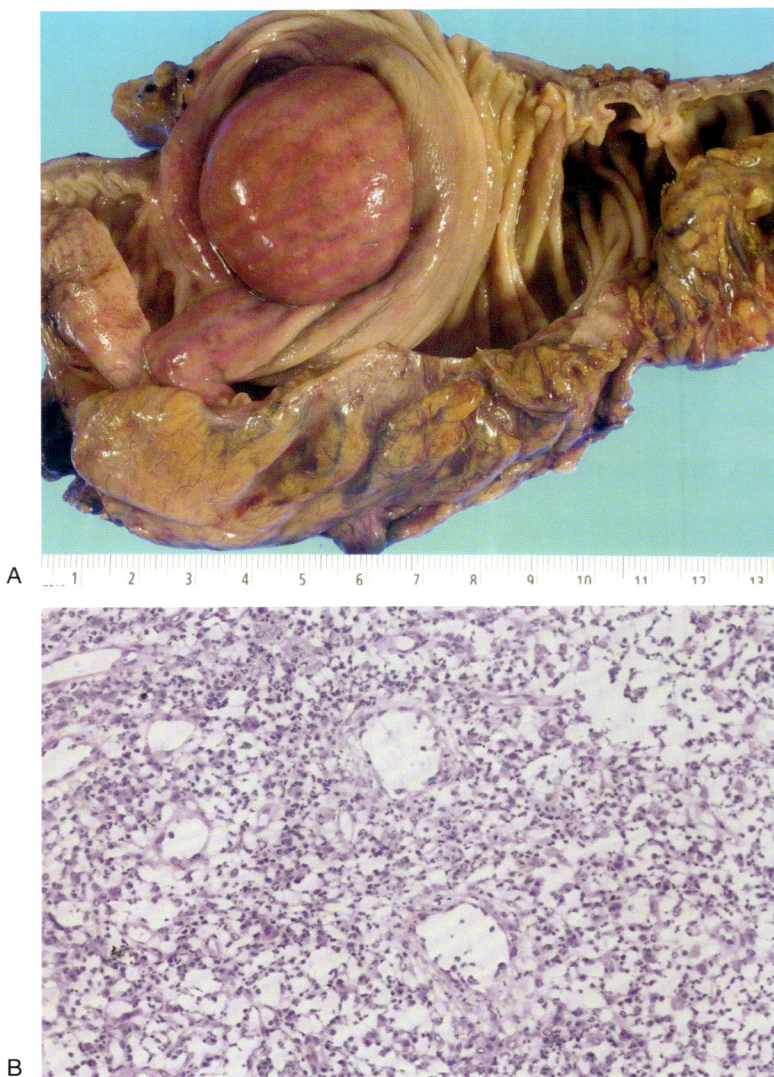

图 13.23　盲肠脓肿。A. 大体标本显示盲肠的炎症性肿块，此部位 3 周前曾行内镜活检。切开肿块发现明显的脓液，提示脓肿 / 炎症性肿块，而不是肿瘤。石蜡切片得以证实；B. 冰冻切片显示片症炎症细胞，包括大量中性粒细胞，支持脓肿的大体印象

致谢

　　我们感谢本章原作者，Rebecca Wilcox 博士和 Amy Noffsinger 博士，她们编写的内容是本章目前内容的主干和基础。

（GHULAM ILYAS，ANDREA D. OLIVAS，LINDSAY ALPERT，NAMRATA SETIA　著；

李旻　译）

参考文献

1. Saddoughi SA, Mitchell K, Antonoff MB, et al. Analysis of esophagectomy margin practice and survival implications. *Ann Thorac Surg*. 2021;S0003-4975(21)00143-0. doi: 10.1016/j.athoracsur.2021.01.028

2. Manner H, May A, Pech O, et al. Early Barrett's carcinoma with "low-risk" submucosal invasion: Long-term results of endoscopic resection with a curative intent. *Am J Gastroenterol*. 2008;103(10):2589–2597.

3. Larghi A, Lightdale CJ, Ross AS, et al. Long-term follow-up of complete Barrett's eradication endoscopic mucosal resection (CBE-EMR) for the treatment of high grade dysplasia and intramucosal carcinoma. *Endoscopy*. 2007;39(12):1986–1991.

4. Ell C, May A, Pech O, et al. Curative endoscopic resection of early esophageal adenocarcinomas (Barrett's cancer). *Gastrointest Endosc*. 2007;65(1):3–10.

5. Casson AG, Darnton SJ, Subramanian S, et al. What is the optimal distal resection margin for esophageal carcinoma? *Ann Thorac Surg*. 2000;69(1):205–209.

6. Tsutsui S, Kuwano H, Watanabe M, et al. Resection margin for squamous cell carcinoma of the esophagus. *Ann Surg*. 1995;222(2):193–202.

7. Yuasa N, Miyachi M, Yasui A, et al. Clinicopathological features of superficial spreading and nonspreading squamous cell carcinoma of the esophagus. *Am J Gastroenterol*. 2001; 96(2):315–321.

8. Younes M. Frozen section of the gastrointestinal tract, appendix, and peritoneum. *Arch Pathol Lab Med*. 2005;129(12):1558–1564.

9. Barbour AP, Rizk NP, Gonen M, et al. Adenocarcinoma of the gastroesophageal junction. Influence of esophageal resection margin and operative approach on outcome. *Ann Surg*. 2007;246(1):1–8.

10. Mariette C, Castel B, Balon JM, et al. Extent of oesophageal resection for adenocarcinoma of the oesophagogastric junction. *Eur J Surg Oncol*. 2003;29(7):588–593.

11. Ikeda Y, Kurihara H, Niimi M, et al. Esophageal intramural spreading from an adenocarcinoma of the esophagogastric junction. *Hepatogastroenterology*. 2004;51(59):1382–1383.

12. Shen JG, Cheong JH, Hyung WJ, et al. Intraoperative frozen section margin evaluation in gastric cancer of the cardia surgery. *Hepatogastroenterology*. 2006;53(72):976–978.

13. O'Donovan DG, Kell P. Malignant granular cell tumour with intraperitoneal dissemination. *Histopathology*. 1989;14(4):417–419.

14. Prematilleke V, Sujendran V, Warren BF, et al. Granular cell tumour of the oesophagus mimicking a gastrointestinal stromal tumour on frozen section. *Histopathology*. 2004; 44(5):502–514.

15. Squires MH 3rd, Kooby DA, Poultsides GA, et al. Is it time to abandon the 5-cm margin rule during resection of distal gastric adenocarcinoma? A multi-institution study of the U.S. Gastric Cancer Collaborative. *Ann Surg Oncol*. 2015;22(4):1243–1251.

16. Postlewait LM, Squires MH 3rd, Kooby DA, et al. The importance of the proximal resection margin distance for proximal gastric adenocarcinoma: a multi-institutional study of the US Gastric Cancer Collaborative. *J Surg Oncol*. 2015;112(2):203–207.

17. Ichikura T, Chochi K, Sugasawa H, et al. Individualized surgery for early gastric cancer guided by sentinel node biopsy. *Surgery*. 2006;139(4):501–507.

18. Tanaka K, Tonouchi H, Kobayashi M, et al. Laparoscopically assisted total gastrectomy with sentinel node biopsy for early gastric cancer: preliminary results. *Am Surg*. 2004; 70(11):976–981.

19. Lee YJ, Moon HG, Park ST, et al. The value of intraoperative imprint cytology in the assessmentof lymph node status in gastric cancer surgery. *Gastric Cancer*. 2005;8(4):245–248.

20. Matsusaka S, Nagareda T, Yamasaki H, et al. Immunohistochemical evaluation for intraoperative rapid pathological assessment of the gastric margin. *World J Surg*. 2003; 27(6):715–718.

21. Dworak O, Wittekind C. A 30-s PAS stain for frozen sections. *Am J Surg Pathol*. 1992; 16:87–88.

22. Soans S, Galindo LM, Garcia FU. Mucin stain on frozen sections: a rapid 3-minute method. *Arch Pathol Lab Med*. 1999;123:378–380.

23. Monig SP, Luebke T, Soheili A, et al. Rapid immunohistochemical detection of tumor cells in gastric carcinoma. *Oncol Rep*. 2006;16:1143–1147.

24. Pandalai PK, Lauwers GY, Chung DC, et al. Prophylactic total gastrectomy for individuals with germline *CDH1* mutation. *Surgery* 2011;149(3):347–355.

25. Kumar S, Long JM, Ginsberg GG, et al. The role of endoscopy in the management of hereditary diffuse gastric cancer syndrome. *World J Gastroenterol*. 2019;25(23):2878–2886.

26. Blair VR, McLeod M, Carneiro F, et al. Hereditary diffuse gastric cancer: Updated clinical practice guidelines. *Lancet Oncol*. 2020;21(8):e386–e397.

27. Rindi G, Bordi C, Rappel S, et al. Gastric carcinoids and neuroendocrine carcinomas: Pathogenesis, pathology, and behavior. *World J Surg*. 1996;20:168–172.

28. Gough DB, Thompson GB, Crotty TB, et al. Diverse clinical and pathologic features of gastric carcinoid and the relevance of hypergastrinemia. *World J Surg*. 1994;18: 473–479.

29. Modlin IM, Gilligan CJ, Lawton GP, et al. Gastric carcinoids. The Yale experience. *Arch Surg*. 1995;130(3):250–255.

30. Thomas RM, Baybick JH, Elsayed AM, et al. Gastric carcinoids. An immunohistochemical and

clinicopathologic study of 104 patients. *Cancer.* 1994;73:2053–2058.

31. Dakin GF, Warner RRP, Pomp A, et al. Presentation, treatment, and outcome of type 1 gastric carcinoid tumors. *J Surg Oncol.* 2006;93:368–372.

32. Hou W, Schubert ML. Treatment of gastric carcinoids. *Curr Treat Option Gastroenterol.* 2007;10:123–133.

33. Hirschowitz BI, Griffith J, Pellegrin D, et al. Rapid regression of enterochromaffin like cell gastric carcinoids in pernicious anemia after antrectomy. *Gastroenterology.* 1992; 102:1409–1418.

34. Kern SE, Yardley JH, Lazenby AJ, et al. Reversal by antrectomy of endocrine cell hyperplasia in the gastric body in pernicious anemia: A morphometric study. *Mod Pathol.* 1990;3:561–566.

35. Higham AD, Dimaline R, Varro A, et al. Octreotide suppression test predicts beneficial outcome from antrectomy in a patient with gastric carcinoid tumor. *Gastroenterology.* 1998;114:817–822.

36. Pennington L, Hamilton SR, Bayless TM, et al. Surgical management of Crohn's disease. Influence of disease at margin of resection. *Ann Surg.* 1980;192:311–318.

37. Hamilton SR, Reese J, Pennington L, et al. The role of resection margin frozen section in the surgical management of Crohn's disease. *Surg Gynecol Obstet.* 1985;160:57–62.

38. McLeod RS. Resection margins and recurrent Crohn's disease. *Hepatogastroenterology.* 1990;37:63–66.

39. Katanagi H, Kramer K, Fazio VW, et al. Do microscopic abnormalities at resection margins correlate with increased anastomotic recurrence in Crohn's disease? Retrospective analysis of 100 cases. *Dis Colon Rectum.* 1991;34:909–916.

40. Cooper JC, Williams NS. The influence of microscopic disease at the margin of resection on recurrence rates in Crohn's disease. *Ann R Coll Surg Engl.* 1986;68:23–26.

41. Fazio VW, Marchetti F, Church JM, et al. Effect of resection margins on the recurrence of Crohn's disease in the small bowel. A randomized controlled trial. *Ann Surg.* 1996;224:563–573.

42. Nagtegaal ID, Klimstra DS, Washington MK, eds. Chapter 5: Tumours of the appendix. In: WHO Classification of Tumors Editorial Board. *WHO Classification of Tumours, Series.* 5th ed. Vol 1. Digestive System Tumours. International Agency for Research on Cancer; 2019:135–156.

43. Chicago Consensus Working Group. The Chicago consensus on peritoneal surface malignancies: Management of appendiceal neoplasms. *Cancer.* 2020;126(11):2525–2533.

44. Nelson H, Petrelli N, Carlin A, et al. National Cancer Institute Expert Panel. Guidelines 2000 for colon and rectal cancer surgery. *J Natl Cancer Inst.* 2001;93(8):583–596.

45. Thompson WHF, Foy CJW, Longman RJ. The nature of local recurrence after colorectal cancer resection. *Colorectal Dis.* 2007;10(1):69–74.

第 14 章
肝脏、肝外胆管、胆囊和胰腺

14.1　肝脏

14.1.1　术中会诊中的主要问题

　　肝的冰冻切片常用于评估肿块性病变。强烈反对采用冰冻切片诊断肝的内科病变，如慢性肝炎、脂肪性肝炎、代谢性疾病或慢性胆汁淤积等疾病。这些疾病的诊断需要非常高的切片质量、临床病理学特征以及特殊染色，而这些要求在冰冻切片时通常难以实施，误诊的可能性太高，这使得冰冻切片检查没有意义。此外，制作冰冻切片后的标本会发生明显假象，不利于石蜡切片做出最终诊断。无论如何，可以当天出片的活检组织快速制片技术的广泛使用，使得没必要对肝活检进行冰冻诊断。当然，也有极少数例外，例如，采用油红 O 或苏丹黑染色冰冻切片来评估是否存在微泡性脂肪变性。另外，使用冰冻切片分析潜在供肝，以预测异体移植后的肝功能也至关重要。

　　相反，冰冻切片在许多情况下可用于评估肝的肿块性病变。外科医师在腹部手术期间例行检查肝脏表面的病变，并经常对疑似较深的病变进行术中超声检查。外科医师通常要求对这些病变进行冰冻切片诊断。偶尔，为了确认组织学和评估切缘，要求外科医师对原发性肝肿瘤做冰冻切片诊断。外科切除胰腺、胃和食管肿瘤时，出现肝转移是切除治疗的禁忌证之一；因此，术中会诊直接指导手术治疗。当结直肠、妇科等恶性肿瘤出现肝转移时术中会诊可指导术后治疗，一般对术中决策没有影响；然而，手术医师会常规对这些病例进行术中会诊。

　　冰冻诊断肝肿块时，了解肝脏是否有肝硬化是非常重要的，因为这两种情况下的鉴别诊断是完全不同的（表 14.1）。例如，非肝硬化患者，通常主要考虑诊断为转移性肿瘤；而肝硬化患者，转移性肿瘤非常罕见。另外，按照惯例，肝硬化时不诊断肝腺瘤。

表 14.1 肝硬化和非肝硬化时肿块性病变的鉴别诊断

肝硬化	非肝硬化
巨再生结节（巨大的再生性结节）	转移癌
异型增生性结节	胆管癌
肝细胞癌	胆管腺瘤
海绵状血管瘤	胆管错构瘤
局灶性瘢痕化（实质消融）	血管肿瘤
	海绵状血管瘤
	上皮样血管内皮瘤
胆管腺瘤	局灶性脂肪变
胆管错构瘤	肝腺瘤
胆管癌	局灶性结节性增生
转移性腺癌[a]	肝细胞癌
	纤维板层型癌
	硬化性肝癌
	囊性胆管病变
	肝胆管囊腺瘤
	良性胆管囊肿
	寄生虫性囊肿

注：[a] 极其罕见。

对于小范围的肝脏病变，冰冻切片的首要任务是通过肉眼观察或轻轻触及来识别病变。如果大体检查未发现明显病变时，切开组织寻找病变。当评估冰冻切片时，须牢记手术医师看到了病变；因此，如果冰冻切片中没有明显的肿瘤性病变时，应当深切，以避免石蜡切片上发现病变而令人担忧。较大的病变应该称重并用墨汁涂抹切缘。因为肝被膜不是真正的肿瘤边缘，所以肝表面不必涂抹墨汁。然后将标本连续平行切开，选取部分组织用于冰冻切片。

如果怀疑代谢性疾病，应当将组织速冻，以备将来可能做蛋白或基因检测。然而，病理医师的首要职责是确保留下充足的组织用于常规 HE 检查。若将所有组织都用于排除代谢性疾病，且检测结果为阴性，此时将无法做出诊断。用于蛋白或基因检测的组织应用铝箔包裹（不用 OTC 包埋剂）并迅速冰冻，然后储存于 –70 ℃的环境中。在检查完剩余其他组织的 HE 切片之后，才能将这些冰冻组织送去检测。电镜检查有时有助于鉴别肿块性病变、代谢性疾病和传染性疾病。如果临床提供的是粗针穿刺活检标本，则可在组织两端各取 1 mm 固定在戊二醛溶液中。

14.1.2 冰冻切片解读

14.1.2.1 转移性肿瘤

迄今为止，肝病变最常见的冰冻切片诊断仍然是转移性肿瘤，因为肝是极其常见的转移部位。幸运的是，冰冻切片中诊断转移性肿瘤通常并不困难。与其他转移部位一样，促结缔组织反应合并恶性细胞学特征（核增大、深染、核膜不规则、非典型核分裂象和复杂性结构）通常非常有帮助。除非手术医师特别要求，否则没必要提示肿瘤的原发部位。一旦诊断转移性高分化神经内分泌肿瘤则是个例外，应当提醒手术医师寻找胰腺或小肠的原发病变（图 14.1）。如果患者有恶性肿瘤病史，复阅先前的切片会非常有帮助。

除非有原位癌成分，否则无法区分原发性肝内胆管癌和转移性腺癌。结肠癌是最常见的转移性腺癌，出现高柱状细胞伴污秽的坏死高度提示结直肠原发（图 14.2）。转移性胰腺癌常发生极为显著的促结缔组织反应（图 14.3），但该反应也经常发生在许多其他肿瘤（如肺癌）中。妇科恶性肿瘤具有广泛的形态学特征，在冰冻切片中很难鉴别。恶性肿瘤呈窦性浸润模式提示可能为淋巴瘤、恶性黑色素瘤或乳腺癌。总之，如果存在不确定性，最好将实际情形告知手术医师，并延迟诊断，待石蜡切片最终诊断。

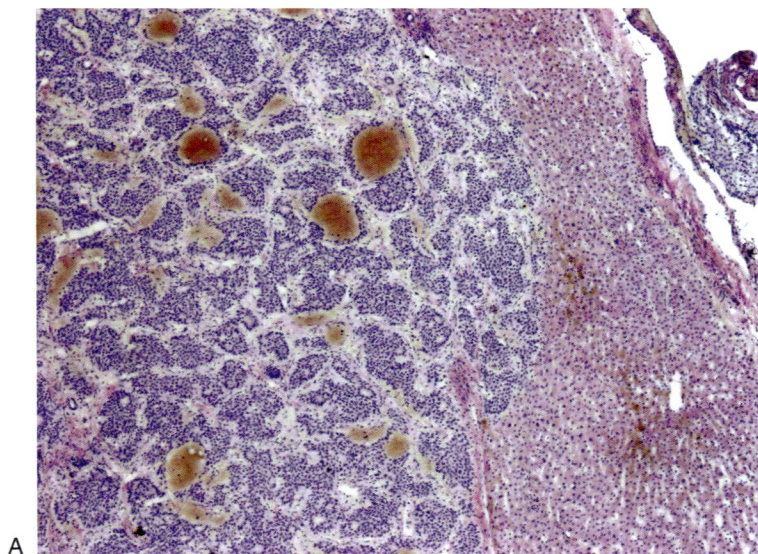

A

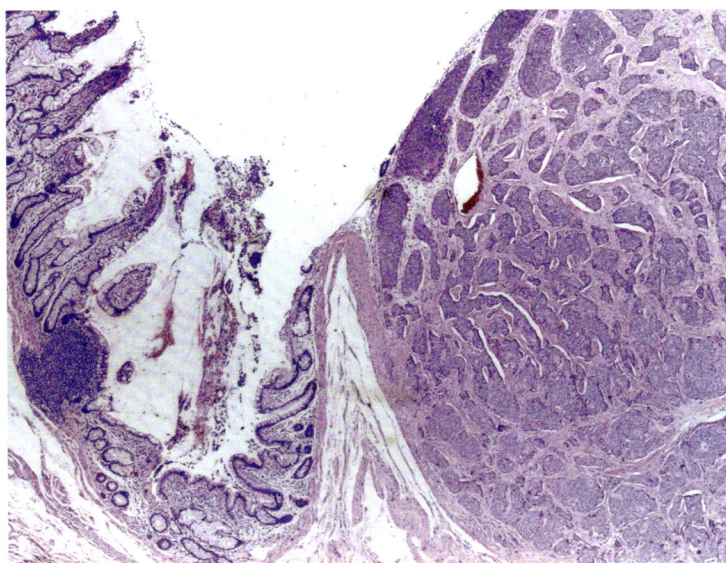

B

图 14.1　**转移性高分化神经内分泌肿瘤。**A. 由均一细胞组成的孤立性病变，形成器官样结构，无坏死，这些形态具有特征性；B. 肝冰冻切片诊断后，切除小肠原发性肿瘤的石蜡切片

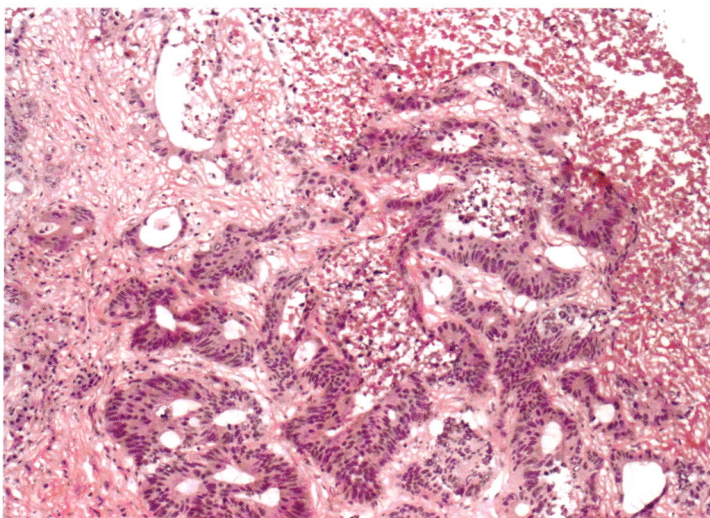

图 14.2 **转移性结肠腺癌。注意柱状细胞、笔杆样核和中央坏死**

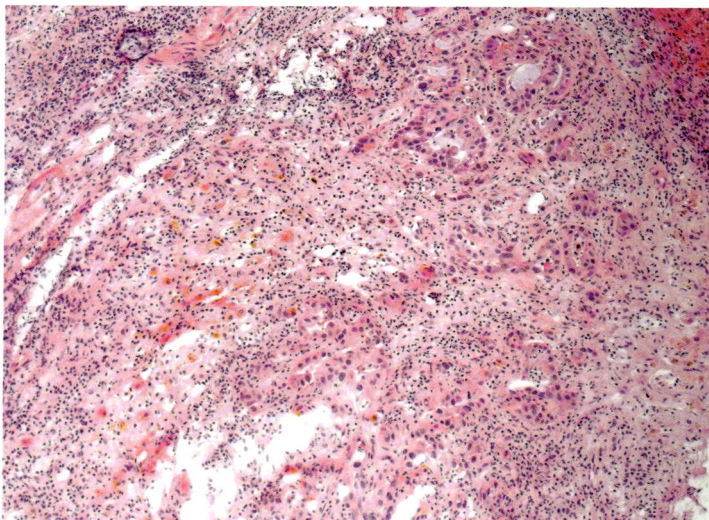

图 14.3 **转移性胰腺癌。促结缔组织增生性间质具有特征性，但很难与原发性肝内胆管癌相鉴别**

14.1.2.2　胆管错构瘤（von Meyenburg 综合征）

胆管错构瘤是腹部手术中肝结节进行冰冻切片时最常见的诊断。肿瘤常位于被膜下，手术医师易于发现。在一组尸检病例中，5.6% 的个体发现胆管错构瘤[1]。大多数胆管错构瘤直径小于 5 mm。大多数病例中，胆管错构瘤容易与转移癌区分；然而，一项研究表明，胆管错构瘤最常被误诊为转移性肿瘤[2]。与转移性肿瘤不同，胆管错构瘤边界清楚（图 14.4）。另外，胆管错构瘤的腺样结构被覆立方细胞，管腔扩张并呈圆形。这些病变中有时可见胆汁或浓缩的蛋白性物质。此外，胆管错构瘤中围绕腺体的间质为纤维性，与转移性肿瘤中见到的促结缔组织增生性间质完全不同。有时胆管错构瘤和胆管腺瘤难以区分，但这种鉴别无实际意义，因为两者均为良性且无临床意义。

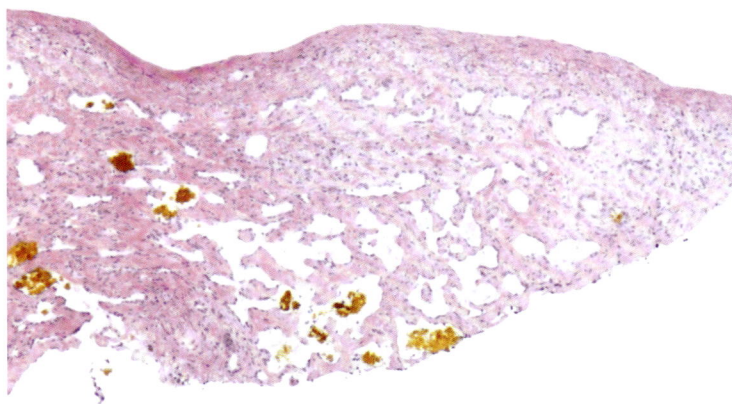

图 14.4　胆管错构瘤(von Meyenburg 综合征)。与图 14.3 为同一病例，冰冻切片中可见转移性胰腺癌附近还有一个胆管错构瘤。特征性表现：腺体膨胀扩张、细胞形态温和、局灶性腺腔内胆汁

14.1.2.3　胆管腺瘤

胆管腺瘤和转移癌之间的鉴别更有挑战性。胆管腺瘤相当小（直径小于 1 cm），但偶尔很大（直径达 4 cm）。胆管腺瘤通常在腹部手术时偶然发现，位于被膜下，呈边界清楚的灰白色实性肿块。组织学检查，胆管腺瘤由致密排列的小管组成，小管之间只有很少的纤维间质（图 14.5）。低倍

镜下，胆管腺瘤与转移性肿瘤极其相似，特别是有炎症浸润时；然而，仔细检查会发现腺体内衬低柱状到立方形上皮，无恶性组织学特征[3]。

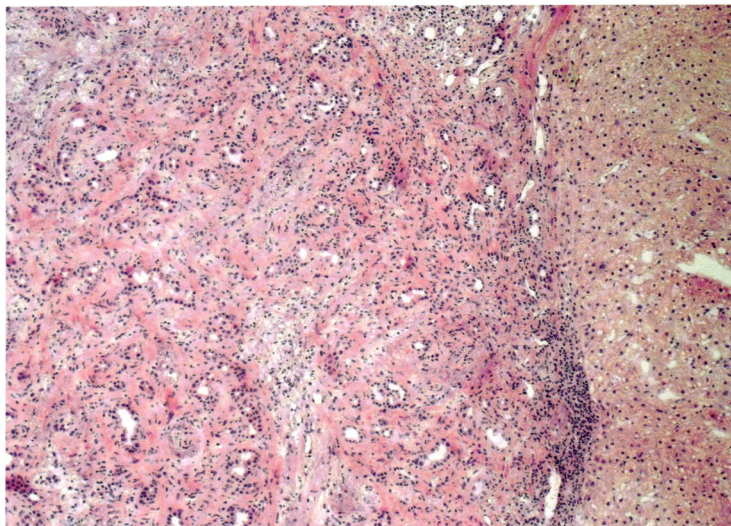

图 14.5　胆管腺瘤。注意紧密排列的良性腺性成分，与周围肝组织分界清楚

14.1.2.4　肝肉芽肿

有时，在胃肠道或胰腺原发肿瘤切除术时手术医师要求行冰冻切片评估被膜下微小结节以除外转移性腺癌。多数情况下，冰冻切片结果为胆管腺瘤或胆管错构瘤，但符合陈旧性肉芽肿的透明变性结节并不少见（图14.4 和 14.5）。这些肉芽肿一般无临床意义，即使出现小灶性中央坏死。石蜡切片如果用吉姆萨染色，有时会发现组织胞质菌，特别是来自流行区如美国俄亥俄州、密苏里和密西西比河流域等的患者，但这种发现不需要对患者进行外科处理。

14.1.2.5　胆道阻塞

胰腺和胆总管的肿瘤引起胆道阻塞时，肝表面可见许多小白点，手术医师会认为是多发性转移性肿瘤。如果没有完整的临床病史，特别是旺炽性小胆管增生时，这些病变的冰冻切片可能很难诊断。增生的小胆管呈浸润性生长并成角，类似于促结缔组织增生性反应的纤维性间质反应也是一个特征（图 14.6）。增生的小管位于含有肝门静脉和肝动脉分支的汇管区中央是诊断的关键。

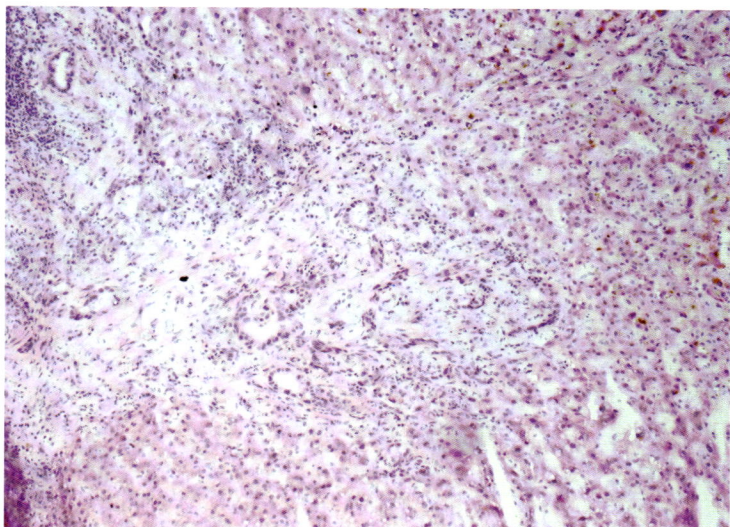

图 14.6　机械性肝外胆管阻塞。增生的胆管显示结构和细胞的异型性。当出现周围正常汇管区结构、汇管区水肿、胆汁和致密的急性炎症细胞浸润等形态时，不支持恶性诊断

14.1.2.6　局灶性结节性增生

局灶性结节性增生（FNH）是一种良性病变，无恶变风险，有时行手术切除可以缓解症状。两性均可发生 FNH，成年女性更常见。大体检查，病变直径通常大于 10 cm，可见明显的中央瘢痕，其中含有不规则血管。FNH 通常边界清楚，色泽比周围肝实质苍白（图 14.7）。

FNH 也可能是腹部手术时偶然发现的肿块性病变。这种情况下，病变通常较小，中央瘢痕不明显。实际上，直径小于 3 cm 的病变通常缺乏含有不规则大血管的中央瘢痕。不论大小，典型的 FNH 通常呈现 3 种特征性组织学表现：异常小叶结构、异常动脉和胆小管增生[4]。正常的肝小叶结构被纤细的纤维间隔所破坏，导致病变内形成肝硬化样结构。粗针穿刺活检诊断 FNH 的第一个线索是病变内出现明显的"肝硬化"，实际上病变周

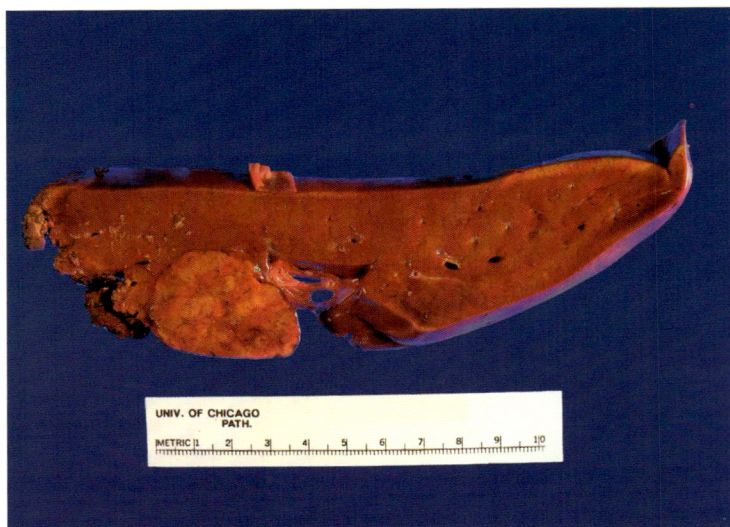

图 14.7　局灶性结节性增生。病变较小，中央瘢痕不明显。然而，病变的切面呈结节状，而周围肝实质的切面光滑，两者形成明显对比

围的肝实质不硬化。甚至可以考虑要求手术医师取周围肝实质活检用于比较。诊断 FNH 的第二个线索是出现异常大动脉，表现为动脉内膜增生、肌层肥厚和弹力层断裂。诊断 FNH 的第三个线索是纤维间隔周围出现胆小管（图 14.8）。乍看切片，纤维间隔很像正常的汇管区，但事实上没有出现真正的固有胆管。固有胆管位于汇管区内（而不是与肝实质交界的部位），附近出现相同口径的正常小动脉（所谓的平行进化），并出现完好管腔及其周围基底膜。FNH 内的肝细胞形态学正常，排列成正常的梁索状肝板结构。纤维间隔附近的肝细胞通常呈现一些胆汁淤积证据，伴羽毛状变性（feathery degeneration）、Mallory 透明变性和铜沉着症。FNH 内脂肪变性并不少见。沿着增生性小管的纤维间隔边缘常常出现轻微单核炎症细胞浸润。粗针穿刺活检冰冻切片诊断 FNH 可能具有挑战性，特别是在未知临床背景和影像学特征等情况下。

　　由于手术医师申请冰冻切片会诊的目的通常是除外转移性肿瘤，因此给出一个描述性冰冻切片诊断，告知没有转移性肿瘤的证据，等待石蜡切片时再对这种良性肝病变进一步分类，这种处理方法是恰当的。特别是如

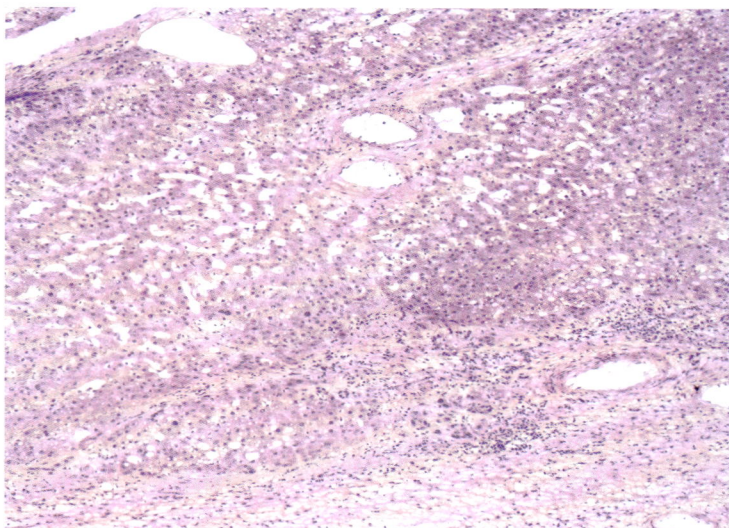

图 14.8　局灶性结节性增生。纤维间隔的边缘出现增生的胆小管是其特征（右下方）

果手术医师准备完整切除病变，那么冰冻切片会诊时区分 FNH 和肝腺瘤就不重要了。但是，因为 FNH 是良性病变，如果穿刺活检标本冰冻切片做出了明确诊断，那么无症状病变就没必要做手术切除。同样，也没必要要求手术切缘阴性[5]。

14.1.2.7　肝腺瘤

　　肝腺瘤仅发生于非肝硬化患者，从不引起血清甲胎蛋白升高，外科病理医师评估肝肿块性病变的冰冻切片时应当牢记这两点。巨大腺瘤可引起腹痛，而较小病变通常为偶然发现。腺瘤多见于女性。在慎重考虑高分化肝细胞癌（HCC）之前，未服用过雄性激素药物的男性患者不应诊断为肝腺瘤[6]。

　　有症状肿瘤的直径通常大于或等于 10 cm。腺瘤没有包膜，往往与周围正常肝实质分界不清。巨大腺瘤可有大面积近期出血和机化性出血，导致切面呈多彩状。巨大腺瘤自肝被膜破裂可导致致死性出血，需紧急手术并请求冰冻切片会诊（图 14.9）。急剧的临床表现和大体表现可能误导病理医师偏向恶性诊断。腺瘤破裂通常发生于口服避孕药的女性。

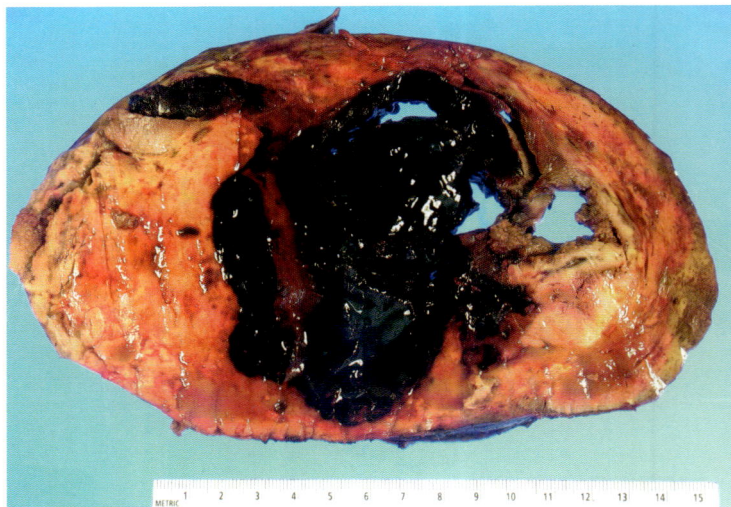

图 14.9　肝腺瘤伴肝内破裂。切除标本来自一名 26 岁的患者，妊娠
34 周时发生严重的右上腹疼痛。患者先是剖宫产，接着又进行了右半
肝切除术。手术医师要求术中大体检查以证实临床怀疑的肝腺瘤破裂

　　最近有研究描述了肝腺瘤的 4 种分子学和形态学亚型：*HNF1 A*– 突变
肝腺瘤、炎症性 / 毛细血管扩张性肝腺瘤、β -catenin 突变肝腺瘤和非特殊型
肝腺瘤[7]。当然，冰冻切片诊断时不需要对肝腺瘤分型；但是肝腺瘤的炎
症性 / 毛细血管扩张性亚型具有某些独特的组织学特征。显微镜下，腺瘤与
正常肝和高分化 HCC 难以区分[6]。与正常肝区别的关键是肿瘤内缺乏汇管
区（图 14.10）。炎症性 / 毛细血管扩张性肝腺瘤例外，该亚型可有汇管区样
结构；但这些汇管区样结构常有炎症浸润，含有成簇的动脉而不是单个动脉
与胆管伴行（图 14.11）。腺瘤由细胞学良性的肝细胞组成，排列成常见的梁
索状肝板结构，厚度为 2 个细胞。肿瘤内常见大泡性脂肪变性，特别是 *HNF1
A* 突变的病例。整个病变中散在分布薄壁血管是本病的特征之一。肝腺瘤缺乏
FNH 特有的纤维间隔伴胆小管增生，但毛细血管扩张性 / 炎症性腺瘤在汇管
区样结构边缘可出现轻微胆管反应。虽然可有广泛出血，但坏死和纤维化相
当罕见。核分裂象极其罕见甚至缺乏，但常见散在分布的核大、深染的肝细
胞（图 14.10），不应因此怀疑为 HCC。相反，确实应当怀疑高分化 HCC 可能
性的特征包括核分裂象、肿瘤坏死、核质比显著增加和肝板厚度超过 3 个细

胞。某些病例可能无法明确地除外 HCC；此时可诊断为肝细胞肿瘤。手术医师对大多数病例继续进行相同的手术，完整地切除肿瘤。

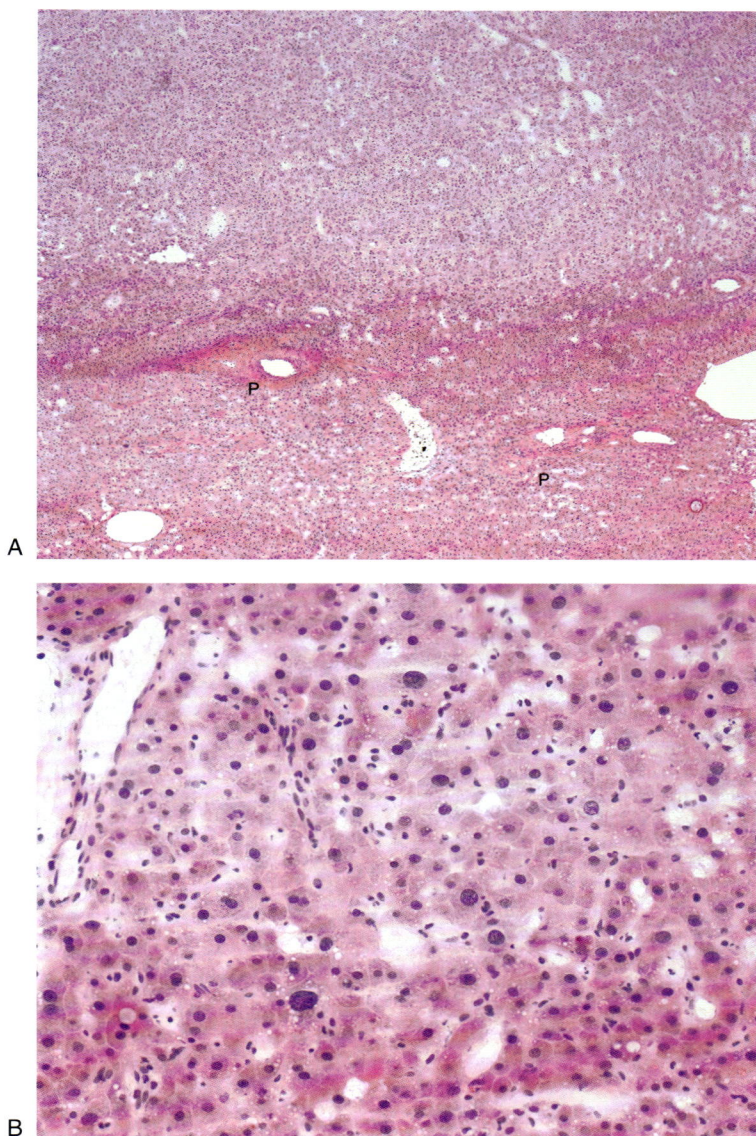

图 14.10　肝腺瘤。A. 肿瘤性肝细胞难以察觉地与周围的正常肝实质融合。出现汇管区（P）代表肿瘤边界；B. 注意出现无胆管伴行的薄壁血管，并有散在的异型核

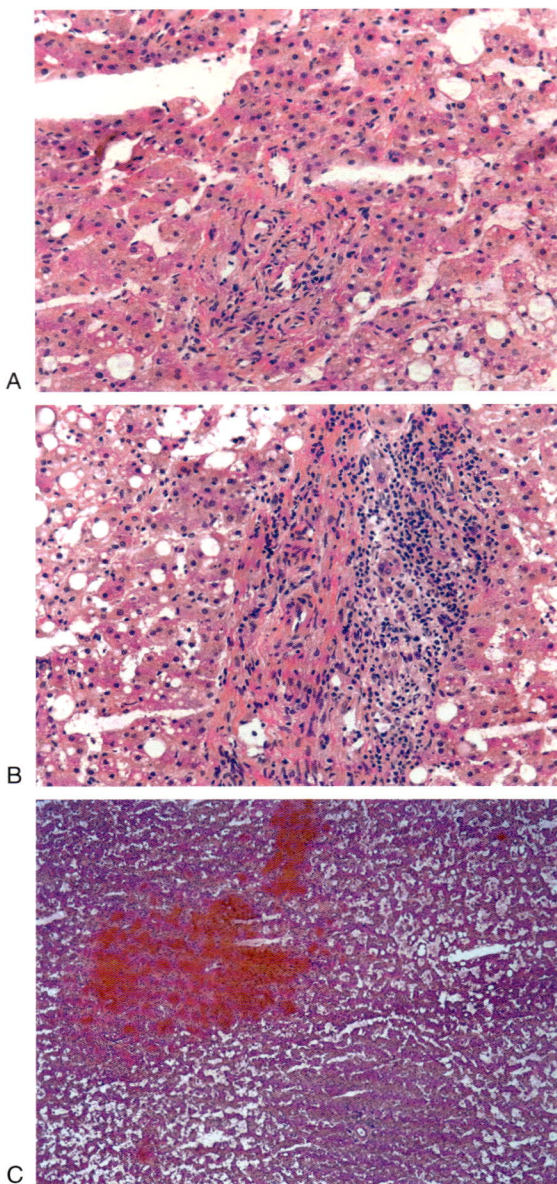

图 14.11　肝细胞性腺瘤，毛细血管扩张型。
A. 与经典型肝细胞腺瘤不同，毛细血管扩张性 /
炎症性亚型有汇管区样结构，并且常有成簇的小
动脉；B. 这些汇管区样结构中常见轻微胆管反应；
C. 这些腺瘤中也常见窦扩张

腺瘤中的肝细胞与周围肝实质中的肝细胞不可察觉地融合，导致难以评估手术切除是否充分（图 14.10）。判断病变边界的最好方法是寻找汇管区，后者仅出现在肿瘤外。虽然手术目的总是追求完整地切除病变，但不是绝对的，因为本病发生恶变的风险极低[8]。罕见情况下，非常巨大的肿瘤邻近重要血管或胆道结构，除非切掉大部分肝组织，否则不可能完整切除，而这往往令人难以接受。

14.1.2.8　肝细胞癌

冰冻切片诊断肝细胞癌（HCC）可能非常具有挑战性。肝硬化或非肝硬化患者均可发生 HCC，但了解周围肝实质的情况仍有价值，因为其鉴别诊断不同。对于非肝硬化患者，高分化 HCC 和肝腺瘤之间的鉴别极其困难。某些情况下，也许只能诊断为肝细胞性肿瘤，如上文所述。幸运的是，手术医师通常已经从中获知足够的信息，做出肿块切除的决定。另外，对于肝硬化患者，高分化 HCC 和异型增生结节之间的区分也有问题。然而，将鉴别诊断范围缩小至这两种病变通常能够满足手术处理的需要。如果周围肝实质也取材，应该告知手术医师是否出现肝硬化以及大泡性脂肪变性的程度，因为这将影响手术医师决定在不出现术后肝衰竭风险的前提下切除多少肝。出现肝硬化和（或）显著的大泡性脂肪变性会影响肝的合成能力，当出现这两种病变时，大量肝切除可能有生命危险，特别是老年或重症患者。如果出现肝硬化和（或）显著的脂肪变性，手术医师可能选择烧灼术而不是肿瘤切除。

HCC 的镜下诊断首先依赖于识别肝细胞起源的肿瘤。大多数 HCC 由多角形大细胞组成，胞质丰富，核大，含单个显著的核仁。只有肝细胞能产生胆汁，因此如果能识别胞质内胆色素，就可以确认肝细胞病变。但评估这项特征时必须小心，因为转移性肿瘤灶中可能有陷入的孤立性正常肝细胞，并可能被忽视。分化较好的 HCC 通常保留小梁状生长方式，但肝板异常增厚。肿瘤细胞形成的梁索状结构被覆内皮细胞，也是肝细胞肿瘤的特征。但其他血管丰富的肿瘤可能含有分枝状血管通道，与 HCC 被覆的内皮细胞难以区分。

一旦确定某一肿瘤是肝细胞起源，其鉴别诊断的范围就相当小了。如前所述，非肝硬化患者可能为 FNH、肝腺瘤和 HCC，而肝硬化患者的鉴别诊断包括巨大再生性结节、异型增生结节和 HCC。FNH 和 HCC 一般不会混淆，因为 FNH 的肝细胞形态正常，排列成正常的小梁状结构。对于肝硬化患者，异型增生结节和高分化 HCC 之间的鉴别非常困难，依赖于病变中完全缺乏汇管区并出现高级别细胞学特征，如细胞密度增加和显著的核多形性。幸运的是，对大多数患者而言，这两种病变的外科处理是相似的。高级别 HCC 通常也显示肝板增厚（图 14.12）、核分裂象多见、浸润周围汇管区、肿瘤坏死和（或）促结缔组织增生性间质[9,10]。HCC 中，恶性肝细胞可呈现大泡性脂肪变性，或包含 Mallory 小体或 α -1 抗胰蛋白酶小球。偶尔透明细胞变显著，要考虑转移性肾细胞癌的可能性。但 HCC 不像典型的肾细胞癌那样具有丰富的血管网。某些 HCC 的肿瘤细胞呈现显著的假腺样排列，类似转移性腺癌。但腺癌通常可见明显的细胞核基底部排列，HCC 则不同。

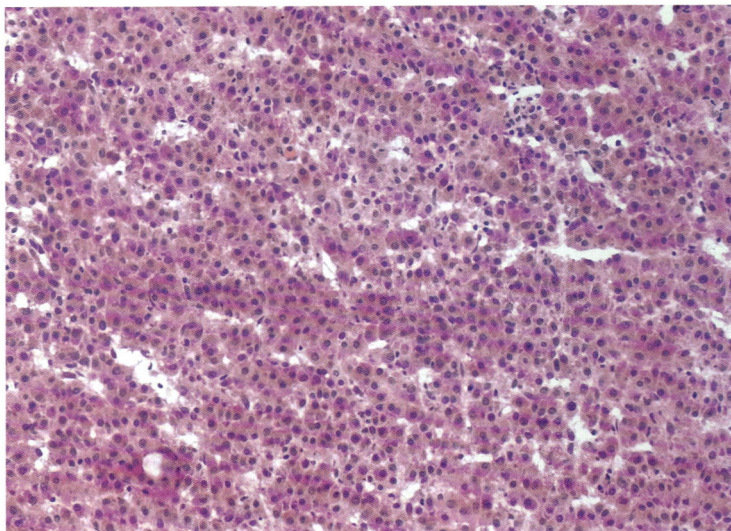

图 14.12　肝细胞癌。肝板厚度超过 3 个细胞，为恶性诊断特征

14.1.3　减肥手术时进行的肝活检

在许多医疗机构，对肥胖症实施减肥手术时常规进行术中肝活检。然而，大多数手术医师认为没必要做冰冻切片评估这些活检标本[11]。脂肪变性和脂肪性肝炎在这些人群中相当普遍，但出现这些病症并不影响外科

处理。如果肉眼观察怀疑肝硬化，手术医师可能特别要求做冰冻切片，以评估纤维化程度（图 14.13）。出现肝硬化可能导致这类患者出现难以承受的高危性术后并发症或死亡，因此手术医师可能选择中止原计划的手术。外科病理医师遇到这种情况时不必担心脂肪性肝炎的分级，只报告纤维化程度就可以了。浅表楔形活检标本中的纤维化常被高估，因此，这种情况下，粗针穿刺活检可能更合适[12]。

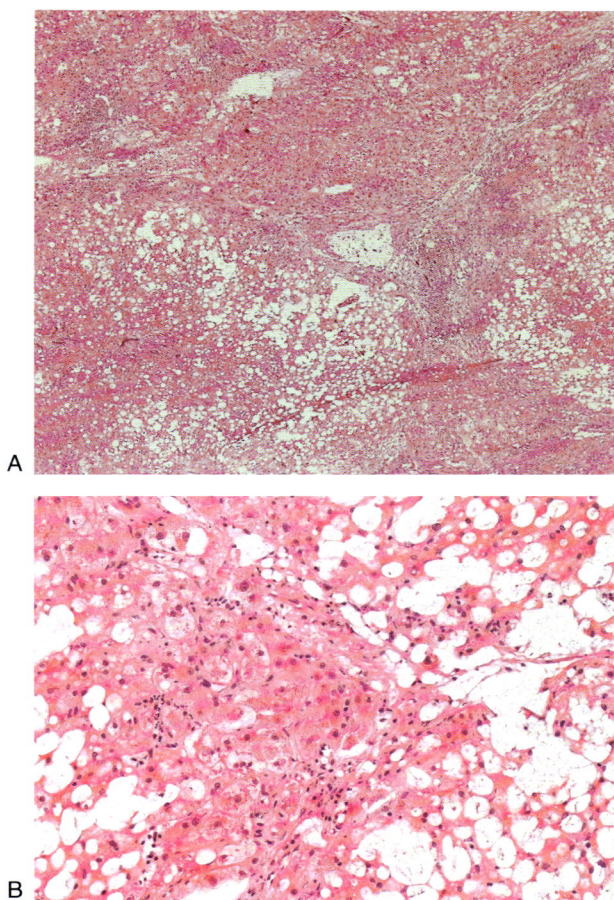

图 14.13　减肥手术中的楔形肝活检。A. 低倍镜下显示广泛的大泡性脂肪变性和连接汇管区与中央静脉的纤维带；B. 这很可能是一个中央静脉，肝细胞气球样变性，窦周隙纤维化

14.1.4　尸体供肝的活检评估

14.1.4.1　引言

适用于异体移植的尸体供肝尚无评估标准，各个移植中心在实际工作中采取不同的评估方法，许多情况下甚至取决于移植医师的个人经验（表14.2）。供肝冰冻切片会诊时，外科病理医师需要评估的主要因素是肝脂肪变性的程度。虽然有证据表明，手术医师通过大体检查评估脂肪变性的程度并不准确，但在实际工作中仍然广泛使用这种方法（图14.14）[13]。一项研究中，大体检查对重度、中度和轻度脂肪变性的阳性预测值分别为71%、46%和17%[14]。实际工作中，大体检查估计脂肪变性的程度仅仅是手术医师制定决策过程的一个方面。大体评估包括色泽、质地、肝缘角度和大小等多方面因素，都是移植适用性评估的一部分。并且，大体评估仅仅是整体评估的一小部分。临床特征如血清转氨酶水平、代谢性指标、供者病史（如在ICU停留的时间），以及最重要的冷缺血总时间，也是评估的因素。因此，在美国的移植中心，仅有30%左右的潜在供肝做冰冻切片活检，以评估是否适用于移植（器官获取与移植网络数据库）。

表 14.2　供肝评估指南

- 尸体供肝的大泡性脂肪变性到达什么程度就不能用于移植，没有被广泛接受的阈值
- 常规冰冻切片不能可靠地识别微泡性脂肪变性，没有令人信服的数据提示它不利于供肝功能
- 穿刺活检最适用于大泡性脂肪变性的评估，但是只要取样足够深（不仅仅是被膜下取样），楔形活检也适用
- 送检时，活检组织应当放置于生理盐水湿润的纱布上，而不是浸于生理盐水中
- 应当评估的其他组织学特征包括肝细胞坏死和纤维化的程度
- 出现轻微的非特异性慢性汇管区炎症是移植可接受的

14.1.4.2　供肝的冰冻切片评估

送检组织为楔形活检或粗针穿刺活检标本。楔形活检对深度有要求而不是宽度，取样深度要超过被膜下区。粗针穿刺活检标本的长度大约2 cm，如此才能充分评估。用粗针穿刺还是楔形活检取决于手术室是否具备粗针穿刺活检工具。一些病理医师更喜欢制作和观察楔形活检标本的冰冻切片。活检组织应当放置于生理盐水湿润的纱布上，而不是浸于生理盐

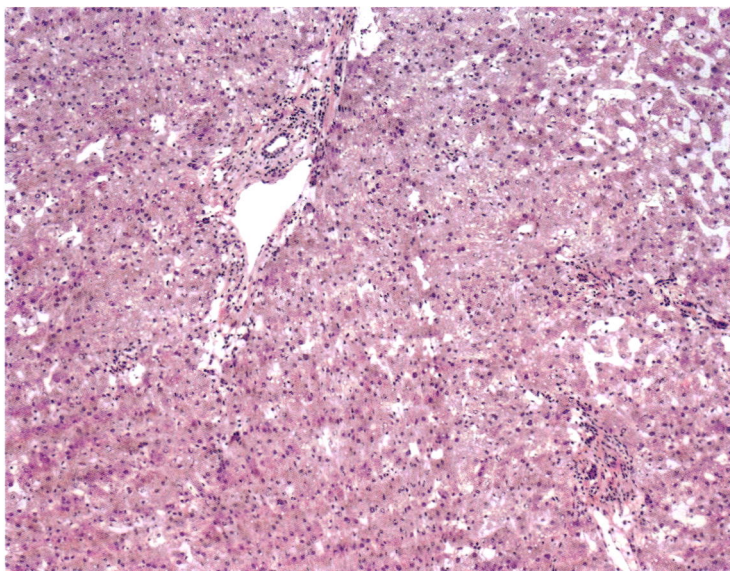

图 14.14　供肝粗针穿刺活检。手术医师拒绝移植此肝，因为大体检查感觉脂肪变性太严重。然而，活检显示没有脂肪变性，此肝被成功用于移植

水中，因为后者会引起肝细胞肿胀，导致难以评估脂肪变性（图 14.15）。用纸巾将组织中的水分吸干，然后冷冻制片，以减少冰晶假象。标准的冰冻切片厚度为 4～5 μm 并 HE 染色。油红 O 染色不是必须的，实际上反而会起误导作用，导致高估脂肪变性程度[13]。大多数医疗机构仅对大泡性脂肪变性的程度进行分级。冰冻切片识别微泡性脂肪变性非常困难，有数据表明外科病理医师高估其严重性[14]。一些研究指出微泡性脂肪变性的程度对移植后器官的功能没有显著影响[15-17]。

　　病理医师通过评估整个活检标本中含有大脂滴的肝细胞的百分比来估计大泡性脂肪变性的程度（图 14.16~14.18）。冰晶假象使肝细胞内产生一致的中等大小的空泡，类似脂肪空泡（图 14.19）。识别这一假象的线索是在整个活检标本（或活检标本的一部分）中这种改变均匀一致。虽然已经有许多辅助技术可提高供肝活检中脂肪变性的识别和分级的准确性，但目前常规 HE 染色和肉眼检查仍然是评估标准[18]。

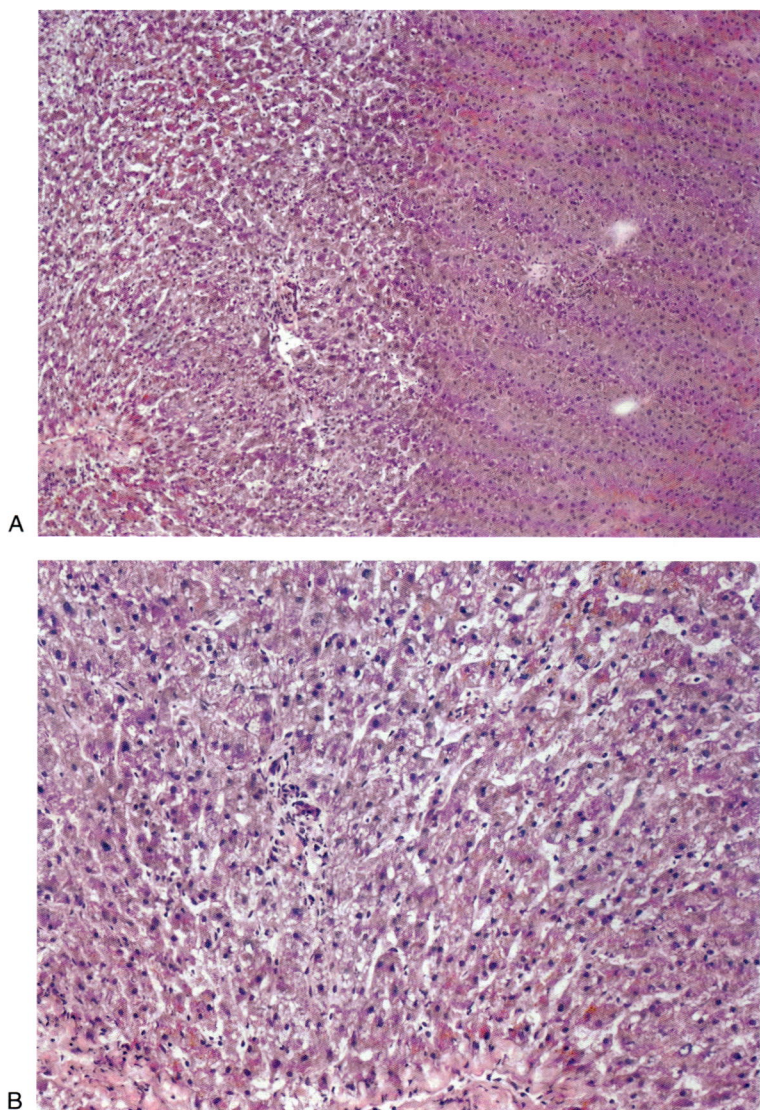

图 14.15　A. 将楔形活检部分浸于生理盐水中，导致肝细胞肿胀，图左侧更明显。B. 将组织浸于生理盐水中造成组织变形，脂肪变性程度难以评估

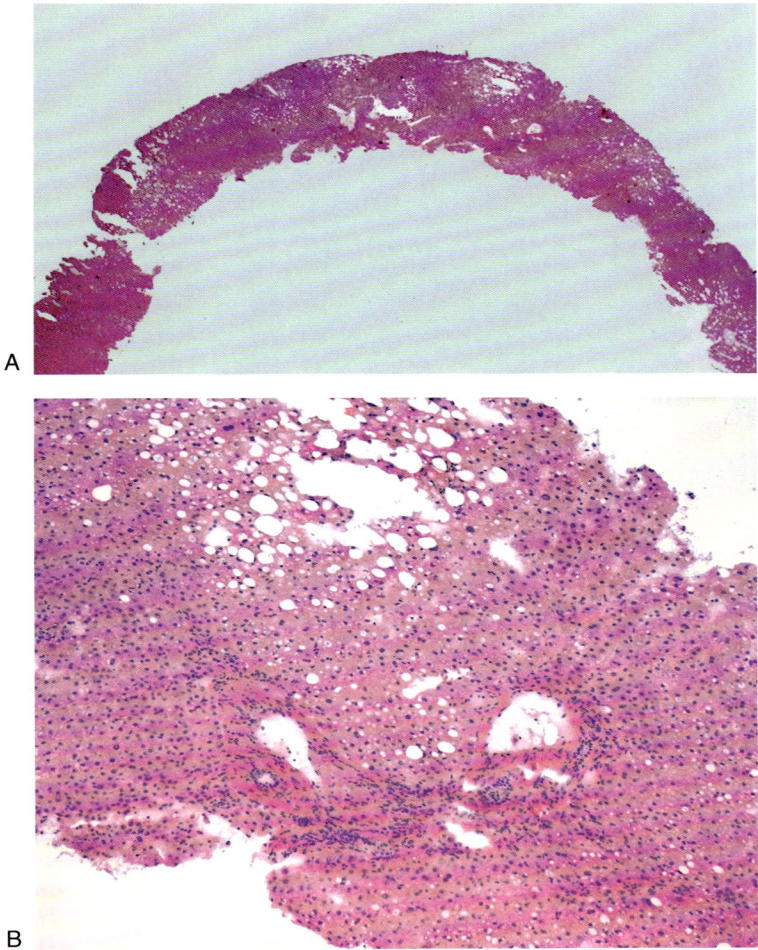

图 14.16　供肝粗针穿刺活检。A、B. 活检标本中可见 10% 的大泡性脂肪变性

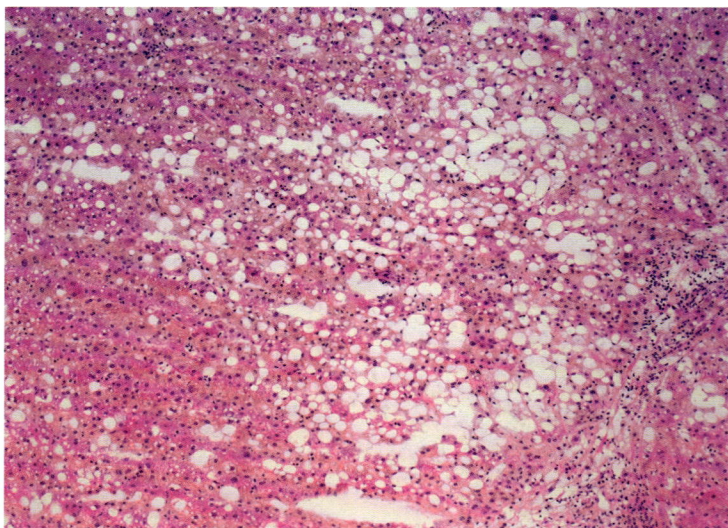

图 14.17　供肝楔形活检。有 50% 的大泡性脂肪变性。此肝没有被用于移植

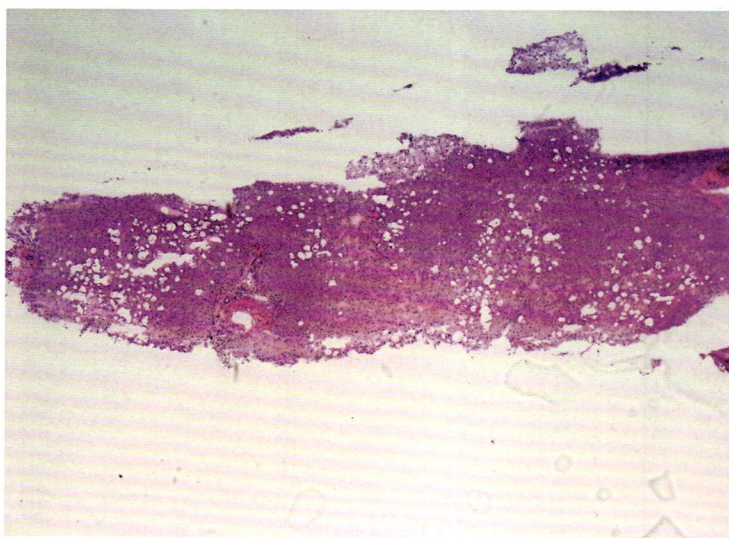

A

图 14.18　供肝针吸活检。A. 活检标本中有 25% 的大泡性脂肪变性。该肝被成功用于移植

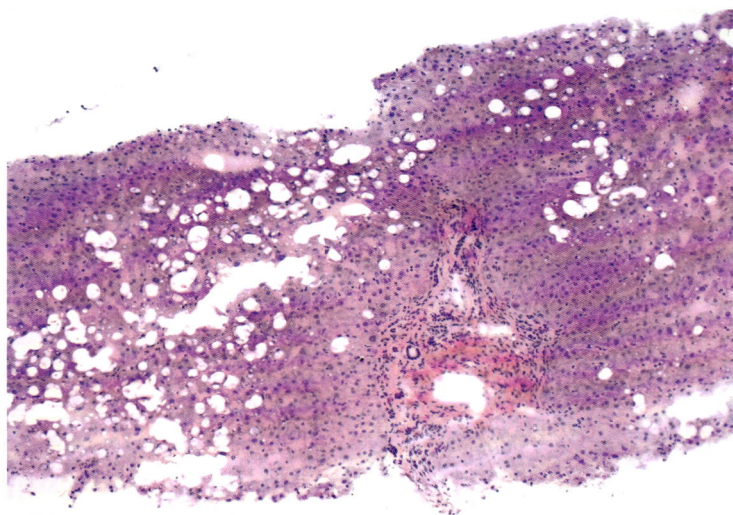

B

图 14.18（续）　供肝针吸活检。B. 活检标本中有 25% 的大泡性脂肪变性。该肝被成功用于移植

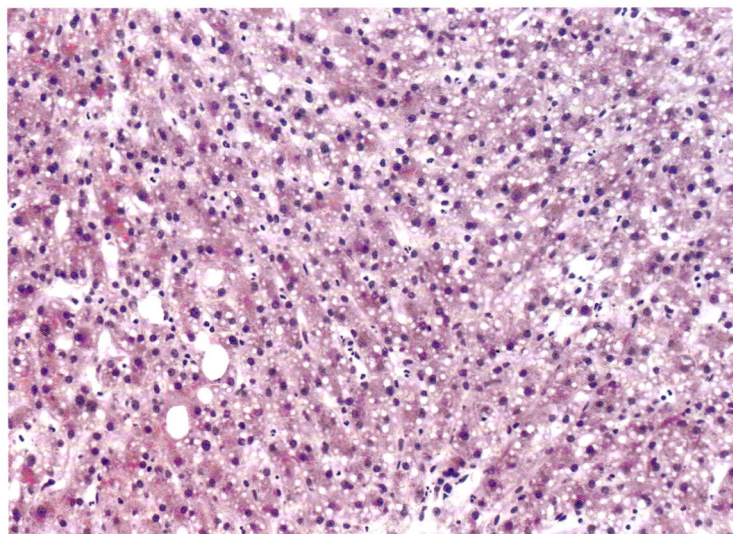

A

图 14.19　供肝楔形活检。A. 冰冻时组织潮湿，导致每个肝细胞中都出现中等大小的空泡假象。不要把这种假象误认为脂肪变性

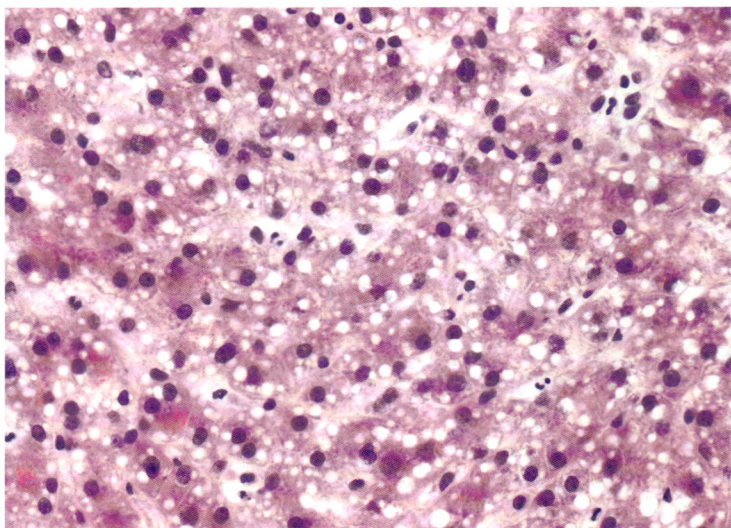

图 14.19（续）　　供肝楔形活检。B. 冰冻时组织潮湿，导致每个肝细胞中都出现中等大小的空泡假象。不要把这种假象误认为脂肪变性

外科病理医师应当知道，没有严格的阈值来指导器官脂肪变性到什么程度就不能被用于移植。文献表明，脂肪变性超过 60% 通常导致原发性无功能（PNF）的风险显著增加。据报道，移植早期阶段，严重脂肪变性的供肝导致 PNF 的比例高达 80%。除外这类器官，PNF 总比例显著下降。因此，避免使用严重脂肪变性的供肝的主要原因，是为了减少 PNF 风险[19,20]。其发生机制可能是冷缺血期间脂质代谢产物从肝细胞逸出并引起肝窦内皮细胞损伤。移植后立即出现反应性斑片状肝细胞缺血性坏死，后者引起级联反应，最终导致移植肝梗死。

迄今为止，肝移植文献中还没有阐述供肝活检诊断脂肪性肝炎的意义。可以合理地推测，出现显著肝细胞损伤，如明显的肝细胞气球样变、Mallory 小体、中央小叶纤维化和（或）小叶炎症，可能会增加移植后肝功能障碍的风险（即使脂肪变性不明显），但这种情况还没有研究讨论。在冰冻切片中识别脂肪性肝炎的这些组织学特征确实并非易事（图 14.20）。

脂肪变性程度更轻的供肝虽然不会显著地增加 PNF 风险，但有数据表明移植后初期可有发生移植肝功能低下的风险[21,22]。虽然移植肝损伤通常是一过性的，但最初的移植肝功能低下可导致急性肾衰竭和死亡的风险显

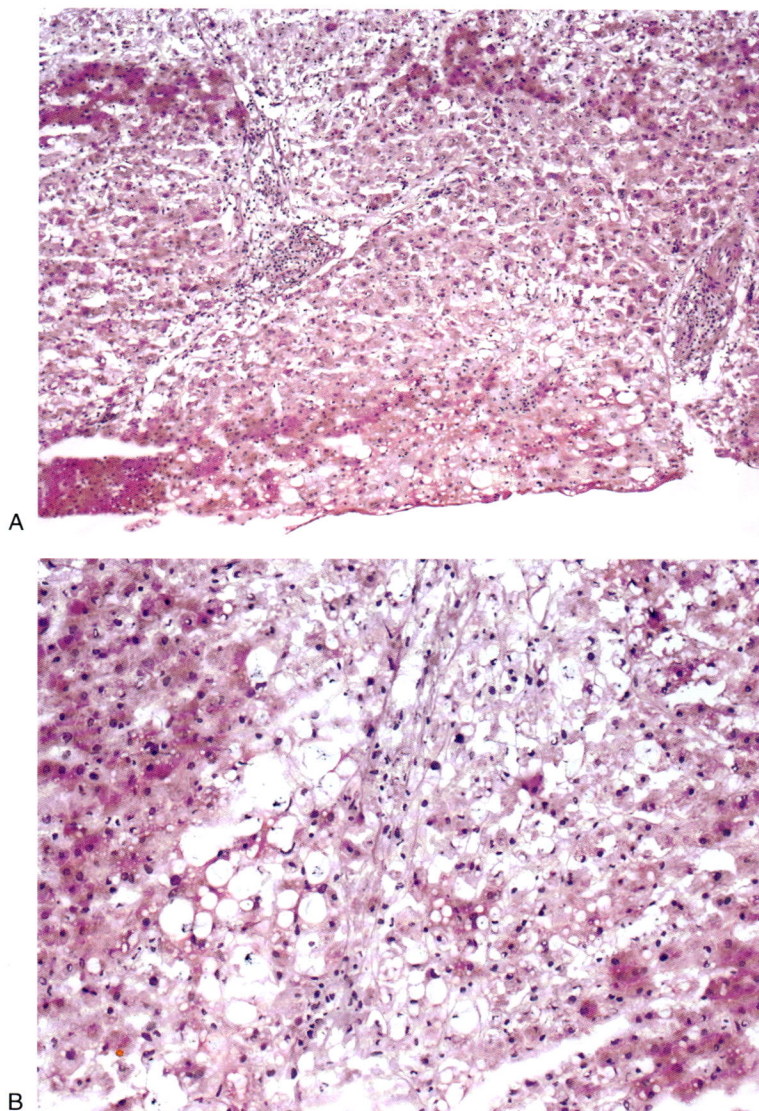

图 14.20 供肝粗针穿刺活检。A、B. 活检显示非酒精性脂肪性肝炎（NASH）的特征，包括肝细胞气球样变、小叶炎症和 30% 的大泡性脂肪变性。该肝未被用于移植。石蜡切片证实 NASH 的诊断

著增加，特别是高危受者（移植时多器官衰竭的老年患者）。因此，手术医师可能愿意给因醋氨酚中毒导致暴发性肝衰竭而其他方面正常的年轻患者使用 40% 大泡性脂肪变性的供肝，但不愿意给酒精性肝硬化合并严重心血管疾病的 65 岁男性患者移植相同的供肝。病理医师应该认识到，脂肪变性的程度没有"神奇的临界值"，不应以此决定一个供肝是否适用于移植。移植取决于多种复杂的综合因素，例如供肝因素、受者因素和其他许多因素（包括出现血管或胆道解剖异常）；而脂肪变性的程度仅仅涉及其中一个方面。

14.1.4.3　供肝活检的其他病理学

　　供肝活检冰冻切片不仅评估大泡性脂肪变性的程度，还要评估其他多种病变。一旦出现肝细胞坏死就应当报告。小叶中央坏死如果是最近发生的，则程度较轻微。这种情形可引起肝细胞轻微皱缩和污浊，细胞质凝聚浓缩，核轻度深染（图 14.21）。这种情形最常因肝缺血所致，而肝缺血的相关因素包括使用大剂量升压剂和（或）发生高钠血症以及脑死亡前发生的其他代谢紊乱。早期可见随机分布的单个肝细胞凋亡（嗜酸性小体），但这种程度的肝细胞损伤不会引起显著的移植后肝功能障碍（图 14.22）。虽然美国还没有普遍实行，但一些地区已经开始探索使用心源性死亡后的捐赠器官，这些地区尸体移植物奇缺或脑死亡后捐赠的观念还没有被接受。在这种情况下，仔细评估小叶中央肝细胞坏死的程度尤其重要[23]。

　　轻度的汇管区单核炎症细胞浸润通常原因不明（供者排除了乙型肝炎和丙型肝炎），但这种供肝仍然可用于移植。慢性间歇性胆道阻塞、乳糜泻、缓解期乙型肝炎或丙型肝炎都可能导致某些供肝的炎症细胞浸润（图14.23）。供体活检，汇管区炎症的程度往往被高估[19]。发现原因不明的汇管区或小叶重度炎症细胞浸润时，应告知手术医师，他们很可能不会用这种供肝。同样，显著的纤维化（2 级或更重）一般不能用于移植，除非受者为暴发性肝衰竭患者。

　　最近，利用 HCV 阳性移植物治疗因慢性 HCV 肝炎导致肝硬化的受体的实践已被探索。这种策略特别适用于肝硬化和 HCC 患者，以及因复发性丙肝肝硬化而再次接受移植的患者。在这种情况下，通常需要获取供体器官

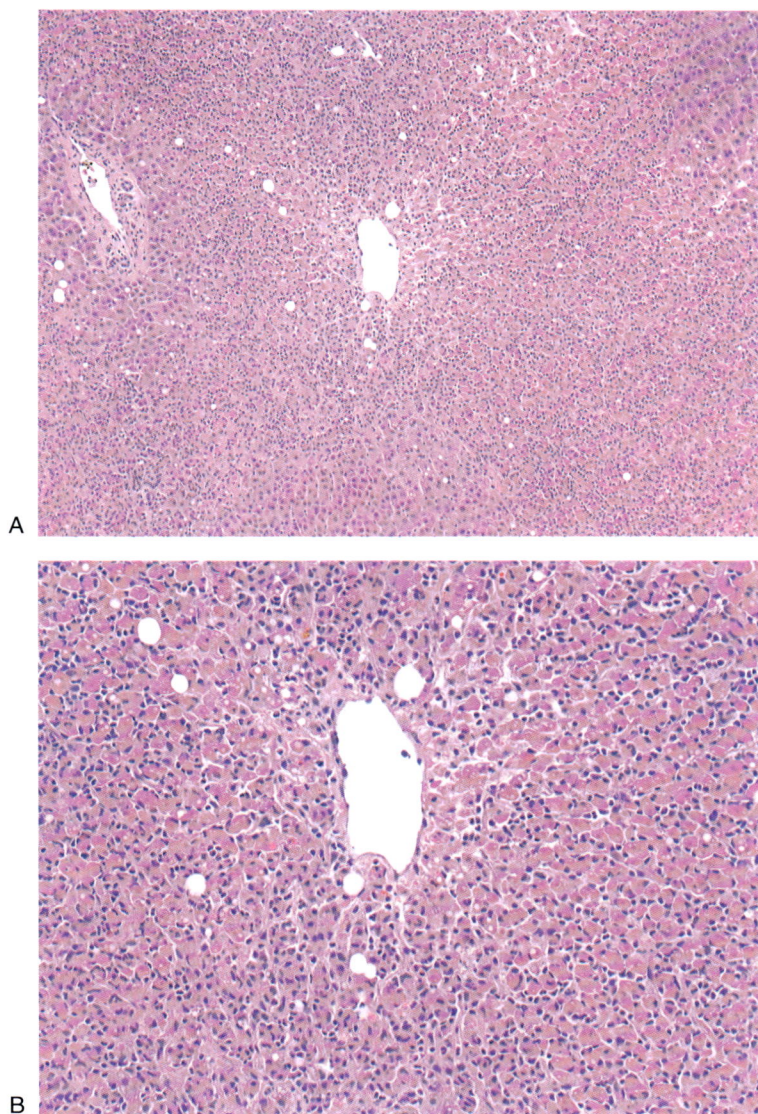

图 14.21　供肝楔形活检。A. 低倍镜下，活检组织相对正常；B. 高倍镜下发现广泛的近期肝细胞坏死，为使用大剂量升压剂所致

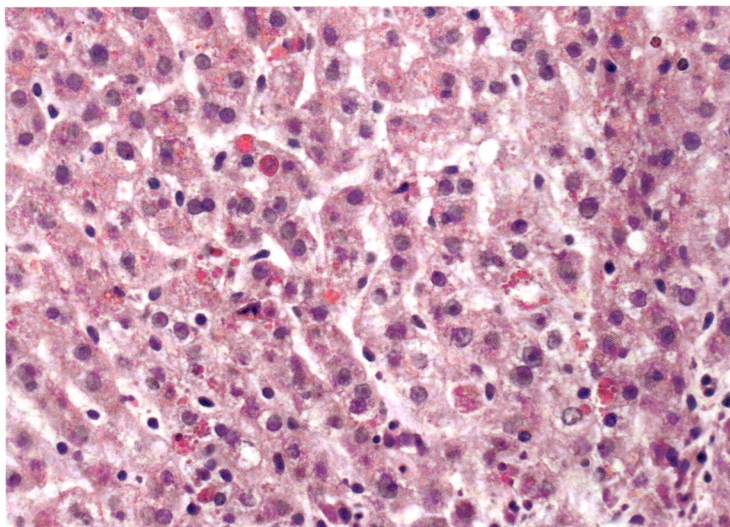

图 14.22　供肝楔形活检。随机分布的嗜酸性小体，为使用大剂量升压剂所致。该肝移植给了一名暴发性肝衰竭的患者。虽然移植后最初阶段肝功能不良，但受者最终恢复良好

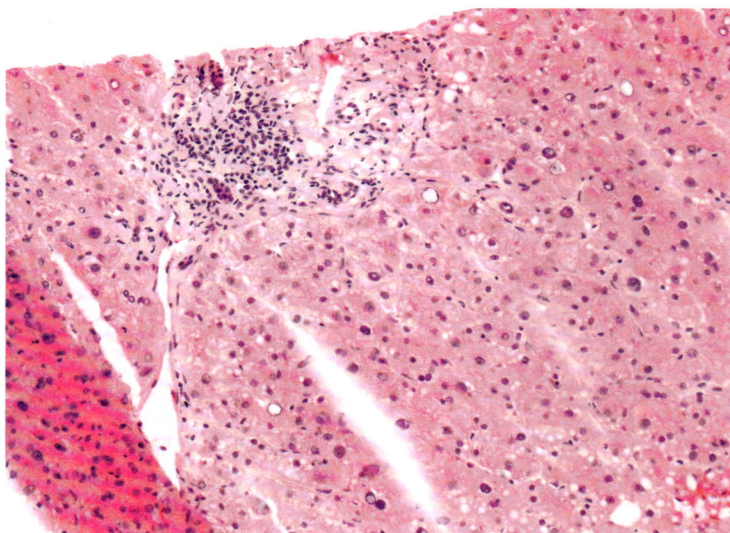

图 14.23　供肝针吸活检。汇管区轻度炎症并不妨碍使用该肝进行移植。炎症原因通常不明。

官活检进行冰冻切片评估。病理医师应报告坏死性炎症活动（界面活动性炎症和小叶炎症）和纤维化的程度。至于何种级别和阶段的慢性肝炎适合用作同种异体移植物，目前还没有一致的指导原则，需要基于受体因素和各个移植中心的实践来做个体化的决定。

现有数据表明，患有遗传性血色素沉着症或继发性铁超负荷的供肝不会引起移植后肝功能障碍（前提是没有形成显著的纤维化）。同样，患有 α-1-抗胰蛋白酶病但未被检出的供肝似乎不会增加移植后并发症的发生率或死亡率[24,25]。

14.1.4.4 供肝内的肿块性病变

罕见情况下，移植医师在采集器官时可能会发现小的肿块性病变。胆管错构瘤（von Meyenburg 综合征）即使多发也不是移植禁忌证[26]。同样，胆管腺瘤是良性病变，对受者没有风险。这两种病变通常表现为小范围、边界清楚的被膜下结节，手术医师通常能够识别并予以忽略。通常认为无纤维膜包绕的透明变性肉芽肿为良性，但出现大量干酪样或坏死性肉芽肿可能不适合移植。小的海绵状血管瘤是常见的偶然发现（大约占尸检肝的1%），通常很容易被手术医师和外科病理医师识别[27]。

出现局灶性结节性增生（FNH）也不是供肝的禁忌证，因为无恶性潜能。小病变通常没有中央瘢痕，也没有明显的异常血管，因此常通过识别含有增生性胆小管的纤维间隔内的"灶性硬化"结构来诊断。虽然没有充分研究，但含有肝腺瘤的供肝在完整切除肿块后也适用于移植。当然，必须确信能除外高分化 HCC，冰冻切片检查常有困难。因此，在这种情况下，许多供肝最终未被用于移植。

14.1.4.5 异体移植肝的冰冻切片

一般而言，异体移植肝经皮粗针穿刺活检的标本不宜做冰冻切片。冰冻切片对急性细胞排斥反应的诊断和分级都不可靠，并且，其他多种病变也可能被忽视或误诊。例如，低级别移植后淋巴组织增生性疾病可能被误认为急性细胞排斥反应或丙型肝炎复发。并且，冰冻切片使用后的活检标本通常变小，石蜡切片的质量欠佳，妨碍全面评估。罕见情况下，手术医师要求冰冻切片评估广泛性实质坏死，并筛选出需要再次移植的患者。即使在这种情况下，识别最近发生的肝细胞坏死也很困难。由于大多数病理科能当天快速处理标本，因此没有必要做冰冻切片会诊。

14.2 胆囊和肝外胆道系统

14.2.1 术中会诊的主要问题

术中会诊的主要问题涉及手术切缘，因为切缘最可能被要求做冰冻切片诊断。应冰冻全部切缘，仔细寻找异型增生和浸润性癌。

14.2.2 冰冻切片解读

14.2.2.1 胆管癌

对这些肿瘤进行恰当的外科处理可能十分复杂，起源于远端胆总管的壶腹癌和胆管癌有时必须行胰十二指肠切除术，起源于较近端肝外胆道系统的肝外胆管癌可行近端肝外胆管切除术，肝内或肝门部胆管癌可行部分肝切除术。通常不对肿瘤主体进行冰冻切片诊断，而是对手术切缘进行冰冻切片评估。因胆管有大量的胆道周围腺体，通过组织学评估浸润性癌的胆管切缘可能极其困难。最近一项研究中，90 例冰冻切片最初诊断为切缘阴性者，石蜡切片发现 8 例（9%）为浸润性癌。具有宽广的真阴性切缘者、阴性切缘较近者和阳性切缘者，疾病特异性生存期分别为 56 个月、36 个月和 32 个月[28]。因此，冰冻切片分析对预测术后生存期很重要。另一项研究专门针对肝门部胆管癌的肝内胆管切缘，冰冻切片诊断浸润性肿瘤的准确性、敏感性和特异性分别为 56.5%、75.0% 和 46.7%[29]。高误诊率主要是由于黏膜糜烂和重度急性炎症导致的显著反应性改变，这通常是放置支架的后果。

面对胆管切缘，重要的是收到一份正确定位的标本，由手术医师标记哪一侧是切缘。切缘一侧朝上放置于冷冻头上，制作冰冻切片。除一般的细胞形态学特征外，恶性肿瘤出现神经周围浸润对鉴别良恶性腺体非常有帮助（图 14.24）。细胞核大小 4 倍于明确的良性细胞核，通常提示为恶性。最后，与浸润性癌不同，良性胆道周围腺体不会靠近大血管。

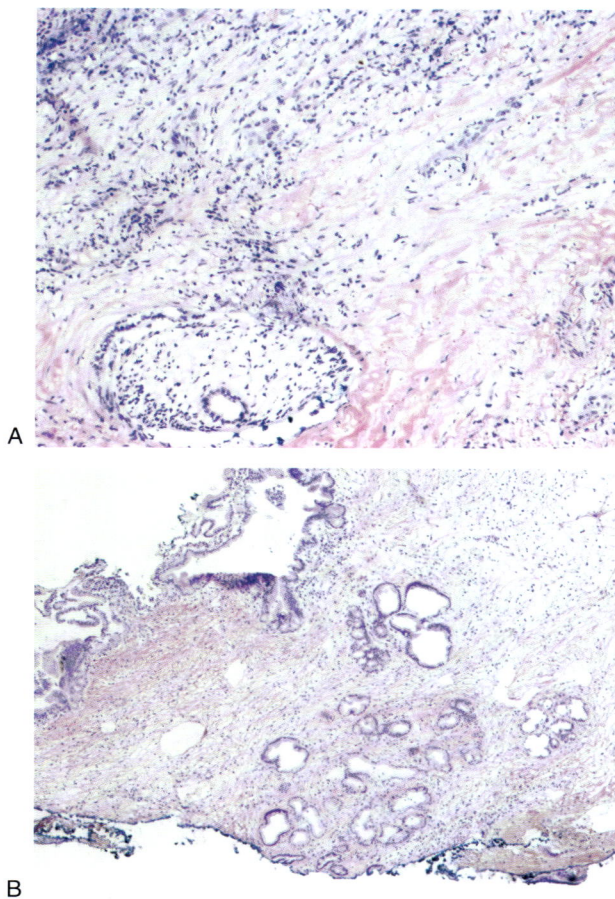

图 14.24　胆总管切缘。A. 胆管癌，切缘阳性。注意出现神经周围的侵犯；B. 胆管癌，切缘阴性。虽然有反应性非典型性，但要注意缺乏明确的恶性细胞学特征并保留小叶结构

　　对于整个胃肠道和胆道的异型增生，即使是常规 HE 切片，专家级胃肠道病理医师之间的诊断一致性仅为低到中等，因此，冰冻切片诊断异型增生非常困难。但与浸润性癌不同，切缘出现异型增生似乎不影响疾病特异性生存期[30]。然而，如果发现明确的异型增生应该报告，因为手术医师可能试图进一步切除，并可能另送切缘。低级别异型增生表现为细胞核增大、深染，核重叠，核分裂象增多。相反，高级别异型增生出现复杂结构，形成筛

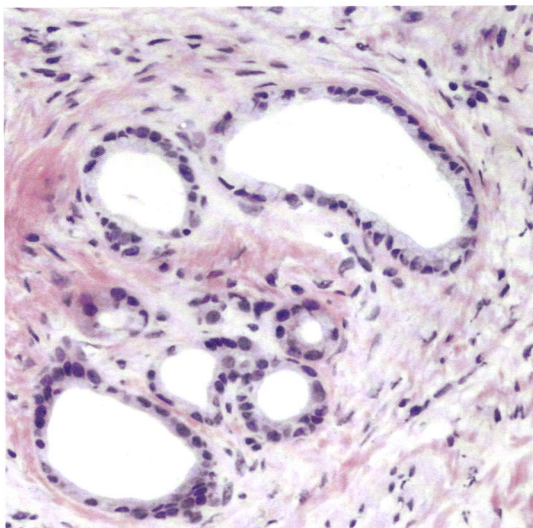

图 14.24（续） 胆总管切缘。C. 冰冻切片上阴性
胆总管切缘的高倍细胞学特征，与图 14.24A 细胞学
特征比较

状结构和腺体融合。另外，核极性消失，核膜不规则（图 14.25）。然而，取
自放置支架区的标本时应慎重解读，因炎症性胆道上皮很像异型增生。活检
标本很难解读，通常需要综合多个病理医师的意见才能做出诊断。

14.2.2.2　胆囊腺癌

　　手术医师很少申请胆囊冰冻切片诊断。年龄超过 50 岁，因胆囊炎切除
胆囊的患者中，腺癌的危险性大大提高。选择性胆囊切除术中，发现少见
的大体特征时，手术医师偶尔会申请术中会诊（图 13.26）。仔细分析胆囊
标本对识别可疑病变非常重要。硬结或胆囊壁增厚可能是恶性肿瘤的唯一
大体证据。

　　在分析冰冻切片时，必须注意不要把伸入 Rokitansky-Aschoff 窦的异
型增生解读为浸润性癌。胆囊腺肌瘤也可能被误认为浸润性腺癌。病变中
腺性成分的良性细胞学特征及其周围的平滑肌束是正确诊断的关键。

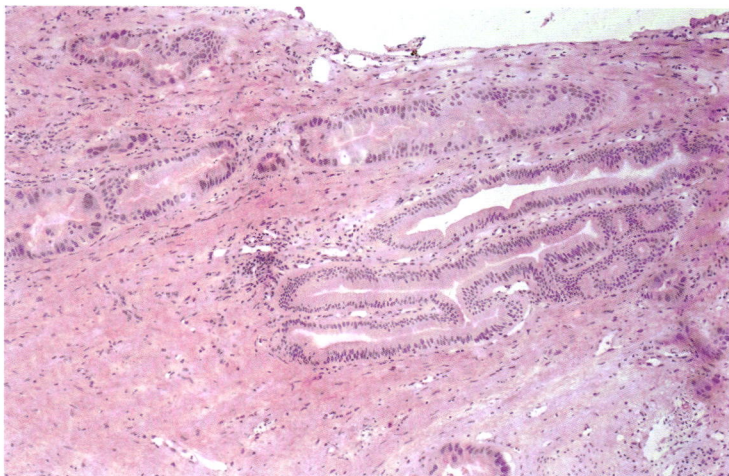

图 14.25　高级别异型增生。胆总管切缘显示高级别异型增生。核增大，不规则，明显不同于邻近的普通胆道上皮

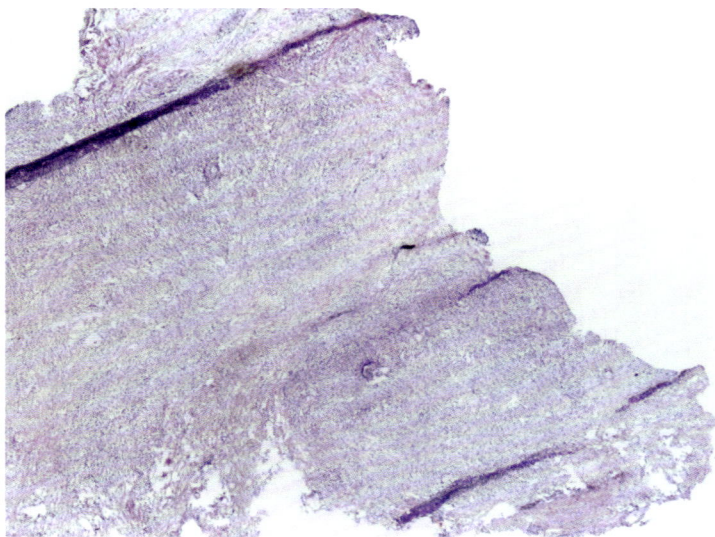

A

图 14.26　黄色肉芽肿性胆囊炎。胆囊壁不规则增厚粘连，因此要求冰冻切片会诊。A. 低倍镜下显示细胞丰富的浸润灶

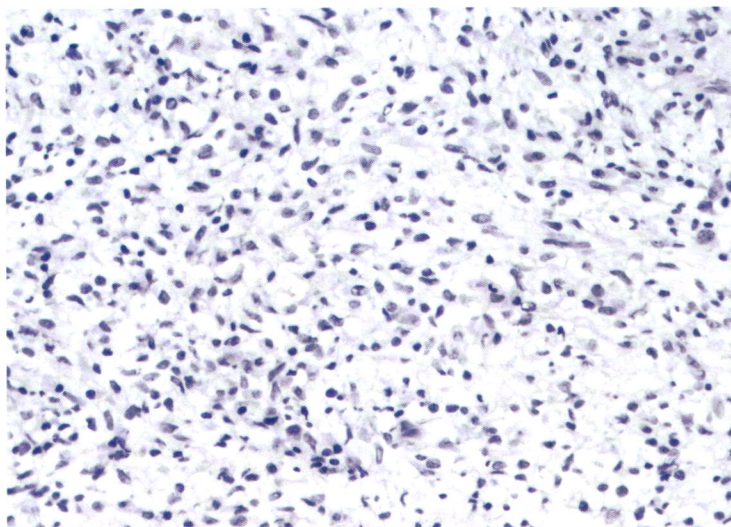

B

图 14.26（续） 黄色肉芽肿性胆囊炎。B. 高倍镜下，注意纤维化背景中浸润灶由泡沫样组织细胞和炎症细胞组成。如果取到具有代表性的切片则可以诊断黄色肉芽肿性胆囊炎；否则应延迟诊断，等待石蜡切片诊断

14.3 胰腺

14.3.1 引言

众所周知，冰冻切片评估胰腺恶性肿瘤非常困难，这种情形与胆道系统相似。累及胰头的恶性肿瘤通常是小范围病变但呈弥漫性浸润，术前可能难以诊断。固有胰腺常有并存的慢性胰腺炎、萎缩和反应性改变，浸润性胰腺癌通常只有轻度细胞异型性，因此，其冰冻切片解读更加复杂。上述特征使得胰腺癌的初始诊断或其切缘评估成为最难解读的冰冻切片之一。关键是请求冰冻诊断的手术医师要明白上述因素并理解以下事实：在这个领域，冰冻切片和石蜡切片诊断之间的偏差有时几乎必然存在。虽然有研究认为，冰冻切片能够可靠地给出胰腺肿瘤的初始诊断[31]，但很难得出最终诊断，我们能够强烈地感受到，因为没有初步组织学诊断所以手术医师很不情愿对胰头肿物实施手术。但不管诊断如何，许多病例的肿块性病变必须手术切除，因此手术医师可能愿意等待石蜡切片的最终诊断。

14.3.2　术中会诊的主要问题

胰腺手术中送检的标本类型包括术前未诊断的肿块性病变的粗针穿刺活检标本、淋巴结或腹膜活检标本以除外转移、剜出的胰腺内肿块性病变、远端胰腺切除术标本（有或无脾切除）、胰十二指肠切除术（Whipple切除术）标本和全胰腺切除术标本。

某些情况下，X 线检查发现胰腺肿块性病变的患者可能在没有组织学诊断时就行手术切除，临时要求病理医师对粗针穿刺活检或楔形活检标本做冰冻切片诊断。但这种手术方案越来越少见，因为内镜技术（如超声内镜技术）不断进步，越来越多的以前无法探及的部位现在都可以取样活检。

一旦诊断胰腺恶性肿瘤，手术医师一般会探查腹部（肝、淋巴结和腹膜），寻找可能的转移灶。可疑病灶通常要求冰冻切片诊断，因为发现转移就会放弃治疗性切除，手术医师最多做一个姑息性手术。发现转移性高分化内分泌肿瘤是个例外，转移性胰岛细胞瘤仍然要尽可能地彻底切除。

对于胰腺恶性肿瘤的治疗性切除，手术医师可能要求做冰冻切片评估切缘。最常见的评估标本是胰腺实质和胆管切缘。钩状缘和腹膜后缘虽然对分期和预后很重要，但通常不做冰冻切片评估，因为即使切缘阳性手术医师通常也不能在这些区域切除更多组织。

婴儿为纠正先天性高胰岛素血症而行胰腺切除术时，有时也做冰冻切片指导手术切除范围。冰冻切片可以区分局灶性或弥漫性胰岛功能亢进，从而指导手术范围，可防止术后糖尿病的发生[32]。只有少数专科医院能够实施这种手术，大多数外科病理医师不会遇到这类标本。

14.3.3　冰冻切片解读

正如本章上文提及，冰冻切片诊断胰腺癌有时相当困难，因为胰腺导管癌的特别之处就是常并存广泛的慢性胰腺炎、萎缩、纤维化和反应性改变，导致显微镜下可出现各种类型的导管结构。由于挤压或电烧灼假象，这些导管结构常常被扭曲，使其特征更难辨认（图 14.27）。手术切缘评估和活检标本的初始诊断都存在这些问题。

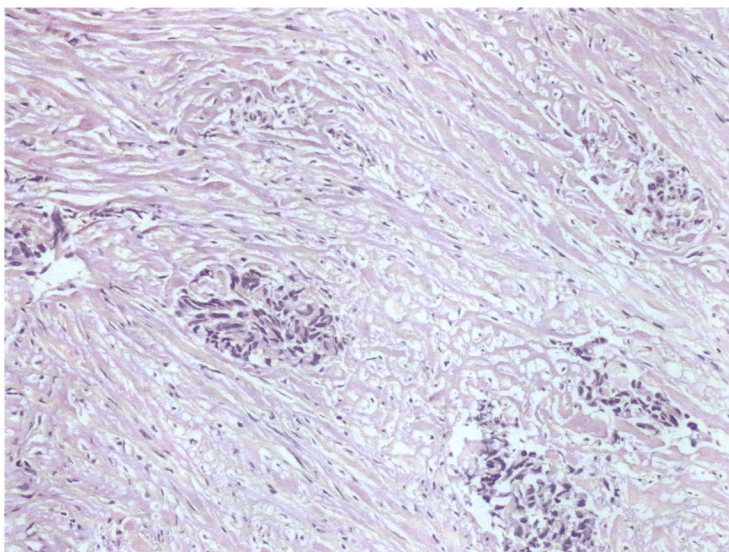

图 14.27　严重的电烧灼假象有时出现于胰腺实质的边缘。在这种病例中，无法确定这些导管结构是否为恶性。如果没有另外的非烧灼组织，这种病例的诊断必须延迟，等待石蜡切片

　　冰冻切片中的肿瘤性和非肿瘤性导管结构，可依据不同组织学特征来仔细地鉴别。这些标准是 Hyland 等在 1981 年发表的经典论文中总结的[33]。Hyland 等前瞻性地回顾了 64 例冰冻切片及其相关石蜡切片，对胰腺癌的诊断制定了 3 个主要标准和 5 个次要标准。主要标准为：①导管上皮细胞的核大小变化超过 4：1；②导管腔不完整；③导管分布无序（图 14.28）。次要标准为：①上皮细胞出现大而不规则的核仁；②腺腔内坏死碎屑；③腺上皮核分裂象；④平滑肌束（壶腹周围活检标本）内出现腺体，腺体周围无结缔组织间质；⑤神经周围侵犯（图 14.29）。

　　在慢性胰腺炎区域，确定诊断胰腺癌的其他有用特征包括：在正常情况下没有导管的区域出现了导管结构。正常胰腺呈小叶结构，即使是慢性胰腺炎萎缩，这种解剖学结构仍然保留（图 14.30）。特别是肌性大血管位于小叶间结缔组织，正常情况下没有腺样结构。腺体紧邻肌性大血管时，提示浸润和恶性（图 14.31）。

　　然而，必须记住，某些类型的慢性胰腺炎（例如，自身免疫性或淋

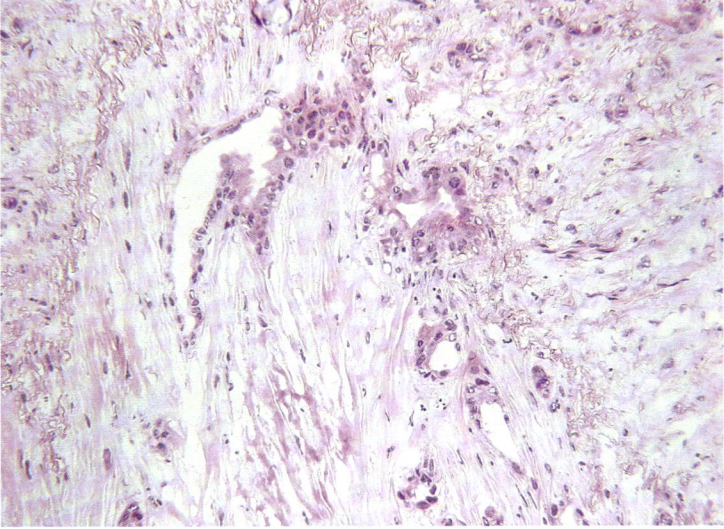

A

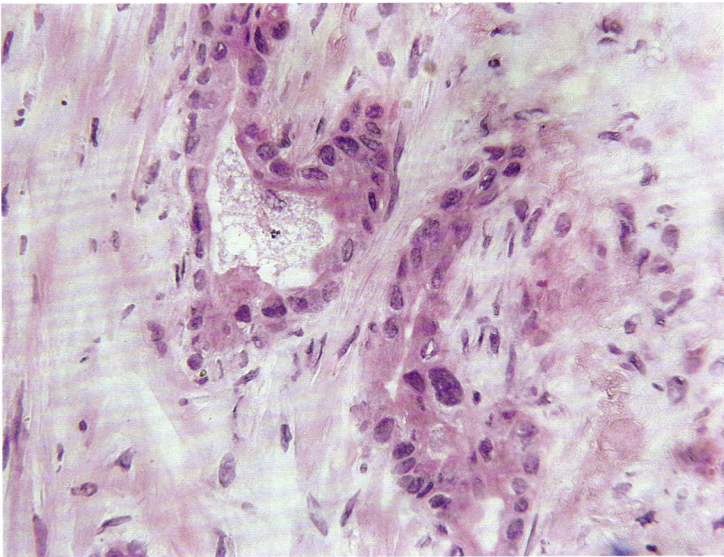

B

图 14.28　胰腺导管腺癌。A. 导管腺癌，手术切缘阳性。冰冻切片低倍镜下显示导管上皮细胞核大小不等，导管腔不完整；B. 高倍镜下，导管上皮细胞核的面积，最大者超过最小者 4 倍

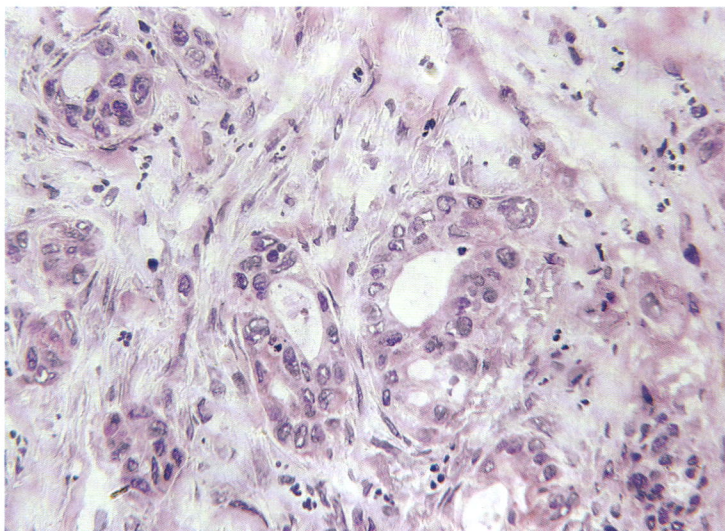

C

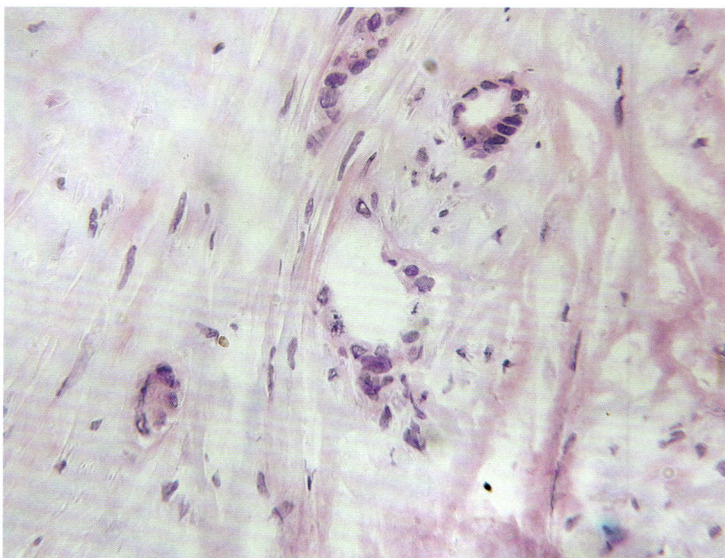

D

图 14.28（续）　胰腺导管腺癌。C. 另一组导管显示一个导管上皮细胞核至少比邻近细胞核大 4 倍；D. 一个不完整的腺体，腺腔与腺体周围的间质直接接触

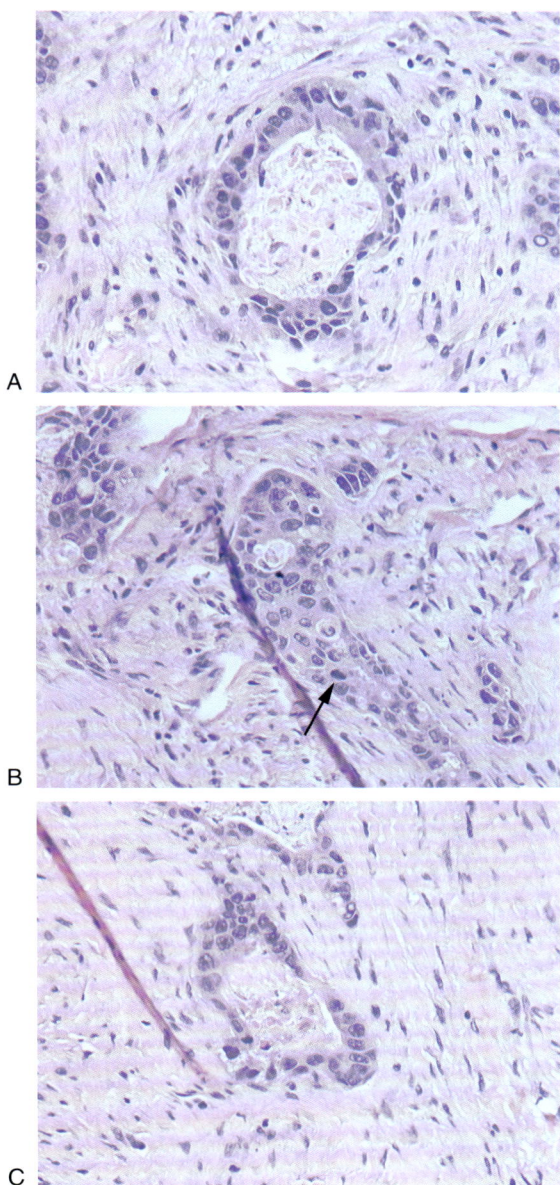

图 14.29　胰腺导管腺癌。A. 恶性腺体的腺腔内含有坏死碎屑；B. 腺癌中有时能见到核分裂象（箭头），找到核分裂象有助于诊断，因为其他情况下核分裂象很少见；C. 导管腺癌有时显示大而不规则的核仁。图中也可见腺腔内碎屑

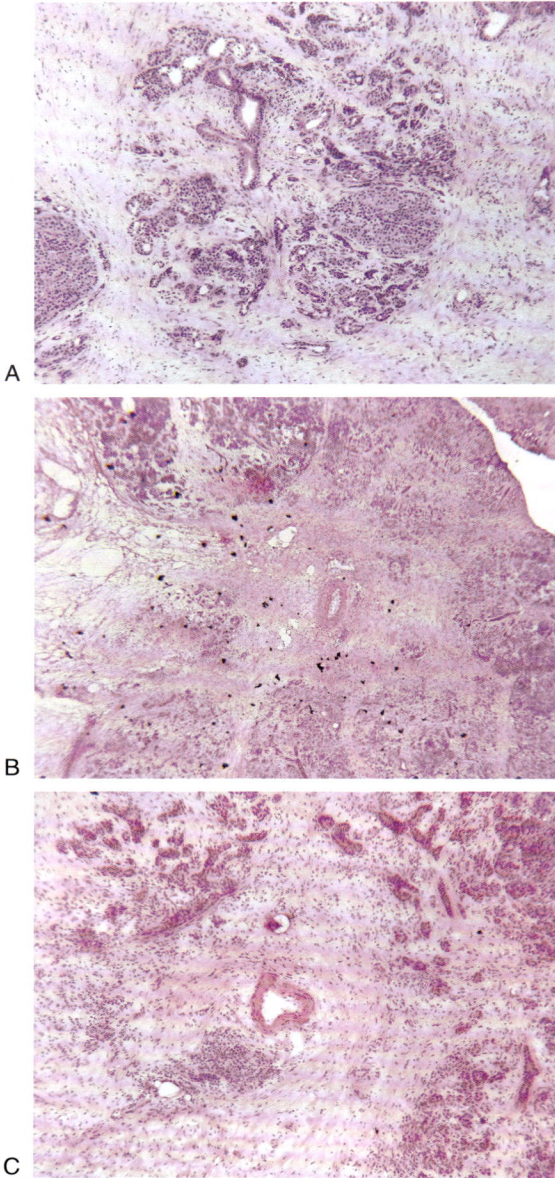

图 14.30　慢性胰腺炎。A. 低倍镜下显示胰腺小叶结构，即使慢性胰腺炎继发萎缩，小叶结构仍然存在；B. 小叶之间的纤维间质内有一个肌性血管；C. 高倍镜可见胰腺小叶之间有另一个血管。注意血管附近没有导管结构

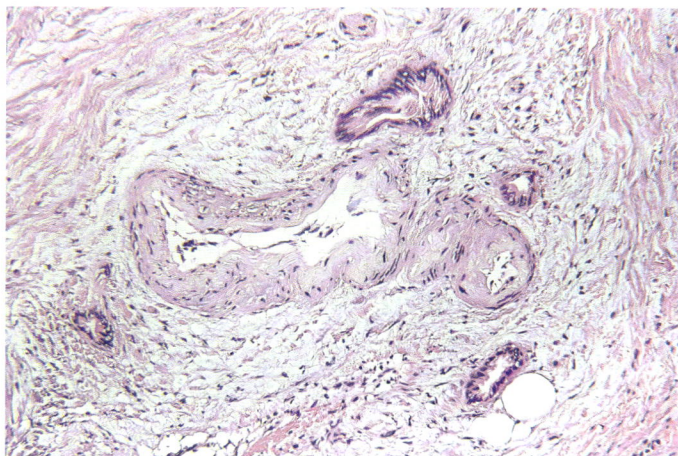

图 14.31　浸润性胰腺癌。肿瘤性导管位于胰腺内肌性血管的旁边。可见烧灼假象，使上皮细胞细胞学特征难以评估。尽管如此，仍然诊断为腺癌，因为这些腺体出现于正常导管不应该出现的部位

巴浆细胞性硬化性胰腺炎）本身可产生胰腺肿块性病变。事实上，因可疑胰腺癌行胰十二指肠切除术的病例，高达 2.5% 最终诊断为自身免疫性胰腺炎[34-36]。自身免疫性胰腺炎的形态学特征包括：导管周围出现致密的淋巴细胞和浆细胞浸润，中性粒细胞破坏导管上皮，静脉炎，导管周围纤维化。这些特征有时在冰冻切片中也能见到（图 14.32）。

　　手术医师也可能要求评估黏液性囊性肿瘤的手术切缘。特别是导管内乳头状黏液性肿瘤，通常表现出不同的导管受累模式，这可能会对手术切除的范围有影响。因此，要求做切缘冰冻切片以决定是否需要进一步切除。目前的证据表明，切缘的导管内出现低或中级别导管内乳头状黏液性肿瘤时，不需要进一步切除胰腺[37]（图 14.33）。然而，高级别异型增生或浸润性癌累及切缘时，应当促使手术医师扩大切除或行全胰腺切除术。因此，囊性肿瘤的手术切缘评估应当包括：是否出现囊性导管扩张，异型增生的程度，是否出现浸润性癌（图 14.34）。导管内乳头状黏液性肿瘤所在的导管内发生的浸润性癌有两种类型：典型的胰腺导管腺癌，其特征见上文；黏液性腺癌，类似于结肠或阑尾发生的黏液性腺癌。

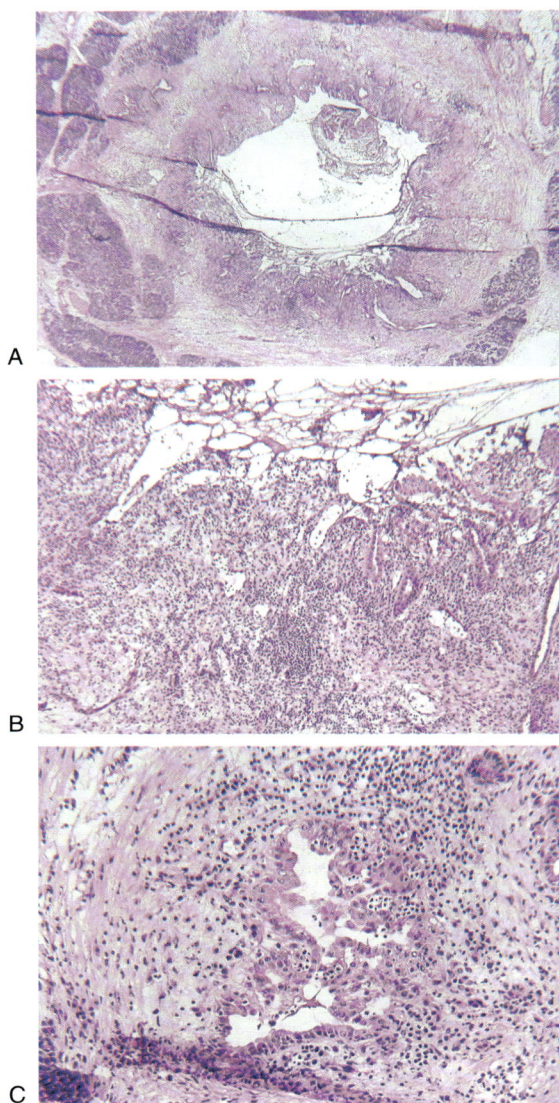

图 14.32　自身免疫性胰腺炎。A. 可疑胰腺癌的手术切除标本，胰腺实质切缘的冰冻切片，低倍镜。主胰管被致密炎症细胞包绕；B. 高倍镜，浸润细胞为淋巴细胞和浆细胞；C. 导管上皮内也有中性粒细胞浸润。冰冻切片时提示诊断为自身免疫性胰腺炎，升高的血清 IgG4 水平和石蜡切片中典型的组织学特征证实该诊断

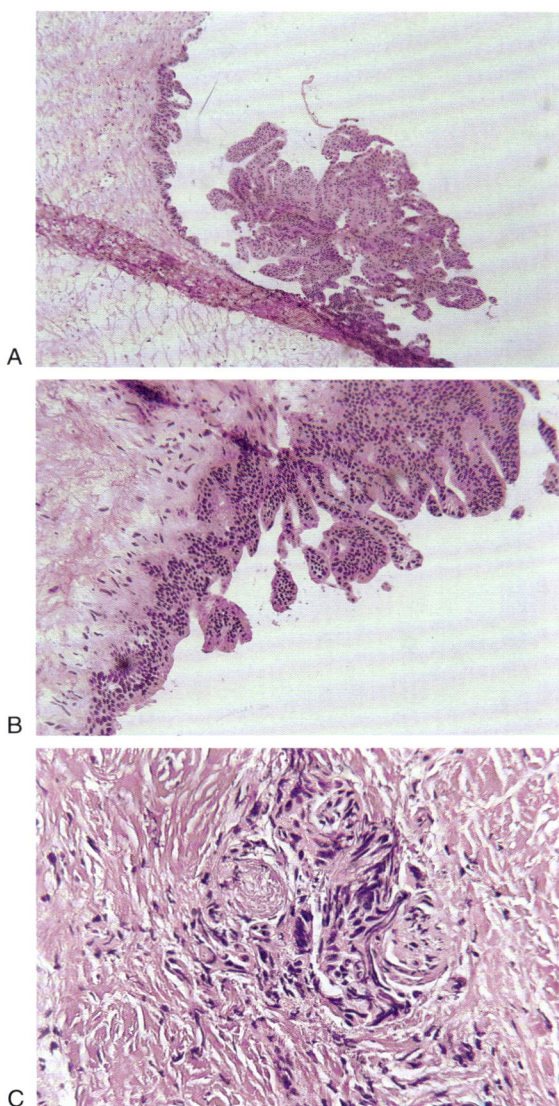

图 14.33　导管内乳头状黏液性肿瘤。A. 胰腺囊性病变，手术切缘的冰冻切片。扩张的胰腺导管内可见乳头状结构；B. 高倍镜，没有高级别异型增生的特征；C. 周围组织内可见散在的导管结构，呈现严重的烧灼假象。冰冻切片不清楚这些形态代表萎缩导管还是浸润性癌，所以延迟诊断。胰腺切除标本的石蜡切片中可见浸润性导管癌，但未累及手术切缘

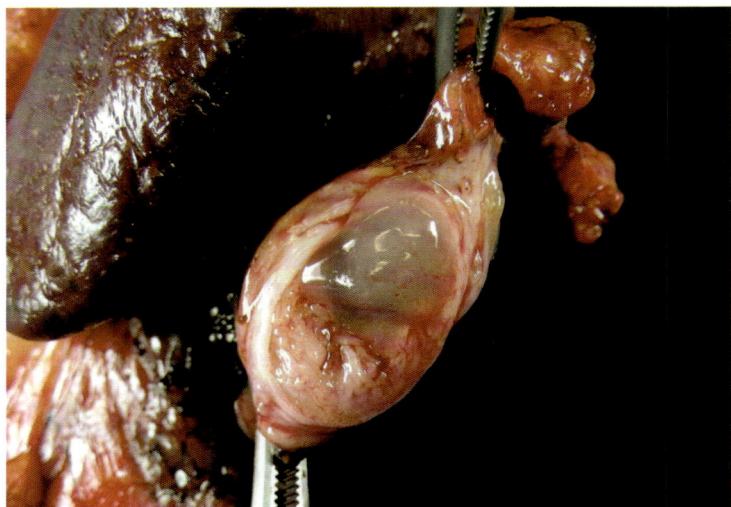

图 14.34　远端胰腺切除术标本，手术切缘的大体表现

胰腺导管显著扩张伴乳头状赘生物及黏液溢出是 IPMN 的特征。虽然大体特征很可疑，但冰冻切片未发现浸润性癌和高级别异型增生。

（RIRISH K. PAI，REBECCA WILCOX，AMY NOFFSINGER，JOHN HART　著；

高珂　译 ）

参考文献

1. Brunt EM. Benign tumors of the liver. *Clin Liv Dis*. 2001;5(1):1–15.

2. Rakha E, Ramaiah S, McGregor A, et al. Accuracy of frozen section diagnosis of liver mass lesions. *J Clin Pathol*. 2006;59(4):352–354.

3. Allaire GS, Rabin L, Ishak KG, et al. Bile duct adenoma: A study of 152 cases. *Am J Surg Pathol*. 1988;12(9):708–715.

4. Makhlouf HR, Abdul-Al HM, Goodman ZD, et al. Diagnosis of focal nodular hyperplasia of the liver by needle biopsy. *Hum Pathol*. 2005;36(11):1210–1216.

5. Cherqui D, Rahmouni A, Charlotte F, et al. Management of focal nodular hyperplasia and hepatocellular adenoma in young women: A series of 41 patients with clinical, radiological, and pathological correlations. *Hepatology*. 1995;22(6):1674–1681.

6. Bioulac-Sage P, Balabaud C, Bedossa P, et al. Pathological diagnosis of liver cell adenoma and focal nodular hyperplasia: Bordeaux update. *J Hepatol*. 2007;46(3):521–527.

7. Bioulac-Sage P, Cubel G, Balabaud C, et al. Revisiting the pathology of resected benign hepatocellular nodules using new immunohistochemical markers. *Semin Liver Dis*. 2011; 31(1):91–103.

8. Micchelli STL, Vivekanandan P, Boitnott JK, et al. Malignant transformation of hepatic adenomas. *Mod Pathol*. 2008;21(4):491–497.

9. Kondo F, Wada K, Nagato Y, et al. Biopsy diagnosis of well differentiated hepatocellular carcinoma based on new morphologic criteria. *Hepatology*. 1989;9(5):751–755.

10. Wanless IR. Liver biopsy in the diagnosis of hepatocellular carcinoma. *Clin Liver Dis*. 2005;9(2):281–285.

11. Shalhub S, Parsee A, Gallagher SF, et al. The importance of routine liver biopsy in diagnosing nonalcoholic steatohepatitis in bariatric patients. *Obes Surg*. 2004;14(1):54–59.

12. Markin RS, Wisecarver JL, Radio SJ, et al. Frozen section evaluation of donor livers before transplantation. *Transplantation*. 1993;56(6):1403–1409.

13. Nocito A, El-Badry AM, Clavien PA. When is steatosis too much for transplantation. *J Hepatol*. 2006;45(4):494–498.

14. Lo IJ, Lefkowitch JH, Feirt N, et al. Utility of liver allograft biopsy obtained at procurement. *Liver Transpl*. 2008;14(5):639–646.

15. Domínguez Fernandez E, Schmid M, Bittinger F, et al. Intraoperative assessment of liver organ condition by the procurement surgeon. *Transplant Proc*. 2007;39(5):1485–1487.

16. Fishbein TM, Fiel MI, Emre S, et al. Use of livers with microvesicular fat safely expands the donor pool. *Transplantation*. 1997;64(2):248–251.

17. Crowley H, Lewis WD, Gordon F, et al. Steatosis in donor and transplant liver biopsies. *Hum Pathol*. 2000;31(10):1209–1213.

18. Fiorini RN, Kirtz J, Periyasamy B, et al. Development of an unbiased method for the estimation of liver steatosis. *Clin Transplant*. 2004;18(6):700–706.

19. Adams R, Reynes M, Johann M, et al. The outcome of steatotic grafts in liver transplantation. *Transplant Proc*. 1991;23(1 Pt 2):1538.

20. D'Alessandro AM, Kalayoglu M, Sollinger HW, et al. The predictive value of donor liver biopsies for the development of primary non-function after orthotopic liver transplantation. *Transplantation*. 1991;51:157–163.

21. Perez-Daga JA, Santoyo J, Suárez MA, et al. Influence of degree of hepatic steatosis on graft function and postoperative complications of liver transplantation. *Transplant Proc*. 2006;38(8):2468–2470.

22. Nikeghbalain S. Does donor's fatty liver change impact on early mortality and outcome of liver transplantation. *Transplant Proc*. 2007;39(4):1181–1183.

23. Deshpande R, Heaton N. Can non-heart-beating donors replace cadaveric heart-beating liver donors? *J Hepatol*. 2006;45(4):499–502.

24. Pungpapong S, Krishna M, Abraham SC, et al. Clinicopathologic findings and outcomes of liver transplantation using grafts from donors with unrecognized and unusual diseases. *Liver Transpl*.

2006;12(2):310–315.

25. Dabkowski PL, Angus PW, Smallwood RA, et al. Site of principal metabolic defect in idiopathic hemochromatosis: Insights from transplantation of an affected organ. *Br Med J.* 1993;306(6894):1726–1728.

26. Guarrera JV, Alkofer BJ, Feirt N, et al. Discovery of diffuse biliary microhamartomas during liver procurement. *Liver Transpl.* 2007;13(10):1470–1471.

27. Padoin AV, Mottin CC, Moretto M, et al. A comparison of wedge and needle biopsies in open bariatric surgery. *Obesity Surg.* 2006;16(2):178–182.

28. Endo I, House MG, Klimstra DS, et al. Clinical significance of intraoperative bile duct margin assessment for hilar cholangiocarcinoma. *Ann Surg Oncol.* 2008;15(8):2012–2104.

29. Okazaki Y, Horimi T, Kotaka M, et al. Study of the intrahepatic surgical margin of hilar bile duct carcinoma. *Hepatogastroenterology.* 2002;49(45):625–627.

30. Wakai T, Shirai Y, Moroda T, et al. Impact of ductal resection margin status on long-term survival in patients undergoing resection for extrahepatic cholangiocarcinoma. *Cancer.* 2005;103(6):1210–1216.

31. Doucas H, Neal CP, O'Reilly K, et al. Frozen section diagnosis of pancreatic malignancy: a sensitive diagnostic technique. *Pancreatology.* 2006;6(3):210–214.

32. Suchi M, Thornton PS, Adzick NS, et al. Congenital hyperinsulinism. Intraoperative biopsy interpretation can direct the extent of pancreatectomy. *Am J Surg Pathol.* 2004; 28(10):1326–1335.

33. Hyland C, Kheir SM, Kashlan MB. Frozen section diagnosis of pancreatic carcinoma. A prospective study of 64 biopsies. *Am J Surg Pathol.* 1981;5(2):179–191.

34. Wakabayashi T, Kawaura Y, Satomura Y, et al. Clinical study of chronic pancreatitis with focal irregular narrowing of the main pancreatic duct and mass formation comparison with chronic pancreatitis showing diffuse irregular narrowing of the main pancreatic duct. *Pancreas.* 2002;25(3):283–289.

35. Yadav D, Notohara K, Smyrk TC, et al. Idiopathic tumefactive chronic pancreatitis: clinical profile, histology, and natural history after resection. *Clin Gastroenterol Hepatol.* 2003;1(2):129–135.

36. Abraham SC, Wilentz RE, Yeo CJ, et al. Pancreaticoduodenectomy (Whipple resections) in patients without malignancy: are they all "chronic pancreatitis"? *Am J Surg Pathol.*2003;27(1):110–120.

37. Tanaka M, Chari S, Adsay V, et al. International consensus guidelines for management of intraductal papillary mucinous neoplasms and mucinous cystic neoplasms of the pancreas. *Pancreatology.* 2006;6(1–2):17–31.

第 15 章

皮肤

15.1 引言

在美国，皮肤癌是最常见的恶性肿瘤，其中基底细胞癌（BCC）和鳞状细胞癌（SCC）最常见，黑色素瘤次之。2017 年美国新诊断的黑色素瘤病例共有 85686 例，死亡 8056 人[1]。皮肤癌的主要治疗手段是手术切除，许多手术不需要做冰冻切片检查。实际上，所有皮肤标本都不是常规冰冻切片检查的临床指征，因为需要耗费大量时间，工作量大，而且费用高[2]。然而，某些皮肤病变需要做冰冻切片进行初始诊断和切缘评估，以确定良恶性、原发或转移。总体而言，据报道，皮肤标本冰冻切片检查的总体准确率为 71%～99%[3,4]。文献中对冰冻切片用于特殊原发性皮肤癌的评估，主要集中于 BCC、SCC、黑色素瘤和莫斯显微外科手术。

完整切除 BCC 能达到 99% 的治愈率；而不完整切除者复发率为 19%～67%[5]。不完整切除的 SCC 有相似的复发率，其范围为 30%～60%[6]。因此，准确地评估肿瘤切缘非常重要。Cataldo 等在一项包含 450 名患者的研究中，对皮肤肿物进行完整切除，不做冰冻切片，90% 的原发性肿瘤患者具有明显的临床边界。而复发患者在显微镜下的病灶范围可能超出了临床可见的边界，如果不做冰冻切片，有 24% 的肿瘤不能完整切除。作者总结，对临床边界清楚的原发病变，常规冰冻切片的价值不大。但对复发病例，当临床边界不清晰，或需要保留局部的重要组织时，冰冻切片可能有价值[2]。关于冰冻切片在皮肤标本中的应用，在其他多篇文献中也有相似结论[3,4,7]。

非黑色素瘤皮肤癌的冰冻切片检查有数种适应证，包括肿瘤体积大、临床边界不清晰、肿瘤复发或浸润性生长方式。其他适应证包括：病变位于不能进行大范围切除的区域，或希望尽量保留组织的区域，例如面部、肢端或生殖器部位。尤其是眼睑肿瘤，能从冰冻切片边缘评估中获益[2]。另外，如果切除术后需要立即实施重建手术，或如果怀疑原发病变的良恶性，那么冰冻切片诊断也可能适用。虽然皮肤转移性病变不常见，但报道中有 5%～10% 的内脏恶性肿瘤转移到皮肤[8]。它们可能是尚未发现的恶性肿瘤并以皮肤病变为首发症状，或者是先前诊断和治疗过的肿瘤发生转移的最早迹象。这些病变的初始诊断可能需要冰冻切片检查。

恶性黑色素瘤是另一种不同类型的皮肤恶性肿瘤，对于怀疑黑色素细胞病变的病例不主张做冰冻检查。因为浸润深度、溃疡的出现和切缘评估对黑色素瘤的诊断、预后和治疗都非常重要，而冰冻导致的组织变形会妨碍在石蜡切片上对浸润深度的精确评估。同样，冰冻也会影响对细胞异型性的判断，尤其是需要评估单个非典型黑色素细胞的表皮内扩散，而日晒部位常有黑色素细胞增生。在这些标本的石蜡切片上确定细胞异型性程度本来就很困难，所以不能再加上冰冻切片假象，徒增诊断陷阱。不过也有极少数病例适合做冰冻切片检查，包括影响美容的关键部位（如面部）；或者难以愈合的外科位置（如足跟等肢端位置）。但是，黑色素细胞病变原则上不建议做冰冻切片，如果一定要做，外科医师应该知道其诊断陷阱和局限性。下文将讨论冰冻切片在莫斯显微外科手术中评估黑色素瘤的应用。

对于冰冻切片在非肿瘤性病变（如坏死性筋膜炎、中毒性表皮坏死松解 / 多形性红斑、钙超敏、血管炎和感染）中的作用，文献评估较少。虽然如此，在三级医疗机构，这些威胁生命的病变常常要求做皮肤活检。这些病例的早期准确诊断对抢救生命非常重要。Majeski 等研究了 43 名患者，做床边活检和冰冻切片检查以评估是否为坏死性筋膜炎。其中有 12 名患者被诊断为坏死性筋膜炎并立即行外科清创术和支持治疗，所有患者存活[9]。

15.2　莫斯显微外科手术

莫斯显微外科手术可选择性地用于特定类型的皮肤癌，目的是尽量完整地切除肿瘤、全面评估手术切缘和组织保留。该手术先将肿瘤分批切除，并在显微镜下检查所有手术切缘。由于其主要目的是尽量保留组织，因此适用于重要的解剖学部位和美容位置，包括面部、肢端或生殖器，也可用于复发性肿瘤，或用于很可能复发的病变[10,11]。经过培训，莫斯手术医师可以对切除标本进行组织学评估，因此不需要普通外科病理医师参与冰冻切片检查。但并不是所有医学中心都这样做，所以外科病理医师应当知道这种手术是传统皮肤切除术的一种改进方法。如何切取标本用于冰冻检查，其具体程序和操作方法主要取决于莫斯手术医师以及病变本身，因此，以下信息只能提供一种大致的概述。莫斯手术通常是使用局部麻醉的门诊手术。外科医师首先切除肉眼可见的癌组织（刮除或减瘤手术），其周围和深部只带有一圈很薄的边缘组织。然后将标本定位，切开，将切缘涂抹墨汁，最后进入标准的冰冻切片处理程序。这样，标本的手术切缘就能被 100% 评估。每个阳性切缘部位都要仔细的画图定位，这样，就能在这些区域重复操作，直到将肿瘤完全切除。这时可以从肿瘤周围切除一块最终切缘，用于石蜡切片检查，以证实冰冻切片中初始切缘的评估[12]。

　　大量文献报道了莫斯手术的相关适应证及成功治疗的案例。曾有报道，对于高度复发风险的非黑色素瘤性恶性肿瘤，莫斯手术优于传统手术切除[11]。手术的成功可能在很大程度上取决于莫斯手术医师的经验和技术，也与制备和处理冰冻切片的组织学技师有很大关系。如前所述，莫斯手术常用于美容部位。此外，也适用于复发肿瘤或易复发的肿瘤。莫斯手术已经被成功应用于多种非黑色素瘤性恶性肿瘤，包括但不仅限于 BCC、SCC 和隆突性皮肤纤维肉瘤（DFSP）、非典型纤维黄色瘤、微囊性附属器癌和平滑肌肉瘤[13]。

　　莫斯显微外科手术也被越来越多地应用于某些低风险亚型的黑色素瘤，如恶性雀斑样黑色素瘤和原位黑色素瘤，或者是那些临床边界不清楚的黑色素瘤。然而，将莫斯手术应用于黑色素细胞病变仍然有争议，主要是因为在冰冻切片中很难准确地检测非典型黑色素细胞[11]。冰冻切片评估慢性光损性皮肤疾病尤其困难，因为其中常有显著的黑色素细胞，具有核深染及多形性特征[14]。在过去十年中，快速冰冻切片免疫组织化学已被应用于莫斯显微手术治疗难以诊断的黑色素细胞或角质细胞病变[15-18]。根据所使用的抗体和适用的肿瘤类型，其敏感性和特异性有所不同。然而，通过可靠的验证和恰当的质量控制，该技术与石蜡切片具有可比性[15]。但施行起来仍具有一定难度，该方法成本较高，建立特定的黑色素细胞密度基准线也有技术难度。要解决这一问题，可以在类似的日晒部位采集患者特异性对照组织标本，以确定患者黑色素细胞密度基准线。虽然这些技术没有被广泛采用，但越来越多的实验室正在使用这种独特的专业技术。

15.3　标本类型和活检技术

可用于冰冻切片检查的常规皮肤活检技术包括钻孔活检、表浅或深部削取活检、刮除活检或切除活检。每种活检类型都有特殊的临床指征，适用于不同病变的诊断。影响活检技术的其他因素包括解剖学部位、病变大小及形状、美容部位和患者健康状况。

钻孔活检常用于评估炎症性皮肤病变，也能将微小病灶完整切除，或用于大病变取样。钻孔活检的直径为 2~10 mm。与所有皮肤标本一样，处理的第一步是将标本定位、测量并描述，包括皮肤颜色、是否存在病变。假如存在病变，描述其大小、类型（如丘疹、水疱或斑疹）、颜色、边界（不规则或边界清楚）以及与最近切缘的距离。用墨水标记切缘，一种颜色就足够。对于 3 mm 钻孔活检标本，将整块组织包埋，不用切开。更大的标本需要平均切成 2 块或 3 块，保证组织的厚度不超过 3 mm。切取组织时要保持垂直方向。理想情况下，至少保留两个层面用于石蜡切片。

削取活检可浅可深，主要应用于非恶性病变，预期其关键病理学改变位于表皮或真皮浅层，如脂溢性角化病、日光性角化病和良性痣。削取活检也可用于诊断 BCC，因为削取活检留下了深层真皮，有助于诊断后进行完整切除。标本处理：首先将标本定位、测量、描述，并用墨水标记切缘。若标本直径大于 3 mm，将其二等分或三等分，切取组织时保持垂直。由于削取活检是一种用于确诊的方法，因此一般要将整个标本做冰冻切片。将冰冻切片组织保留两个层面以用于石蜡切片。

　　刮除活检常用于诊断脂溢性角化病、日光性角化病或 BCC，刮除活检标本可能是不同大小的碎组织块。由于组织常常很表浅并且没有结构标记，因此标本难以定位甚至无法定位。记录组织块的数量（或估计数量）、总体积和颜色。不需要涂墨汁，因为碎组织无法评估切缘。冰冻切片组织保留两个层面以用于石蜡切片。

　　切除活检的皮肤常呈椭圆形，也可呈圆形或不规则形。切除活检最常用于切除恶性肿瘤，如 BCC、SCC、黑色素瘤或非典型黑色素细胞痣。切除活检也可用于诊断非恶性病变，如脂膜炎。切除标本常用某种方式（如缝线）定位，并且大多数病例做冰冻切片是为了评估切缘。很少要求做出初始诊断。切除标本可能很大，但送检做冰冻切片的组织大部较小，可以将整块组织做冰冻切片。极少数情况下，需要进行大面积切除，可以考虑使用各种冰冻切片技术，包括具有代表性的冰冻切片边缘评估、垂直边缘评估、表面边缘评估，或者进行减瘤手术，通过该手术，外科医师剥除中央肿瘤层做石蜡切片，取外周和深部切缘做冰冻切片（图 15.1）。

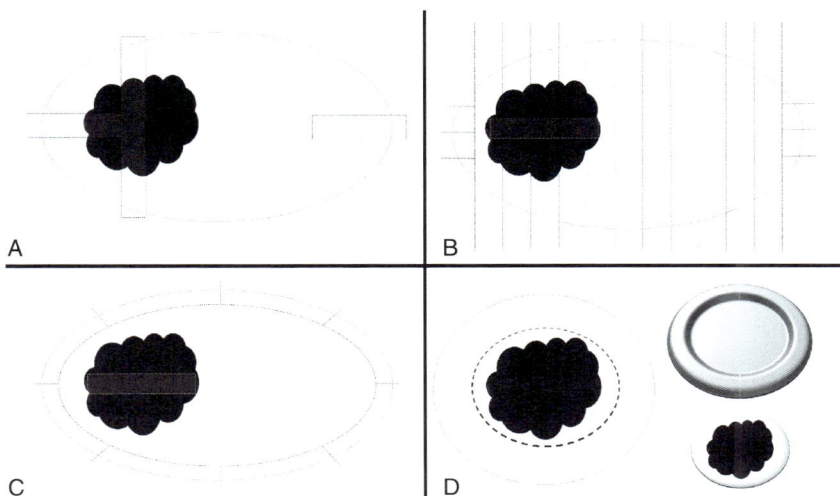

图 15.1　各种大体取材方法示意图。A. 切缘和肿瘤的代表性取样；B. 垂直切片（"面包切片"），在顶端取垂直切缘；C. 表面切片和整体切缘评估；D. 减瘤手术的整体切缘评估。虚线表示建议的切面 / 切口

标本处理：首选是定位、测量（三维方向）和描述（包括皮肤颜色）。若有病变，则记录其大小、类型（如丘疹、水疱或斑疹）、颜色和边界（不规则或边界清楚）。常有一条缝线或其他标记，记为 12 点。如果临床没有做定位标记，请与手术医师联系，明确是否需要定位。然后，墨染切缘，保持定位。如果临床没有提供定位，整个切缘用一种颜色的墨水即可，否则 4 个象限的切缘应涂抹不同颜色的墨水，以便在显微镜下辨认。墨染切缘是非常关键的一步，因为必须正确识别病变所累及边缘的定位，并测量肿瘤与切缘的距离。最后，沿短轴间隔 3 mm 将整个标本连续切开，以评估病变和切缘的关系，并确定有无其他深部病变。大部分病例要将所有标本都做冰冻切片。如果标本太大，不能分成 4 块处理，则从中央十字切开，在 4 处顶点取垂直切缘做冰冻切片。距肿瘤最近的切缘必须做冰冻切片评估，可观察表面，也可取垂直切面。根据组织大小、形状和方向，可采取不同方法（图 15.1）。剩余组织做石蜡切片[8,19]。

如有阳性切缘，临床通常再切一条皮肤并要求做冰冻切片。辨认真正的切缘非常重要，应由外科医师直接指导或做标记（如缝线），从而正确地墨染切缘。送检的其他组织可取表面或垂直切面做冰冻切片[7]。

组织块厚度通常小于或等于 0.3 cm，并置于冰冻头上预冷的薄层包埋剂上。组织块的长宽取决于冰冻头的大小，一般小于或等于 1 cm × 1 cm。如果一个冰冻头上放多块组织，所有组织需在同一平面[7]。

评估切缘不需要做细胞学检查，但细胞学可能有助于初始诊断。如果需要，建议在不同切片上同时做接触印片和涂片。细胞学检查特别有助于诊断累及皮肤的小蓝细胞肿瘤，包括梅克尔（Merkel）细胞癌和淋巴瘤。

普通外科病理学实验室中冰冻切片的标准染色为 HE 染色。某些莫斯手术医师选择甲苯胺蓝染色，尤其对 BCC，因为染色速度快[7]。甲苯胺蓝染色，BCC 肿瘤细胞周围间质中的黏多糖和透明质酸呈异染性，形成特征性红紫色，与肿瘤细胞的深蓝色形成对比。甲苯胺蓝染色有助于区分 BCC 与斜切的毛囊及良性毛囊肿瘤[20]。如果有炎症遮盖，甲苯胺蓝染色也可能有助于鉴别。细胞学标本常用罗曼诺夫斯基染色。

15.4　基底细胞癌

BCC 常见于老年人，最常单发于有毛皮肤的日晒部位，特别是面部。BCC 最初可以表现为很小的、边界清楚的、有珍珠光泽的、无鳞屑的灰褐色丘疹。一段时间后，病变增大，形成特征性的"侵蚀性溃疡（rodent ulcer）"[8]。通常情况下，先做活检诊断，随后切除并要求做冰冻切片以评估切缘。偶尔要求做初始诊断。

BCC 组织病理学通常表现为基底样细胞形成明显的巢状或岛状结构，并与表皮基底面相连，不同程度地侵入真皮。细胞巢周围的基底样细胞呈特征性栅栏状排列。肿瘤细胞形态一致，核分裂多见。其他重要特征包括上皮和间质之间因收缩假象而形成裂隙，肿瘤周围的结缔组织间质增生。间质倾向于由平行排列的纤维母细胞构成，偶尔出现黏液样间质背景。BCC 有很多变异型，包括表浅型、结节型、硬化型（硬斑病样）、角化型、腺样型和纤维上皮型[8]。Rush 大学医学中心冰冻切片评估时最常见的亚型为结节型，其次是表浅型和硬化型。

结节型 BCC 表现为形态一致的嗜碱性肿瘤细胞呈结节状增生，结节周围细胞呈特征性栅栏状排列。与表浅型相比，结节型的病变更大并且侵入真皮层更深（图 15.2）。

表浅型 BCC 表现为肿瘤细胞呈芽状或不规则形增生，周围核呈栅栏状排列，与表皮基底部相连，只侵犯很表浅的真皮（图 15.3）。可有纤维母细胞围绕在肿瘤细胞周围，真皮浅层可见轻到中度炎症细胞浸润。表面被覆表皮常常萎缩。相对于大部分 BCC 亚型，表浅型主要发生于躯干而非面部。

硬化型（硬斑病样）BCC 表现为不规则的分支状细条样基底样细胞侵入致密的纤维间质中，通常缺乏其他亚型所见的特征性栅栏状排列或收缩假象（图 15.4）。

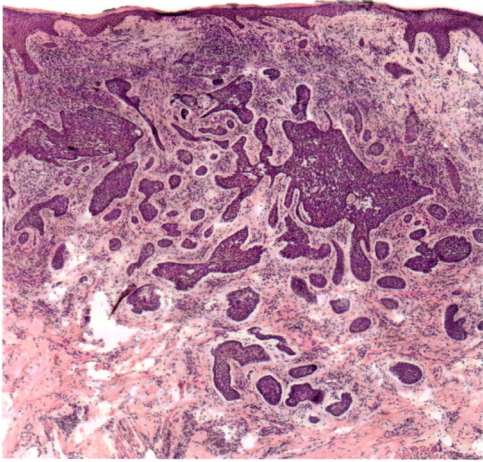

A

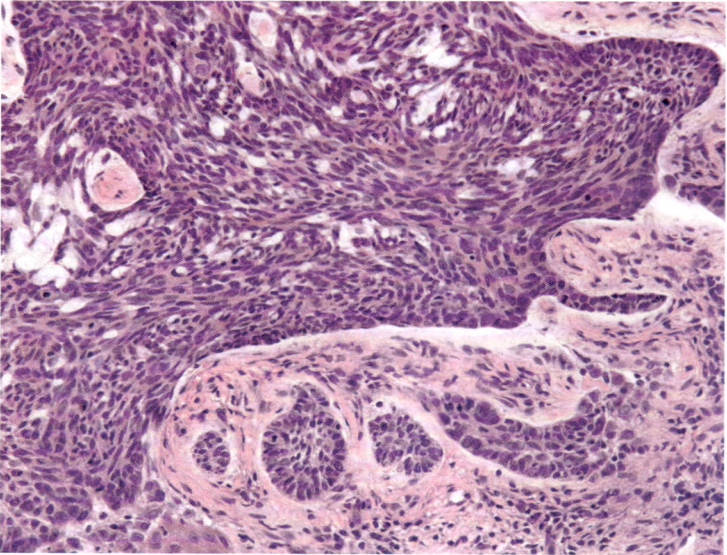

B

图 15.2 基底细胞癌，结节型。A. 基底样细胞形成的结节浸润真皮深部；B. 高倍镜下可见周围细胞呈栅栏状排列，间质开始出现收缩假象

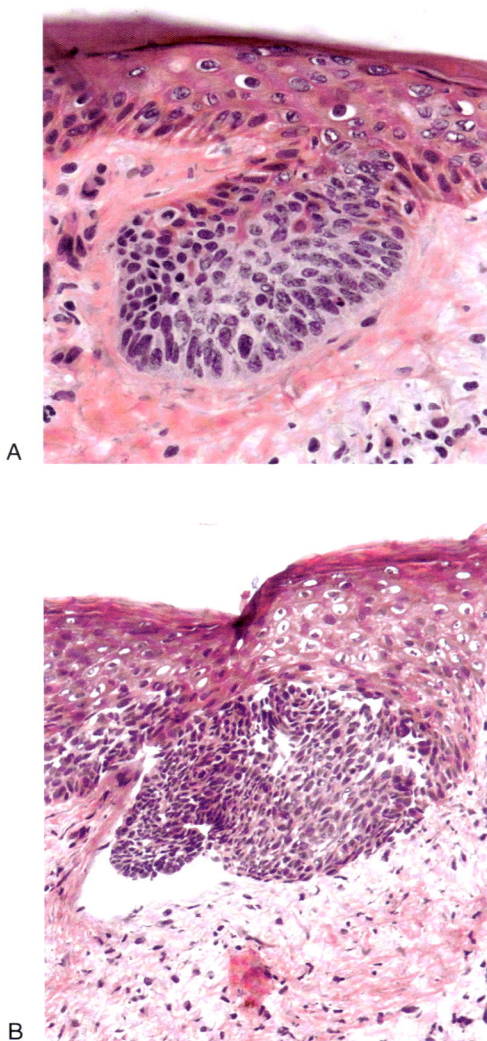

图 15.3　基底细胞癌，表浅型。A. 从表皮基底部向下延伸，形成一个细长的基底样细胞巢；B. 表浅型基底细胞癌周围出现特征性收缩假象，更有诊断意义

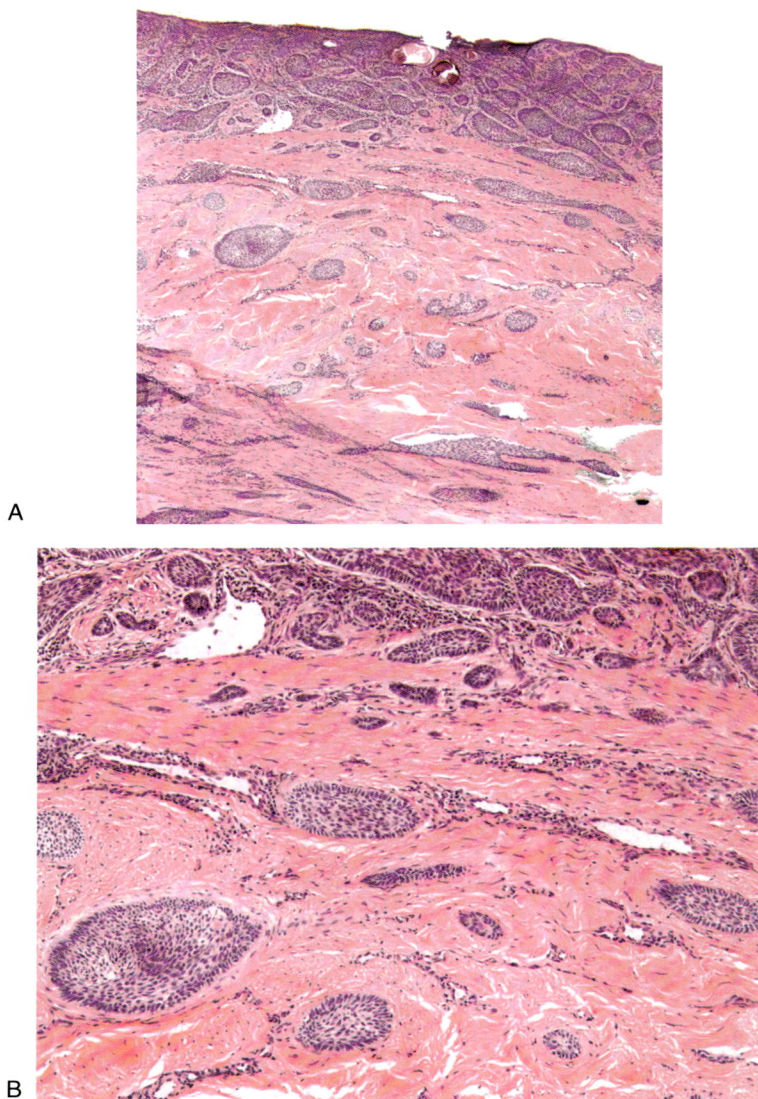

图 15.4　基底细胞癌，硬化型（硬斑病样）；A.基底样细胞呈巢状和条索状浸润胶原化间质；B.高倍镜下显示基底样细胞伴周围栅栏状排列

诊断陷阱

如前所述，BCC 冰冻切片检查最常见的术中问题是评估切缘。主要的诊断陷阱可能是区分 BCC 和斜切的毛囊，后者可能貌似基底样细胞巢（表 15.1）。BCC 的诊断线索包括间质改变和肿瘤细胞巢周围形成收缩裂隙。毛囊周围是致密的纤维鞘，而 BCC 周围围绕着较疏松的平行排列的纤维母细胞（图 15.5）。

表 15.1　基底细胞癌的诊断线索及鉴别诊断

	基底细胞癌	毛囊	日光性角化病
上皮细胞呈栅栏状排列	是	是	是
毛囊受累	是	是	是
收缩裂隙	是	否	否
单细胞坏死	是	否	否
相关间质	是（纤维母细胞）	否（外根鞘）	否

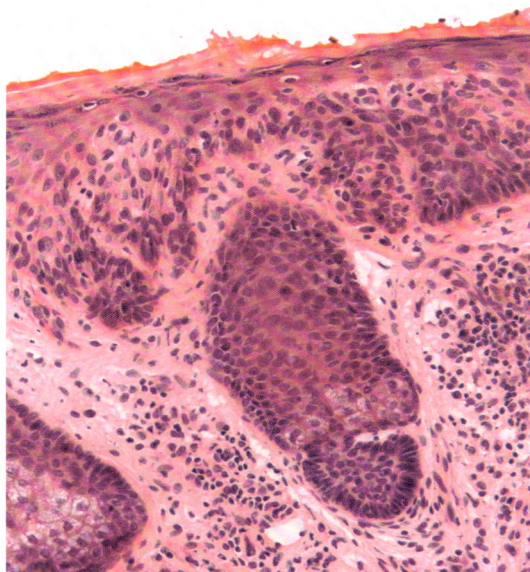

图 15.5　**日光性角化病。**本图示表皮下方的角质细胞增生。与基底细胞癌相比，这些细胞富含嗜酸性胞质。注意毛囊上皮也可能类似基底细胞癌巢，但前者与皮脂腺小叶有关，其周围间质富于细胞（毛乳头），这些特征有助于识别毛囊单位

日晒部位的皮肤做冰冻切片时，潜在的诊断陷阱是将日光性角化病的非典型角质细胞误诊为 BCC。然而，日光性角化病的细胞含有更丰富的嗜酸性胞质，没有典型的周围栅栏状排列和收缩假象（图 15.5）。

15.5　鳞状细胞癌

SCC 常见于 60 岁以上老年男性，好发于日光暴露部位，包括面部上方、耳、下唇和手背。除了日光暴露，其他危险因素还包括：X 线治疗，局部致癌因素（如焦油和石油），免疫抑制，遗传性疾病（如着色性干皮病）[21]。SCC 也可发生于烧伤后瘢痕和淤滞性溃疡，罕见于慢性伤口。临床上，病变常表现为缓慢生长的硬结节，可形成中央溃疡[8]。正如 BCC，往往先做活检诊断，冰冻切片检查是为了评估切除标本的切缘。

原位 SCC 和浸润性 SCC 都有典型的形态学特点。原位 SCC 显示鳞状细胞从表皮向下增生，全层细胞都有异型性。异型细胞增大，中等量嗜酸性胞质，核增大、深染，有细胞间桥（图 15.6）。浸润性 SCC 除了上述特征，不典型和不规则的鳞状细胞岛至少浸润至真皮网状层（图 15.7）。分化程度取决于角化珠的形成程度及正常形态的保留程度[8,21]。

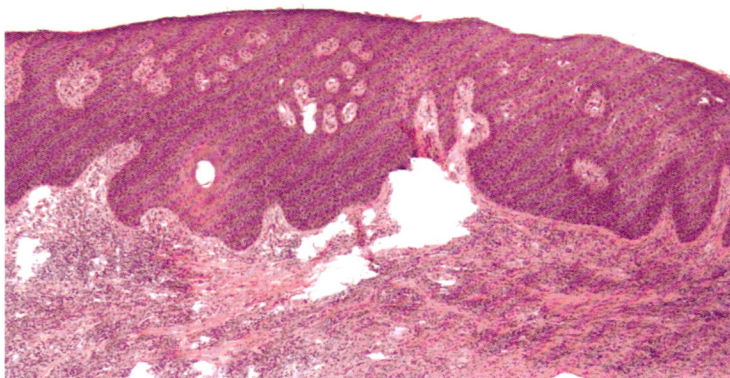

图 15.6　原位鳞状细胞癌。A. 低倍镜下显示表皮显著增厚，角质细胞无成熟现象

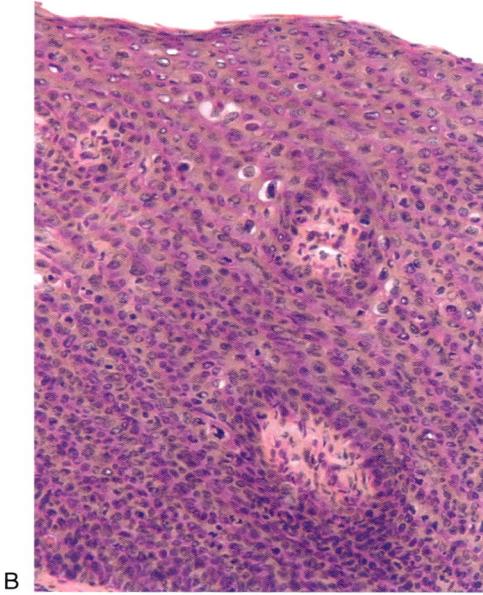

图 15.6（续） 原位鳞状细胞癌。B. 高倍镜下显示角质细胞异型性、角化不良和核分裂象

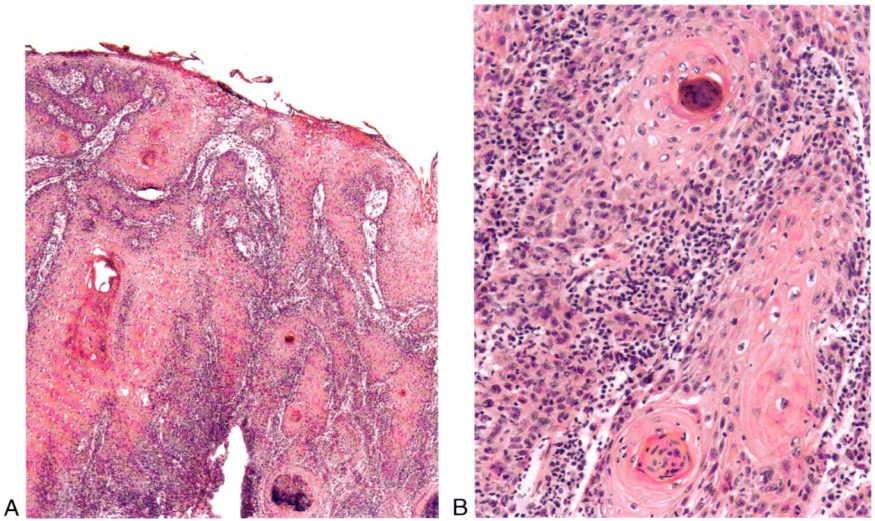

图 15.7 浸润性鳞状细胞癌。A. 低倍镜下显示鳞状上皮不规则增生；B. 高倍镜下显示鳞状细胞癌的特征性角化珠

诊断陷阱

SCC 有多种变异型，可能存在诊断陷阱。梭形细胞 SCC 很像非典型纤维黄色瘤，组织学鉴别特点是前者有细胞间桥，而后者没有。但是两者在冰冻切片上可能无法鉴别，即使是石蜡切片也很难诊断，有时需要免疫组织化学协助诊断[21]。只要不考虑梭形细胞黑色素瘤，那么冰冻切片对两者的切缘要求完全相同，这才是实际工作的重点，而冰冻切片对二者的鉴别诊断并不重要。

低分化 SCC 也可能具有诊断挑战性，因为这些病变缺乏角化并且原发部位难以确定。此时切缘评估没有问题，问题在于要求初始诊断。在极少数情况下，单细胞浸润具有诊断挑战性，低倍镜下的结构形态和范围对诊断有用。

假上皮瘤样增生（假癌样增生）常发生在溃疡边缘以及烧伤、深部真菌感染、脓皮病、化脓性汗腺炎或其他慢性增生性炎症部位[8]。这些病变导致上皮增生，很像中分化 SCC；但是，与 SCC 相比，本病的细胞异型性、核深染和单个细胞角化都不明显（表 15.2）。另一个关键的鉴别特征是本病存在炎症浸润，如中性粒细胞微脓肿或肉芽肿，提示本病为炎症性病变而非 SCC。类似的诊断难度也可见于先前做过活检的部位，尽管存在 SCC，但活检表现为炎症特征。此时可能难以区分炎症或 SCC，除了结合临床病史考虑，还需要行多部位活检[8]。

最后，烧灼假象会掩盖上皮细胞的异型性，尤其是原位病变，从而形成诊断陷阱。原位 SCC 的斜切面可能会被误认为是浸润（图 15.8）。

表 15.2　鳞状细胞癌（SCC）的诊断线索及鉴别诊断

	SCC	假上皮瘤样增生	烧灼假象
结构不规则	是	是	是
上皮增生	是	是	否
细胞异型性 / 核深染	是	否	否（不明显）
单个细胞角化（角化珠）	是	否	否
中性粒细胞脓肿 / 肉芽肿	否	是	否

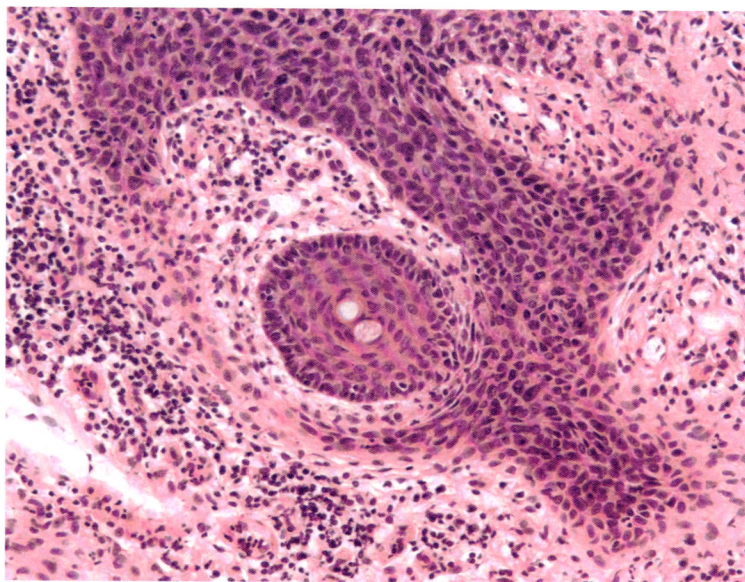

图 15.8 原位 SCC。斜切面显示异型鳞状细胞延伸入真皮内，形成假浸润模式

15.6 黑色素瘤

黑色素瘤表现为不对称、不规则、边界不清的色素性病变。高达 20% 的肿瘤起源于并存的痣，包括先天性痣和 Clark 异型增生痣。组织病理学显示体积增大的异型黑色素细胞增生，形成宽广的、边界不清的、不对称的病灶。病灶可以表现为单个异型细胞和细胞巢，分布不均匀，位于真皮 – 表皮连接处。单个黑色素细胞可呈派杰样扩展至上方的表皮内（图 15.9）。表浅扩散性黑色素瘤具有显著的沿着真皮上层派杰样播散的组织学特征。结节性黑色素瘤累及真皮，病灶比较厚，是比较晚期的黑色素瘤[21]。

如前所述，冰冻切片很难评估黑色素瘤标本，尤其是要求初始诊断，所以一般不提倡做冰冻切片评估黑色素瘤。偶尔需要用冰冻切片评估切缘，尤其是美容部位并且切缘很窄。

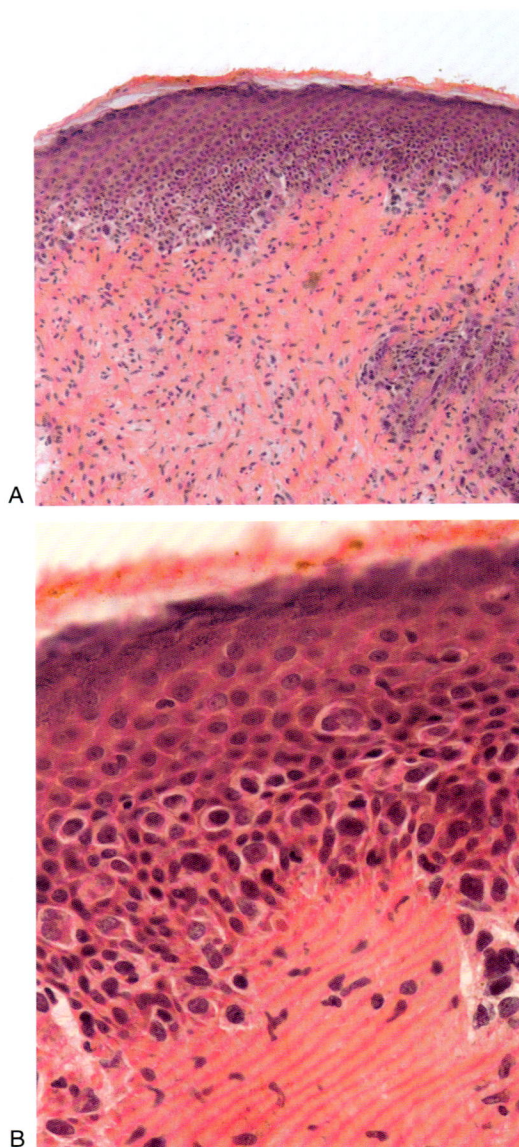

图 15.9　恶性黑色素瘤。A. 表皮 – 真皮交界处出现大的黑色素细胞，形成不规则巢和孤立结节；B. 高倍镜下显示黑色素细胞的胞质淡染（派杰样），核异形，并以派杰样方式延伸到真皮 – 表皮交接处的上方

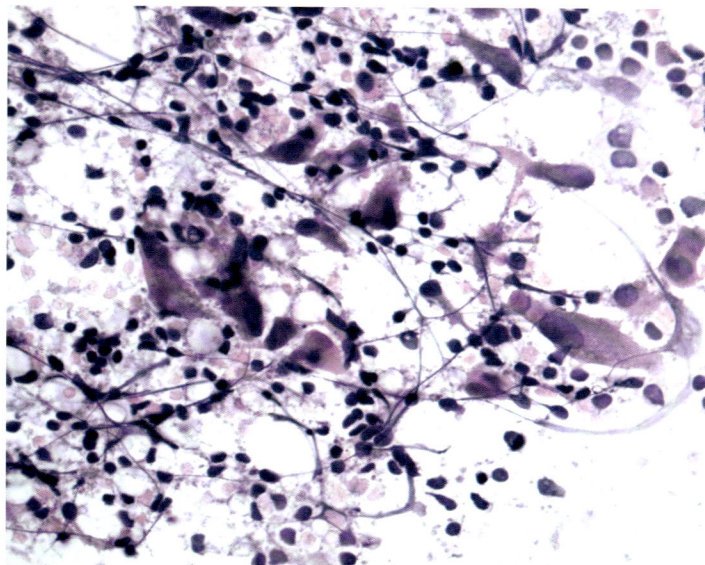

C

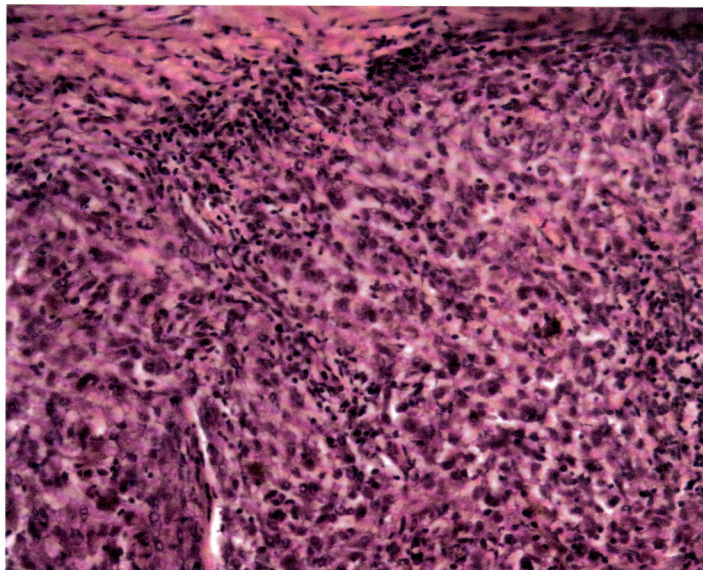

D

图 15.9（续） 恶性黑色素瘤。C. 前哨淋巴结：接触印片显示淋巴细胞背景中的异形上皮样大细胞；D. 前哨淋巴结：淋巴结被成片异形细胞所取代，符合转移性黑色素瘤

15.6.1　诊断陷阱

主要的诊断陷阱包括将原位黑色素瘤与日光损害皮肤的真皮－表皮连接处的黑色素细胞增生或偶发痣相区分（表 15.3）。这 3 种病变即使石蜡切片也很难区分，冰冻切片假象使得鉴别诊断更加复杂。应当结合临床病史，全面评估组织结构和细胞学特点。在冰冻切片评估切缘时，原位黑色素瘤的诊断线索包括：比正常黑色素细胞大的非典型细胞均匀、连续性增生。如果切片中含有正常皮肤与黑色素瘤的过渡区域，可以识别病变的侧向进展（水平生长）及其与正常皮肤移行的部位，将会有助于诊断。

表 15.3　原位黑色素瘤的诊断线索及鉴别诊断

	原位黑色素瘤	真皮－表皮连接处黑色素细胞增生	偶发痣
连续性扩展	是	是	否
黑色素细胞多形性	是	否	否
黑色素细胞融合（黑色素细胞数量：角质细胞数量）	是（<1：3）	是（>1：3）	否
细胞异型性	是	否	否

15.6.2　黑色素瘤前哨淋巴结

早期黑色素瘤的区域淋巴结转移是重要的预后因素。美国癌症联合委员会（AJCC）提倡对临床存在隐匿性淋巴结转移风险的患者行前哨淋巴结（SLN）活检，并将其作为手术分期程序，中等厚度肿瘤（Breslow 厚度 1 ~ 4 mm）的淋巴结转移率大约 20%[22]。美国临床癌症协会（ASCO）和外科癌症协会（SSO）最近出版了黑色素瘤 SLN 活检指南[22]，其关键建议包括对所有中等厚度黑色素瘤（Breslow 厚度 1 ~ 4 mm）行 SLN 活检。对于厚黑色素瘤（Breslow 厚度 > 4 mm，T4），他们引用了一项特别针对厚黑色素瘤但缺乏大量病例支持的研究，认为对于分期目的和便于疾病的局部控制来说，可以推荐 SLN 活检。作者认为，薄黑色素瘤（Breslow 厚度 < 1 mm，T1）缺乏常规 SLN 活检的证据，但是若有其他高风险特征，则可选 SLN 活检。

ASCO/SSO 指南特别指出，术中评估 SLN 是不可取的，而是建议对充分固定的石蜡包埋组织进行多层面切片的评估。单个或小簇黑色素瘤细胞以及类似痣细胞的黑色素瘤细胞，在冰冻切片中都很难可靠地检测，因而他们不主张通过冰冻切片评估 SLN。另外，他们认为 SLN 冰冻切片时要先做修片操作才能获取完整切面，导致许多不完整切面被丢弃，这就可能失去部分或全部具有诊断意义的组织。

因此，正如送检做冰冻切片的其他黑色素瘤标本，不鼓励做 SLN 的冰冻切片检查。如果一定要做，病理医师应当向外科医师说明其中的风险。

大面积转移灶表现为成片成巢的上皮样大细胞，核增大，核仁明显，并有多核（图 15.9），也可能出现黑色素，应该很容易识别。细胞学检查显示单个大细胞，核质比增大，核仁明显（图 15.9）。

15.7　其他皮肤肿瘤

虽然 BCC 和 SCC 是冰冻切片评估中最常见的病变，但在芝加哥医院和 Rush 大学医学中心，也会见到其他一些少见的皮肤肿瘤。包括血管肉瘤、隆突性皮肤纤维肉瘤（DFSP）和梅克尔细胞癌。

血管肉瘤常见于 60 ~ 70 岁的男性，好发于面部、头皮和颈部。血管肉瘤也可继发于慢性淋巴水肿（Stewart-Treves 综合征），作为放射性皮炎的并发症，或在皮肤创伤、溃疡基础上发生[8]，罕见于乳腺切除术后患者。临床上表现为深色不规则红斑。病变通常进展迅速，导致溃疡和出血。组织学检查，肿瘤由增生的恶性内皮细胞构成，常见成角的不规则血管腔，不对称分布，浸润于胶原束之间。被覆在血管腔上的内皮细胞核不规则、深染，核仁明显，核分裂象易见。病变通常也伴有淋巴细胞浸润以及病变附近的血管腔扩张（图 15.10）。手术医师可能要求做冰冻切片评估切缘，尤其头颈部肿瘤。将明确的血管肉瘤区域与紧靠切缘的改变进行比较，对诊断非常有帮助。鉴别诊断包括上皮样血管瘤、Kaposi 肉瘤和血管内乳头状内皮细胞增生[21]。

DFSP 可发生于任何年龄，年轻成人最多见，男性多于女性。DFSP 表

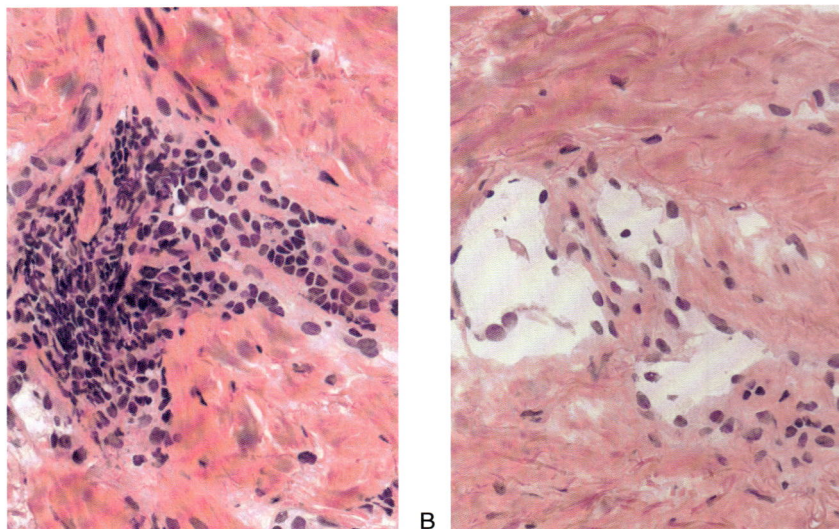

图 15.10　血管肉瘤。A. 一例血管肉瘤的冰冻切片，要求评估切缘。切片显示浸润性肿瘤细胞，伴核深染。在未见血管腔的情况下，诊断血管肉瘤需要非常谨慎；B. 其他一些区域可见被覆异型内皮细胞的不规则管腔，这有助于诊断血管肉瘤

现为硬斑或皮下肿块，伴有隆起的多发性充血的硬结节，偶有溃疡[8]。病变常累及躯干和四肢，其次为头颈部，罕见发生于肢端。DFSP 是局部侵袭性肿瘤，可破坏周围组织。肿瘤起源于皮下或真皮，由形态学相对温和一致的梭形细胞构成，排列成束状或席纹状（图 15.11）。肿瘤细胞可围绕在小血管周围，并且常见黏液变性区域。核分裂可能显著，也可能少见。多核巨细胞、黄色瘤细胞和局灶性炎症也可见到。在冰冻切片上，DFSP 的梭形细胞增生可能不明显，但肿瘤和非肿瘤区的移行过渡有助于评估手术切缘。鉴别诊断包括纤维组织细胞瘤（真皮纤维瘤）、纤维肉瘤和恶性纤维组织细胞瘤[21]。

　　梅克尔细胞癌是一种少见的神经内分泌肿瘤。累及皮肤者病变部位常位于头部和四肢，表现为孤立性结节，罕见多发结节，少数形成皮肤溃疡。组织病理学显示为真皮内结节，由小圆形蓝色细胞构成，胞质少，核不规则，染色质均匀分布（图 15.12）。瘤细胞片状或小梁状排列，并可形成假菊形团。核仁不明显，可出现核镶嵌拥挤（铸型）。常见核分裂和单个

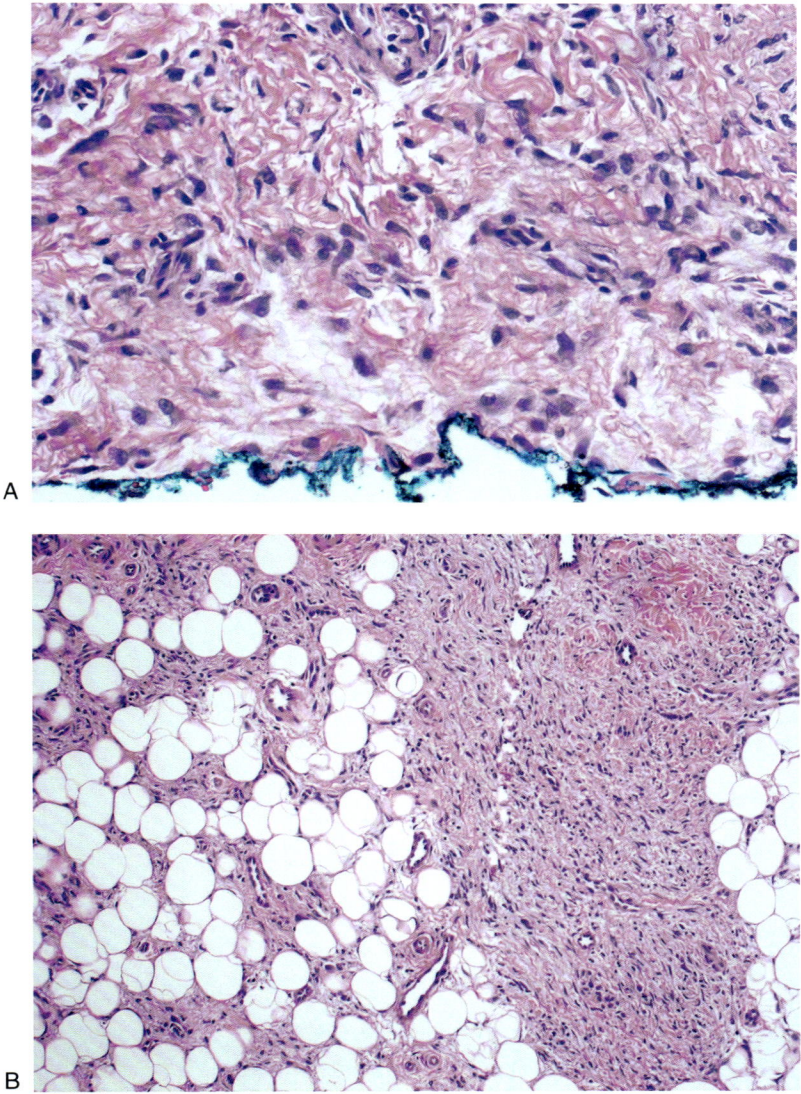

图 15.11 隆突性皮肤纤维肉瘤（DFSP）。A. 冰冻切片显示形态学相当温和的梭形细胞，紧邻墨染切缘；B. 肿瘤的石蜡切片显示梭形细胞呈花边状浸润皮下脂肪组织，这是 DFSP 的特征

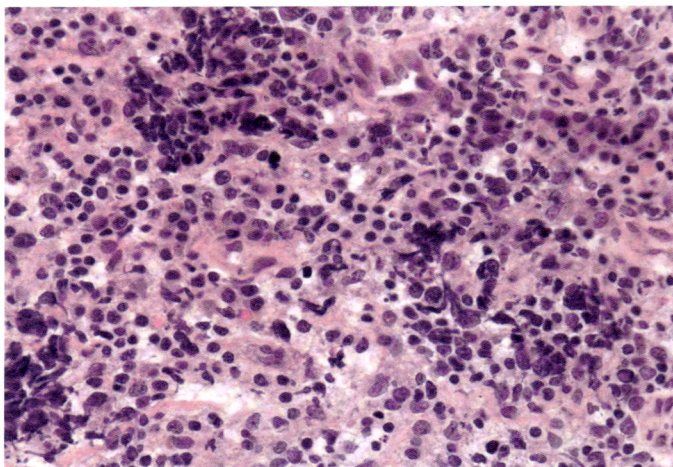

图 15.12　梅克尔细胞癌。冰冻切片显示小蓝细胞增生，部分细胞有挤压假象。保存好的细胞显示胞质稀少、核深染和染色质粗糙，为神经内分泌分化的典型特征

肿瘤细胞坏死。肿瘤细胞巢之间的间质稀少。肿瘤上方的表皮呈不同程度的非典型增生，偶见 SCC。冰冻切片要求评估手术切缘，偶尔要求诊断。鉴别诊断包括转移性小细胞癌，恶性淋巴瘤和其他原始神经外胚叶肿瘤，如尤因肉瘤和神经母细胞瘤。

15.8　转移性恶性肿瘤

　　皮肤转移性肿瘤的类型和发生率均有性别差异。女性 69% 的皮肤转移性肿瘤起源于乳腺，9% 来自大肠，4% 来自肺和卵巢。男性 24% 的皮肤转移性肿瘤中起源于肺，19% 来自大肠，12% 来自口腔，6% 来自肾和胃[8]。

　　可疑的转移性肿瘤可能要求冰冻切片做初始诊断或评估切缘。显然，肿瘤的组织学类型取决于原发部位（图 15.13 和 15.14）。某些皮肤原发癌很难与转移癌区分，尤其是孤立性肿瘤。类似转移癌的皮肤原发癌包括皮肤黏液腺癌、外阴乳腺样腺体发生的腺癌、原发性类癌、皮肤印戒细胞癌和附属器癌[8]。此时非常需要结合临床资料来判断，而某些病例的冰冻切片可能无法区分原发癌和转移癌。

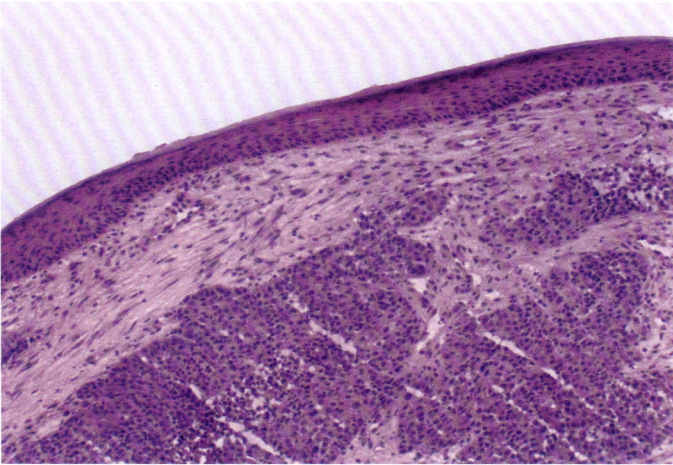

图 15.13 **转移性低分化癌。**切片显示表皮无特殊改变，真皮内发现低分化癌，符合转移癌

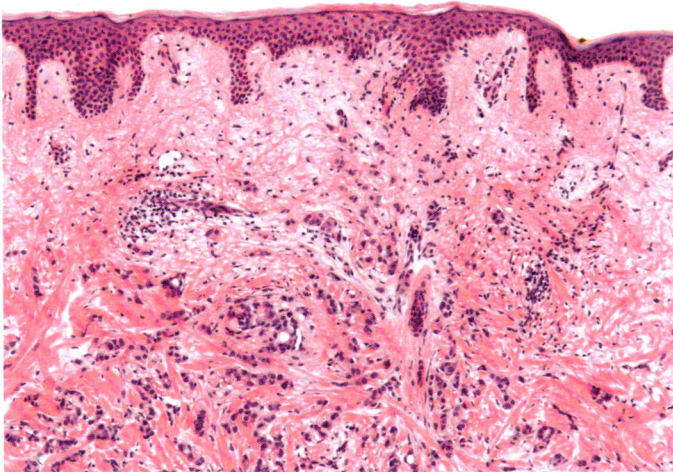

A

图 15.14 **转移性乳腺癌。**A. 低倍镜下显示表皮无特殊改变，真皮内异形细胞弥漫浸润

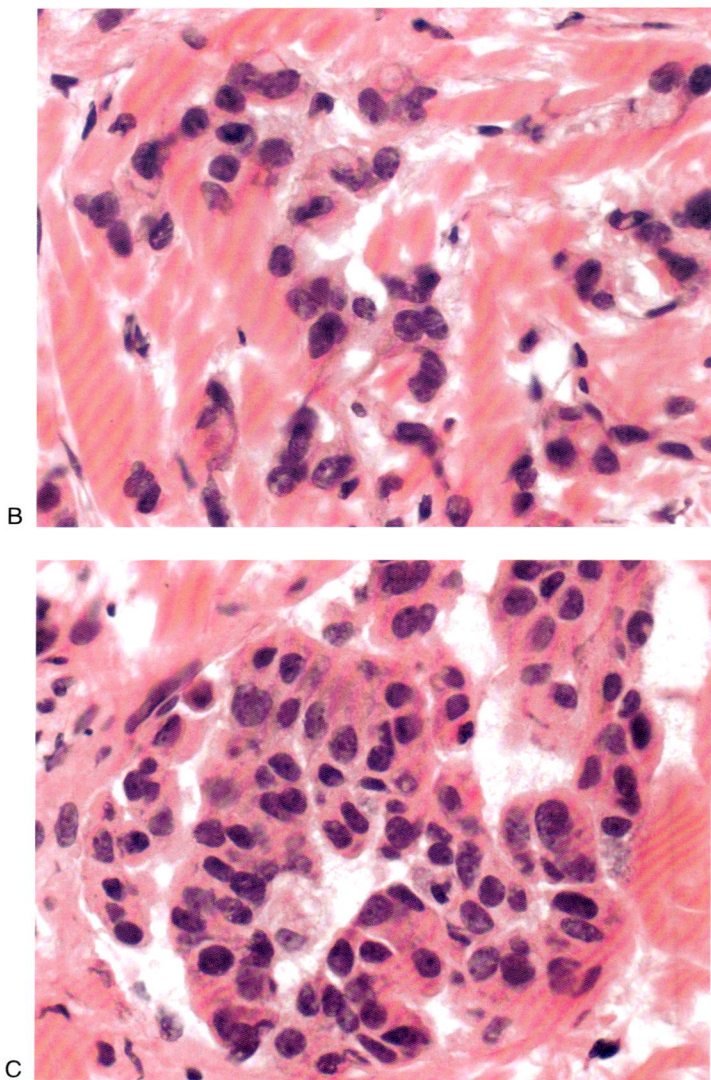

图 15.14（续） 转移性乳腺癌。B. 高倍镜下显示异形细胞呈单个散在分布，难以确定其上皮性质；C. 其他区域形成腺样结构，有助于正确诊断

15.9　潜在威胁生命的炎症性病变

手术医师偶尔送检住院患者的皮肤活检组织做冰冻切片诊断，以判断是否有炎症性疾病。这种情形常见于三级医疗机构，其肿瘤病例相对较多，初始诊断也可能非常有助于重症患者的紧急处理。

15.9.1　多形性红斑 / 中毒性表皮坏死松解症

多形性红斑（EM）、中毒性表皮坏死松解症（TEN）和史 – 约综合征（SJS）的区别及分类曾经有争议。过去认为这 3 种病变属于同一个疾病谱，组织病理学特征有所重叠，然而其临床表现不同。EM 形成靶形皮损或隆起性不典型靶形皮损，病变范围少于体表面积的 10%。TEN 呈扁平的不典型靶形皮损，并进展为弥漫的、全身性表皮剥脱，累及体表面积的 30% 以上。SJS 患者的面部和躯干出现扁平的不典型靶形皮损和融合的紫癜，以及严重的黏膜溃疡，总面积不到体表面积的 10%[23]。

一般认为这些疾病的发病机制是感染因素（如单纯疱疹病毒、肺炎支原体和真菌感染）或药物引发的细胞介导的超敏反应[23]。

感染或多种药物治疗系统性疾病的患者发生的皮疹进展迅速。虽有前述的典型病变，但皮疹可以表现为多种形态（所谓"多形性"），包括斑疹、丘疹和水疱。某些患者的皮疹可以迅速进展为表皮剥脱的大的松弛型大疱（TEN）和（或）累及黏膜表面（SJS）。理想情况下，冰冻检查标本应该取自红斑区域，若有水疱则取其周围组织。

EM、TEN 和 SJS 的组织病理学特征包括基底细胞层的空泡改变，基底层上方可见坏死的角质细胞。在 EM 和 TEN 的晚期，可见表皮全层的坏死（图 15.15）。

各种形式 EM 的鉴别诊断仍然是急性移植物抗宿主病，仅凭形态学无法区分（表 15.4）。某些患者（多为儿科患者）的临床鉴别诊断包括葡萄球菌性烫伤样皮肤综合征（SSSS），而冰冻切片容易鉴别，因为 SSSS 的特征是颗粒层分裂，但无坏死的角质细胞，后者为 EM/TEN 所特有并且鉴别价值更大。

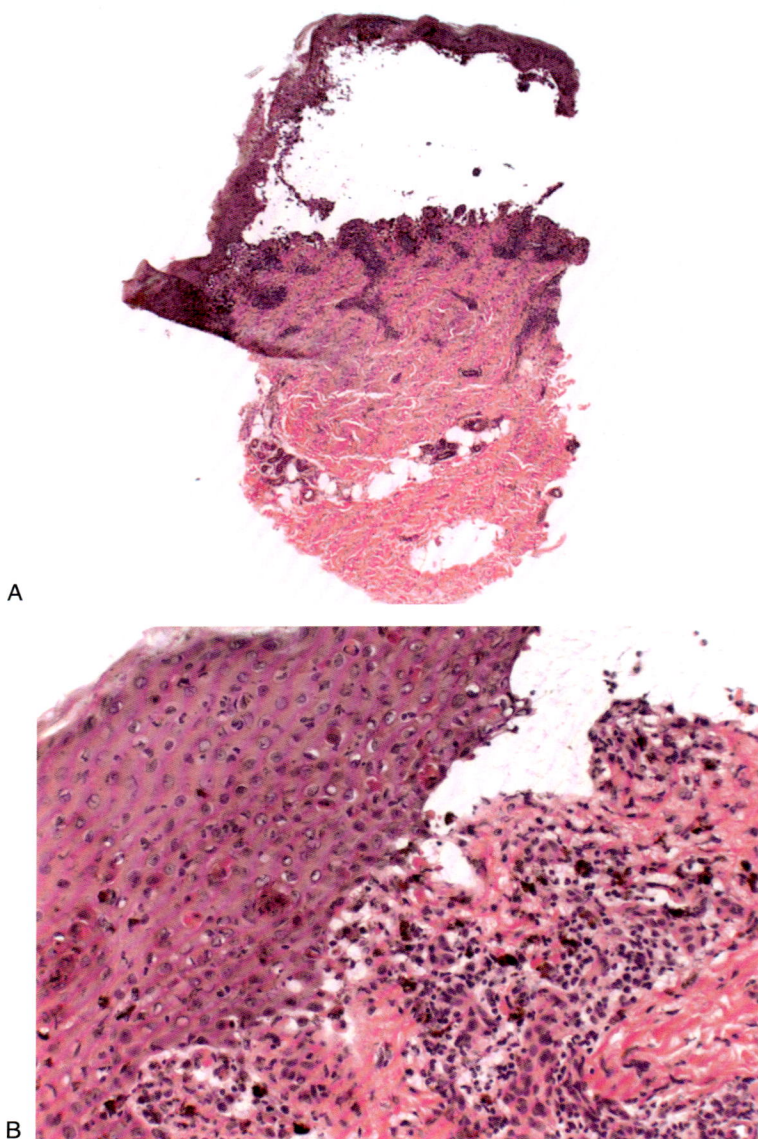

图 15.15　**多形性红斑 / 中毒性表皮坏死松解症。** A. 低倍镜下显示表皮下水疱；B. 高倍镜下显示水疱因界面性皮炎所致，其上方的表皮全层坏死

表 15.4 多形性红斑的诊断线索及鉴别诊断

	多形性红斑	急性移植物抗宿主病	葡萄球菌性烫伤样皮肤综合征
角质层	急性（篮网样）	亚急性（致密）	急性（篮网样）
角质细胞坏死	是	是	否
分离部位	真皮 – 表皮交界	真皮 – 表皮交界	颗粒层
表皮坏死	是	+/–	否

15.9.2 感染

15.9.2.1 病毒：疱疹病毒感染

怀疑疱疹病毒感染的病例，比较容易的诊断方法可能是从水疱顶部制备一张涂片（Tzanck 涂片）（图 15.16）。临床遇到诊断困难或需要鉴别 EM 时，可能要求做冰冻切片诊断。疱疹病毒感染的组织学改变包括表皮角质细胞坏死和棘层松解。必须要有典型的多核巨细胞伴病毒性细胞学改变才能确诊（图 15.16）。鉴别诊断除 EM 外还要考虑原发性大疱性疾病伴棘层松解，如寻常型天疱疮（表 15.5）。

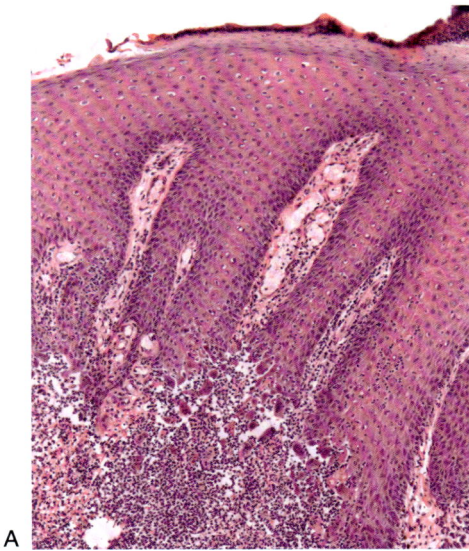

图 15.16 疱疹病毒感染。A. 低倍镜下显示表皮下半部棘层松解

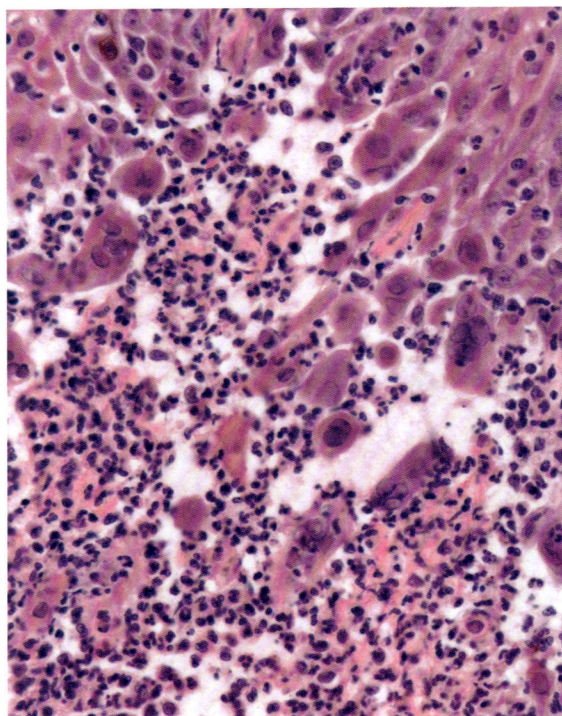

B

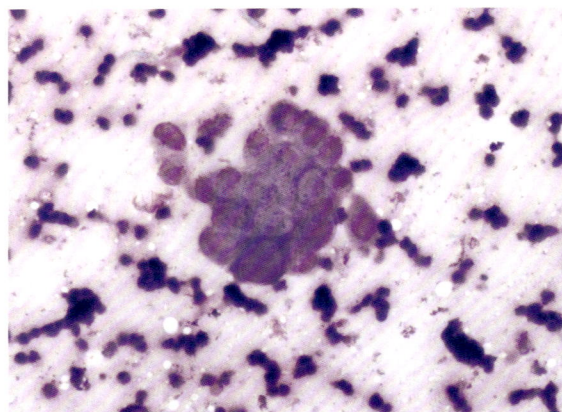

C

图 15.16（续） 疱疹病毒感染。B. 高倍镜下显示疱疹病毒感染导致的特征性核改变的多核巨细胞；C. Tzanck 涂片显示感染的角质细胞呈现多核、染色质边集和核铸型

表 15.5　疱疹病毒感染的诊断线索及鉴别诊断

	疱疹病毒感染	原发性大疱性疾病	多形性红斑
角质细胞坏死	是	是	是
上皮分离	表皮内	表皮－真皮／角质层下／表皮内	表皮－真皮
角质细胞的气球样变性	是	否	否
多核	是	否	否
病毒性细胞学改变	是	否	否

15.9.2.2　细菌：坏死性筋膜炎

　　坏死性筋膜炎是一种发展迅猛的可威胁生命的疾病，必须迅速诊断、积极用药和手术治疗。坏死性筋膜炎可由皮肤外伤或感染性疾病的全身播散所致。某些病例最初的创伤很轻微，如针孔、虫咬或其他形式的外伤破坏了皮肤表面的完整性。A 簇乙型链球菌是最常见的病原体，但其他亚型链球菌和其他多种细菌都可能致病。最初可能表现为皮肤红斑和水肿，因而常常初诊为蜂窝织炎。但是，红斑迅速进展为伴有疼痛的斑片状皮肤变色区，边界不清，随后形成水疱或大疱[24]。

　　早期诊断、积极手术处理以清除坏死组织和抗生素治疗是坏死性筋膜炎的主要治疗原则。冰冻切片不仅需要初始诊断，而且要评估切缘皮肤存活能力，作为外科医师清创范围的依据。第一次送检的标本一般是深部切取活检的水疱红斑皮肤及其下方软组织。在冰冻切片上，表皮可能坏死，皮下软组织和浅筋膜均可见明显坏死，伴数量不等的中性粒细胞和纤维素血栓堵塞的血管（图15.17）。大多数病例可见细菌病原体。晚期病变显示大范围坏死，包括皮肤全层、皮下软组织，汗腺也可能坏死[24]。潜在的诊断陷阱可能是冰冻切片上中性粒细胞稀少，不要因此而放弃仔细寻找病原体。一旦确诊了坏死性筋膜炎，手术医师会再次送检病变前沿的切缘组织，要求通过冰冻切片评估其存活能力。

15.9.3　血管炎

　　皮肤血管炎包括多种原发性血管炎综合征和继发性血管炎综合征。临床症状从良性自限性皮疹到严重的全身性疾病伴多器官衰竭。通常，原发性血管炎根据累及血管的大小分类，并根据组织病理学特征进一步描述，如炎症浸润的细胞成分、临床和血清学资料。许多病例需要紧密结合临床

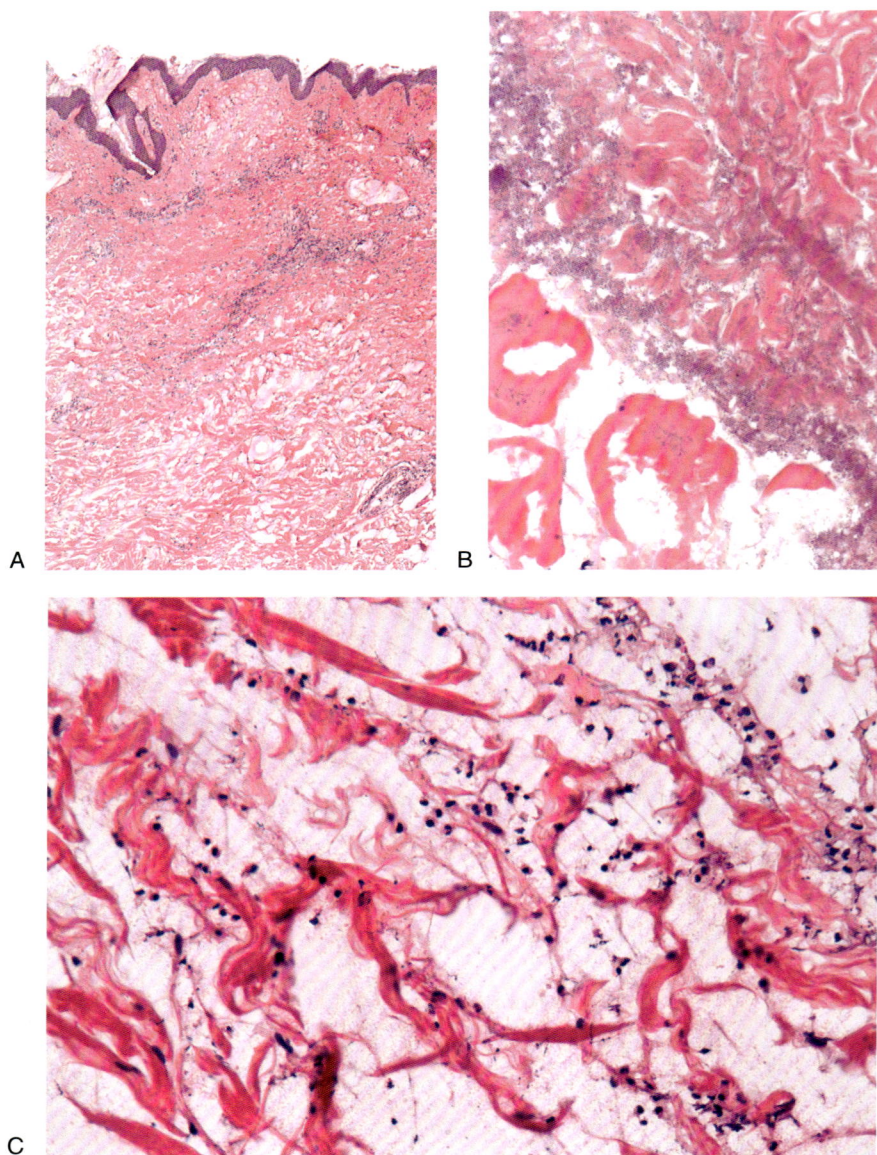

图 15.17　坏死性筋膜炎。A. 低倍镜下显示真皮中层的炎症；B. 深部组织显示坏死和大量细菌菌落；C. 筋膜组织中性粒细胞浸润

和组织学才能最后诊断[25]。皮肤血管炎多为系统性疾病的表现之一，由于取材方便，临床常送检皮肤钻孔活检组织以做冰冻切片诊断。

最常见的血管炎是白细胞碎裂性血管炎，病变累及真皮浅层小血管。组织学特点包括表浅血管周围的炎症细胞浸润，包括中性粒细胞及其核尘。也可出现大量红细胞外渗。典型病变中，受累血管周围可见纤维素沉积物（图 15.18）。

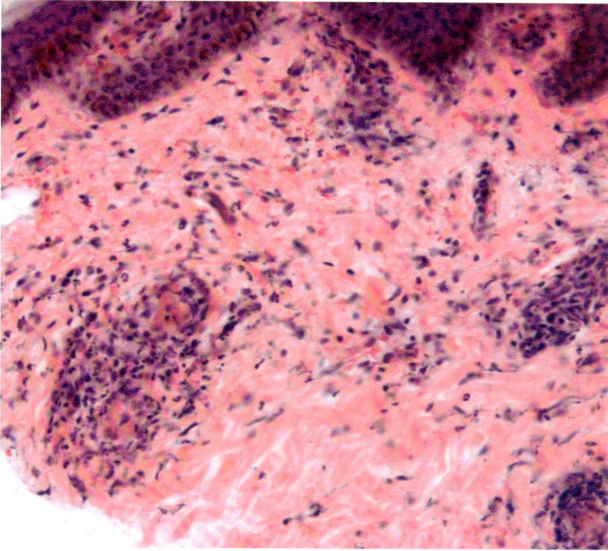

A

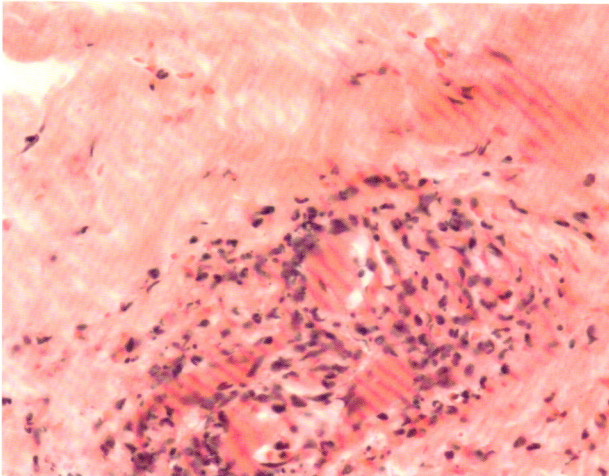

B

图 15.18　白细胞碎裂性血管炎。A. 低倍镜下显示血管周围炎症；B. 高倍镜下显示血管周围中性粒细胞浸润和管腔内纤维素性血栓

鉴别诊断包括血栓性血管炎，如弥散性血管内凝血（DIC）和肝素血栓形成（表 15.6）。这些病变无本病所见的显著炎症，但有堵塞血管腔的纤维素性血栓，而本病仅在血管壁上形成沉积物。

当冰冻切片可以相当明确地诊断小血管炎时，可冰冻剩余组织用于免疫荧光检测，这对儿科患者或重症患者特别有价值，为了做免疫荧光检测而再次取材是不合理的。免疫荧光 IgA 呈阳性而 IgM 或 IgG 呈阴性，可以区分 Henoch-Schönlein 紫癜和其他类型白细胞碎裂性血管炎。

由于缺血，所有类型血管炎和血管病变的上覆表皮可能坏死，因此需要鉴别 EM 等疾病。除了结合临床资料之外，观察切片时也要对 EM 等疾病保持警惕。

表 15.6　血管炎的诊断线索及鉴别诊断

	血管炎	血栓性血管病变	多形性红斑
血管损伤	是（炎症性）	是（血栓性）	否
上皮坏死	是（缺血性）	是（缺血性）	是（界面损伤）
血管周围炎症	是	是	是

15.9.4　钙超敏反应（钙化性尿毒症性小动脉病）

钙超敏反应很少见，但它可能是威胁慢性肾病患者生命的并发症。大部分患者甲状旁腺功能亢进和血清磷酸盐浓度升高[26]。钙超敏反应是透析患者的死亡因素。大部分患者表现为皮肤孤立性或多发性病变，常迅速进展为皮肤疼痛性溃疡，伴皮下脂肪坏死和炎症。钙化伴动脉内膜肥厚加上小血管血栓高度提示钙超敏反应（图 15.19）。早期病变，钙化颗粒可见于小血管壁、血管腔和血管间隙，并有血栓形成和表面皮肤的缺血坏死。

冰冻切片的鉴别诊断包括其他类型的血管炎和血管病、坏死性筋膜炎以及脂膜炎（表 15.7）。应当结合临床背景来解释组织学发现，例如肾疾病、甲状旁腺功能亢进和血清磷酸盐浓度升高。甲状旁腺切除或静脉注射 / 局部应用硫代硫酸钠是否对这些患者有益，正在研究中[26]。

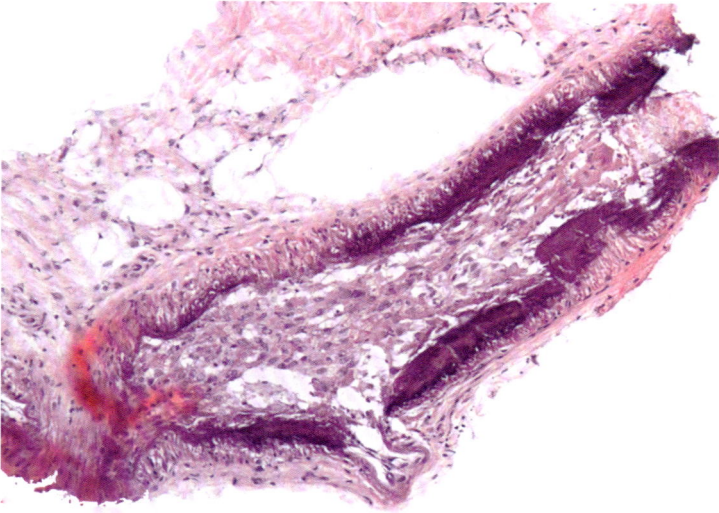

图 15.19 钙超敏反应。皮下脂肪坏死和急性炎症，小动脉壁钙盐沉积，内皮细胞明显增生

表 15.7 钙超敏反应的诊断线索及鉴别诊断

	钙超敏反应	血管病	坏死性筋膜炎
溃疡	是	是	是
血管内外钙沉积	是	否	否
脂肪坏死	是	否	是
纤维蛋白血栓	是	是	是
血管周围炎症	是	否	是

（KABEER K. SHAH，CHRISTOPHER KINONEN，VIJAYA B. REDDY 著；张冬梅 译）

参考文献

1. Centers for Disease Control and Prevention. 2008/2009 Skin cancer prevention and education initiative fact sheet. www.cdc.gov/Cancer/Skin.

2. Cataldo PA, Stoddard PB, Reed WP. Use of frozen section analysis in the treatment of basal cell

carcinoma. *Am J Surg.* 1990;159(6):561–563.

3. Ghauri RR, Gunter AA, Weber RA. Frozen section analysis in the management of skin cancers. *Ann Plast Surg.* 1999;43(2):156–160.

4. Manstein ME, Manstein CH, Smith R. How accurate is frozen section for skin cancers? *Ann Plast Surg.* 2003;50(6):607–609.

5. De Silva SP, Dellon L. Recurrence rate of positive margin basal cell carcinoma: results of a five-year prospective study. *J Surg Oncol.* 1985;28(1):72–74.

6. Fleming ID, Amonette R, Monaghan T, et al. Principles and management of basal and squamous cell carcinoma of the skin. *Cancer.* 1995;75(2):699–704.

7. Smith-Zagone MJ, Schwartz MR. Frozen section of skin specimens. *Arch Pathol Lab Med.* 2005;129(12):1536–1543.

8. Elder DE, ed. *Lever's Histopathology of the Skin.* Lippincott Williams & Wilkins; 2009.

9. Majeski J, Majeski E. Necrotizing fasciitis: improved survival with early recognition by tissue biopsy and aggressive surgical treatment. *South Med J.* 1997;90(11):1065–1068.

10. American Society for Mohs Surgery. Important patient information regarding Mohs micrographic surgery in the treatment of skin cancer. www.mohssurgery.org/pdfs/patient_information_brochure.pdf.

11. Minton TJ. Contemporary Mohs surgery applications. *Curr Opin Otolaryngol Head Neck Surg.* 2008;16(4):376–380.

12. Dawn ME, Dawn AG, Miller SJ. Mohs surgery for the treatment of melanoma in situ: a review. *Dermatol Surg.* 2007;33(4):395–402.

13. Garcia C, Holman J, Poletti E. Mohs surgery: commentaries and controversies. *Int J Dermatol.* 2005;44(11):893–905.

14. Barlow RJ, White CR, Swanson NA. Mohs' micrographic surgery using frozen sections alone may be unsuitable for detecting single atypical melanocytes at the margins of melanoma in situ. *Br J Dermatol.* 2002;146(2):290–294.

15. Chang KH, Finn DT, Lee D, et al. Novel 16-minute technique for evaluating melanoma resection margins during Mohs surgery. *J Am Acad Dermatol.* 2011;64(1):107–112.

16. Hui AM, Jacobson M, Markowitz O, et al. Mohs micrographic surgery for the treatment of melanoma. *Dermatol Clin.* 2012;30(3):503–515.

17. Sroa N, Campbell S, Ravitskiy L. Immunohistochemistry in Mohs micrographic surgery: a review of the literature. *J Clin Aesthet Dermatol.* 2009;2(7):37–42.

18. Cherpelis BS, Turner L, Ladd S, et al. Innovative 19-minute rapid cytokeratin immunostaining of nonmelanoma skin cancer in Mohs micrographic surgery. *Dermatol Surg.* 2009;35(7):1050–1056.

19. Lester SC. *Manual of Surgical Pathology.* Elsevier Inc.; 2006.

20. Goldberg LH, Wang SQ, Kimyai-Asadi A. The setting sun sign: visualizing the margins of a basal cell carcinoma on serial frozen sections stained with toluidine blue. *Dermatol Surg.* 2007;33(6):761–763.

21. Mahalingam M, Reddy VB. Skin and adnexal structures. In: Reddy David, Spitz Haber, eds. *Gattuso's Differential Diagnosis in Surgical Pathology*, 4th ed. Elsevier; 2021.

22. Wong SL, Balch CM, Hurley P, et al. Sentinel lymph node biopsy for melanoma: American

Society of Clinical Oncology and Society of Surgical Oncology joint clinical practice guideline. *J Clin Oncol.* 2012;30(23):2912–2918.

23. Lamoreux MR, Sternbach MR, Hsu WT. Erythema multiforme. *Am Fam Physician.* 2006; 74(11):1883–1888.

24. Kihiczak GG, Schwartz RA, Kapila R. Necrotizing fasciitis: a deadly infection. *J Eur Acad Dermatol Venereol.* 2006;20(4):365–369.

25. Carlson JA, Chen KR. Cutaneous vasculitis update: small vessel neutrophilic vasculitis syndromes. *Am J Dermatopathol.* 2006;28(6):486–506.

26. Rogers NM, Teubner DJ, Coates TH. Calcific uremic arteriolopathy: advances in pathogenesis and treatment. *Sem Dial.* 2007;20(2):150–157.

第 16 章
中枢神经系统

16.1 引言

中枢神经系统（CNS）病变标本的术中解读是所有神经病理学家的日常工作。评估术中标本时，病理医师需要扮演两个相互排斥的角色。一方面，术中会诊应遵循盲法，以避免过早锚定临床信息，从而产生误导。另一方面，必须结合所有可获知的临床信息解读冰冻切片，包括患者的年龄、影像学表现和病史。理想情况下，病理医师可以在术中标本评估过程中同时扮演这两个角色。在签发报告之前或与外科医师讨论时，必须结合临床信息。

16.1.1 术中评估的角色转变

多年来术中标本评估的作用发生了变化。本章的部分内容避免了术语"冰冻"切片，因为这在很大程度上削弱了病理医师在术中评估和会诊过程中应有的作用。病理医师努力向外科医师提供关于标本满意度和诊断考虑的信息。这些信息有助于外科医师计划后续手术。不仅如此，目前越来越强调病理医师在确保获取足够组织用于分子检测或其他特殊研究（如微生物学培养）方面发挥着重要作用。因此，标本分检的决策也是术中评估的一部分。

16.1.2 影像学

中枢神经系统的术中标本通常包括从较大病变采集的小标本。因此，病理医师大体检查始于浏览影像学数据，而不是始于取材台。术前影像学检查（通常为 MRI）不仅能够提供肿瘤位置的重要信息，还可提供解剖关系、生长模式和血管供应的重要信息[1]。对于颅底病变，CT 扫描还可以提供病变与邻近骨结构关系的有用信息。因此，病理医师在术中标本评估前或作为术中标本评估的一部分，审阅影像学图像是非常重要的。至于少见病例，与放射科医师直接讨论可能有帮助。了解影像学结果，可使病理医师能够更好地评估标本是否代表病变。例如，活检显示，由于散在的非典型不规则形细胞核引起的细胞数量略有增加，可能提示浸润性星形细胞瘤的诊断，但影像学上呈异质性增强的肿瘤特征，令人担心胶质母细胞瘤，那么活检组织可能不具有代表性。

16.1.3　手术类型和合理预期

　　病理医师了解手术计划至关重要，因为这会影响到外科医师所需的信息。病理医师对立体定向活检的主要预期是评估标本是否为病变、是否具有代表性以及是否足以用于特殊研究[2]。如果已计划切除或考虑切除，预期会发生变化。在后一种情况下，不仅需要确定标本是否具有病变和代表性，还需要确定病变是否需要进一步切除。提示淋巴瘤、感染或炎症的结果可能意味着不适合进一步切除。同时，随着肿瘤越来越多地由分子异常定义，为肿瘤提供确切的分类和分级变得不那么必要。这两个细节通常取决于只有进一步检查标本才能获得的信息。病理医师有时会额外提供倾向性分类的信息，但这种信息理论上可以说是一种奖励，即使由经验丰富的神经病理医师提供这种信息，仍然存在一些固有的不确定性[1,3]。尽管神经外科病例的术中诊断存在挑战，但大多数研究表明，当联合使用冰冻切片和细胞学检查时，诊断的准确率为85%～95%[4-6]。使用全切片扫描系统的远程病理学也能被可靠地用于术中诊断[7,8]。在一项研究中，数字化涂片是以诊断28/30的病例，而数字化冰冻切片足以诊断27/30的病例[9]。

16.1.4　标本分检

　　一些信息有助于病理医师评估标本分检的最佳方法：①正在进行哪种手术（见上文）；②是否会有更多组织；③标本的大小；④感染是不是靠前的鉴别诊断。如果感染可能性高，必须在生物安全柜中进行标本分检。病理医师通常不固定地使用冰冻切片、涂片或压片进行术中评估。具体选择哪种技术部分取决于个人偏好，但每种技术各有优点和缺点。涂片通常可以更好地保存细胞形态，有助于识别炎症细胞（图 16.1）；但是，它不提供结构特征的信息。冰冻切片可评估结构和细胞密度的细微变化。通常这两种类型的制片相互补充，但在某些情况下，可能必须决定哪种制片更能代表病变。在某些情况下，完全依靠涂片进行术中评估并放弃冰冻切片可能是适当或可取的。例如，在小型脑室镜活检或评估连续立体定向活检提交的 1 mm 组织块时，这样操作可能是正确的。这些涂片后续可用于提取 DNA 或 RNA 和分子研究，讨论见下文。

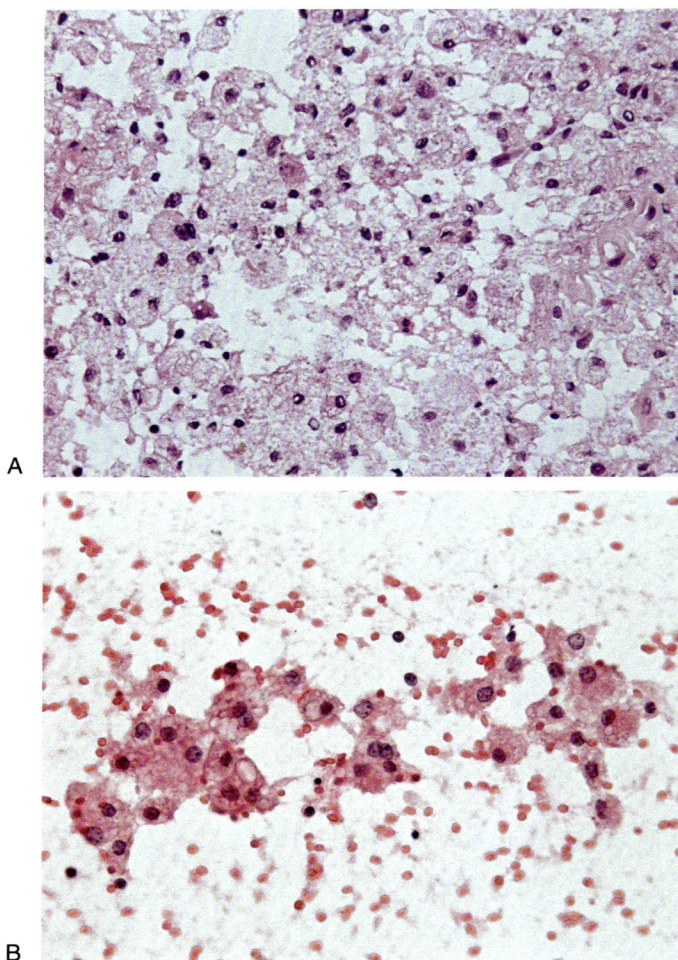

图 16.1　机化性梗死的冰冻切片（A）和涂片（B），显示大量泡沫状巨噬细胞。通常在涂片上观察细胞边界更容易，且有助于识别这些细胞

　　标本的大体检查和涂片制备过程中注意到的组织质地都提供了重要的信息，甚至可在玻片镜检之前就获得这些信息。术中标本的解读通常包括几个评估步骤：①必须确定标本是正常脑组织（图 16.2）还是异常脑组织（结合所取标本的解剖学部位）。②首先考虑所观察的变化是反应性或炎症性，通常是有帮助的。存在巨噬细胞往往能提供有用的线索，与冰冻切片相比，涂片可能更容易识别巨噬细胞。机化性梗死很少成为外科病理标本，因为 MRI 很容易将其识别并与肿瘤性病变相区分，但脱髓鞘病变和感染性疾病实体仍可能遇到，因为后二者貌似肿瘤。对于已确诊的患者，有些活检专门用于区分治疗后变化或复发性存活肿瘤。③淋巴瘤的处理流程不同于原发性脑肿瘤或转移性病变。因此，淋巴瘤与其他肿瘤的区别很重要，涂片可用于区分淋巴瘤与胶质瘤、转移性肿瘤或反应性病变。本章后续内容将详细讨论特定的疾病实体或诊断问题。

　　术中标本的评估决定了可用组织的分检策略。可能必须与外科医师讨论是否需要培养。在某些情况下，建议将冰冻切片残余组织保持冷冻状态，以便进行后续研究，包括可能的微生物培养和分子检测[10]。通常，病理医师已经可以确定哪些标本将是分子研究的最佳标本。为此使用术中涂片具有几个优点。涂片可在术中评估标本满意度，以确保可获得足够和

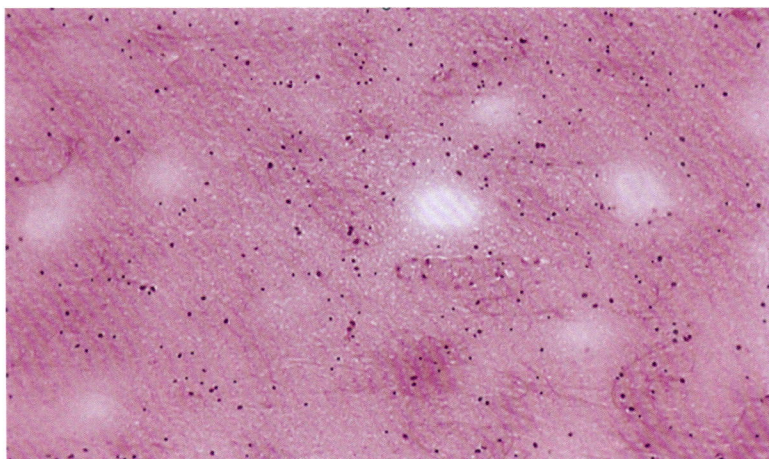

图 16.2　正常皮层的涂片，显示均匀平铺分布的温和星形胶质细胞，低倍镜下呈棋盘状表现

适当的材料。病理医师知道所处理的标本即使体积有限也足够用于分子检测，就可以离开冰冻切片室。此外，使用涂片进行分子研究，可以避免等待专门准备未染色玻片所需的时间，从而缩短周转时间。在小活检标本上，建议提前要求准备未染色玻片进行特殊染色，有助于缩短周转时间，并最大限度地降低诊断材料被用完的风险。

16.1.5　通过特殊染色和分子研究进行术中评估

采用诸如术中免疫组织化学、RT-PCR 和质谱等技术来寻找 *IDH* 突变肿瘤产生的代谢产物 2- 羟基戊二酸，全部取得了成功[11]。由于 90% 的 *IDH* 突变型胶质瘤携带 *IDH1 R132H* 突变，因此通常使用可检测这种突变的抗体，但很可惜，这些抗体在冷冻组织上效果往往并不一致[12]。同样，术中 1p/19q 共缺失的荧光原位杂交（FISH）检测在技术上不可行，但由于 *ATRX* 和 *p53* 的突变与 1p/19q 共缺失是相互排斥的，因此针对 *ATRX* 和 p53 的免疫组织化学（HIC）可以替代标记 1p/19q 检测[13]。使用 RT-PCR 检测 *IDH* 突变状态结合术中 IHC 检测 *ATRX* 和 *p53* 显示出一些前景———一项研究显示，对于 *IDH* 突变状态，RT-PCR 结果和 Sanger 测序结果之间的一致性为 100%，对于冷冻组织和福尔马林固定石蜡包埋组织，*ATRX* 和 *p53* IHC 之间的一致性为 82.8%。此外，*ATRX* 和 *p53* IHC 结果与 FISH 测定的 1p/19q 共缺失状态的一致性为 82.6%[14]。然而，这些标记物的术中评估是否能够提供临床获益仍存在争议。

16.2　特定实体和临床场景

在此并不描述 WHO 系统中包括的所有实体的形态学特征、免疫表型和分子特征，而是概述对术中标本评估很重要的重要概念和细节。按部位总结成人和儿童患者的常见原发性肿瘤，分别见表 16.1 和表 16.2。表 16.3 按模式对常见的原发性脑肿瘤进行分类。

16.2.1　浸润性胶质瘤

少突胶质细胞瘤和成人型弥漫性星形细胞瘤常被合并为浸润性胶质

瘤。在 2016 年中枢神经系统肿瘤 WHO 分类之前，根据形态学和 1p/19q 共缺失状态对其进行区分，根据形态学特征（核分裂活性、坏死和微血管增生）对其进行分级。2016 年 WHO 分类、cIMPACT-NOW 指南和最新 WHO 分类将分子结果作为包括浸润性胶质瘤在内的许多实体的定义特征，并定义以前未被认识的、分子上不同的亚型。

表 16.1　按解剖区域分类的常见原发性成人型肿瘤

大脑半球 – 浅表	后颅窝 –CPA
星形细胞瘤，*IDH* 突变型	脑膜瘤
胶质母细胞瘤，*IDH* 野生型	神经鞘瘤
少突胶质细胞瘤	脉络丛乳头状瘤
淋巴瘤	表皮样囊肿
大脑半球 – 深部或脑室	**后颅窝 – 其他**
淋巴瘤	具有毛样特征的高级别星形细胞瘤[20]
室管膜瘤（"幕上室管膜瘤，*ZFTA* 融合阳性"或"幕上室管膜瘤，*YAP1* 融合阳性"）	毛细胞型星形细胞瘤
中枢神经细胞瘤	血管母细胞瘤
室管膜下巨细胞星形细胞瘤	脉络丛乳头状瘤
鞍上 / 鞍区	**椎管**
垂体腺瘤	室管膜瘤 ["脊髓室管膜瘤"（通常伴有 *NF2* 改变）或"脊髓室管膜瘤，*MYCN* 改变"]
垂体细胞瘤	黏液乳头状室管膜瘤
脑膜瘤	副神经节瘤
脊索瘤	神经鞘瘤
星形细胞瘤（如毛细胞型星形细胞瘤）	神经纤维瘤
颅咽管瘤	脑膜瘤
松果体	**表面病变**
生殖细胞瘤	脑膜瘤
松果体区乳头状肿瘤	孤立性纤维性肿瘤
松果体细胞瘤	

IDH 突变型星形细胞瘤通常发生在年轻成人。肿瘤的名称反映了潜在的定义性 *IDH1* 或 *IDH2* 变异型。肿瘤几乎总是共存 *ATRX* 和 *p53* 突变，不存在 1p/19q 共缺失。最近的一项研究表明，*IDH* 突变型幕下肿瘤在分子上是截然不同的。*IDH* 突变型星形细胞瘤的生物学行为介于 WHO 2 ~ 4 级，往往在很多年内缓慢进展到更高级别。这些肿瘤的最终分级必须考虑核分裂活性增加、坏死、微血管增生和 *CDKN2A* 纯合性缺失[15,16]。

表 16.2　按解剖区域分类的常见原发性儿童型肿瘤

大脑半球 – 浅表
局限性星形细胞胶质瘤，包括毛细胞型星形细胞瘤和多形性黄色星形细胞瘤
儿童型弥漫性低级别胶质瘤（不同分子类型）
儿童型弥漫性高级别胶质瘤（不同分子类型）
多形性黄色星形细胞瘤
大脑半球 – 深部或脑室
弥漫性中线胶质瘤，*H3 K27* 改变
毛细胞型星形细胞瘤 / 毛黏液样星形细胞瘤
室管膜瘤（幕上室管膜瘤伴 *ZFTA* 或幕上室管膜瘤伴 *YAP1* 融合）
室管膜下巨细胞星形细胞瘤
脉络丛肿瘤
鞍上 / 鞍区
生殖细胞瘤
颅咽管瘤
松果体
生殖细胞瘤
松果体实质肿瘤
后颅窝
毛细胞型星形细胞瘤
室管膜瘤（后颅窝 A 组和后颅窝 B 组室管膜瘤）
髓母细胞瘤（伴不同的分子类型）
脉络丛乳头状瘤

　　缺乏 *IDH1/2* 突变的浸润性星形细胞瘤代表一组异质性肿瘤，包括越来越多的不同实体，如以下示例所示：①最常见的类型是那些分子特征不同的肿瘤，包括 *EGFR* 扩增和（或）*TERT* 启动子突变和（或）7 号染色体获得并伴有 10 号染色体缺失。通常，这些肿瘤也表现出 *PTEN* 变异或 *CDKN2A* 缺失以及其他变异。现在根据生物学行为将这些肿瘤命名为胶质母细胞瘤 -*IDH* 野生型，即使没有坏死和微血管增生也是如此命名。肿瘤归类为 WHO 4 级。通常将具有这种分子特征的肿瘤视为年长成人患者的半球病变 [17]。②不考虑组织形态学，另一种归类为 WHO 4 级的浸润性胶质瘤亚型是"弥漫性中线胶质瘤，*H3 K27* 改变"。这些肿瘤通常见于儿童患者和年轻成人。肿瘤特征性地发生于丘脑、脑干和脊髓 [18]。③"弥漫性半球胶质瘤，*H3 G34* 突变"是根据 H3 中 34 位的甘氨酸被精氨酸或缬氨酸取代的错义突变而定义的。这是一种好发于儿童和年轻成人的外周性大

脑半球的侵袭性肿瘤，根据定义其也是 WHO 4 级肿瘤[19]。

表 16.3 按模式分类的鉴别诊断

具有圆形细胞核 / 少突胶质细胞样特征的肿瘤
少突胶质细胞瘤
中枢神经细胞瘤
（富含巨噬细胞的病变）
具有明显多形性 / 巨细胞的肿瘤
巨细胞胶质母细胞瘤
多形性黄色星形细胞瘤
室管膜下巨细胞星形细胞瘤（SEGA）
伴结缔组织增生的肿瘤
胶质肉瘤
多形性黄色星形细胞瘤
具有乳头状 / 假乳头状特征的肿瘤
脉络丛乳头状瘤
乳头状脑膜瘤
松果体区乳头状瘤
（室管膜瘤）
（黏液乳头状室管膜瘤）
巨噬细胞样表现
富含巨噬细胞的病变中的真正巨噬细胞
阿米巴微生物
颗粒细胞型星形细胞瘤

浸润性胶质瘤由浸润在既存脑实质之间的肿瘤细胞组成。影像学表现常为病变的浸润性本质提供重要线索，如地图样 T2 FLAIR 高信号伴或不伴明显对比增强或占位效应。在组织切片上，埋陷的正常神经元、轴突或年龄相关性淀粉样小体可提示浸润性生长。星形细胞瘤往往有卵圆形细胞核和只能在涂片上清楚看到的突起。在低级别星形细胞瘤中，细胞密度的轻微增加和细胞核的略微增大可能是存在肿瘤疾病过程的唯一线索（图 16.3）。圆形、规则的细胞核通常可以区分少突胶质细胞瘤与星形细胞肿瘤（图 16.4），但这些肿瘤的最终分类需要分子研究来证实染色体 1p/19q 共缺失和 IDH 状态。在许多情况下，组织切片上仅可见细胞核，而细胞质与背景组织混合。然而，也可能遇到具有肥胖细胞特征的病例或具有泡沫细胞特征的罕见病例，并可能与胶质细胞增生或富含巨噬细胞的病变相混淆。

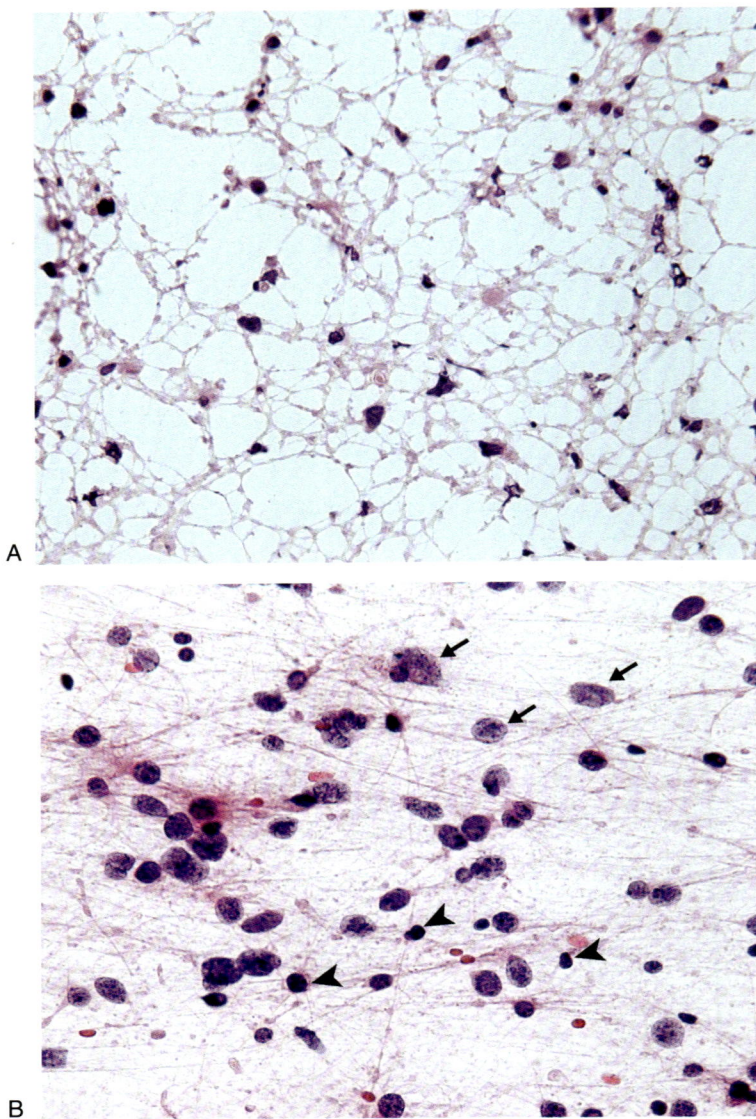

图 16.3　A. 低级别浸润性星形细胞瘤的冰冻切片，冰晶假象引起组织变形，可能难以识别代表这些病变特征的细胞密度轻微增加；B.WHO 2 级弥漫性星形细胞瘤的涂片，与正常少突胶质细胞（细箭头）相比，肿瘤细胞核（粗箭头）增大，核大小不一。在涂片上观察纤丝状胞质突起更容易

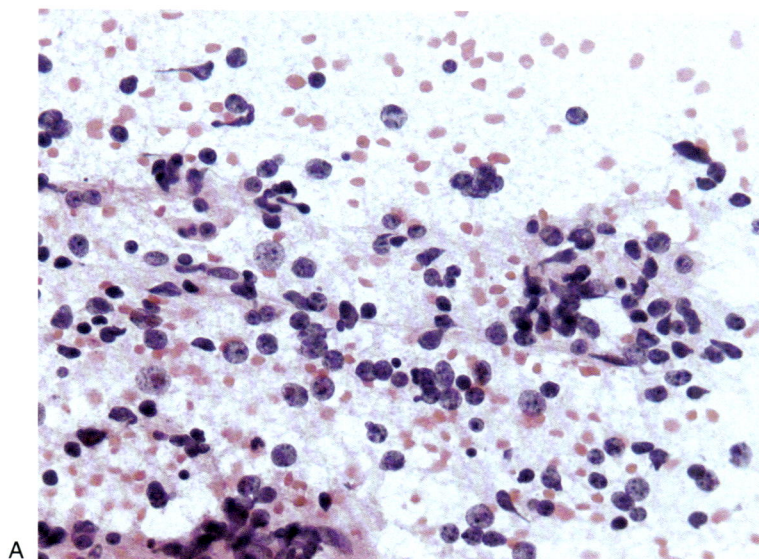

A

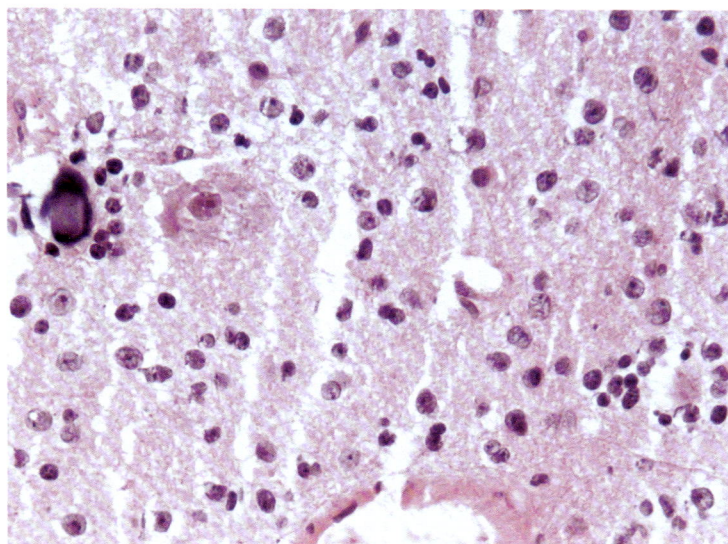

B

图 16.4　A. 如涂片所示，肿瘤细胞具有均匀的圆形细胞核，提示少突胶质细胞瘤；B. 冰冻切片可见同样规则的圆形细胞核。有一个埋陷的神经元和一处微钙化，即使无特异性也符合该诊断。在福尔马林固定、石蜡包埋的组织上观察到的核周空晕在冰冻切片上不存在，人为假象可能破坏特征性的细胞核形态

　　低级别病变或取自病变周围组织的诊断挑战通常是正常和异常之间的区分。在实际冰冻切片上评估细胞结构的细微变化比在涂片上更容易。相关的核异型性是有帮助的特征，有时可能在涂片上评估更容易。涂片也可能有助于识别非典型肿瘤细胞具有的纤细胞质突起，该特征提示这些细胞倾向于神经胶质谱系。规则的、平铺状表现（这是正常脑实质的典型表现；见图16.2）和相对缺乏核异型性可能倾向胶质细胞增生。分级通常不可靠，因为无论组织形态学如何，一些分子特征提示WHO 4级。如果影像学检查显示异质性增强病变，标本仅有低级别改变，则提示取样可能没有代表性，而是取自病变周围。

　　其他诊断挑战包括明显富于细胞的病变。病变可能很明显，但潜在疾病可能难以分类。第一步通常是排除含有炎症细胞的富细胞性反应性病变。由于具有清晰细胞质、明确细胞边界、缺乏细胞突起、黏附性差和各自细胞类型的核特征，涂片和接触印片有助于识别中性粒细胞、淋巴细胞和巨噬细胞。在鉴别诊断中，炎症细胞应考虑自身免疫性疾病或感染，但在某些情况下，高级别肿瘤可能伴有显著的巨噬细胞或中性粒细胞浸润。这种情况下，明确的非典型细胞是唯一特征，有助于鉴别诊断。第二步是排除淋巴瘤。原发性中枢神经系统淋巴瘤几乎总是大B细胞淋巴瘤（图16.5A），其中非典型大细胞可能酷似高级别胶质瘤或癌。肿瘤细胞在血管周围聚集，有时是支持淋巴瘤的一个有帮助的结构特征（图16.5B）。涂片显示不相连的细胞边界，缺乏清晰的细胞突起和较差的黏附性也可能是有帮助的线索。高级别胶质瘤和转移性肿瘤之间的区别可能很困难，因为这两类都表现出高度可变的形态。在高级别胶质瘤中更常遇到黏附性差、清晰突起的细胞和假栅栏状坏死。识别明显起源于非典型病变细胞的明显纤丝状突起通常支持胶质瘤（图16.6）。虽然应向外科医师报告明显的高级别特征，但不存在这些特征并不能排除高级别胶质瘤，因为如前所述，无论形态如何，某些分子异常的肿瘤均为4级。因此，在术中评估时对胶质瘤进行最终分级和分型是不可行的，需要进行适当的分子学研究。

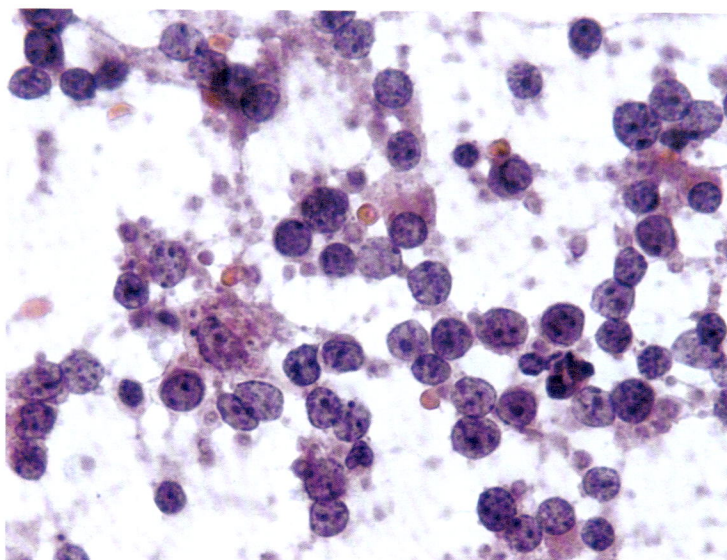

A

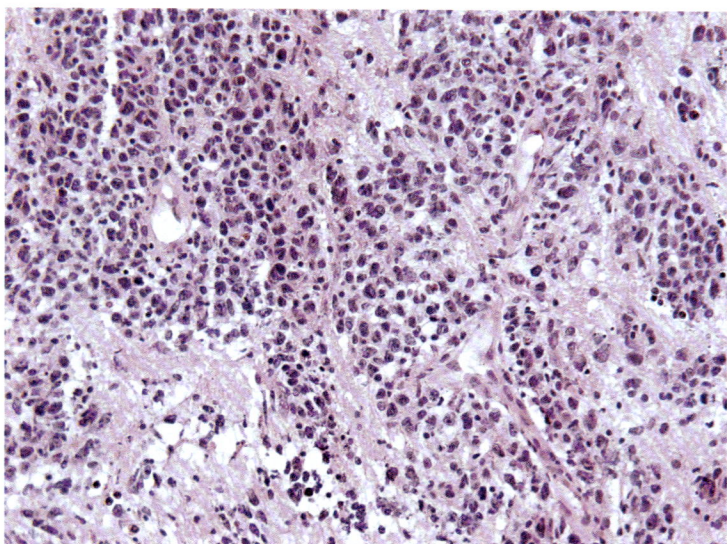

B

图 16.5　A. 中枢神经系统淋巴瘤几乎总是弥漫性大 B 细胞淋巴瘤——肿瘤细胞黏附性差，细胞核大，染色质粗糙，核仁明显；B. 冰冻切片上存在血管周围聚集，有助于淋巴瘤与癌或高级别胶质瘤的区分

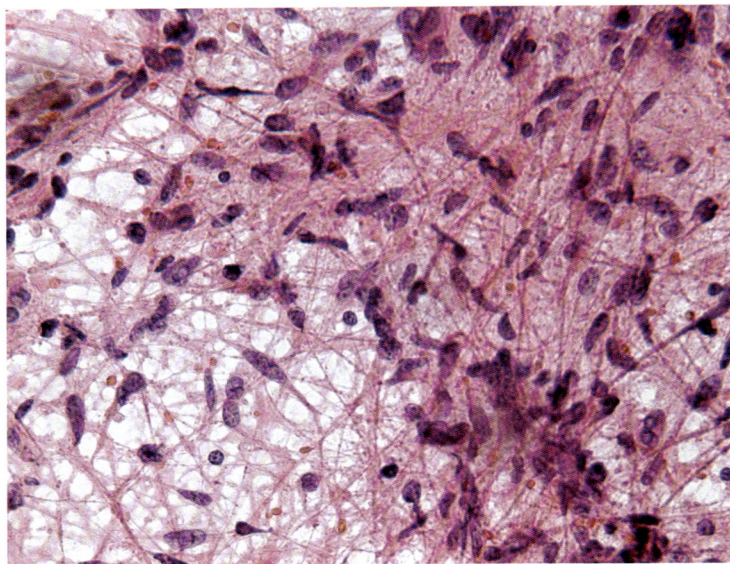

图 16.6　涂片有助于显示胶质瘤中肿瘤细胞发出的交叉纤丝状突起。注意增大的多形性细胞核，提示其可能为高级别

16.2.2　低级别胶质瘤 / 胶质神经元病变 / 儿童型胶质瘤

儿童型浸润性胶质瘤的命名，通常采纳 2016 年建立 WHO 系统之前为成人建立的相同命名法。然而，最近的研究证实，即使其形态学与成人型胶质瘤的形态学难以区分，其生物学也与成人型胶质瘤不同[21]。在术中标本评估时，描述性诊断通常就足够了。因此，本章将不提供分子亚型的详细讨论。与上述浸润性胶质瘤相比，有一些低级别胶质瘤，如果发生在解剖学允许的区域，则病变范围更局限且可能通过切除而治愈。其中最常见的例子包括毛细胞型星形细胞瘤、多形性黄色星形细胞瘤和胶质神经元病变（如节细胞胶质瘤）。

毛细胞型星形细胞瘤可发生于任何年龄，最常见于 20 岁之前。肿瘤可发生于任何解剖学部位，最常见于小脑，其次为视神经、丘脑、鞍区 / 鞍上区、大脑半球或脑干。影像学检查，肿瘤可有大囊成分，伴或不伴附壁结节，可有出血、钙化和周边增强。组织学检查，典型表现为双相形态，有致密的、纤丝状区域和一些较疏松的、少细胞区域（图 16.7A）。罗森

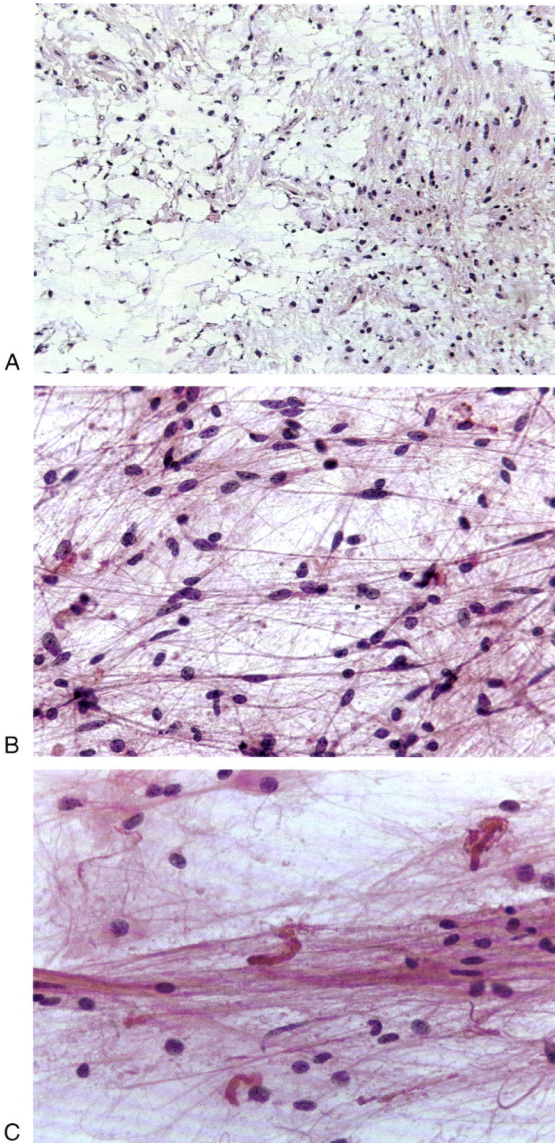

图 16.7　A. 冰冻切片，毛细胞型星形细胞瘤显示致密区和疏松区交替出现，伴不同程度的黏液样背景；B. 涂片，细胞往往具有温和的卵圆形细胞核，但可能看到随机的多形性。在典型病例中，双极梭形细胞具有长的毛发样突起；C. 毛细胞型星形细胞瘤涂片中可见罗森塔尔纤维

塔尔（Rosenthal）纤维不是该病所特有，也不总是存在，但通常代表一个有用的线索。肿瘤不同程度地表现为绳索样、拉长的或粗块状嗜酸性磨玻璃样包涵体。在涂片或压片上，典型细胞有温和的卵圆形细胞核，背景有长的毛发样突起，肿瘤因此而得名（图16.7B）。在涂片或冰冻切片上很容易看到罗森塔尔纤维。部分毛细胞型星形细胞瘤可有退变性非典型性、核分裂象、血管增生和坏死。这些特征可能是一种陷阱，令人错误考虑高级别肿瘤。何时必须考虑毛细胞型星形细胞瘤，获知临床背景至关重要。例如，10岁儿童小脑中具有星形胶质细胞甚至少突胶质细胞特征的病变通常代表毛细胞型星形细胞瘤。*BRAF-KIAA1549* 串联重复和融合是这些肿瘤中最常见的重现性分子改变。

多形性黄色星形细胞瘤（pleomorphic xanthoastrocytomas，PXA）与毛细胞型星形细胞瘤相似，往往是发生于儿童和年轻成人的相对局限的、部分囊性病变。肿瘤可发生于任何解剖学部位，但更常见于幕上。组织学通常表现为增殖细胞具有大的、深染的、多形性细胞核，常有核内包涵体和明显核仁（图16.8）。增殖细胞可能含有多核和泡沫状、黄色瘤样胞质。常见嗜酸性颗粒小体和淋巴样聚集灶。大多数PXA检出 *BRAF V600E* 突变。

16.2.3 脑膜瘤

脑膜瘤通常边界清楚，大多数病例为惰性肿瘤，好发生于中老年人。在有和无增强的MRI上，脑膜瘤呈轴外均质性增强病变，可能具有沿硬脑膜的明亮"硬脑膜尾"增强；在CT上，肿瘤内常见钙化区域，肿瘤上方可见骨质增生。经典的脑膜上皮型脑膜瘤呈分叶状或旋涡状生长（图16.9A），细胞边界不清，核形态温和，呈卵圆形，常见假包涵体，核仁不清至小核仁。砂砾体样钙化也常见。接触印片和涂片常能清楚地显示小旋涡，比冰冻切片能更好地保存细胞形态学特征（图16.9B）。已经描述了许多不同形态类型的脑膜瘤。其中大多数是WHO 1级，包括脑膜上皮型、纤维型、移行型、砂砾体型、富于淋巴浆细胞型、血管瘤型、分泌型、微囊型和化生型。在临床上亚型不是特别重要，但能帮助病理医师鉴别诊断（图16.10）。纤维型脑膜瘤具有较多的束状、梭形和致密的胶原束，好发于桥小脑角等解剖学部位，发生在桥小脑角时可能与神经鞘瘤相混淆。肿瘤在影像学和组织学上也可能类似孤立性纤维性肿瘤，如下所述。移行型脑膜瘤同时具有脑膜上皮型脑膜瘤和纤维型脑膜瘤的特征。血管瘤型脑膜瘤可能类似血管性病变，如血管母细胞瘤。富于淋巴浆细胞型脑膜瘤可能类似于罗萨伊－多尔夫曼病、硬脑膜炎或感染。分泌型脑膜瘤有局灶性上皮分化，导致管腔内含有明亮的嗜酸性、糖原染色阳性的分泌物。这些管腔显示角蛋白和癌胚抗原的局灶性表达。少数脑膜瘤根据其组织学类型被指定为较高分级，包括透明细胞型脑膜瘤和脊索样脑膜瘤（WHO 2 级）以及乳头状和横纹肌样脑膜瘤（WHO 3 级）。还有一些其他形态学特征以及表明更具侵袭性的行为和可能更高级别的分子特征，这些包括核分裂活性增加、脑实质侵犯、成片无序生长方式、细胞丰富、核质比（N/C）高、大核仁、地图样坏死区域。目前将 TERT 启动子突变或 CDKN2A/B 纯合缺失的脑膜瘤归为 WHO 3 级。病理医师无法在提交冰冻切片的小标本上提供脑膜瘤的准确分级，但仍可评估是否存在令人担忧的形态学特征，并向外科医师报告。

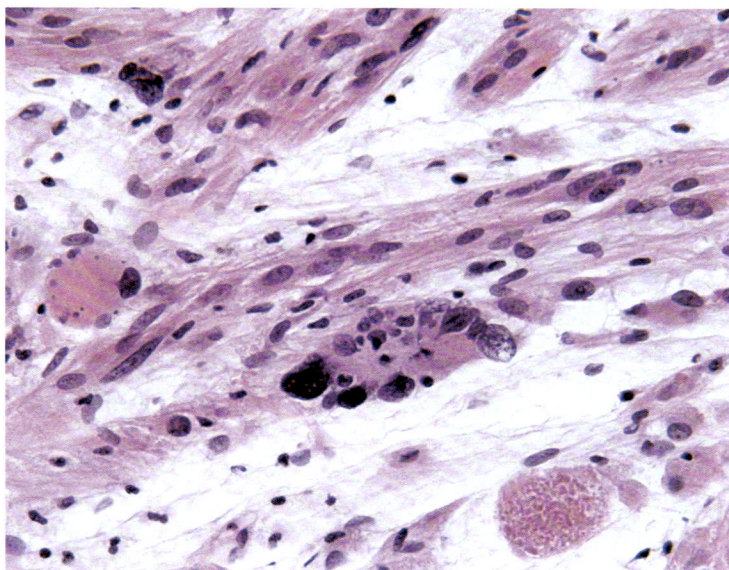

图 16.8　**多形性黄色星形细胞瘤（PXA）含有大细胞，这些大细胞有时伴上皮样特征，含有深染的大核。嗜酸性颗粒小体是有帮助的特征**

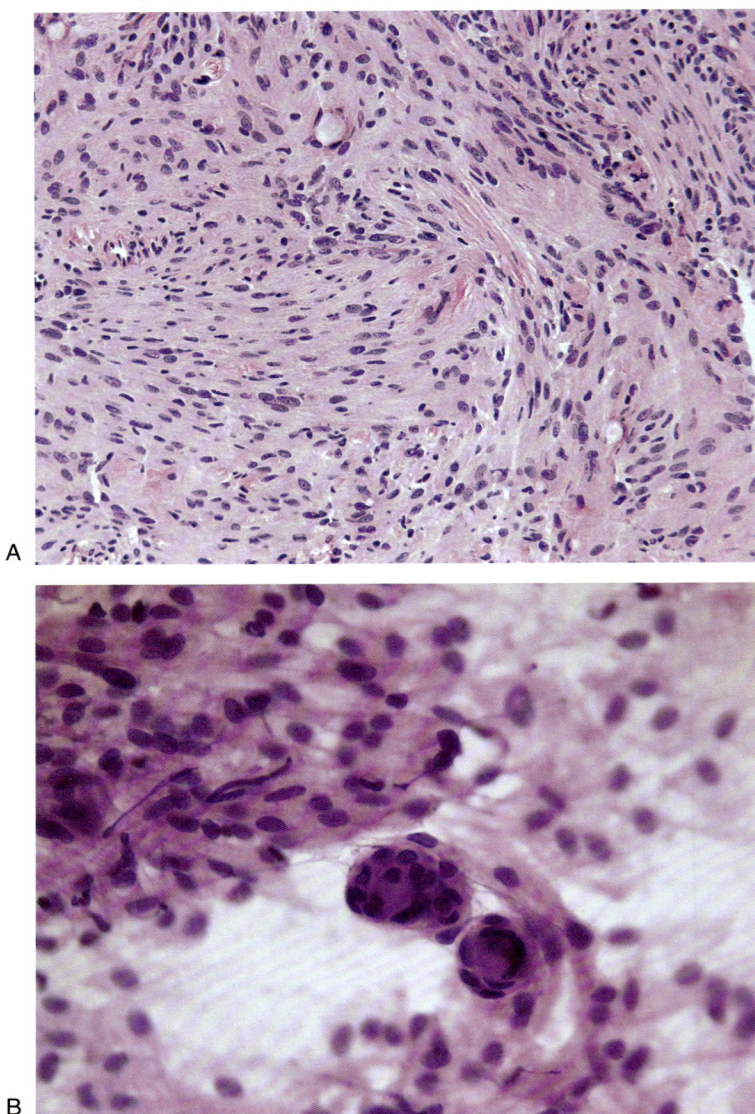

图 16.9　A. 脑膜上皮型脑膜瘤在冰冻切片上常呈流水样、旋涡状表现；B. 涂片和接触印片常突出显示单形细胞的旋涡和明显的小叶单位

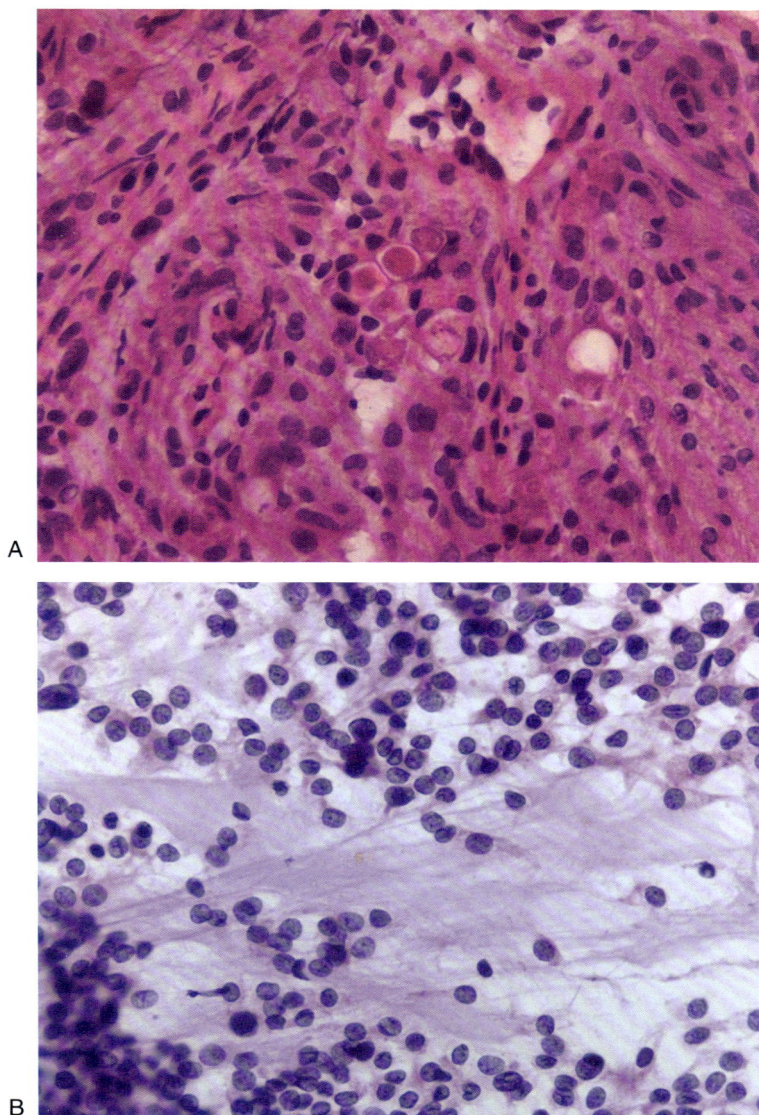

图 16.10　A. 脑膜瘤变异型可能表现出独有的特征，有时可以扩大或改变鉴别诊断。分泌型脑膜瘤含有浓缩的嗜酸性分泌物或包涵体，可能类似上皮性病变中的分泌物；B. 涂片显示一例脑膜瘤变异型，即存在软骨黏液样基质的脊索样脑膜瘤，根据定义，其为更高级别（WHO 2 级）

16.2.4　其他间叶性或间叶样病变

孤立性纤维性肿瘤旧称血管外皮细胞瘤，可发生于中枢神经系统。肿瘤往往为增强的、基于硬脑膜的病变，好发于大脑镰、颅底和矢状窦旁区域，少见于鞍区和桥小脑角。肿瘤具有特征性 *NAB2-STAT6* 融合，使其表现为核呈 *STAT6* 免疫反应性。在中枢神经系统中，肿瘤可以有两种不同的组织学模式。第一种是细胞无序增殖，细胞核形态温和，呈卵圆形至梭形，被粗大的胶原束或薄壁鹿角状血管分隔。另一种是形态温和的卵圆形细胞的过度增殖，几乎没有间质。在 MRI 上表现为与脑膜瘤相似的部位和对比增强，镜下可类似纤维型脑膜瘤。肿瘤倾向于同时缺乏脑膜瘤的钙化和细胞核假包涵体。

血管母细胞瘤既可散发，也可发生于希佩尔 - 林道（VHL）综合征 [①] 患者。肿瘤最常发生于小脑、脑干或脊髓，VHL 综合征患者常有多发病灶。在 MRI 上，由于其血管性质且伴有囊肿（或脊髓空洞），肿瘤表现为明亮的增强病变，伴多个血流空隙。显微镜下，肿瘤由重度脂肪化的间质细胞、真正的肿瘤细胞和许多薄壁小血管组成。这些表现很容易与其他血管病变相混淆，如动静脉畸形和血管瘤性脑膜瘤，或由于存在透明的间质细胞和薄壁血管而与转移性透明细胞肾细胞癌相混淆（图 16.11）。

16.2.5　脑室 / 脑室周围

室管膜瘤是边界清楚的肿块，通常发生于脑室系统或脊髓中央管。室管膜瘤发生于幕上、幕下和脊髓隔室。在组织学上，这些部位发生的肿瘤通常难以区分，但在生物学上，这 3 个隔室的室管膜瘤是不同的。这也反映在他们的年龄分布上。脊髓室管膜瘤多见于成人，而幕下室管膜瘤最常见于儿童。MRI 通常显示明亮增强的结节状脑室内肿块。标志性结构特征是血管周围假菊形团，肿瘤细胞围绕血管排列，伴有由肿瘤细胞突起组成的嗜酸性无核区，以及真正的室管膜菊形团，其中肿瘤细胞自身形成真正的管腔结构（图 16.12A）。细胞本身为温和的单形性细胞，核呈圆形至卵圆形，染色质呈细斑点状，核仁不明显（图 16.12B）。可发生退行性异型

[①] 希佩尔 - 林道（VHL）综合征，是 VHL 抑癌基因突变所致常染色体显性遗传病。VHL 综合征患者表现为多器官肿瘤综合征，包括中枢神经系统血管母细胞瘤、视网膜血管母细胞瘤、肾细胞癌或肾囊肿、胰腺肿瘤或胰腺囊肿、嗜铬细胞瘤、内耳淋巴囊肿瘤和生殖系统囊肿等病变。

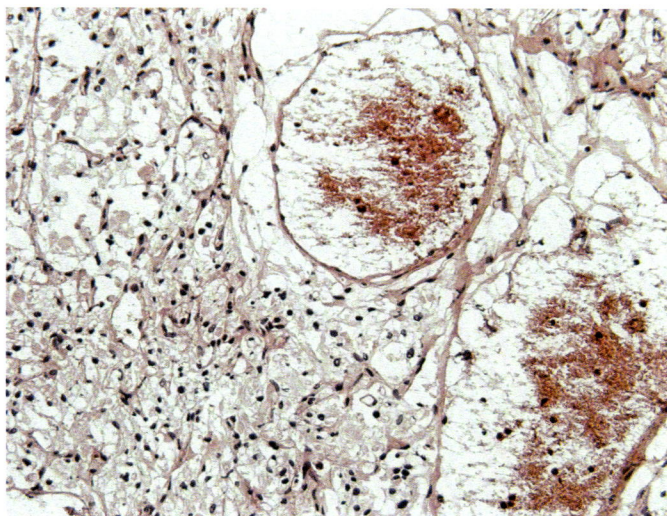

图 16.11 血管母细胞瘤的冰冻切片，显示扩张的薄壁血管和大量含有泡沫样细胞质的间质细胞

性。WHO 2 级或 3 级的分级重复性较差，并且与临床行为的相关性不佳。相反，不同的分子亚型已被证明与患者结局相关。分子亚型分类包括"幕上室管膜瘤，*ZFTA* 融合阳性""幕上室管膜瘤，*YAP1* 融合阳性""后颅窝A 组室管膜瘤""后颅窝 B 组室管膜瘤""脊髓室管膜瘤"（通常为 NF2 改变）和"脊髓室管膜瘤，*MYCN* 扩增"[22]。

室管膜下瘤是一种生长缓慢的 WHO 1 级病变，主要发生在第四脑室（50% ~ 60%）或侧脑室（30% ~ 40%）。影像学上，肿瘤通常表现为脑室内结节状或分叶状肿块，造影后基本无增强。显微镜下，在致密的纤丝状嗜酸性间质背景中，可见温和的卵圆形细胞呈模糊的簇状增生（图 16.13）。发生于侧脑室的病例可含有大量镜下囊腔。

脉络丛乳头状瘤是一种明亮增强的、边界清楚的脑室内肿瘤，易发生于年轻患者。肿瘤往往具有乳头状结构，伴有纤细的纤维血管轴心（被覆立方形至柱状细胞），核位于基底（图 16.14）。细胞核本身呈圆形至卵圆形，染色质细腻，核仁不明显或有小核仁。这些肿瘤可生长至很大体积，呈退行性核异型性，甚至沿脑脊液播散。尽管有这些特征，但它们通常是生长缓慢的肿瘤，核分裂活性低或无，通常完全切除即可治愈。

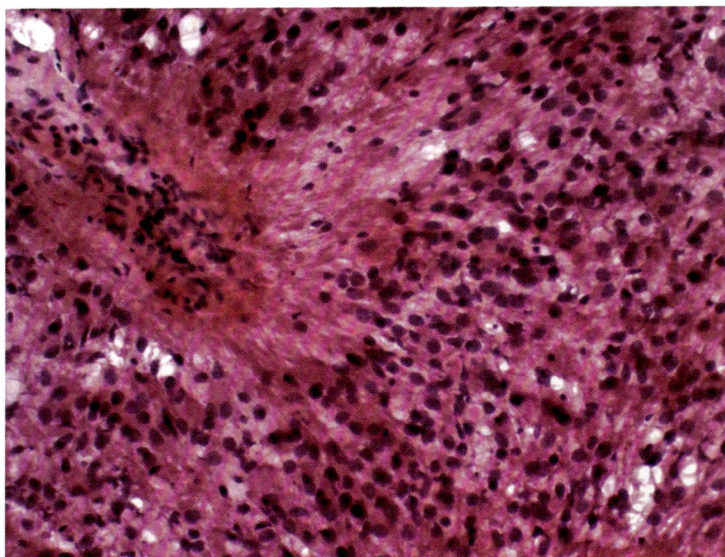

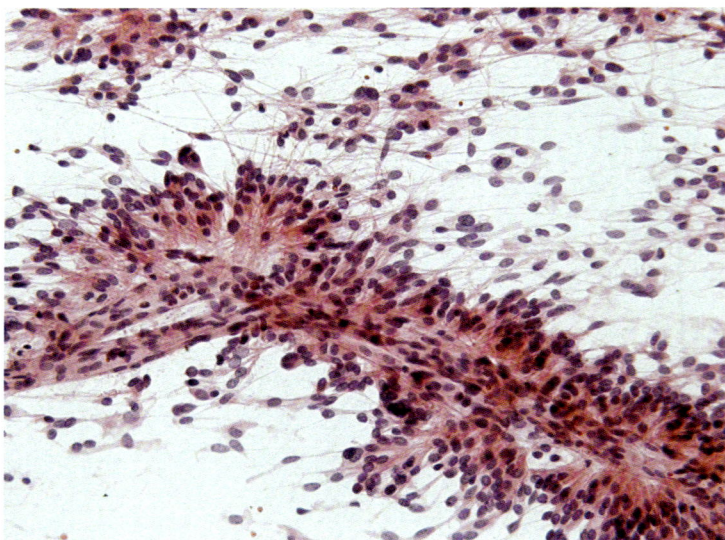

图 16.12　A. 室管膜瘤可以细胞相当丰富，但往往有温和的单形细胞，并表现为血管周围假菊形团，有时也表现为真正的室管膜菊形团。而局灶性血管周围放射状排列的细胞有时可以是诊断的有用线索；B. 在涂片上也经常可以看到血管周围假菊形团

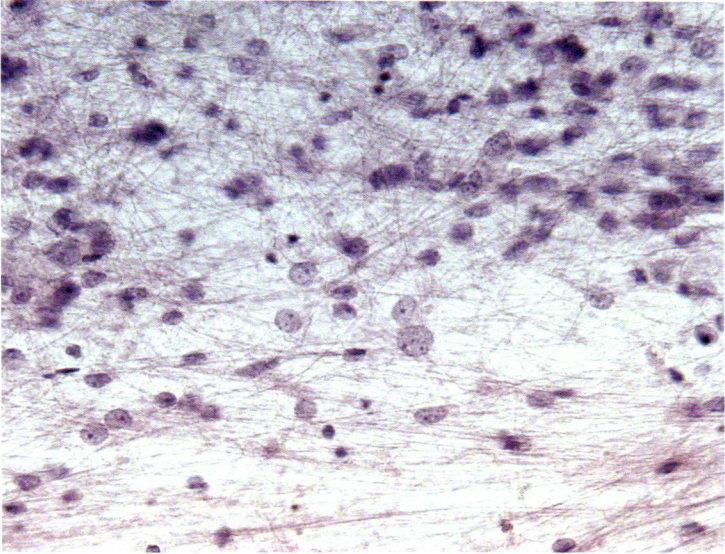

A

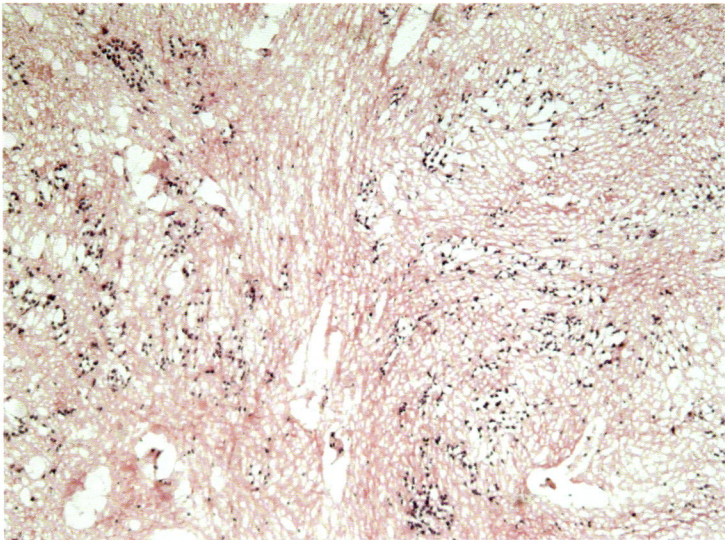

B

图 16.13　A. 室管膜下瘤涂片，细胞具有温和的卵圆形细胞核和长的纤丝状突起；B. 冰冻切片，这些细胞在致密的嗜酸性纤丝状背景中呈簇状出现

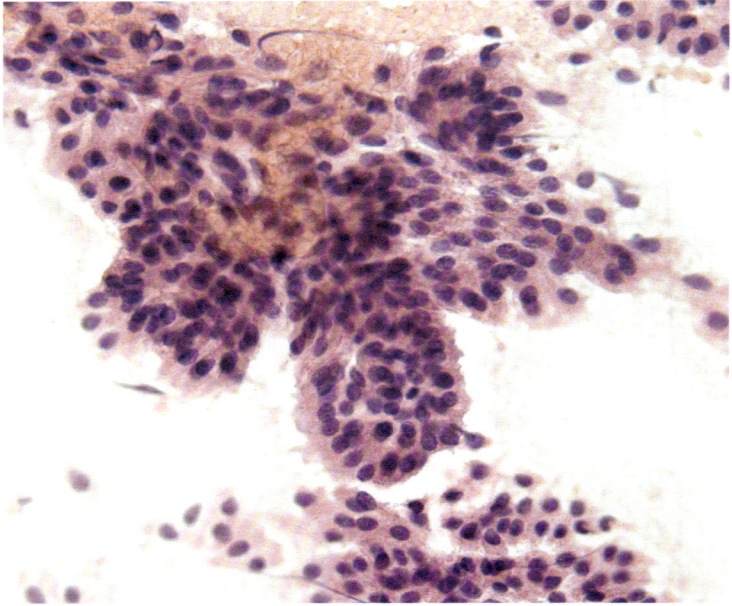

图 16.14　脉络丛乳头状瘤的涂片，纤细的纤维血管轴心被覆立方形细胞，细胞核形态温和，呈卵圆形

中枢神经细胞瘤是一种罕见的脑室内肿瘤，通常起源于透明隔，最常见于 20～40 岁的患者。患者通常表现为颅内压升高的症状。MRI 通常显示 T1 等信号病变，在 T2 FLAIR 上具有多囊性"肥皂泡"表现，造影后明亮增强。显微镜下，肿瘤由均匀的细胞组成，核呈圆形至卵圆形，染色质呈细斑点状，通常呈巢状散布在神经毡的无细胞区，类似于神经母细胞瘤的未成熟神经毡基质（图 16.15）。其他特征包括低增殖率和钙化。肿瘤可能类似少突胶质细胞瘤或室管膜瘤，但与这些实体不同，肿瘤表达神经元分化的标志物，如突触素。

室管膜下巨细胞星形细胞瘤（SEGA）是一种生长缓慢的 WHO 1 级肿瘤，发生于结节性硬化症的背景下。SEGA 倾向于发生在 20 岁以下。显微镜下，肿瘤可由具有偏心细胞核和丰富嗜酸性胞质的大的肥胖细胞样细胞以及较多的梭形细胞组成（图 16.16）。多核细胞和类似神经节细胞的细胞并不罕见，背景中常有玻璃样变的血管和炎症细胞。这些肿瘤常有钙化。如今在手术标本中很少遇到，因为可以用 mTOR 抑制剂治疗肿瘤。

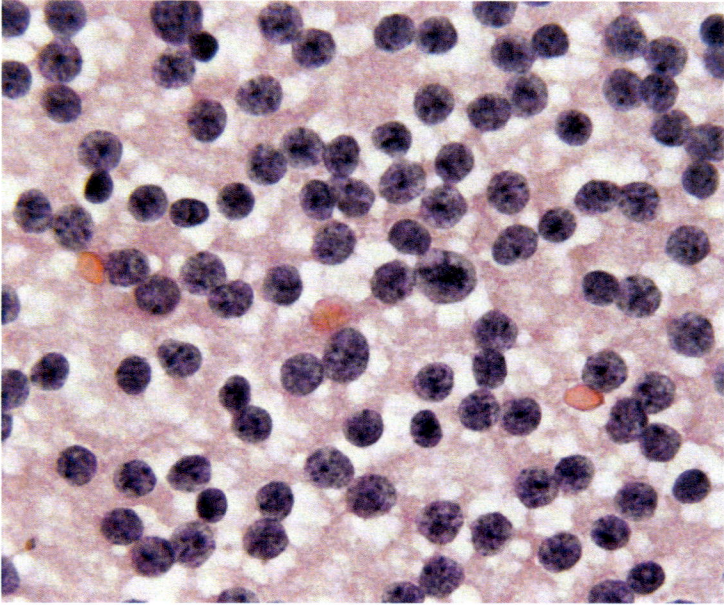

图 16.15　与室管膜瘤一样，中枢神经细胞瘤起源于脑室，细胞核形态温和、均匀。然而，在涂片上，其细胞往往没有突起

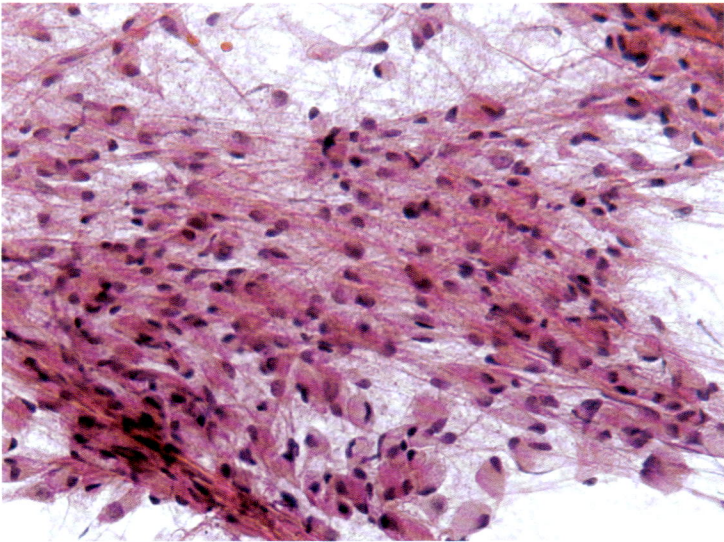

图 16.16　室管膜下巨细胞星形细胞瘤。其细胞往往具有偏心核、丰富的嗜酸性细胞质以及长纤丝状突起

16.2.6 鞍区 / 鞍上

垂体腺瘤是迄今为止最常见的鞍区肿瘤，但其他病变也可发生在该解剖区域，因此在鉴别诊断中，包括脑膜瘤、生殖细胞瘤、颅颊裂囊肿、颅咽管瘤和垂体细胞瘤，这取决于临床背景。

垂体腺瘤最常发生于成人，根据其功能状态和大小可分为不同的组。功能性腺瘤分泌激素，而无功能性腺瘤不分泌激素。大腺瘤直径大于 1 cm，而微腺瘤较小。临床表现各不相同，既取决于肿瘤的大小，也取决于是否分泌激素。由于相对惰性的生长和缺乏激素表现，无功能性腺瘤患者更常表现为头痛和视交叉或视束压迫引起的视力改变。有时功能性腺瘤也表现为具有占位效应的大腺瘤。术中垂体腺瘤可通过正常腺泡结构的丧失及其相对单形的细胞学检查与正常垂体（图 16.17）相区别（图 16.18A）。后者可以在涂片上进行评估，但前者通常需要制备冰冻切片（图 16.18B）。冰冻切片的主要作用通常是排除形态明显不同的非预期疾病，包括以炎症、脑膜瘤或垂体细胞瘤模式为特征的垂体炎形式。通过免疫组织化学研究可以最终证实微腺瘤。通常建议外科医师放弃冰冻切片，以节省组织用于永久切片。

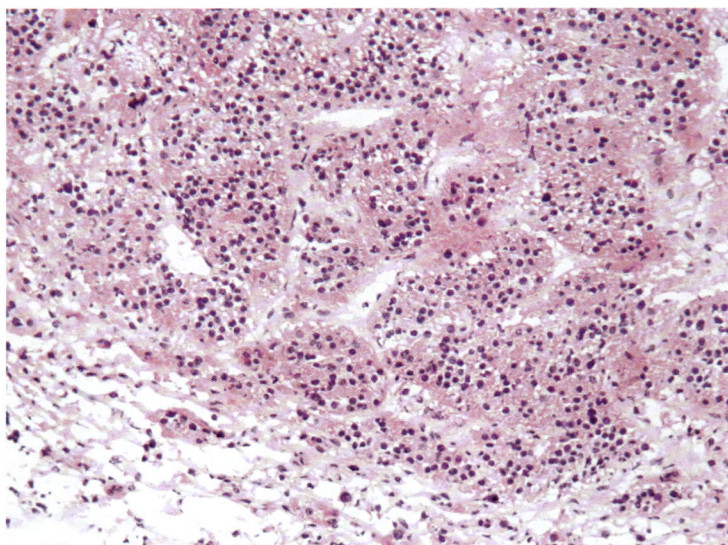

图 16.17　**冰冻切片显示垂体前叶的正常腺泡结构**

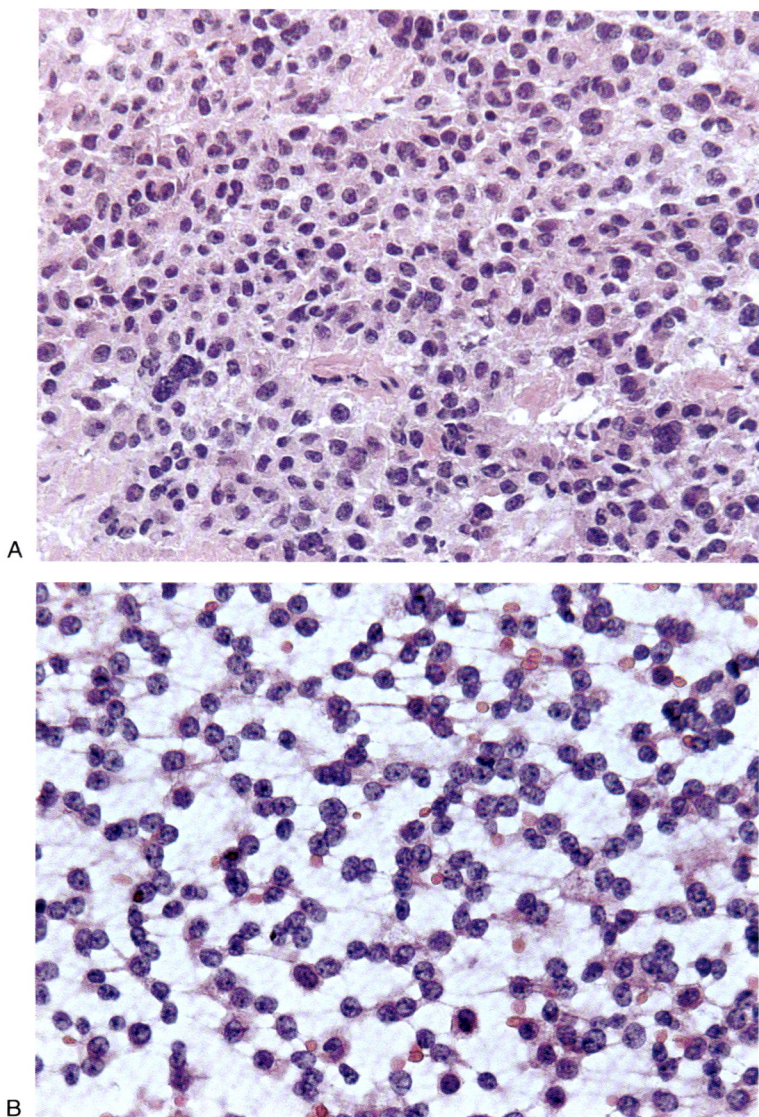

图 16.18　A. 冰冻切片，可以通过正常腺泡结构的缺失对垂体腺瘤与正常腺瘤进行区分。可出现一些随机异型性；B. 涂片，垂体腺瘤细胞往往呈单形性，有时像浆细胞样

　　有一些病变起源于颅颊裂残余物，如颅颊裂囊肿、黄色肉芽肿、颅咽管瘤等。颅颊裂囊肿是被覆纤毛上皮的单纯性囊肿，囊内充满致密的嗜酸性的胶样黏液和有时呈泡沫状的巨噬细胞。被覆上皮可发生鳞状上皮化生，除部位不同外，这些病变与脑室内胶样囊肿几乎相同。颅颊裂囊肿内退行性变化伴出血或颅咽管瘤的退行性变化可导致黄色肉芽肿，后者由泡沫状巨噬细胞、含铁血黄素和伴胆固醇裂隙的巨细胞组成。

　　颅咽管瘤为 WHO 1 级，分为两个不同的组。儿童期以造釉细胞瘤型颅咽管瘤为主，多与 *β-catenin* 突变和 *WNT* 通路激活有关。它们具有独特的形态，由湿角蛋白球、星状网和栅栏状核组成，使人联想到成釉细胞瘤（图 16.19）。周围受压的脑实质可显示明显的胶质细胞增生伴大量罗森塔尔纤维，这并不表明存在毛细胞型星形细胞瘤。乳头状颅咽管瘤几乎总是携带 *BRAF V600E* 突变而不是 *β-catenin* 突变，由复层鳞状上皮围绕纤维血管轴心组成，小活检可能与颅颊裂囊肿伴鳞状上皮化生混淆。可通过 *BRAF V600E* 免疫组织化学来确诊。

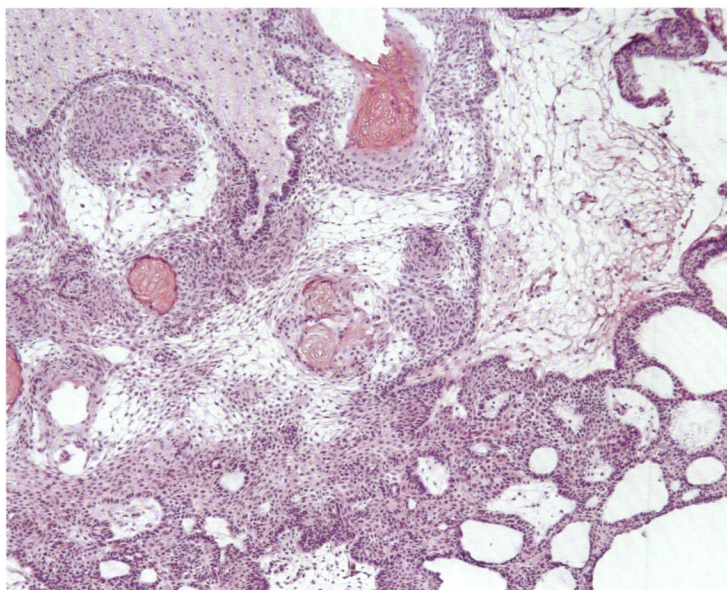

图 16.19　造釉细胞瘤型颅咽管瘤往往有栅栏状上皮样细胞，让人想起成釉细胞瘤

　　生殖细胞肿瘤可发生于鞍区以及松果体，倾向于发生在年轻患者。生殖细胞肿瘤的任何亚型均可发生于中枢神经系统，但到目前为止最常见的类型是生殖细胞瘤，类似于睾丸的精原细胞瘤和卵巢的无性细胞瘤。生殖细胞瘤常有致密的淋巴浆细胞浸润或肉芽肿性炎症，有时可能类似血液学疾病、感染性疾病或炎症性疾病实体（图 16.20A）。因此，将显示实性、对比增强肿块的影像与临床表现相结合，有助于指导病理医师在冰冻切片或涂片上寻找大的、多边形生殖细胞（图 16.20B）。

16.2.7　胚胎性肿瘤，包括髓母细胞瘤和非典型畸胎瘤样横纹肌样瘤（AT/RT）

　　与身体其他区域的情况一样，胚胎性肿瘤，或小圆蓝细胞肿瘤，多发生在婴儿期和幼儿期。胚胎性肿瘤包括髓母细胞瘤、非典型畸胎样横纹肌样瘤（AT/RT）和其他罕见变异型（包括 *FOXR2* 激活和 *BCOR* 串联重复的病例）。历史术语中枢神经系统原始神经上皮肿瘤（PNET）不再使用。

　　髓母细胞瘤是迄今为止中枢神经系统中最常见的胚胎性肿瘤，占总体病例的 90% 以上。这种胚胎性神经上皮肿瘤常发生在幼儿的小脑或脑干背侧，呈未分化小细胞，核分裂活跃。通常导致脑积水或颅内压增高的症状，与解剖学发病部位相关。发生在小脑者，必须注意区分髓母细胞瘤中的小圆蓝细胞与正常小脑颗粒细胞（图 16.21）。细胞学上，肿瘤细胞就像大多数原始神经外胚层肿瘤的细胞，因 N/C 比非常高而呈小圆蓝细胞形态，核分裂活跃，并有粗颗粒状染色质（图 16.22）。WHO 现在根据其分子特征和组织病理学特征对髓母细胞瘤进行分类，将其分为"髓母细胞瘤，*WNT* 激活型""髓母细胞瘤，*SHH* 激活和 *TP53* 野生型""髓母细胞瘤，*SHH* 激活和 *TP53* 突变型"以及"髓母细胞瘤、非 *WNT*/ 非 *SHH*"。最后一组在其他研究中归入第 3 组和第 4 组髓母细胞瘤的类型。组织学上主要有 4 种模式：经典型、促结缔组织增生性 / 结节性、广泛结节性和大细胞 / 间变性髓母细胞瘤。

　　AT/RT 几乎总是发生在 3 岁以下的儿童。与髓母细胞瘤不同，AT/RT 可发生于幕上区域或脊髓以及后颅窝。它们被定义为染色体 22q11.2 上 *SMARCB4* 位点的缺失，免疫组织化学总是显示 *INI-1* 缺失。可能很难找到

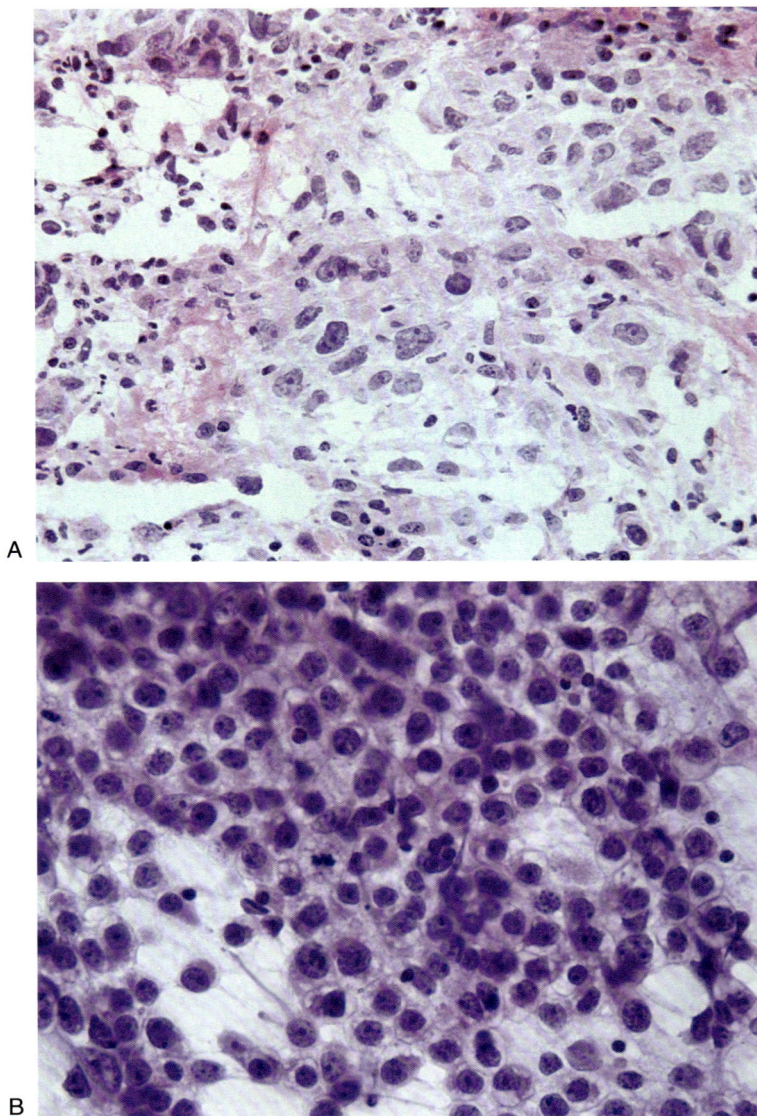

图 16.20　A. 生殖细胞瘤通常含有大的多形性细胞，背景中有数量不等的炎症细胞；B. 涂片有助于显示病变细胞的典型细胞形态学，胞质淡染、部分空泡化，有明显核仁。在细胞学制片中也可发现混合的小淋巴细胞

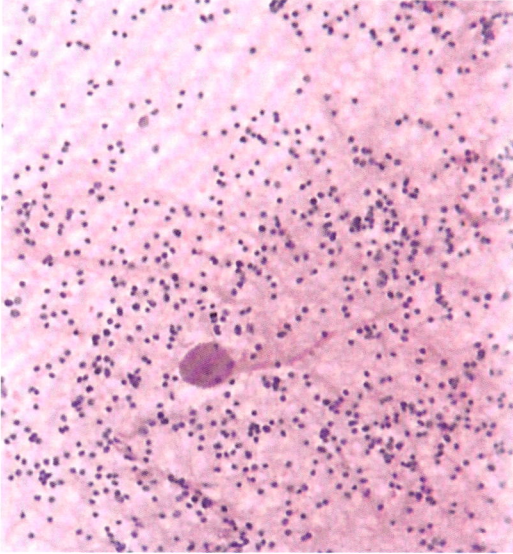

图 16.21　正常小脑的涂片，显示单个大的浦肯野神经元，背景是许多圆形蓝色颗粒细胞。颗粒细胞形态一致、缺乏核分裂象、存在相邻的浦肯野细胞、低倍镜下排列成带状结构，这些线索提示它们不是肿瘤性小圆蓝细胞

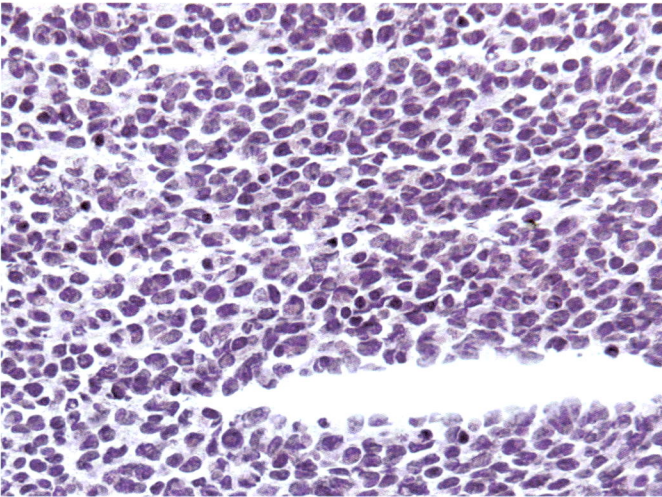

图 16.22　髓母细胞瘤的冰冻切片，显示成片的小圆蓝细胞，N/C 比高，胞质边界不清

独特的横纹肌样细胞，肿瘤组织学可能类似于其他小圆蓝细胞肿瘤。在特殊研究中，它们表现出混合的特征，可表达上皮膜抗原、角蛋白、平滑肌肌动蛋白、突触素、胶质细胞原纤维酸性蛋白和波形蛋白。AT/RT 是一种侵袭性肿瘤，总生存率低。

16.2.8　椎管

　　黏液乳头状室管膜瘤是室管膜瘤的一种变异型，好发于脊髓圆锥或终丝。肿瘤往往是发生于年轻人的生长缓慢的病变，通常表现为背痛。影像学检查，肿瘤通常边界清楚，造影后增强明亮，可有一些出血和囊性成分。显微镜下，肿瘤由单形细胞组成，核呈卵圆形至圆形，染色质细腻，核仁不清晰，涂片上有长的纤丝状突起。可见血管周围假菊形团。在冰冻切片上，常见具有纤维血管轴心的乳头状结构，但在黏液样基质背景下也可表现为实性或小梁状生长模式。该肿瘤呈惰性，但有时可导致脑脊液播散，因此现在将其视为 WHO 2 级（图 16.23）。

　　神经鞘膜肿瘤也常见于椎管。两种主要的良性变异型是神经鞘瘤和神经纤维瘤。大多数神经鞘瘤散在发生，但少部分可多发，并且发生于 2 型神经纤维瘤病（NF2）或神经鞘瘤病的背景下。患者可能无症状，也可能表现为神经根疼痛、局灶性无力或其他一些神经根受压的体征。影像学通常显示不均匀增强、边界清楚的肿块，如果在神经孔内，则呈哑铃状。显微镜下可观察到两种基本结构模式，即核呈栅栏状排列的梭形细胞致密增殖区（安东尼 A 区）和细胞核较圆的疏松、少细胞区（安东尼 B 区）。常见厚壁血管伴玻璃样变。可见细胞核栅栏状排列和 Verocay 小体区域。可出现退行性核异型性、囊性变和黏液样间质。富于细胞性神经鞘瘤通常发生在椎旁和纵隔区域，它们几乎完全由富于细胞的、安东尼 A 区组成，没有完好的 Verocay 小体（图 16.24）。

　　一般而言，神经纤维瘤可表现为局限性皮肤结节、弥漫性神经纤维瘤或丛状神经纤维瘤。椎旁神经纤维瘤通常为丛状或神经内变异型，可能与 1 型神经纤维瘤病有关。肿瘤性神经鞘细胞（施万细胞）具有波浪状纺锤形细胞核，细胞质少，随机混杂在黏液样基质、成纤维细胞和呈现出胡萝卜丝样外观的胶原束背景下（图 16.25）。可出现淋巴细胞、肥大细胞等炎症细胞。神经纤维瘤可能与神经鞘瘤的安东尼 B 区有相似之处，往往缺乏如安东尼 A 区域内所见的更多的模式化束状区域、Verocay 小体和玻璃样变血管。

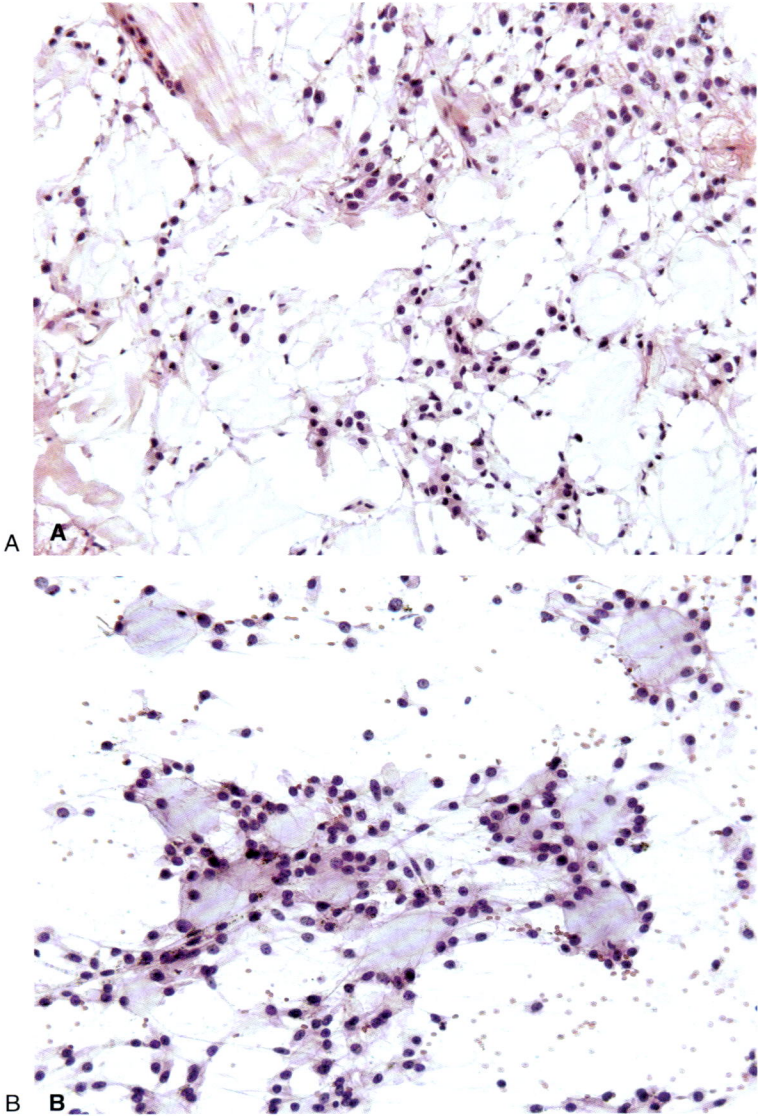

图 16.23　**黏液乳头状室管膜瘤的冰冻切片（A）和涂片（B）**

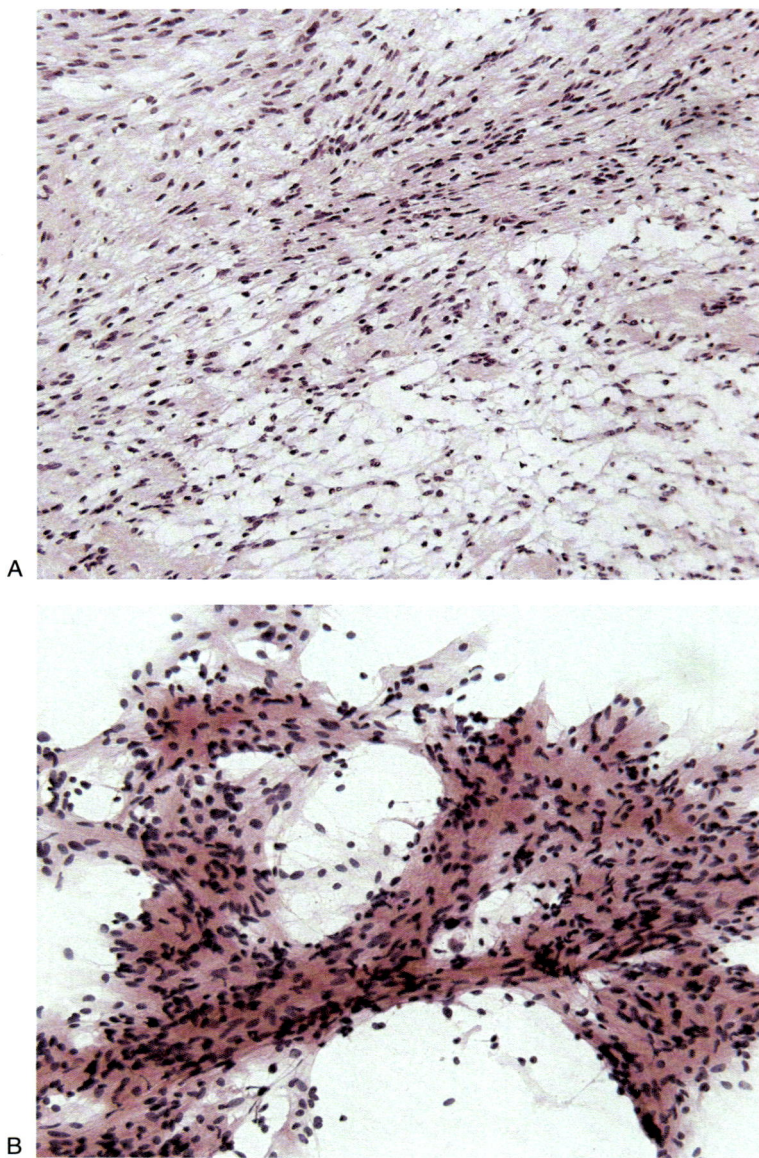

图 16.24　神经鞘瘤的冰冻切片（A）和涂片（B）

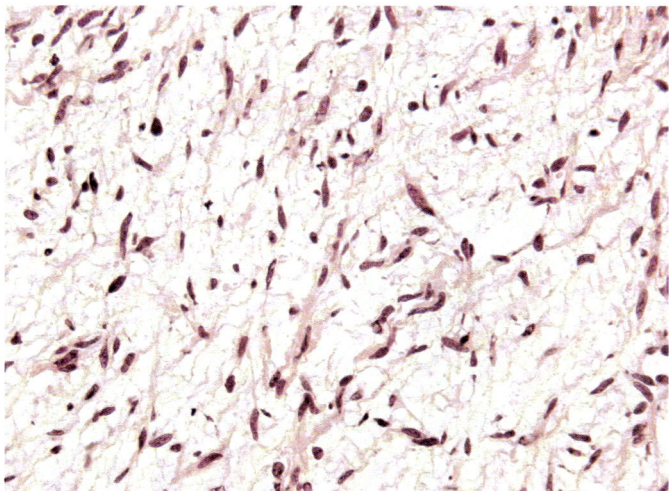

图 16.25　**神经纤维瘤的冰冻切片**

16.2.9　其他病变

转移性肿瘤表现出与其他解剖学部位相同的形态学特征。脑实质内转移通常形成局限性结节，但也会出现浸润模式类似胶质瘤的病例。在低分化或肉瘤样谱系中，转移癌可类似高级别胶质瘤。黑色素瘤细胞通常表现出较少的黏附性，因此可能类似于胶质瘤典型的肿瘤细胞的模糊分散模式。

中枢神经系统感染可伴有化脓性、混合性或肉芽肿性炎症。临床上，有时会与肿瘤混淆，但术中标本评估通常可以确定是炎症过程。必须由外科医师安排确认潜在微生物鉴定的研究。

活动性多发性硬化（MS）病变在冰冻切片上表现为富于细胞的病变。背景常见血管周围淋巴细胞，但并不总是明显。涂片在识别巨噬细胞方面至关重要，巨噬细胞在冰冻切片上可能貌似成片胶质瘤细胞。巨噬细胞呈均匀片状生长，且夹杂着存活的反应性星形胶质细胞以及埋陷的轴突，这些表现可将活动性 MS 病变与机化性梗死相区分，后者通常显示更明显的分区结构。

与机化性梗死不同，放射性坏死没有分区结构。无定形、粗糙的嗜酸性碎片伴有不同程度的矿化，呈现出木乃伊样坏死表现。通常可以发现玻璃样变或闭塞的血管背景和具有局灶性泡沫状巨噬细胞的胶质增生边缘。

（HEATHER L. SMITH，PETER PYTEL　著；王小西　译）

参考文献

1. Lee HS, Tihan T. The basics of intraoperative diagnosis in neuropathology. *Surg Pathol Clin.* 2015;8(1):27–47. doi:10.1016/j.path.2014.10.006

2. Kreth FW, Muacevic A, Medele R, et al. The risk of haemorrhage after image guided stereotactic biopsy of intra-axial brain tumours—a prospective study. *Acta Neurochirurgica.* 2001;143(6):539–545. doi:10.1007/s007010170058

3. Chand P, Amit S, Gupta R, et al. Errors, limitations, and pitfalls in the diagnosis of central and peripheral nervous system lesions in intraoperative cytology and frozen sections.*J Cytol.* 2016;33(2):93–97. doi:10.4103/0970-9371.182530

4. Ud Din N, Memon A, Idress R, et al. Central nervous system lesions: Correlation of intraoperative and final diagnoses, six year experience at a referral centre in a developing country, Pakistan. *Asian Pac J Cancer Prev.* 2011;12(6):1435–1437.

5. Balsimelli LBD, de Oliveira JC, Adorno FA, et al. Accuracy of intraoperative examination in central nervous system lesions: A study of 133 cases. *Acta Cytol.* 2019;63(3):224–232. doi:10.1159/000495175

6. Brainard JA, Prayson RA, Barnett GH. Frozen section evaluation of stereotactic brain biopsies: Diagnostic yield at the stereotactic target position in 188 cases. *Arch Pathol Lab Med.* 1997;121(5):481–484.

7. Horbinski C, Wiley CA. Comparison of telepathology systems in neuropathological intraoperative consultations. *Neuropathology.* 2009;29(6):655–663. doi:10.1111/j.1440-1789.2009.01022.x

8. Dietz RL, Hartman DJ, Pantanowitz L. Systematic review of the use of telepathology during intraoperative consultation. *Am J Clin Pathol.* 2020;153(2):198–209. doi:10.1093/ajcp/aqz155

9. Gould PV, Saikali S. A comparison of digitized frozen section and smear preparations for intraoperative neurotelepathology. *Anal Cell Pathol (Amst).* 2012;35(2):85–91. doi:10.1155/2012/454631

10. McMullen PD, Tesic V, Pytel P. Printculture of surgical pathology and autopsy specimens a comparison to standard culture techniques. *Am J Clin Pathol.* 2019;152(6):747–756. doi:10.1093/ajcp/aqz090

11. Brown HM, Alfaro CM, Pirro V, et al. Intraoperative mass spectrometry platform for IDH mutation status prediction, glioma diagnosis, and estimation of tumor cell infiltration. *J Appl Lab Med.* 2021;6(4):902–916. doi:10.1093/jalm/jfaa233

12. Yoshida A, Satomi K, Ohno M, et al. Frequent false-negative immunohistochemical staining with IDH1 (R132H)-specific H09 antibody on frozen section control slides: A potential pitfall in glioma diagnosis. *Histopathology*. 2019;74(2):350–354. doi:10.1111/his.13756

13. Koriyama S, Nitta M, Kobayashi T, et al. A surgical strategy for lower grade gliomas using intraoperative molecular diagnosis. *Brain Tumor Pathol*. 2018;35(3):159–167.doi:10.1007/s10014-018-0324-1

14. Ohka F, Yamamichi A, Kurimoto M, et al. A novel all-in-one intraoperative genotyping system for IDH1-mutant glioma. *Brain Tumor Pathol*. 2017;34(2):91–97. doi:10.1007/s10014-017-0281-0

15. Brat DJ, Aldape K, Colman H, et al. cIMPACT-NOW update 5: Recommended grading criteria and terminologies for IDH-mutant astrocytomas. *Acta Neuropathol*. 2020;139(3):603–608. doi:10.1007/s00401-020-02127-9

16. Banan R, Stichel D, Bleck A, et al. Infratentorial IDH-mutant astrocytoma is a distinct subtype. *Acta Neuropathol*. 2020;140(4):569–581. doi:10.1007/s00401-020-02194-y

17. Brat DJ, Aldape K, Colman H, et al. cIMPACT-NOW update 3: Recommended diagnostic criteria for "Diffuse astrocytic glioma, IDH-wildtype, with molecular features of glioblastoma, WHO grade IV." *Acta Neuropathol*. 2018;136(5):805–810. doi:10.1007/s00401-018-1913-0

18. WHO Classification of Tumours Editorial Board. Central nervous system tumours [Internet]. Lyon (France): International Agency for Research on Cancer; 2021 [cited 2022 01 31]. (WHO classification of tumours series, 5th ed.; vol. 6.) Available from https://tumourclassification.iarc.who.int/chapters/45

19. Louis DN, Wesseling P, Aldape K, et al. cIMPACT-NOW update 6: New entity and diagnostic principle recommendations of the cIMPACT-Utrecht meeting on future CNS tumor classification and grading. *Brain Pathol*. 2020;30(4):844–856. doi:10.1111/bpa.12832

20. Reinhardt A, Stichel D, Schrimpf D, et al. Anaplastic astrocytoma with piloid features, a novel molecular class of IDH wildtype glioma with recurrent MAPK pathway, CDKN2A/B and ATRX alterations. *Acta Neuropathol*. 2018;136(2):273–291. doi:10.1007/s00401-018-1837-8

21. Ellison DW, Hawkins C, Jones DTW, et al. cIMPACT-NOW update 4: Diffuse gliomas characterized by MYB, MYBL1, or FGFR1 alterations or BRAF(V600E) mutation. *Acta Neuropathol*. 2019;137(4):683–687. doi:10.1007/s00401-019-01987-0

22. Ellison DW, Aldape KD, Capper D, et al. cIMPACT-NOW update 7: Advancing the molecular classification of ependymal tumors. *Brain Pathol*. 2020;30(5):863–866. doi:10.1111/bpa.12866

中文索引